NOUVEAU MANUEL

DE

MÉDECINE HOMŒOPATHIQUE

——

IV

NOUVELLES PUBLICATIONS

CHEZ LES MÊMES LIBRAIRES

Traité synthétique et pratique de matière médicale et de thérapeutique, basé sur la loi des semblables, par A. ESPANET. Paris, 1861. 1 vol. in-8, de 700 pages. 9 fr.

Médecine homœopathique domestique. Quatrième édition française, traduite sur la sixième édition américaine, récemment publiée par l'auteur lui-même; revue, corrigée et augmentée d'un grand nombre d'additions tirées de la onzième édition allemande, et précédée d'indications générales d'hygiène et de prophylaxie des maladies héréditaires, par le docteur L. MARCHANT. Paris, 6 fr.

Formulaire pathogénétique usuel, ou Guide homœopathique, pour traiter soi-même les maladies, par J. PROST-LACUZON. Deuxième édition. Paris, 1861, in-18 jésus de 500 pages. 6 fr.

Des maladies vénériennes et de leur traitement homœopathique, par le docteur LÉON SIMON fils. Paris, 1860, in-18 jésus de 744 pages. 6 fr.

L'étude des maladies vénériennes intéresse le médecin homœopathe à plus d'un titre. Point de départ de la doctrine des maladies chroniques, elle se rattache aux problèmes les plus élevés de la science et aux détails les plus minutieux de la pratique. Elle nous permet aussi de soumettre la doctrine de Hahnemann à une épreuve décisive, en montrant pour un groupe d'états morbides bien limités, jusqu'à quel point l'homœopathie s'accorde avec les vérités démontrées, jusqu'à quel point aussi elle est capable de rectifier les solutions douteuses.

L'ouvrage de M. Simon se compose de deux parties : la *première* comprend l'examen des questions de pathologie et de thérapeutique générales soulevées par les syphiliographes; la *deuxième* est consacrée à la description de chaque variété de la maladie et à l'indication des médicaments capables d'en triompher.

Systématisation pratique de la Matière médicale homœopathique, par le docteur TESTE. Paris, 1853, in-8 de 600 pages. 8 fr.

Dans cet ouvrage, l'auteur a établi : 1° que toutes les maladies, soit naturelles, soit médicamenteuses, sont, suivant l'heureuse expression de Hahnemann, des altérations virtuelles et dynamiques de la santé ; 2° que les effets des médicaments ne sont ni plus ni moins absolus, ni moins constants, que ne le sont ceux des autres causes des maladies auxquelles l'homme est exposé; 3° que le *similia similibus*, raison de la spécificité, mais dont le spécificisme, tel que l'ont entendu quelques homœopathes, n'est qu'une déduction fausse, est d'autant plus fécond en résultats heureux, qu'on l'applique à l'ensemble des deux maladies, dont l'une a pour objet d'éteindre l'autre ; 4° enfin que, de toutes les maladies, celles qui sont le moins subordonnées au principe d'individualisation absolue établi par Hahnemann sont les épidémies et les maladies médicamenteuses, ce qui toutefois n'empêche pas les unes et les autres de présenter encore d'individu à individu des différences notables.

Thérapeutique homœopathique des maladies aiguës et des maladies chroniques, par le docteur Fr. HARTMANN, traduit de l'allemand sur la troisième édition, par les docteurs A. J. L. JOURDAN et SCHLESINGER. Paris, 1847-1850, 2 forts vol. in-8. 7 fr.

Manuel de thérapeutique médicale homœopathique, pour servir de guide au lit des malades et à l'étude de la matière médicale pure, par le docteur C. RŒNNINGHAUSEN. Traduit de l'allemand par le docteur D. ROTH. Paris, 1846, 1 vol. gr. in-12 de 600 pages. 7 fr.

NOUVEAU MANUEL

DE

MÉDECINE HOMŒOPATHIQUE

SECONDE PARTIE

RÉPERTOIRE THÉRAPEUTIQUE ET SYMPTOMATOLOGIQUE

OU

TABLE ALPHABÉTIQUE

DES PRINCIPAUX SYMPTÔMES DES MÉDICAMENTS HOMŒOPATHIQUES
AVEC DES AVIS CLINIQUES

PAR

LE D' G. H. G. JAHR

SEPTIÈME ÉDITION, REVUE ET CONSIDÉRABLEMENT AUGMENTÉE

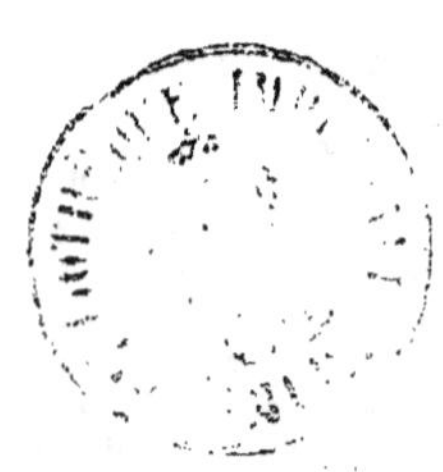

TOME QUATRIÈME

PARIS

J. B. BAILLIÈRE ET FILS

LIBRAIRES DE L'ACADÉMIE IMPÉRIALE DE MÉDECINE
Rue Hautefeuille, 19

LONDRES	NEW-YORK
Hipp. BAILLIÈRE, Regent-street.	BAILLIÈRE brothers, 440, Broadway.

MADRID, C. BAILLY-BAILLIÈRE, PLAZA DEL PRINCIPE ALFONSO, 16

1862

RÉPERTOIRE

DE

SYMPTOMATOLOGIE HOMOEOPATHIQUE

AVEC AVIS CLINIQUES

CHAPITRE X.

AFFECTIONS DE LA FACE, DES LÈVRES ET DES MACHOIRES.

SECTION I. — AVIS CLINIQUES.

ACNÉ. — Voy. *Chap.* II.

CANCER ou **CARCINOME.** — *Voy.* **Squirrhe** et **Ulcération.**

CARIE de la mâchoire. — Ce sont : *Cist.* et *sil.* que jusqu'ici on a employés avec le plus de succès contre l'ulcération scrofuleuse de l'os maxillaire. — *Voy.* aussi : **Ostéite** et **Maladies des os,** *Chap.* I.

COUPEROSE. — *Voy.* **Acné rosacée,** *Chap.* II.

CROUTE de lait. (*Impetigo larvalis,* Biett.) — Les principaux médicaments sont : *Rhus* et *sulf.;* puis viennent : *Calc. dulc. graph. hep. lyc. mez. sass. sep. viol-tr.,* et peut-être que, dans quelques cas, on pourrait encore consulter : *Ars. baryt. bell. cic. iod. merc. natr-m.*

C'est surtout lorsqu'il y a en même temps **affection des voies Urinaires,** que *Viol-tr.* paraît à préférer.

Pour les cas caractérisés par la formation de **Croûtes fort épaisses,** on a principalement recommandé : *Graph. mez.*

DARTRES à la figure. — Les meilleurs médicaments sont : 1) *Ars. calc. cic. graph. lyc. merc. rhus. sep. sulf.;* — ou encore : 2) *Amm. anac. baryt. carb-an. carb-v. hep. kreos. led. nitr-ac. thui.*

Les dartres **Crustacées** (*Impetigo*) demandent surtout : *Calc. graph. sulf.;* ou encore: *Ars. cic. lach.? lyc. rhus. sep.,* etc. (*Comp.* **Croûte de lait.**)

Pour les **dartres Furfuracées**, ce sont surtout : *Ars. bry. cic. sulf.*; et peut-être encore : *Anac. merc.* ou *thui.*, etc. (Voy. *Sect. 2.*)

Contre la dartre **Rongeante** (*Lupus*), on pourrait peut-être consulter de préférence : *Ars. calc. cic. rhus. sep. sulf.*; ou encore : *Alum.? clem.? merc.? sil.?*

Enfin la dartre **Squammeuse** (*Psoriasis*) demande le plus souvent : *Calc. graph. lyc. sep.* ou *sulf.* ou *bruc.?*

☞ Comparez aussi, *Chap.* II, les articles : **Acné, Impetigo, Herpes, Psoriasis**, etc.

ÉPHÉLIDES. — Voy. *Chap.* II, **Taches.**

ÉRUPTIONS. — Voy. **Acné, Couperose, Croûte de lait, Dartres, Érysipèle**, etc.

ÉRYSIPÈLE à la face. — Les meilleurs médicaments sont : *Aps. bell. lach. rhus.*; puis viennent : *Cham. graph. hep. sulf.*; et peut-être que, dans quelques cas, on pourrait encore consulter : *Acon. camph. canth. carb-an. carb-v. cep. euphorb. sep. stram.*, etc. (Comp. *Sect. 2*, **Érysipèle.**)

Apis est, dans presque tous les cas, le remède principal, surtout lorsque la tuméfaction est d'un livide pâle, et qu'elle occupe de préférence le menton, la mâchoire inférieure et le cou.

Belladona convient surtout s'il y a : Délire, céphalalgie lancinante, regard furieux, soif violente, langue sèche, lèvres arides, et autres symptômes qui feraient craindre une métastase sur les membranes du cerveau.

Lachesis est souvent indiqué au début, ou bien si *bellad.* ne suffit pas pour combattre les affections cérébrales. Après *lach.* on trouvera souvent indiqués *hep.* ou *merc.*

Rhus convient de préférence contre l'*érysipèle vésiculeux*, ou bien si les téguments de la tête sont envahis par l'érysipèle; dans la plupart de ces cas, on le trouvera même spécifique.

☞ *Voy.*, du reste, *Chap.* II, **Érysipèle**; et comparez ci-après : **Fluxion sur la joue.**

FLUXION SUR LA JOUE. — Les meilleurs médicaments contre le gonflement de la joue, par suite d'**Odontalgie** (connu vulgairement sous le nom de **Fluxion**), sont, en général : 1) *Arn. cham. merc. mgs-arc. n-vom. puls. sep. staph.*; — ou peut-être encore : 2) *Ars. aur. bell. bry. carb-v. caust. sulf.*, etc. (Voy. *Sect. 2*, **Gonflement de la joue**, et *Gonflement semi-latéral de la face.*)

Si la tumeur est **Rouge** et **Chaude**, ce sont principalement : *Arn. bell. bry. cham. merc.* qu'il faudra consulter.

Si elle est **Dure**, ce sont : *Arn. bell.* ou *cham.*, qui méritent la préférence.

Si elle est **Pâle :** *Bry. n-vom. sep. sulf.*

Si elle devient **Erysipélateuse :** *Cham. sep.;* ou bien : *Bell. graph. hep. lach. rhus. sulf.* etc. (*Voy.* **Erysipèle.**)

Si, par hasard, avant l'apparition de la fluxion, on avait déjà administré des médicaments contre les maux de dents précédents, on pourrait choisir *puls.*, si les médicaments qu'on a employés étaient *merc.* ou *cham.*; ou bien *merc.*, si précédemment on a donné *puls.* ou *bell.*, — ou *bell.*, à la suite de *merc.*; ou *sulf.* après *bell. bry.*, etc.

☞ Comparez aussi : **Odontalgie.**

GLANDES engorgées. — Voy. *Chap.* II, **Glandes**; et comparez : *Sect.* 2, même article.

GONFLEMENT des Lèvres. — Le gonflement scrofuleux des lèvres demande principalement : *Aur. bell. bry. hep. lach. merc. sil. staph. sulf.*, etc.

S'il y a en même temps **Renversement** de la lèvre, ce sont : *Bell. merc.*, qu'il faudra consulter de préférence.

S'il y a **Croûtes** et **Ulcérations :** *Bell. hep. merc. sep. sil. staph. sulf.*, ou peut-être encore : *Cic. graph. natr-m. nitr-ac.*, etc.

☞ Comparez aussi : *Chap.* IV, **Gonflement du nez.**

MENTAGRE. — Les meilleurs médicaments sont : *Ant. cic. graph. sulf.;* et peut-être pourrait-on encore consulter, au besoin : *Carb-v. clem. dulc. kreos. merc. sass. sep. sil.* (*Comp.* aussi, *Sect.* 2, **Croûtes, Dartres, Pustules,** etc.)

PARALYSIE des Muscles faciaux. — Ce sont : *Caust. graph.* qui méritent d'être consultés de préférence.

PROSOPALGIE ou Douleurs à la face. — § 1. Les meilleurs médicaments sont, en général : *Acon. agar. bell. caus. coloc. con. hep. kalm. lyc. merc. mez. n-vom. phosph. plat. spig. staph.*

Ou bien : *Bry. calc. caps. chin. lyc. puls. rhus. stann. sulf. thui. veratr.*

Ou même encore : *Act. arn. ars. aur. baryt. cham. coff. kal. kal-ch.? magn.? magn-m.?*, etc. (*Voy. Sect.* 2, **Douleurs à la face.**)

§ 2. Les prosopalgies **Inflammatoires** demandent le plus souvent : *Acon. arn. bry. phosph. staph. sulf.;* ou même encore : *Bar-c. bell. lach. merc. plat. thui. veratr.*

Pour les prosopalgies **Rhumatismales,** on trouvera souvent indiqués : *Acon. caus. chin. merc. mez. phosph. puls. spig. sulf. thui.;* ou encore : *Arn. bry. hep. lach. magn. n-vom. veratr.*

Les prosopalgies **Arthritiques** réclament, dans la plupart des cas : *Caus. coloc. merc. n-vom. rhus. spig.*, etc.

Pour les prosopalgies **Nerveuses** (*Tic douloureux, Névralgic faciale*), on pourra consulter de préférence : *Bell. caps. lyc. plat. spig. mgs-arc.*; ou bien encore : *Hyos. lach. magn. n-vom..* etc.

Les prosopalgies par abus du **Mercure** demandent surtout : *Aur. carb-veg. chin. hep. sulf.*, etc.

Pour celles qui se montrent chez les **Jeunes gens** (et surtout chez les jeunes filles) **Pléthoriques**, ce sont surtout : *Acon. bell.*, ou *calc. chin. lach. phosph. plat.*

Chez les personnes **Nerveuses**, surtout : *Bell. lach. lyc. plat. spig.*

§ 3. En tout cas on pourra, du reste, consulter de préférence :

Aconitum, s'il y a face rouge et chaude, avec douleurs formicantes ou douleur d'ulcération, n'occupant qu'un seul côté de la face; gonflement de la joue ou des mâchoires; chaleur fébrile, soif; grande exaspération, avec agitation et jactation, etc.

Belladona, si les douleurs suivent le cours du nerf sousorbitaire, étant facilement provoquées par le frottement de la partie malade; ou qu'il y ait douleurs déchirantes, lancinantes dans les os, les mâchoires ou les pommettes; roideur de la nuque; spasmes des paupières; tressaillements convulsifs des muscles de la face, et distorsion de la bouche; face chaude et rouge, etc.

Causticum, s'il y a douleurs tensives ou pulsatives dans les os de la face, et surtout dans les pommettes, avec une sorte de paralysie des muscles faciaux; ou douleurs tractives dans les mâchoires, empêchant d'ouvrir la bouche; douleurs rhumatismales dans les membres, bourdonnement d'oreilles, etc.

Colocynthis, contre *douleurs déchirantes et lancinantes*, occupant surtout *le côté gauche* de la face, et se propageant jusque dans la tête, la tempe, le nez, l'oreille et les dents, avec face gonflée, *aggravation des douleurs au moindre contact*, etc.

Conium, surtout si les douleurs viennent la nuit, et qu'elles soient déchirantes ou lancinantes.

Hepar, si les douleurs dans les *os de la face* (les pommettes) *s'aggravent surtout au toucher* et se propagent jusqu'aux oreilles et aux tempes.

Lycopodium, contre douleurs qui débutent par une sensation de froid, occupant principalement le côté droit de la face, avec aggravation la nuit ou le soir.

Mercurius, si les douleurs sont déchirantes ou lancinantes, qu'elles affectent tout un côté de la tête, depuis les tempes jusqu'aux dents, *s'aggravant surtout la nuit à la chaleur du lit*, avec *salivation*, larmoiement, sueur à la face ou à la tête, insomnie, etc.

Mezereum. contre douleurs crampoïdes, engourdissantes, occupant la *pommette gauche*, et se propageant jusqu'à l'œil, à la tempe, à l'oreille, aux dents, au cou et à l'épaule, avec aggravation ou renouvellement des douleurs après avoir mangé chaud, ou en rentrant du grand air dans l'appartement.

Nux vom., contre douleurs déchirantes et tractives, jusque dans l'oreille, avec gonflement de la joue; *rougeur de la face ou* (de l'une) *des joues*, ou couleur jaunâtre, surtout autour du nez et de la bouche; *fourmillement à la face*, avec palpitation des muscles; aggravation des douleurs par la méditation et tout travail de tête, le vin, le café, etc.

Phosphorus : Douleurs déchirantes, surtout du côté gauche, avec prurit et *tension à la peau de la face;* bouffissure et pâleur de la face; *aggravation des douleurs par tout mouvement des muscles de la face*, en mangeant et ouvrant la bouche, en parlant, etc.; ainsi qu'au plus léger contact; douleurs depuis les mâchoires jusque dans la racine du nez ou dans l'oreille; *congestion à la tête*, avec vertiges; bourdonnement d'oreilles, etc.

Platina, si les douleurs sont formicantes, avec *sensation de froid et de torpeur* du côté affecté : ou douleur crampoïde et pression tensive dans les pommettes; aggravation ou renouvellement des douleurs le soir et dans le repos; pleurs faciles; rougeur de la face avec soif, etc.

Spigelia, quand il y a : Déchirements tressaillants, *brûlement et pression dans les pommettes;* douleurs violentes qui ne supportent ni le moindre contact ni le moindre mouvement, avec gonflement luisant du côté affecté, ou *avec angoisse de cœur et grande agitation.*

Staphysagria : Douleurs pressives, pulsatives depuis les dents jusque dans la tête; ou douleurs lancinantes, brûlantes, tractives, incisives ou déchirantes, avec sensation de gonflement du côté affecté, pleurs spasmodiques, mains froides et sueur froide à la face.

☞ Pour le reste des médicaments cités, et de plus amples détails, *voy.* notre ouvrage sur le *Traitement des maladies nerveuses*, pag. 250-262. — Voy. aussi *Sect. 2*, **Douleurs** à la face.

SQUIRRHE. — Ce sont : *Bell. con. sep. sil. sulf.*, qui méritent d'être consultés de préférence contre les indurations squirrheuses à la face et aux lèvres. (*Voy.* aussi *Chap.* I, **Indurations.**)

TIC DOULOUREUX. — *Voy.* **Prosopalgie.**

ULCÉRATION à la Face et aux Lèvres. — Les meilleurs médicaments sont, en général : 1) *Aps. ars. bell. clem. hep. merc. sil. staph. sulf.*, — ou encore : 2) *Cic. graph. merc. natr-m. nitr-ac.*, etc.

Les ulcérations **Carcinomateuses** demandent de préférence : *Ars. clem. con. sil. sulf.*, etc.

Pour les ulcérations **Scrofuleuses**, ce sont surtout : *Aps. bell. hep. merc. sep. sil staph. sulf.*, ou peut-être encore : *Cic. graph. natr-m. nitr-ac.*, etc.

☞ Voy. du reste, *Chap.* II, **Ulcères**, ainsi que *Sect.* 2, **Ulcération, Croûtes**, etc.

VERRUES à la Face. — Voy. *Sect.* 2.

SECTION II. — SYMPTOMES DE LA FACE.

Air abattu. Arn. ars. bell. berb. canth. cham. chin. dros. ferr. hydroc. ign. laur. lyc. mang. oleand. op. phos-ac. plat. rhus. sec squill. stann. staph. tart. veratr.

— **anxieux.** *BELL. *cupr. °spong. tart.

— **chagrin.** Magn.

— **craintif.** *Stram.*

— **désespéré.** Canth.

— **égaré**, désordonné. Plumb. *stram.* zinc.

— **épouvante** (d'). Canth.

— **illuminés** (traits). Hydroc.

— **niais.** °*Stram.*

— **sombre.** Ziffc.

— **souffrant.** *Cham.* chinin. colch. **lach.* lact. *plat.* *puls.* stram.

— **timide.** *Stram.*

— **triste.** Colch. cupr.

— **vieillesse** (de). Arg-n. *CALC. fluor-ac. hydroc. *op.

Amaigrissement de la face. *CALC. *ferr.* °mez. °selen. °sep. tab.

Ampoules. *Voy.* **Vésicules.**

Aphthes aux lèvres. Ipec.

Araignée (sensation comme si la face était recouverte d'une toile d'). Baryt. bor. brom. graph. ran-sc.

Arrachait la partie (comme si l'on). *CHAM.

Battements, Pulsations. Agar. arg. °arn. *bell. *caus. °cham. croc. kreos. merc. °plat. °puls. °staph.

— **mâchoires** (dans les). Plat.

— **os, pommettes** (dans les). *Bell.* magn. sulf.

Blanc d'œuf sur la face (sensation de). Alum. magn. phos-ac. sulf-ac.

Bleuâtre (face). *Voy.* **Couleur** bleuâtre.

Bouffissure de la face. *Voy.* **Face** bouffie.

Boutons à la face. Alum. ambr. ars. aur. aur-m. borax. carb-an. carb-v. caus. cic. eug. hep. kal-ch. lach. *mur-ac. natr-m. *nitr-

ac. n-vom. petr. phos. phos-ac. poth. sep. sulf. (*Comparez* **Éruptions.**)

Boutons :

— **autour** de la bouche. Phos. rhus.

— **commissures** des lèvres (aux). Petr.

— **favoris** (dans les). Amb.

— **front** (au). Amb. clem. hep. kal-ch. led. *mur-ac.* natr-m. nitr-ac. par. sulf.

— **lèvres** (aux). Bell. bor. lach. *mur-ac.* par. petr. phos-ac. rut. thui. mgs.

— **lèvre supérieure** (à la). Ant. spig.

— **mâchoire** inférieure (à la). Par.

— **menton** (au). Kal-ch. merc. phos-ac. rhus. thui.

— **tempes** (aux). Arg. bell. **mur-ac.* nitr-ac.

Brûlante (face). *Voy.* **Chaleur** brûlante.

Brunâtre (face). *Voy.* **Couleur** brunâtre.

Brûlantes (douleurs). Ars. **BELL. *cham. *chin. *COLOC.* euphorb. **graph. *ign. *phosph. *phos-ac. *rhus. *samb. *SPIG. *veratr. *VERB.*

— **joues** (aux). Agar. asar. caus. clem. phos-ac. rhus.

— **lèvres** (aux). Amm. amm-m. arn. asa. aur-m. berb. bor. bry. carb-an. merc. mez. mur-ac. rhod. sabad. spig. sulf. tabac.

— **mâchoires** (aux). Acon. daph. mgs-arc.

— **menton** (au). Anac. caus.

— **os, pommettes** (aux). Caus. cist. fluor-ac. par. **spig. *staph.*

— **yeux** (au-dessous des). Dros.

Cadavéreuse (face). *Voy.* **Face** hippocratique.

Cancer. Voy. *Sect.* 1.

Carie de la mâchoire. °*Cist.* merc. **SIL.*

Caves (yeux). *Voy.* **Face** hâve.

Chagrin (air). *Voy.* **Air.**

Chaleur à la face. **ACON.* amm. amm-m. *anac. *ant.* arg-n. *arn. *bell.* bry. *bov.* calc. **cann. *cham. *CHIN.* chinin. cin. **COCC.* colf. **CON.* croc. fluor-ac. *gran. *graph.* grat. **HEP. *KAL. kreos. *lach. *LYC.* mang. men. **MERC. mosch.* mur-ac. *natr. n-vom. *op. *PETR.* phos-an. *plat. *PULS.* ran. rat. **rhus.* sabad. **sep.* sil. squill. stront. **SULF. tab.* tart. *thui. *VERATR.*

— **front** (au). Cham. euphr. fluor-ac.

— **joues** (aux). Ant. bov. chin. cocc. coloc. *daph.* merc. oleand. rhus. valer.

— **joue** sur laquelle on n'est pas couché (à la). Viol-tr.

— **lèvres** (aux). Arn.

— **semi-latérale.** Arn. ign. viol-tric.

— **yeux** (autour des). Chinin.

Chaleur brûlante. Amm-m. *arn.* *bell.* *bry.* caps. croc. *daph.* diab. gran. *grat.* ign. ind. natr. n-vom. *plat.* rhus. *sabad.* sang. stront. sulf. tab. thui. *veratr.*

Chaleur fugace. passagère. Alum. amb. cist. cocc. gran. *graph.* kal. kal-ch. *lyc.* phos. teuc. thui.

Changeante (couleur). *Voy.* **Couleur** alternativement, etc.

Constriction (douleur de). *Puls.*

Contractions dans les joues. Rhus.

— **muscles** du front (dans les). Rhab.

Contusion (douleur de), à la face. Rut.

— **os, pommettes** (aux). Sulf. sulf-ac. zinc.

Convulsions à la face. *Bell.* *cham.* ign. ipec. lyc. op. *puls.* tart. (*Comp.* **Tressaillements.**)

— **lèvres** et de la bouche (des). *Bell.* *cham.* *ign.* *ipec.* lyc. merc. *rhab.*

Couleur de la face **alternativement** pâle et rouge. *ACON.* alum. ars. *bell.* bov. cann. *caps.* carb-an. *CHAM.* chin. *CIN.* *croc.* ferr. graph. hyos. *IGN.* kal. laur. led. magn. natr. *n-vom.* *oleand.* op. *phos.* phos-ac. *plat.* *puls.* *spig.* *squill.* stram. *sulf-ac.* *veratr.* zinc.

— **bleuâtre.** *ACON.* agar. *ang.* *ARS.* *BELL.* bry. camph. *CHAM* *cin.* con. *CUPR.* hydroc. *hyos.* °ign. *LACH.* lyc. *OP.* °samb. °spong. °staph. tart. *VERATR.*

— — bouche (autour de la). Cin. cupr.

— — lèvres. *Ars.* berb. chin-s. caus. cupr. *dig.* lyc. phosph.

— — joues. *Cham.*

— — yeux (autour des). Anac. *ARS.* berb. *bis.* calc. *CHIN.* cic. °cocc. °cupr. graph. hep. *ipec.* kal. lach. *lyc.* merc. natr. n-mos. *N-VOM.* *OLEAND.* phos. *PHOS-AC.* *RHUS.* °sabad. sabin. *sec.* °sep. °staph. *SULF.* °veratr.

— **brunâtre.** *BRY.* carb-vg. *hyos.* *iod.* kreos. *nitr-ac.* *OP.* puls. sec. *sep.* *STAPH.* stram. *sulf.*

— — lèvres (des). Ars. bry. oleand. op. phos. staph.

— **cuivrée** (rouge). Alum.

— **écarlate.** *Bell.*

— **grisàtre.** Berb. *carb-v.* hydroc. kal-bi. *kreos.* *lach.* laur.

— **jaunâtre.** *ACON.* amb. *arn.* *ARS.* bell. *BRY.* *CALC.* canth. carb-v. caus. *cham.* *CHIN.* chinin. *FERR.* gran. graph. hell. hep. iod. *ipec.* *KAL.* kal-bi. *lach.* kal. *LYC.* magn-m. *merc.* natr. natr-m. *nitr-ac.* *n-vom.* *petr.* *phosph.* *PLUMB.* *puls.* raph. rhus. sec. *SEP.* *SPIG.* *sulf.* *veratr.*

— — autour de la bouche et du nez. *N-vom.* *sep.*

— — lèvres (trace sur les). Stram.

Couleur de la face :

— **jaunâtre** tempes (aux). *Caus.*

— — yeux (autour des). *Nitr-ac.* n-vom. *spig.*

— **livide.** *Aps.* °sang.

— **marbrée.** Aur. aur-m.

— **maladive.** Amm. bor. *CHIN.* *cin.* *clem.* kal. mang. nitr. *N-VOM.* *PHOSPH.* rhus. sil. *SULF.* teuc.

— — yeux (autour des). *Cin.*

— **noirâtre.** Chin.

— — bouche (autour de la). Ars.

— — lèvres. *Acon.* *ARS.* *CHIN.* merc. *rhus.* *squill.* *veratr.*

— **pâle.** *Alum.* amb. amm. *anac.* *ARN.* *ARS.* aur-m. bell. berb. *bism.* bovis. brom. *BRY.* *CALC.* *camph.* cann. *canth.* caps. *CARB-V.* *cham.* *CHIN.* *chinin.* cic. *cin.* *clem.* coloc. con. croc. *cupr.* dig. dros. *dulc.* *FERR.* graph. *hell.* hydroc. hyos. *IGN.* *iod.* *IPEC.* kal. kal-h. lach. lact. *laur.* led. *lyc.* magn. *magn-m.* mang. *merc.* mez. natr. nitr. *nitr-ac.* *n-mos.* n-vom. *oleand.* op. petr. *PHOS.* *phos-ac.* plat. *plumb.* *PULS.* *RHUS.* sabin. °samb. sang. *sec.* *SEP.* sil. *SPIG.* spong. *STANN.* stram. *SULF.* sulf-ac. *tab.* *TART.* teuc. *VERATR.* zinc. mgs-arc.

— — lèvres (des). Caus. ferr. lyc. spig.

— **pâle, alternant** avec rougeur. *ACON.* alum. ars. *bell.* bov. cann. *caps.* carb-an. *CHAM.* *CIN.* *croc.* ferr. graph. hyos. *IGN.* kal. laur. led. magn. natr. *N-VOM.* *oleand.* op. *phos.* phos-ac. *plat.* *puls.* *spig.* *squill.* stram. *sulf-ac.* *veratr.* zinc.

— — des lèvres. Caus. ferr. lyc. spig.

— — semi-latérale. *Acon.* *ARN.* *BELL.* cann. *cham.* °coloc. *IGN.* *MERC.* mosch. *n-vom.* sang. tabac. veratr. *M-ARC.*

— **plaques** rouges. Aur. ferr. °samb. *sulf.*

— **plombée.** *Ars.* *lach.* merc.

— **pourpre,** lèvres. Baryt.

— **rouge.** *ACON.* amb. ang. *ARS.* aur. aur-m. *BELL.* *bov.* bry. calc. *caps.* *CHAM.* chel. *CHIN.* chinin. *COCC.* *COLOC.* con. *cocc.* croc. *cupr.* *dulc.* ferr. grat. *HEP.* *HYOS.* *IGN.* *IOD.* kreos. *LACH.* *lyc.* magn. men. *MERC.* mur-ac. natr. nitr. *N-VOM.* *OP.* phos. *plat.* *puls.* *rhus.* sabad. sang. *squill.* *stram.* stront. *SULF.* *tabac.* *tart.* thui. *VERATR.*

— — autour de la bouche. *Ign.* ipec.

— — joues (des). *ACON.* agar. alum. ars. *calc.* *cann.* *CAUS.* *CHAM.* *CHIN.* cocc. coff. coloc. *dulc.* *ferr.* *iod.* *kal.* *kreos.* *lach.* led. *LYC.* *MERC.* mosch. mur-ac. nitr-ac. *N-VOM.* oleand. *PHOSPH.* *puls.* ran. rhus. *samb.* spig. *STANN.* *stram.* *sulf.* valer.

— — lèvres (des). Bar-c. bell. spig.

Couleur de la face :

— **rouge circonscrit** (plaques rouges). *ACON. bry. °calc. *CHIN.
dros. *dulc. *FERR. *iod. *kal. *kreos. *lach. led. *LYC. *PHOSPH.
*puls. *samb. *sang. sep. *stann. *stram. *sulf.

— **rouge cuivré.** Alum. *ars. *CALC. calc-ph. cann. *CARB-A.
kreos. *led. n-jugl. *rhus. *ruta. *veratr.

— **rouge foncé.** Baryt. bell. bry. camph. coloc. kreos. op. sang.
sec. squill. sulf. veratr.

— **rouge semi-latéral** (rougeur d'une joue et pâleur de l'autre).
*Acon. *ARN. *BELL. cann. *CHAM. °coloc. *IGN. *MERC. mosch.
*N-VOM. sang. tabac. °veratr. *M-ARC.

— **sale,** face décolorée. Iod. magn. phos. sec.

— **sang** (couleur de). *Hyos.

— **terreuse.** *ARS. bis. bor. °bry. carb-veg. *CHIN. chinin. °croc.
*FERR. ign. °ipec. °kreos. °lach. laur. *LYC. magn. magn-m.
*MERC. mosch. natr-m. *N-VOM. op. phos. °samb. sil. zinc.

— **verdâtre.** *Ars. *carb-veg. *veratr.

— — autour des yeux. *Veratr.

Couperose. Alum. *ars. aur. *CALC. calc-ph. cann. canth. caps.
*CARB-AN. carb-vg. cic. clem. euphr. kal. kreos. lach. led. mez.
nitr-ac. n-jugl. petr. phos. phos-ac. plumb. *rhus. *ruta. sep. sil.
sulf. sulf-ac. thui. *veratr.

— **menton** et de la bouche (autour du). °Veratr.

Craintif (air). *Voy.* **Air** craintif.

Crampe de la mâchoire **(trismus).** Acon. ang. arg-n. *arn.
*BELL. bry. *CAMPH. canth. *caus. cham. cic. con. cupr. hydroc.
*hyos. *ign. *LACH. laur. *MERC. n-vom. *OP. phos. *plat. plumb.
rhus. sec. *sil *VERATR.

— **bouche** largement ouverte (avec). *Ang.*

Crampoïdes (Douleurs). *Coloc. *plat. *puls.

Craquement dans l'articulation maxillaire pendant la mastication.
Amm. rhus.

Crevasses. *Voy.* **Gerçures.**

Croûtes. *Alum. ant. *ars. *baryt. *bell. *calc. *cic. *coloc. *dulc.
fluor-ac. *graph. hep. *lach. lyc. *merc. mez. mur-ac. nitr-ac.
petr. *RHUS. sass. *sep. sil. *sulf. thui. veratr. viol-tric. (*Comparez* **Croûte** de lait, **Dartres** crustacées, *Sect.* 1.)

— **autour** de la **bouche.** Calc. graph.

— **commissures** des lèvres. *Bell. °ign. n-vom. petr.

— **favoris** (dans les). *Calc. lach.

— **joues** (aux). Bell. cic. kreos. lach.

— **lèvres** (aux). *Ars. *aur. *aur-m. bell. berb. bor. calc. cham.
cic. ign. mur-ac. natr-m. n-vom. petr. phos. phos-ac. sep. *SIL.
squill. staph. sulf.

Croûtes :

— **menton** (au). *CIC. dulc. *graph. *hep. kreos. merc. sep. *SIL. staph. *sulf.

— **nez** (au). Bell.

— **tempes** et au front (aux). *Alum. dulc. mur-ac.

Cuisson, comme par du sel. Cann.

Dartres et taches dartreuses. Amm. anac. *ars. *baryt. bruc. calc. carb-a. *carb-v. *chel. *cic. *con. *DULC. °fluor-ac. *graph. hep. *kreos. *lach. led. *lyc. *merc. *NATR-M. nitr-ac. *phos-ac. *RHUS. sabad. *sep. *sil. *sulf. thui.

— **bouche** (autour de la). Amm. anac. ars. bor. kreos. magn. *natr. *NATR-M. par. phos. rhus. sep.

— **commissures** des lèvres (aux). Carb-v. phos-ac. sulf.

— **favoris** (dans les). Lach. nitr-ac.

— **front** (au). Caps.

— **joues** (aux). Amm. dulc. kal-h. kreos. phos-ac.

— **lèvre** (à la). Caus. natr. phos-ac. sass.

— **menton** (au). Amm-m. *ant. arg-n. *ars. carb-an. carb-veg. *CIC. clem. con. dulc. *graph. *hep. kreos. led. merc. oleand. sass. sep. *SIL. spig. staph. *sulf. thui.

— **nez** (autour du). Rhus. sulf.

— **paupières** (sur les). *Bry. kreos. sulf.

— **yeux** (autour des). Sulf.

Déchirement. tiraillements aigus, douleurs vives, etc. Agar. *alum. amm. amm-m. *BELL. berb. bor. *caus. colch. *COLOC. °con. °cupr. evon. gran. grat. °hep. kal-h. led. *merc. *mez. natr. nitr-ac. *op. °N-VOM. *phosph. *spig. *STRAM. sulf. viol-od. *zinc.

Décolorée (face). Voy. **Couleur** sale.

Décomposée (face). Voy. **Face** décomposée.

Désespéré (air). Voy. **Air** désespéré.

Desquamation. Canth. phos. puls. rhus.

Distorsion des traits du visage. Acon. ambr. amm. ang. *ARS. *BELL. bry. *camph. canth. caus. *CHAM. cic. cocc. cupr. dulc. *graph. *HYOS. ign. ipec. *lach. laur. lyc. merc. merc-c. *n-vom. *op. plat. puls. ran. rhus. *SEC. sil. spig. spong. squill. *STRAM. veratr. (Comp. **Convulsions.**)

— de la **bouche** et des lèvres. *BELL. *dulc. *graph. *lach. *LYC. merc. *n-vom. *op. sec. *STRAM.

— **semi-latérale.** °Graph.

Douleurs à la face (prosopalgie). °Acon. agar. alum. amm. amm-m. ambr. arn. ars. asa. asar. aur. baryt. bar-m. *BELL. berb. *BISM. bor. bov. bry. calc. cann. caps. caus. cham. chin. colch. *coloc. *con. dig. *dros. euphorb. euphr. gran. grat. guai.

hep. *hyos.* **kal.* kal-h. **KAL-CH.* kreos. °lach. *led.* *lyc.* *magn.*
magn-m. mang. *merc.* °MEZ. natr. nitr-ac. **N-VOM.* **PHOS.* phos-
ac. **PLAT.* **PULS.* ran. ran-sc. **rhus.* *ruta.* sabad. sabin. sec.
sep. **SPIG.* spong. **stann.* **staph.* °STRAM. *sulf.* °*thui.* °*veratr.*
verb. viol-od. (*Comp.* les Douleurs séparément.)

Douleurs :

— **côté** (d'un seul), **semi-latérales.** °*Acon.* amm. amm-m. **BELL.*
caus. cham. colch. **coloc.* **con.* kreos. **MEZ.* **natr-m.* **n-vom.*
°PHOSPH. **plat.* °SPIG. **STAPH.* veratr.

— — à **droite.** **BELL.* **CANN.* **mez.* **op.* **phosph.* **PLAT.* spig.
stram. **VERATR.* **VERB.* **ZINC.*

— — à **gauche.** **Bell.* **caus.* **cham.* **COLOC.* **kal-chl.* **LACH.*
mez. **N-VOM.* **phosph.* **PULS.* **spig.* **STAPH.* **stram.*

— **os de la face, pommettes** (dans les). **Alum.* amm-m. anac.
ang. *arg.* °*aur.* **BELL.* berb. *bis.* bor. bov. **calc.* caps. carb-an.
carb-v. 'CAUS. chel. **chin.* cin. cist. cocc. colch. **COLOC.* °*con.*
dig. °*dros.* guai. graph. **hep.* hyos. kal. *kal-ch.* lyc. *magn.* *merc.*
**MEZ.* **natr-m.* nitr. nitr-ac. *n-vom.* °oleand. par. **plat.* **PHOSPH.*
rut. sabin. samb. sep. sil. spig. stann. **STAPH.* stront. *sulf.* sulf-
ac. tab. tarax. teuc. valer. *verb.* viol-od. zinc. (*Comp.* **Mâchoires.**)

— **mâchoires** (aux). Acon. agar. amb. amm-m. asa. **aur.* **BELL.*
berb. bov. **CANN.* carb-an. **CAUS.* cocc. colch. con. cor. cupr.
daph. gran. °*hep.* kal. mang. **merc.* **MEZ.* phos-ac. °*plat.*
plumb. puls. ran. rhus. sabad. sass. sil. spig. spong. **STAPH.*
verb. viol-od. mgs. mgs-arc.

— **lèvres** (aux). Amb. amm. amm-m. arn. ars. asa. bell. berb.
bor. bry. carb-an. carb-v. cast. caus. cham. clem. dulc. ign. ipec.
kal. merc. mez. mur-ac. phos-ac. plat. rhod. sabad. spig. sulf.
tab. thui.

— **menton** (au). Agar. anac. ant. asa. caus. **COFF.* euphr. **MEZ.*
plat. veratr.

— **front** (au). **Bell.* **puls.* **zinc.*

— **tempes** (aux). **Coloc.* **hep.* mez. **phosph.* **veratr.* **VERB.*

— **yeux, orbites** (dans les). **BELL.* **caus.* **cham.* dros. **lach.*
mang. **MEZ.* **n-vom.* **PHOSPH.* **PULS.* stann. viol-od. **zinc.*

— **oreilles** (jusqu'aux). Bovis. **coloc.* **hep.* mez. **phosph.* **staph.*
**stram.*

— **dents** (jusqu'aux). **Coloc.* **MERC.* **mez.* **staph.*

Douleurs, se manifestant :

— **acides** (après avoir mangé des`. **Kal-chl.*

— **bouche** (en fermant la). *Baryt.*

— — (en ouvrant la). **Phosph.*

— **bruit** (par le moindre). **Spig.*

Douleurs :
— **chaleur** de la **chambre** (à la). *Mez. *spig.
— — du **lit** (à la). *CHAM. *MERC. *mez. °N-VOM. *op.
— **course** (amélioration par une forte). *Bism.
— **eau froide** tenue dans la bouche (amélioration par l'). *Bism.
— **échauffant** (en s'). *Spig.
— **endormant** (en s'). Caps.
— **éternuant** (en). *Verb.
— **froid** (au). Agar. colch.
— **frottement** (par le). *Bell.
— **fruits** (en mangeant des). *Kal-chl.
— **mâchant** ou **mangeant** (en). Alum. amm-m. borax. *kal-chl. mang. *mez. *PHOSPH. *spig. *verb.
— **mangeant chaud** (en). *Mez.
— **matin** (le). *Bell. *N-VOM. *spig.
— **mouvement** du **corps** (par le). *BRY. *cham. *n-vom. *SPIG.
— — des **mâchoires** et des **muscles** de la face (par le). Alum. amm-m. borax. *coloc. *kal-chl. mang. *mez. natr-m. PHOSPH. *SPIG. *verb.
— **nuit** (la). *Bell. *caus. *CHAM. *chin. con. *lyc. *MERC. *N-VOM. °op. *plat. *puls. °sil.
— **occupation** (à la moindre). *Puls.
— **parlant** (en). Alum. amm-m. borax. *kal-chl. mang. *mez. natr-m. *SPONG. *spig. *verb.
— **pression** (soulagement par la). *Sil.
— **refroidissant** (en se). *Phosph.
— **repas** (après le). *Mez. *PHOSPH. *spig.
— **repos** (dans le). Ang. *PLAT.
— **riant** (en). Borax. mang. tabac.
— **soir** (le). *BELL. caps. con. *lyc. *phosph. *plat. *PULS. *zinc.
— **temps humide** ou **mauvais** (par un). *Bell. *op. *spig.
— **toucher, contact** (par le). *Bry. caps. *CHIN. *coloc. cupr. dig. dros. *HEP. *kal-chl. merc. mez. *phosph. *puls. *SPIG. *STAPH. *verb. *zinc.

Douleurs avec :
— **agitation.** *Acon. *CHAM. *n-vom. *spig.
— **angoisse** au cœur. *Acon. *SPIG.
— **appétit perdu.** *Puls. *spig.
— **artères** battant fortement. *BELL. *kal-chl. *n-vom.
— **bouche** difficile à ouvrir. *Caus. colch. n-vom.
— — (distorsion des coins de la). *BELL.
— **chaleur** du corps. Acon.
— — des parties affectées. *Bell. *veratr.
— **coliques.** *Staph.

Douleurs avec :
— **cris.** *CHAM. *coloc.
— **défaillance.** *Stram.
— **exaspération.** *Acon. *CHAM. *n-vom.
— **gonflement** des parties affectées. *BELL. *coloc. *phosph. *plat.
   *SPIG. *verb. *zinc.
— **gorge** affectée de spasmes. *Staph. *zinc.
— **insomnie.** *BELL. *BISM. caus. *CHAM. *CHIN. con. lyc. *MERC
   *n-vom. *OP. *plat. *puls.
— **langue** engourdie. *Zinc.
— **lèvres** roides. *Spig.
— **mains** froides. *Staph.
— **muscles** des parties (palpitations des). *Bell. *coloc. *n-vom.
— **nez** coulant. *BELL. *n-vom. *PULS. *spig.
— **oppression** de poitrine. *Staph.
— **oreilles** (bourdonnement des). *Caus. *phosph.
— **paralysie** des parties affectées. *Caus.
— **paupières** convulsées. *Bell.
— **photophobie.** *N-vom.
— **pleurs.** *CHAM. *n-vom. phos-ac. *plat. *PULS. *staph. *stram.
— **poitrine** (spasmes de la). *Stram.
— **rapports.** *Verb.
— **rougeur** des parties affectées. *ACON. *BELL. *kal-chl. *plat.
   *VERATR.
— **salivation.** *Bell. *MERC. *mez. *OP. *verb. *zinc.
— **sang** à la tête (congestion du). *Acon. *BELL. *phosph. *plat.
— **soif.** *ACON. *BELL. *plat.
— **sueur** à la **face** (froide). *Staph.
— **sueur** à la **tête.** *Merc.
— **yeux larmoyants.** *BELL. *kal-chl. *lach. *MERC. *n-vom.
   *PULS. *spig. *veratr.
— — **rouges.** *BELL. *n-vom. veratr.
— **vertiges.** *BELL. *phosph.
— **vomissement.** *Coloc. lach.
Dureté de la joue. *Cham.
Durillon à la face. Rhus-v
Éclater (sensation comme si la mâchoire inférieure allait). Phos-ac.
Élancements à la face. *Voy.* **Lancinations.**
Enfoncés (yeux). *Voy.* **Face,** joues, yeux, etc., creux.
Épaississement de la peau du visage. *Bell. *viol-tric.
Éphélides à la face. °Alum. amm. *ANT. bry. *calc. carb-vg. con.
   dros. *dulc. *graph. hyos. iod. kal. lach. laur. *LYC. merc. mez.
   *mur-ac. natr. n-mos. *puls. *sep. sil. stann. *SULF. tart. thui.
Épouvante (air d'). *Voy.* **Air** d'épouvante.

Éruptions, dartres, croûtes, etc., à la face. Alum. amb. *AMM. *amm-m.* *ANT. *ars.* *aur.* *BARYT. *bell.* bruc. *CALC. calc-ph. carb-a. *CARB-V. caus. *CIC. cist. clem. coloc. con. *crotal.* *dulc.* eug. euphorb. *GRAPH. *HEP. °ign.* kal. kal-ch. *KREOS. lach. *led.* *LYC. *magn-m.* *merc.* °mur-ac.* *natr-m.* *NITR-AC. n-vom. petr. *PHOSPH. *phos-ac.* *RHUS. sabad. *sass.* *SEP. *sil.* *staph.* *SULF. tart. thui. valer. *veratr.* (*Comp.* **Vésicules, Boutons, Tubérosités,** etc.)

— **bouche** (autour de la). Alum. amm. anac. ant. *ARS. baryt. bor. *bell.* *bovis.* *bry.* *calc.* *caus.* cann. caps. *graph.* hyos. *ign.* kal. *kreos.* lach. laur. led. lyc. magn-m. *merc.* mez. natr. *NATR-M. n-vom. *par.* phosph. phos-ac. *RHUS. *SEP. sil. spong. *STAPH. *sulf.* veratr.

— aux **commissures** des lèvres. *AMM-M. ant. arn. *BELL. *CALC. carb-v. *CAUS. *GRAPH. *hep.* *IGN. *KREOS. *MERC. natr. *NATR-M. *nitr-ac.* n-vom. petr. *phosph.* phos-ac. *rhod.* seneg. senn. *sep.* *SIL. sulf. veratr. zinc. m-arc.

— **favoris** (dans les). Ambr. *calc.* lach. nitr-ac.

— **front** (au). °*Alum.* amb. aur. bell. *calc.* caps. cic. clem. dulc. ferr. hep. kal-ch. led. mur-ac. natr-m. nitr-ac. par. sass. sep. sulf.

— **joues** (aux). Amm. bell. *calc.* cic. dig. *dulc.* *ferr.* kal-h. kreos. lach. phos-ac.

— **lèvres** (aux). Alum. amm. *ARS. *baryt.* *bell.* berb. bor. *bry.* *calc.* caps. carb-a. carb-v. *caus.* cham. cic. clem. con. dig. *hell.* hep. *ign.* ipec. *kal.* *kreos.* lach. lyc. magn. merc. mur-ac. °*natr.* °*natr-m.* n-vom. °*par.* petr. phosph. phos-ac. plat. rhod. *rhus.* ruta. sass. sen. *sep.* sil. spong. squill. *staph.* *SULF. thui. mgs.

— **mâchoire** inférieure (à la). Par.

— **menton** (au). Amm. *amm-m.* *ANT. *ars.* bell. calc. *carb-an.* carb-v. caus. *cic. clem.* con. dig. *dulc.* *GRAPH. *hep.* kal. kal-ch. *kreos.* *lach.* led. *lyc.* *merc.* mez. natr-m. n-vom. oleand. par. phosph. phos-ac. *rhus.* *sass.* *sep.* *SIL. spig. stront. *sulf.* veratr. zinc.

— **nez** (autour du ou au). Bell. clem. par. rhus. sulf. tar.

— **paupières** (aux). °Bry. kreos. sulf.

— **tempes** (aux). °*Alum.* arg. bell. dulc. mur-ac. nitr-ac.

— **yeux** (autour des). *Ars.* calc. con. *hep.* ign. *merc.* oleand. petr. sil. spong. staph. *sulf.*

— Pour les différentes **espèces** d'éruption. *Voyez-les* dans l'ordre alphabétique de ce chapitre.

Érysipèle à la face. *Acon.* amm. arg-m. *aps.* *ars.* baryt. *BELL. borax. *bry.* calc. *camph.* cant. *carb-an.* cep. *cham.* clem. *CRO-

TAL. *euphorb.* **graph.* **hep.* *LACH. lyc. *merc.* natr. phosph.
*puls. *RHUS. *rut.* samb. *sep. *sil.* stram. **sulf. thui.*

Étourdissantes (Douleurs), à la face. *Mez. *PLAT. **verb.* (*Comp.*
Torpeur.)

Excoriation des **lèvres.** Ars. canth. caus. cham. cupr. graph. lyc.
mez. natr-m.

— **commissures** des lèvres (des). Ant. caus. lyc. mez.

Excoriation (Douleur d'), à la **face.** Con. graph. puls.

— **commissures** des lèvres (aux). Sulf-ac.

— **lèvres** (aux). Ign. ipec. phos-ac. plat. sabad.

— **menton** (au). Ant. plat.

Exfoliation des **lèvres.** Alum. amm-m. berb. canth. cham. con.
kal. mez. mosch. n-vom. plumb. puls. sep. sulf-ac. tart.

— de la **face.** Canth. phosph. puls. rhus.

Exostoses, à la face. *AUR. **sil.* **spig.*

— **mâchoire** (à la). Arg. **sil.*

Face bouffie. *ACON. amm. **arn.* *ARS. aur. bell. *BRY. calc.
*CHAM. *CHIN. cin. cocc. colch. **crotal.* **ferr.* *HYOS. **ipec.* **kal.*
lach. laur. led. lyc. merc. natr. *N-VOM. *OP. *PHOS. plumb.
*puls. *SAMB. sang. sep. **sil.* **spig.* **spong.* **sulf.* **tart.* veratr.

— — autour des yeux. *ARS. **ferr.* merc. *PHOS. puls. rhab. rut.
sep.

— — entre les yeux. **Kal.*

— **bouffie,** au-dessous des yeux. *ARS. bry. cham. n-vom. oleand.
*PHOSPH. puls.

— **cadavéreuse.** *Voy.* **Hippocratique.**

— **creuse.** *Voy.* **Hâve.**

— **décomposée,** défaite. *ARS. *bell.* *bism.* *CAMPH. *cant.* °*caus.*
°*cham.* *CHIN. *chinin.* °*colch.* *graph.* °*hell.* iod. lach. lact. lyc.
merc. oleand. *OP. *PHOS-AC. ran. *RHUS. sec. *SPIG. *STRAM.
*VERATR.

— **expression** (sans), traits flasques, mous. Coloc. **op.*

— **fatiguée.** Aur.

— **hâve,** joues creuses. Arn. *ARS. bell. berb. canth. cham. *CHIN.
dros. ferr. hydroc. ign. °*lach.* laur. lyc. mang. °*n-vom.* oleand. op.
phos. phos-ac. plat. rhus. *SEC. °*sep.* squill. *STANN. staph. tart.
°*veratr.*

— — autour des **yeux,** yeux enfoncés. **Anac.* arn. *ARS. bell.
**camph.* canth. *CHIN. **cic.* **coloc.* **cupr.* cycl. dros. *FERR. ign.
iod. kal. kal-bi. **lach.* **lyc.* nitr-ac. **n-vom.* oleand. *PHOS.
*PHOS-AC. plat. puls. rhus. *SEC. sep. spong. stann. *STAPH.
**sulf.* **veratr.*

— **hippocratique,** cadavéreuse. *ARS. canth. **carb-v.* *CHIN. chi-

nin. cupr. lach. *n-vom.* *PHOSPH.* *PHOS-AC.* plumb. *sec.*
VERATR.

Face :
— **luisante** comme par de la graisse. Agar. aur. bry. chin. *magn-c.*
merc. *natr-m.* plumb. rhus. *selen.* stram.
— **pointu** (nez). *ARS.* *CHIN.* *n-vom.* *phos-ac.* °rhus. *STAPH.*
veratr.

Flasques (traits). Coloc. *op.*

Formication à la face. *Acon.* alum. ambr. cann. *colch.* grat.
lach. lact. n-vom. *plat.* ran. rhus. sabad. sec.
— **favoris** (dans les), et au front. Ambr.
— **joues** (aux). Arn.
— **lèvres** (aux). Arn. ars. berb.
— **menton** (au). Veratr.

Fouillantes (douleurs à la face). Bov. euphorb.
— **mâchoires** (aux). Plat. mgs-arc.
— **os, pommettes** (aux). Magn. thui.

Frigidité de la face. Bism. canth. cham. cic. cin. dros. *hyos.* natr.
petr. rut. sep. *veratr.*
— **joues** (aux). Cham. cin. cocc. dros. natr.
— **mains** (avec froid aux). Cic.

Froid (sensation de), à la face. *Lyc.* *n-vom.* phosph. *PLAT.* *ran-sc.* spig.
— **menton** et de la bouche (autour du). Plat.

Furoncles. Alum. amm. carb-vg. *led.* mez. mur-ac. nitr-ac. sil.
— **joues** (aux). Alum. mez.
— **mâchoires** (sous les). Carb-veg.
— **menton** (au). Nitr-ac. sil.
— **oreille** (devant l'). Carb-v.
— **tempe** (à la). Mur-ac.

Gerçures, Crevasses, Rhagades, à la **face.** Sil.
— **commissures** des lèvres (aux). Merc. mez.
— **lèvres** (aux). Agar. alum. amm. *amm-m.* ant. *arn.* *ARS.* baryt.
bry. bov. calc. *caps.* carb-a. *CARB-V.* cham. *CHIN.* colch. con.
croc. dros. graph. *IGN.* kal. kal-h. lach. magn-m. *MERC.* natr.
NATR-M. *NITR-AC.* n-vom. par. phos. phos-ac. plat. puls. sabad.
sel. *squill.* sulf. tab. tart. *VERATR.* zinc.

Glandes sous-cutanées engorgées à la face. Bry. iod.

Glandes sous-maxillaires engorgées. Amm. amm-m. arn. *ARS.*
BARYT. *BELL.* bov. *CALC.* *chin.* cic. clem. *cocc.* *con.* *dulc.*
graph. iod. kal. *kreos.* led. *lyc.* *MERC.* natr. *natr-m.* nitr-ac.
PETR. phos. phos-ac. plumb. puls. rhus. sep. *sil.* *spong.* stann.
staph. *SULF.* *sulf-ac.* thui. veratr.

Gluantes (lèvres). Stram. zinc.

Gonflement de la face. Acon. amm. *ARN. *ARS. *aur. *BARYT. *BELL. borax. bovis. *bry. calc. canth. caps. carb-vg. cham. cic. *colch. *coloc. dulc. euphorb. graph. *hell. hep. hydroc. hyos. ipec. *kal. *LACH. laur. *LYC. magn. *MERC. natr-m. nitr-ac. n-mosch. *N-VOM. *op. *PHOSPH. puls. *RHUS. *samb. sec. *sep. spig. spong. stann. *STRAM. *SULF. veratr. m—arc.

— **bouche** (autour de la). Carb-an. n-vom.

— **commissures** des lèvres (des). Oleand.

— **front** (du). Rhus.

— **joue** (de la). Amm. *ARN. ars. aur. *BELL. bov. *bry. calc. canth. carb-veg. caus. *CHAM. chin. dig. euphorb. graph. *kal. kal-h. *lach. lyc. *MERC. nitr-ac. *N-VOM. phosph. *PULS. rhus. *sep. *spig. spong. stann. staph. *SULF. *MGS-ARC.

— **lèvres** (des). Alum. arn. *ARS. asa. aur. aur-m. baryt. *BELL. °bovis. *bry. *CALC. canth. caps. carb-an. carb-v. chin. dig. *hell. *HEP. kal. kal-chl. lach. lyc. *MERC. merc-c. mez. natr. *NATR-M. phosph. puls. rhus. sep. *SIL. *staph. *SULF. mgs.

— — **inférieure.** Alum. bor. *LACH. lyc. mez. mur-ac. puls. sep.

— **lèvre supérieure.** Arg. arg-n. baryt. bell. bovis. calc. canth. kal. kal-bi. lyc. merc. *natr. *NATR-M. phosph. rhus. staph. *sulf.

— **mâchoire** (de la). *Acon. alum. caus. kal. *merc. *sil. stann.

— **menton** (du). Caus.

— **nez** (autour du). N-vom.

— **pommettes** (des). Magn.

— **racine** du nez (de la). Bry.

— **semi-latéral.** *ARN. *BELL. *bry. canth. *CHAM. *MERC. *N-VOM. plumb. *puls. *sep. *spig. *MGS-ARC.

— **tempes** (aux). Cham.

— **yeux** (au-dessous des). *Ars. bry. merc. n-vom. oleand. *phosph.

— — entre les yeux. *Kal.

Gonflement (sensation de), à la face. Alum. arg. baryt. grat. n-mos puls. sulf-ac.

— **joues** (des). Acon. samb.

— **mâchoire** (à la). Daph.

Graisseuse (face). Agar. aur. bry. chin. magn-c. merc. natr-m. plumb. rhus. selen. stram.

— **lèvres.** Amm-m.

Granulation aux joues. Tab.

Grisâtre. Voy. **Couleur** grisâtre.

Hémiplégie. *Caus. *graph.

Horripilation à la face. Arn. puls. rhod.

— **semi-latérale.** Puls.

Hippocratique (face). Voy. **Face** hippocratique.

Induration à la face. *Sil.*

— **lèvres** (aux). *Bell. *sil.*

Incisives (douleurs) à la face. *Bell.* rhus. staph.

Induration (sensation d') aux lèvres. Cycl.

Irrégularité des traits. Phos-ac.

Jaune (face). *Voy.* **Couleur** jaune.

Lancinations à la face. °*Alum.* amm. °*ars.* asar. *BELL. cham. *chin.* *COLOC. *con.* euphr. *graph.* guai. kal-ch. °*lyc.* mang. *merc.* nitr-ac. *N-VOM. *op.* *phosph.* *PULS. *rhus.* °sil. spong. stann. *staph.* °*sulf.* *veratr.* *verb.* *zinc.*

— **articulation** de la mâchoire (dans l'). Bell. hep. tab.

— **lèvres** (aux). Asa. bell. sabad.

— **mâchoire** (à la). Acon. berb. carb-a. mgs-arc.

— **mâchoire** inférieure (à la). Euphr. sabin. sil. thui.

— **menton** (au). Agar. euphr. lact.

— **os, pommettes** (aux). °*Alum.* berb. carb-vg. guai. *merc.* par. °*phos.* sabin. °*sil.* *staph.* verb.

Lèvres malades. *ARS. *BARYT. bell. *BRY. *CALC. carb-vg. caus. graph. *HELL. *KAL. *KRÉOS. merc. mez. *natr.* natr-m. *par.* phos-ac. *rhus.* sabad. *SEP. sil. *STAPH. *SULF. thui. zinc.

Luisante (face). *Voy.* **Face** luisante.

Luxation facile de la mâchoire. Petr. staph.

— **matin** au lit (le). Petr.

Luxation (**douleurs** de) dans l'articulation maxillaire. Con. mgs-arc.

Maladif (teint). *Voy.* **Couleur.**

Meurtrissure (douleur de), à la face. Ruta.

— **os, pommettes** (aux). Con. sulf. sulf-ac. zinc.

Miliaire à la face. Cham. *euphr.* hep. lach. veratr.

Mortes (lèvres). *Calc.*

Nodosités à la face. *Bry.* led. oleand. puls. (*Comp.* **Tubérosités.**)

— **front** (au). Cic. con. led. oleand.

— **lèvres** (aux). Ars.

— **mâchoire** inférieure (à la). *Graph.*

— **rouges,** aux tempes. Thui.

Noirs (pores) à la **face.** *Dig.* *dros.* graph. hep. *natr,* *nitr-ac.* sabad. *sabin.* *sulf.*

— **menton** et à la lèvre supérieure (au). *Sulf.*

Noirâtre (face). *Voy.* **Couleur** noirâtre.

Os de la face (**douleur** dans les). *Voy.* **Douleurs** dans les os.

— **gonflement** (des). *Voy.* **Exostoses.**

Ouvrir la bouche (difficulté d'). Caus. *colch.* merc. n-vom.

Pâleur de la face. *Voy.* **Couleur** pâle.

Palpitation des muscles. *Voy.* **Tressaillement.**

Paralysie de la face. *CAUS. *graph. *op.

— de la **mâchoire** (mâchoire pendante). °*Ars.* °*dulc.* °*lach.* °*lyc.* °*op.*

Pesanteur de la face (sensation de). Alum.

Picotement à la face. Caus. hep. n-mos.

— **lèvres** (aux). Sabad.

— **yeux** (au-dessous des). Dros.

Pincement (douleur de). Veratr.

Plénitude à la face (sensation de). Sang.

Poils (chute des). *Graph.*

— **favoris** (des). Agar. ambr. *calc. *GRAPH. natr. *NATR-M. nitr-ac. plumb. sil.

— **moustaches** (des). Baryt. *kal.* plumb. selen.

— **sourcils** (des). Agar. *bell.* caus. hell. *KAL. par. plumb. selen.

Pointu (visage). *Voy.* **Face** pointue.

Pores noirs. *Voy.* **Noirs.**

Pressives (douleurs) à la face. *Bell. *bry.* °*mez.* par. *puls. *rhus. *spig.* stann. *staph.* tar. *verb.*

— **mâchoire** (dans la). Berb. mgs-arc.

— — inférieure. Cupr. spig.

— **menton** (au). Asa.

— **orbites** (dans les). Stann.

— **pommettes** (dans les). Anac. *arg.* bell. berb. *bis. caps.* *colch. hyos kal-ch. *merc.* °*mez.* °*oleand.* *piat.* sabin. samb. *spig.* stann. *staph.* sulf. tart. teuc. *verb.* viol-od.

Prosopalgie. Voy. *Sect* 1.

Prurit à la face. Agn. °*alum.* ambr. aur-s. bell. *CALC. cann. °*chel. *CON. lach. *LYC. *NATR-M. n-vom. rut. stront.

— **bouche** (autour de la). Anac.

— **favoris** (dans les). Ambr. *calc.* sil.

— **front** (au). Alum. ambr. caps. led. natr-m.

— **joues** (aux). Agar. agn. ang. bell. rut. spong.

— **lèvres** (aux). Aur-m. sabad.

— **pommettes** et au nez (aux). Bell.

Pulsation, Battement à la face. *Voy.* **Battement.**

Pustules, Boutons purulents à la face. Arn. bell. berb. calc-ph. carb-vg. clem. kreos. *merc. *nitr-ac. n-jugl. *n-vom.* par. sass. tarax. veratr.

— **commissures** des lèvres (aux). Tarax.

— **joues** (aux). Bell. kreos.

— **lèvres** (aux). Berb. carb-v. merc. n-vom.

— **menton** (au). Clem. kreos. merc. n-vom. par. sass.

— **nez** (au). Bell.

— **nez** (autour du). Par. tarax.

Raccourcissement de la mâchoire. Alum.

— (**sensation** de). Bell.

— **articulation** maxillaire (de l'). Daph. natr. sass. ther.

— — matin au lit (le). Ther.

— **joues** (des), en remuant les muscles. Euphr.

— **lèvres** (des). Euphr.

— **muscle** masticateur (du). Sass.

Racornies, ridées (lèvres). Amm-m.

Rampait (sensation comme si un insecte) sur la joue. Agn.

Râpeuse (face). *Voy.* **Rugosité.**

Renversement de la lèvre. *Bell.* merc.

Relâchement des muscles faciaux et des lèvres. *Op.*

Réseau veineux, bleu rougeâtre, au menton. *Plat.*

Rhagades dans les lèvres. Agar. *ant. arn.* *ars.* *BRY.* caps. *CARB-VEG.* *chin.* croc. *IGN.* lach. *MERC.* *NATR-M.* nic. *nitr-ac.* n-vom. phos-ac. plat.. *squill.* *VERATR.* (*Comp.* **Gerçures.**)

— **commissures** des lèvres (aux). Ant.

Rides à la **face.** *CALC.* bell. *LYC.* rhab. *sep.* stram.

— au front. Amm. bry. *cham.* graph. *hell.* *LYC.* n-vom. *rhab.* *rhus.* *sep.* *stram.* viol-od.

Roideur de la face (sensation de). Sang.

— des lèvres. *Euphr.*

Rougement à la face. Agn. amb. gran. rut.

— **favoris** et le front (dans les). Amb.

— **mâchoire** inférieure (dans la). Fluor-ac.

— **menton** et aux lèvres (au). Plat.

— **os** de la face (dans les). Arg. samb.

Rouge (face). *Voy.* **Couleur** rouge.

Rouges (taches). *Voy.* **Taches** rouges.

Rugosité, âpreté de la face, peau râpeuse. Alum. anac. ars. *graph.* rhus. sep. *sulf.*

— **front** (au). Alum. sass.

— **bouche** (autour de la). Anac. ars. *ign.* ipec.

— **lèvres** (aux). *Merc.* sulf. tabac.

— **rouge.** Sep. sulf.

Rugosité (**sensation** de), aux lèvres. Magn-m.

Saignement des lèvres. Ars. bry. carb-an. *ign. merc.*

Sale (teint). *Voy.* **Couleur** sale.

Sécheresse des lèvres. *Acon.* alum. amm. amm-m. ang. ant. arn. *ars.* baryt. *BELL.* berb. *BRY.* *CHIN.* *con.* *dig.* dros. gran. hyos. *ign.* kal-h. kreos. lach. mang. *MERC.* merc-per. natr-m. *n-vom.* oleand. *PHOSPH.* plat. rhod. *RHUS.* *sep.* stram. *SULF.* tab. tart. *VERATR.* zinc.

Secousses dans les mâchoires. *Cham.* mags-arc.

Semi-latérales (douleurs). *Voy.* **Douleurs** semi-latérales.

Sensibilité de la peau à la face. Puls.

Serrement des mâchoires. *Voy.* **Crampe.**

Serrement (douleur de). *Coloc.* mang. *plat. *puls.*

Sueur à la **face.** Alum. bell. borax. carb-an. *carb-veg.* chin. cocc. coff. dros. dulc. *ign.* laur. lyc. magn-c. *merc.* n-vom. plat. plumb. *puls. rhus.* ruta. samb. sep. sil. *spong.* sulf. valer. *veratr.*

— **bouche** et du nez (autour de la). Rhab.

— **froide.** Rhab. n-vom. rhus. *veratr.*

— **joue** sur laquelle on est couché (à la). Acon.

— **lèvre** supérieure (à la). *Acon.* kal-bi. n-vom. rhab.

— **semi-latérale.** *Puls.*

Taches blanches aux joues. Sil.

— **bleues,** à la face. *Fer.*

— **épaisses,** à la face. Carb-an.

— **hépatiques,** à la lèvre supérieure. Sulf.

— **jaunes,** à la face. Amb. *colch. *fer. *natr.* *SEP.

— — lèvre supérieure et au front (à la). °Natr.

— — aux joues et au nez. *Sep.

— **rouges,** à la face. Alum. amb. bell. bry. carb-an. *ferr. ferr-m.* lyc. merc. op. poth. rhus-v. *samb.* sil. *SULF. tabac. m-arc.

— — front (au). Sass.

— — joues pâles (sur les). Ferr-m.

— **rousseur** (de). *Voy.* **Éphélides.**

— **rudes,** au front. Sass.

— **sales,** décolorées. Sec.

Tachetée (peau), à la face. Alum. ambr. amm. *ARS. bell. *calc. carb-an. *colch. croc. *FERR. kreos. laur. *lyc.* merc. *natr.* phosph. *RHUS. rut. *SABAD. °samb. *SIL. *SULF. veratr.

Tannes à la face. *Bell. *carb-veg. *hep. *lach.*

Tension de la peau et des muscles du visage. Alum. *BARYT. grat. hep. kal-bi. lach. lyc. magn. merc. mosch. nitr. n-vom. *PHOSPH. *phos-ac.* puls. rhab. *RHUS. samb. *viol-od. *VIOL-TRIC.

— **bouche** et du nez (autour de la). N-vom.

— **front** (au). *Viol-tric.*

— **menton** (au). Verb.

— **semi-latérale.** *Phosph.*

— **yeux** (au-dessous des). N-vom. viol-od.

Tensives (douleurs) à la face. Amm. asa. *aur. *baryt. *caus. °color. °hep. kal-ch. lach. magn-m. *ol-an.* par. *phosph. *plat. *rhus. °veratr. °verb.

— **articulation** maxillaire (dans l'). Amm-m. bell. daph. merc. sass. *verb.*

— **lèvres** (aux). Sep. spig.

Gensives (douleurs) :

— **mâchoires** (dans les). *Aur.* caus.

— — (sous les mâchoires). Caus.

— **muscles** masticateurs (dans les). Sass. *verb.*

— **os** (dans les). **Caus. chel. kal-ch. *plat. °verb.*

Térébrante (douleur), à la face. Bell. **chin.* euphorb. magn. **mez.*
**op. *plat.* thui.

Térébrante (douleur) :

— **mâchoire** inférieure (dans la). Bov. sabad.

Terreux (teint). *Voy.* **Couleur** terreuse.

Tirés en large (sensation comme si les muscles masticateurs étaient).
Colch.

Toile d'araignée sur la face (sensation d'une). Baryt. Borax. brom.
graph. ran-sc.

Torpeur (sensation de). Asa. **caps. *mez. *n-vom. *oleand.* *PLAT.
samb.

— **bouche** (autour de la). Plat.

— **lèvres** (aux). Ambr. cycl.

— **menton** (au). Asa. plat.

— **os, pommettes** (aux). Asa. **caps. *mez. *oleand.* *PLAT.

Tournoiement dans la mâchoire inférieure. Ran.

Trace jaune sur les joues et le nez. **Sep.*

Traction (douleur de), à la face. *°Ars.* bar-m. cham. **chin.* colch.
*°hep. *kal.* kreos. magn-m. *N-VOM. **phosph.* phos-ac. ran-sc.
sep. *°sil. veratr.*

— **mâchoire** (dans la). Aur. cham. mez. phos-ac.

— — inférieure. Agar. lact. puls. sil.

— **menton** (au). Agar. caus.

— **orbites** (dans les). Stann.

— **os, pommettes** (dans les). Alum. bell. carb-v. chel. colch. dig.
graph. kal-ch. phos. stann. sulf. tart. valer. viol-od.

Tremblement des lèvres. Lach. ran-sc. stram. sulf.

— **muscles** faciaux (des). Ambr. op.

Tressaillantes (douleurs), Tiraillements successifs à la face. Colch.
**n-vom. *op.* phosph. **spig. *verb. *zinc.*

— **mâchoires** (aux). Acon. mgs. mgs-arc.

— **os des pommettes** (aux). Cin. colch. mang. **spig.* stront.

Tressaillement, Palpitation des muscles faciaux. Ambr. arn. bell.
cann. ign. iod. ipec. lach. lyc. merc. mez. n-vom. op. phos. puls.
ran-sc. sel. tart. veratr. zinc.

— **yeux** (au-dessus des). Mez.

— **commissures** des lèvres (des). Bor. ign. oleand. op. rhab.

— **lèvres** (des). Carb-v. cham. *ipec.* sulf. *thui.*

Tubérosités à la face. **Alum. *magn-c.*

Ulcération (douleur d'). *Acon.*

Ulcération à la face. Ars. con. iod.

— **bouche** (autour de la). Natr.

— **commissures** des lèvres (aux). *Amm-m.* *bell.* bov. *calc.* carb-v. *caus.* *graph.* hep. *ign.* *kreos.* mang. *merc.* *natr-m.* °nitr-ac. n-vom. petr. *phosph.* rhod. *sep.* *sil.* veratr. zinc.

— **lèvres** (aux). Amm-m. *ARS.* *aur.* °*aur-m.* mur. *BELL.* caps. cham. chin. cic. con. graph. hep. *kal.* lyc. merc. mez. natr. *natr-m.* nitr-ac. n-vom. phos-ac. *sep.* *SIL.* *staph.* *SULF.* zinc. (*Comp.* **Croûtes** et **Excoriation.**)

— **menton** (au). Merc. natr-m.

— **brûlante** et lancinante. N-vom.

Ulcères aux lèvres. *ARS.* *BELL.* °bovis. *clem.* *con.* merc. n-vom. *sep.* *SIL.* *SULF.*

Vaisseaux (gonflement des), à la face. Op.

Veineux (réseau), au menton. *Plat.*

Veines rouges sur les joues. Lach.

Verdâtre (face). *Voy.* **Couleur** verdâtre.

Verrues à la face. *Caus.* *dulc.* *kal.* *sep.*

Vésicules à la face. Ant. clem. cist. *euphorb.* graph. hep. lach. rhus. sulf. val. (*Comp.* **Boutons.**)

— **commissures** des lèvres (aux). Seneg.

— **front** (au). Sep.

— **lèvres** (aux). Carb-an. clem. con. hell. hep. magn-m. merc. plat. rhod.

— **lèvre** supérieure (à la). Seneg. valer.

— **menton** (au). Hep. sass.

— **nez** (au). Clem.

Vésicules sanguinolentes à la lèvre supérieure. Natr-m.

Violentes douleurs. Bell. *BISM.* *coloc.*

CHAPITRE XI.

AFFECTIONS DES DENTS ET DES GENCIVES.

SECTION I. — AVIS CLINIQUES.

ABCÈS aux gencives. — *Voy.* **Gencives.**

CARIE des dents. — Les principaux médicaments pour arrêter la disposition à cette maladie, sont : *Baryt. calc. euphorb. mez. sep. staph. sulf.*

Pour les **douleurs** dans les dents cariées, on trouvera le plus souvent convenables : 1) *Ant. cham.;* — ou bien : 2) *Mgs-arc. mez. sep. staph.;* — ou encore : 5) *Acon. bell. borax. chin. merc. natr. n-vom. puls.;* — ou même : 4) *Baryt. bry. calc. coff. hyos. kreos. lach. lyc. magn-c. phosph. phos-ac. plat. plumb. rhus. sabin. sil. sulf.*

☞ *Voy.* aussi : **Odontalgie.**

DENTITION (souffrances par suite de la). Voy. *Chap. XX, Sect. 5.*

FISTULE aux Gencives. *Voy.* Affections des **Gencives.**

GENCIVES (affections des). — § 1. Les meilleurs médicaments contre les maladies des gencives, sont, en général : 1) *Amm. amm-m. bell. borax. carb-v. chin. hep. merc. mur-ac. natr-m. nitr-ac. n-vom. phos-ac. rhus. staph. sulf.,* — ou encore : 2) *Ars. baryt. bism. bry. calc. caps. carb-an. caus. dulc. graph. kal. kreos. phosph. puls. rut. sep. sulf-ac. thui.*

§ 2. Quant aux affections **Particulières,** le **Gonflement** et l'**Inflammation** des gencives réclament souvent de préférence : 1) *Bell. calc. caus. cham. chin. cist. graph. hep. merc. n-vom. phos-ac. sep. staph. sulf.,* — ou encore : 2) *Amm. amm-m. baryt. borax. natr-m. nitr-ac. phosph. sil.*

Pour le **Saignement** facile des gencives, ce sont surtout : *Ars. calc. carb-v. cist. merc. natr-m. *nitr-ac. phos. phos-ac. sil. staph. sulf-ac.*

Pour l'**Ulcération** des gencives, principalement : *Als. alum. calc. carb-veg. kal. lyc. merc. millef. natr-m.*

Pour les **Fistules** et les **Abcès** aux gencives, surtout : 1) *Calc. sil. staph. sulf.,* — ou encore : 2) *Caus. lyc.? natr-m.? petr.?* ou même *canth.?*

Pour les **Excroissances :** *Staph. thui.*

Pour les affections **Scorbutiques :** 1) *Caps. carb-v. merc. natr-m. nitr-ac. staph. sulf.,* — ou encore : 2) *Amm. amm-m. ars. bry. caus. dulc. gran.? kal-ch. kreos. mur-ac. sep.*

§ 3. Les affections des gencives causées par l'**abus du Mercure,** demandent principalement : *Carb-v. chin.,* — ou bien : *Hep. nitr-ac. staph.,* etc.

Celles qui surviennent par l'**abus du Sel de cuisine :** *Carb-v.* ou *nitr-sp.*

Chez les personnes menant une **vie Sédentaire,** si ces personnes sont **phlegmatiques et replètes :** *Caps.;* mais si elles sont **maigres** et d'un tempérament vif : *N-vom.*

☞ *Voy.* aussi : **Stomacace,** et *comp.* Sect. 3, **Gencives.**

ODONTALGIE, ou Maux de dents. — § 1. Les meilleurs médicaments contre les diverses espèces d'**Odontalgie,** sont d'abord : *Bell. cham. merc. n-vom. puls. sulf.*

Puis viennent : *Bry. calc. chin. hyos. ign. mez. rhus. spig. staph. mgs-arc.*

Ou bien : *Acon. ant. arn. carb-veg. coff. hep. sep. sil. veratr.*

Ou même encore : *Baryt. caus. cycl. dulc. euphorb. magn-c. nitr-ac. phos-ac. plat. sabin. benz-ac. millef.*

§ 2. Les douleurs dans les *dents* **Cariées** exigent dans la plupart des cas : 1) *Ant.,* — ou bien : 2) *Mgs-arc. merc. sep. staph.,* — ou encore : 5) *Acon. bell. borax. chin. merc. natr. n-vom. puls.,* ou même : 4) *Baryt. bry. calc. cham. coff. hyos. kreos. lach. lyc. magn-c. phosph. phos-ac. plat. plumb. rhus. sabin. sil. sulf.*

§ 5. Pour les douleurs qui occupent **Plusieurs dents à la fois,** ou toute une partie de la mâchoire, on trouvera le plus souvent convenables : *Cham. merc. rhus. staph.,* — ou si les douleurs n'occupent qu'**Un côté** seulement : 1) *Cham. merc. puls. rhus.;* — 2) *Calc. chin. ign. mez. phos-ac. plat. spig. sulf.*

Les douleurs qui occupent en même temps les **os de la Face** demandent de préférence : *Clem. magn-c. merc. n-vom. rhus spig. sulf.;* — celles qui se propagent jusqu'aux **Yeux :** *°Calc. cham. puls. spig.;* — jusqu'aux **Oreilles :** *Ars. bell. cham. clem. kreos. merc. puls. sep. sulf.;* — jusque dans la **Tête :** *Ant. ars. bell. cham. hyos. merc. n-vom. puls. rhus. sulf.,* etc. (Voy. aussi *Sect. 5.*)

Pour les Odontalgies avec **Fluxion sur la joue,** ce sont principalement : 1) *Arn. cham. lyc. mgs-ars. merc. n-vom. puls. sep. staph.,* — ou encore : 2) *Ars. aur. bell. bry. carb-v. caust. sulf.;* — avec **Gonflement des gencives :** *Acon. bell. cham. chin. hep. hyos. merc. n-vom. phos-ac. rhus. sep. staph. sulf.;* — avec **Engorgement des glandes** sous-maxillaires : *Carb-v. cham. merc. n-vom. sep. staph.,* etc.

§ 4. Les Odontalgies **Congestives** demandent de préférence : 1) *Acon. bell. calc. cham. chin. hyos. mez. puls. sep.,* ou encore : 2) *Aur. phos. plat. sulf.*

Pour les Odontalgies **Rhumatismales** et **Arthritiques,** ce sont principalement : 1) *Acon. bell. caus. cham. chin. merc. n-vom. puls. staph. sulf.,* ou encore : 2) *Arn. bry. cycl. hep. lyc. magn. phos. rhus. sabin. veratr. mgs-arc.*

Pour les Odontalgies **Nerveuses.** surtout : 1) *Acon. bell. cham. coff. hyos. ign. n-vom. plat. spig. mgs-arc.,* — ou encore : 2) *Ars. magn. mez. sulf. veratr.,* etc.

§ 5. En outre, si c'est l'abus du **Café** qui a occasionné les maux de dents, on réussira le plus souvent par : *Cham. ign.* ou *n-vom.,* mais en cas de besoin, on pourra encore consulter : *Bell. carb-v. merc.,* ou encore : *Cocc. coff. puls. rhus.*

Les Odontalgies causées par l'abus du **Tabac** demandent de préférence : *Bry. chin. spig.*, ou bien encore : *Cham. merc. sassap.*

Pour celles que l'Abus du **Mercure** a produites, ce sont principalement : *Carb-vg. nitr-ac.*, ou encore : *Bell. chin. hep. puls. staph. sulf.*

Pour celles par suite d'un **Refroidissement,** on trouvera dans la plupart des cas un remède parmi : 1) *Acon. bell. cham. coff. dulc. ign. merc. n-vom. puls.*, ou encore parmi : 2) *Baryt. calc. chin. hyos. n-mos. phos. rhus. sulf. mgs-arc.*; — pour celles causées par un air **Froid** et **Humide,** ce sont surtout : *N-mos. puls.*, ou même encore : *Bell. calc. hyos. merc. sil. staph. sulf.*; — Et si même l'**Eau que l'on boit** les cause : 1) *Bry. carb-veg. merc. staph. sulf.*; — 2) *Calc. cham. mosch. n-vom. puls. sil.*

§ 6. Les Odontalgies chez les personnes **Sensibles** et **nerveuses** se manifestent souvent de manière qu'on trouvera surtout indiqués : *Acon. bell. coff. hyos. ign. n-vom. plat. spig.*

Celles des **Femmes** demandent dans la plupart des cas : *Acon. bell. calc. cham. chin. coff. hyos. ign. plat. puls. sabin. sep. spig.* — Chez les **Jeunes filles** pléthoriques : *Acon. bell. calc.*, etc. — A l'époque des **Règles :** *Amm. baryt. calc. carb-v. cham. graph. lach. magn-c. natr-m. nitr-ac. phosph. sep.* — Pendant la **Grossesse :** 1) *Bell. calc. magn-m. n-mos. n-vom. puls. sep. staph.*, — ou encore : *Alum. hyos. rhus.*; — pendant l'**Allaitement :** *Chin.*; — Chez les femmes **Hystériques :** *Ign. sep.*

Enfin, pour les Odontalgies chez les **Enfants,** on trouvera souvent d'une grande utilité : *Acon. bell. calc. cham. coff. ign. merc. sulf.*

§ 7. Quant aux indications fournies par l'**Ensemble des Symptômes,** on pourra consulter d'abord :

Belladona, quand il y a : Grande angoisse et inquiétude qui chassent çà et là; ou grande tristesse, avec disposition aux pleurs, douleurs aux gencives et aux dents, comme si tout était ulcéré; *douleurs tractives*, déchirantes, incisives ou lancinantes dans les dents, la face et les oreilles, *aggravées le soir après s'être couché, et surtout la nuit;* térébration dans les dents cariées, comme par *congestion de sang, avec écoulement de sang en les suçant;* gonflement douloureux des gencives avec chaleur, prurit, vésicules et brûlement; gonflement de la joue; *salivation*, ou bien *bouche et gorge sèches, avec grande soif;* renouvellement des douleurs par un travail intellectuel, ou après avoir mangé; *aggravation au grand air* et *par le contact des aliments* (en mâchant, en mangeant, etc.); *face chaude et rouge, pulsations dans la tête* ou dans les joues; brûlement et rougeur des yeux. (Après *Bell.* conviennent quelquefois : *Merc. hep.*, ou : *Cham. puls.*)

Chamomilla : Grande irascibilité et disposition aux pleurs, pendant les douleurs; *douleurs violentes, tractives, tressaillantes, ou pulsatives et lancinantes; douleurs qui paraissent insupportables, surtout la nuit, à la chaleur du lit, avec exaspération, gonflement chaud* et rougeur de la joue; gonflement luisant des gencives et engorgement des glandes sous-maxillaires; douleurs qui occupent tout un côté des mâchoires, sans que le malade puisse préciser la dent qui est affectée de préférence; ou fouillement et rongement *dans une dent cariée, avec vacillement de cette dent; douleurs semi-latérales, lancinantes ou pulsatives, dans tout le côté affecté de la tête, dans l'oreille et à la face; aggravation ou renouvellement des douleurs après avoir bu ou mangé chaud* ou froid, *et surtout après avoir pris du café;* douleurs avec *chaleur et rougeur, surtout de l'une des joues;* sueur chaude, même dans les cheveux; grande agitation et jactation, ou *grande faiblesse au point de s'évanouir,* etc.

Mercurius, contre *Douleurs déchirantes, lancinantes, dans les dents cariées, ou dans les racines des dents, occupant tout le côté affecté de la tête et de la face,* jusqu'aux oreilles; avec gonflement douloureux de la joue ou des glandes sous-maxillaires et *salivation,* apparition ou *aggravation des douleurs* le soir ou *la nuit, à la chaleur du lit, où elles sont insupportables;* renouvellement par l'air frais et humide; ainsi qu'en mangeant, ou *après avoir bu ou mangé chaud ou froid;* dents agacées, avec vacillement, sensation comme si elles étaient trop longues; gencives gonflées, blanchâtres, ulcérées et décolorées, avec saignement facile, prurit, brûlement et douleur d'excoriation au toucher, *sueurs nocturnes,* vertiges, douleurs rhumatismales dans les membres; humeur acariâtre, contrariante, ou grande disposition aux pleurs; frissonnement avec rougeur des joues, etc. (Convient souvent avant ou après *bell.* ou *dulc.*, ou avant *hep.* ou *carb-v.*)

Nux vomica, surtout chez les personnes d'un *tempérament vif, colérique,* avec *teint fortement coloré;* chez les personnes faisant usage *du café, des boissons spiritueuses,* ou qui mènent une *vie sédentaire* et *renfermée; douleurs d'excoriation* ou *tiraillements tressaillants,* avec élancements dans les dents et les mâchoires, ou seulement *dans les dents cariées;* douleurs qui répondent jusque dans la tête, les oreilles et les pommettes; avec engorgement douloureux des glandes sous-maxillaires; *gencives gonflées et douloureuses, avec pulsation comme dans un abcès;* taches rouges et chaudes aux joues et au cou, aggravation ou bien *après le dîner, pendant la promenade au grand air,* en lisant, en méditant, ou pendant un travail intellectuel quelconque ; ou bien à la chaleur de la chambre, avec amélioration au grand air ; humeur plaintive et exaspération, ou humeur querelleuse, irascible et acariâtre.

Pulsatilla, surtout chez les personnes d'un caractère doux, tranquille et timide, avec disposition aux pleurs ; contre des *maux de dents avec otalgie et céphalalgie semi-latérales;* douleurs déchirantes, tractives, lancinantes ou tressaillantes, comme si le nerf était tendu et relâché tout d'un coup ; ou douleurs pulsatives, fouillantes ou rongeantes, *avec picotement dans les gencives;* douleurs *qui se propagent jusqu'à la face, à la tête, à l'œil et à l'oreille du côté affecté,* avec *pâleur de la face,* chaleur dans la tête, *frissons au corps* et *dyspnée;* aggravation ou apparition des douleurs *le soir,* ou la nuit, *après minuit,* ainsi qu'*à la chaleur du lit* ou à celle de la chambre, et même en buvant ou en mangeant quelque chose de chaud, *en étant assis* et par le contact du curedents; *soulagement par l'eau froide* (qui, cependant, quelquefois aggrave aussi) et *par l'air frais.*

§ 8. Après ces médicaments polychrestres contre les maux de dents, on pourra consulter de préférence.

Bryonia, surtout chez les personnes d'un tempérament vif et colérique, ou irascibles et entêtées ; douleurs dans les dents cariées, et plus encore dans les autres ; douleurs tressaillantes et tiraillantes, avec *vacillement des dents, et sensation comme si elles étaient trop longues,* surtout en mangeant ou après avoir mangé ; élancements dans les oreilles; *douleurs avec besoin de se coucher,* s'aggravant la nuit ou en prenant quelque chose de chaud dans la bouche, ainsi qu'en étant couché sur la joue du côté sain, avec soulagement en se couchant sur le côté affecté ; douleurs d'excoriation aux gencives.

Calcarea ne convient guère que contre les maux de dents *avec congestion à la tête,* surtout la nuit, et quand il y a : *douleurs pulsatives,* lancinantes, térébrantes, ou sensation d'excoriation; rongement et fouillement, soit dans les dents cariées, soit dans les autres; gonflement, sensibilité douloureuse et saignement facile des gencives, avec élancements et pulsations; aggravation ou renouvellement des maux de dents *par un courant d'air ou l'air froid,* ainsi qu'en *buvant chaud ou froid,* ou même par le bruit, le moindre refroidissement, et à l'époque des règles.

China, surtout après des pertes débilitantes, pendant l'allaitement, etc.; ou si, chez les personnes ordinairement gaies, les douleurs provoquent la mauvaise humeur et un caractère irascible; ou bien quand il y a : Douleurs sourdes, pénibles, dans les dents cariées : ou douleurs pulsatives, tractives et tressaillantes; apparition ou aggravation des douleurs après le repas ou *la nuit,* ainsi que *par le plus léger contact*; renouvellement par le grand air ou un courant d'air; soulagement par la pression et en serrant les dents; gonflement des gencives; bouche sèche avec soif; congestion de sang à la tête, avec gonflement des veines au front et aux mains; sommeil de nuit agité.

Hyoscyamus, quand il y a : *Douleurs violentes, déchirantes et pulsatives*, se faisant ressentir depuis la joue jusque dans le front; gonflement des gencives avec douleurs déchirantes, et avec bourdonnement dans la dent, qui semble vaciller ; *apparition des douleurs à l'air froid*, ou bien le matin ; *congestion de sang à la tête, avec rougeur et chaleur de la face ;* spasmes dans la gorge, ou tressaillements convulsifs des doigts, des mains ou des bras; surexcitation nerveuse; yeux rouges et brillants.

Ignatia, dans bien des cas où *n-vom.* ou *puls.* seraient indiqués, mais chez les personnes d'un tempérament sensible, d'un caractère doux, paisible et tendre, ou tantôt gai, tantôt disposé aux pleurs, surtout chez les personnes portées à s'abandonner au chagrin; ou si les dents sont comme brisées, qu'elles semblent vaciller, et que les douleurs se fassent surtout ressortir vers la fin du repas, s'aggravant encore davantage après; ou bien si (comme les douleurs d'*ign.* en général) elles s'aggravent après avoir pris du café, par la fumée du tabac, le soir après s'être couché, ou le matin au réveil. (Comp. : *Cham. n-vom. puls.*)

Mezereum, si les douleurs occupent de préférence *les dents cariées, avec élancements tractifs*, brûlants ou térébrants, *jusque dans les os de la face et des tempes;* sensation comme si les dents étaient agacées ou trop longues ; aggravation des douleurs par le contact, le mouvement, ou bien le soir, *avec frissons, bouillonnement de sang*, et congestion à la tête; sensation de torpeur et douleurs tractives au côté affecté de la tête; constipation, anorexie ou mauvaise humeur.

Rhus, principalement chez les personnes d'un caractère tranquille, disposées à la mélancolie et à la tristesse, ou bien à la peur et aux angoisses; *douleurs déchirantes, tressaillantes et lancinantes*, ou bien creusement et *fourmillement*, ou douleurs d'excoriation dans les dents ; aggravation ou apparition des douleurs au grand air, ou *la nuit*, époque à laquelle elles sont insupportables ; *soulagement par l'application de la chaleur extérieure;* gencives douloureuses, brûlantes; vacillement des dents et exhalaison fétide par les dents cariées. (Comp. *Bell.* et *bry.*)

Spigelia, contre : Douleurs pressives, écartantes, ou *déchirements tressaillants, pulsatifs*, surtout dans les dents cariées; apparition des *douleurs immédiatement après le repas*, ou *la nuit*, forçant à quitter le lit; aggravation *par l'eau froide* ou le contact du grand air; surtout si, en même temps, il y a : Douleurs brûlantes, déchirantes et tressaillantes dans les pommettes; face bouffie, avec teint jaunâtre autour des yeux; douleurs dans les yeux, besoin d'uriner fréquent, battement de cœur, frissonnement et agitation.

Staphys., si les dents se noircissent, se carient et s'ébréchent, avec *gencives pâles, blanches, ulcérées* ou *gonflées et douloureuses*, avec saignement facile, nodosités et excroissances : gonflement de la joue et des glandes sous-maxillaires; *douleurs déchirantes, tractives* et pressives dans les gencives, les *dents cariées* et les racines des dents saines; apparition ou aggravation des douleurs en mâchant, ou *immédiatement après avoir bu froid ou mangé,* ainsi que par le *contact de l'air froid,* ou bien *le matin* ou la nuit.

Sulfur, contre : *Douleurs déchirantes, tressaillantes* et *pulsatives,* soit *dans les dents cariées,* soit dans les autres; douleurs qui répondent jusque dans les oreilles et la tête, avec gonflement de la joue, *congestion de sang à la tête* et *céphalalgie pulsative;* rougeur inflammatoire des yeux et du nez; *élancements dans les oreilles;* constipation avec besoin fréquent, mais inutile, d'aller à la selle, maux de reins; inquiétudes dans les membres; envie de dormir le jour et frissons; aggravation ou apparition des douleurs *le soir,* ou *la nuit, à la chaleur du lit,* ou en s'exposant soit *au grand air,* soit à un courant d'air, ainsi que par *l'eau froide,* en mangeant et en mâchant; vacillement, allongement et agacement des dents, saignement facile des dents et des gencives, qui sont décollées et *gonflées, avec douleurs pulsatives.* (Convient surtout après *coff.* ou *acon.*)

Magnes arctic., contre : *Douleurs d'arrachement* dans les *dents cariées,* ou *secousses douloureuses qui traversent le périoste de la mâchoire,* avec douleurs tractives, pressives, déchirantes, fouillantes, brûlantes, ou lancinantes; *gencives gonflées et douloureuses au toucher,* ou comme engourdies après la cessation des douleurs; aggravation des douleurs *après avoir mangé* et *à la chaleur;* soulagement au grand air et en marchant; *gonflement rouge et chaud des joues;* frissons au corps; *surexcitation nerveuse, tremblement et inquiétude dans les membres.*

§ 9. Parmi les autres médicaments cités, on pourra ensuite consulter :

Aconitum, surtout quand les douleurs sont difficiles à décrire, apparition des maux de dents *la nuit,* ou *le matin, au réveil,* ou que le malade est hors de lui, et surtout si *coff.* n'a pas suffi contre cet état; ou bien s'il y a : Secousses lancinantes ou *douleurs pulsatives,* avec congestion de sang à la tête, chaleur de la face, rougeur de la joue et grande agitation.

Antimonium, dans la plupart des cas de *douleurs dans les dents cariées*, avec tiraillements successifs et rongements jusque dans la tête, surtout *le soir, au lit;* aggravation après avoir mangé, ainsi que par l'eau froide; soulagement au grand air; gencives saignantes et se décollant facilement.

Arnica, surtout contre les douleurs et autres souffrances après une opération quelconque aux dents; ou bien s'il y a *douleur de luxation* aux dents, ou tiraillement en mangeant; ou encore, *si la joue est gonflée, rouge et dure*, avec *pulsation* ou avec fourmillement aux gencives.

Arsenicum, si les dents s'allongent, avec vacillement douloureux; douleurs tractives, tressaillantes dans les dents et les gencives, se propageant jusqu'à la joue, à l'oreille et à la tempe; *douleurs insupportables qui portent à une exaspération furieuse;* apparition des douleurs *la nuit*, avec *aggravation, en étant couché sur le côté malade; soulagement par la chaleur du feu.*

Carbo veget., souvent, si *ars.* ou *merc.* paraissent indiqués, sans cependant suffire, et surtout si les gencives se décollent et saignent avec ulcération, vacillement des dents et sensibilité douloureuse au toucher, surtout après le repas; douleurs tractives, déchirantes ou pulsatives dans les dents, provoquées par le contact des choses chaudes, froides ou trop salées.

Coffea, contre les douleurs les plus violentes, et si le malade est entièrement hors de lui, avec pleurs, tremblement, grande angoisse, jactation et agitation; *douleurs difficiles à décrire*, ou bien déchirement et douleurs tressaillantes, se manifestant surtout la nuit ou après le repas. (Si *coff.* ne suffisait pas, ce seraient : *Acon.* ou *hyos. sulf. veratr.* qu'il faudrait préférer.)

Hepar, souvent après *merc.* ou *bell.*, surtout s'il y a : Gonflement douloureux ou même érysipélateux de la joue, ou douleurs tressaillantes et tractives dans les dents, s'aggravant en serrant les dents, en mangeant, dans un appartement chaud, ou bien *la nuit*, comme la plupart des douleurs de *hepar.*

Sepia, contre : *Douleurs pulsatives et lancinantes*, chez les personnes ayant le teint jaunâtre; douleurs qui s'étendent jusque dans les oreilles et le bras jusqu'aux doigts, où elles deviennent formicantes; et surtout si, en même temps, il y a souffrances asthmatiques, *gonflement de la joue*, toux et engorgement des glandes sous-maxillaires.

Silicea, contre : Douleurs lancinantes, avec *gonflement de l'os ou du périoste de la mâchoire;* douleurs qui siégent plutôt dans la mâchoire que dans les dents; chaleur nocturne qui empêche le sommeil; peau disposée aux ulcérations; *aggravation des douleurs la nuit*, ou par le contact des choses chaudes ou froides.

Veratrum, si les douleurs se manifestent avec gonflement de la face, sueur froide au front, nausées jusqu'à faire vomir des matières bilieuses, courbature des membres, chute des forces jusqu'à la défaillance, frigidité de tout le corps, avec chaleur interne et soif inextinguible d'eau froide ; douleurs pulsatives ou pression et sensation de pesanteur dans les dents.

§ 10. Enfin, si parmi tous les médicaments précédents on n'en trouvait aucun qui suffît aux indications, on pourrait encore consulter :

Baryta carb., si les gencives et la joue sont pâles et gonflées, avec pulsation dans les oreilles, surtout la nuit, ou s'il y a élancements brûlants dans les dents, provoqués par le contact de choses chaudes.

Causticum, contre : Douleurs pulsatives ou lancinantes, avec gencives douloureuses, saignant facilement, et avec douleurs rhumatismales dans les muscles de la face, les yeux et les oreilles.

Cyclamen, contre : Douleurs lancinantes et térébrantes, ou tiraillements sourds, la nuit, surtout chez des sujets arthritiques.

Dulcamara, si les maux de dents par suite d'un refroidissement sont accompagnés de diarrhée, et que *cham.* n'ait pas suffi ; ou s'il y a : Tête entreprise, avec salivation ; gencives décollées et fongueuses, et que ni *bell.* ni *merc.* ne suffisent.

Euphorbium, contre : Douleurs pressives, lancinantes ou térébrantes, avec gonflement érysipélateux de la joue, ou avec ébrèchement des dents.

Magnesia, contre : *Douleurs nocturnes térébrantes,* ou déchirantes et tressaillantes, ou comme d'ulcération ; *douleurs insupportables dans le repos,* forçant à quitter le lit et à se promener, avec gonflement de la joue.

Nitri acid.. contre : *Douleurs pulsatives,* ou tressaillantes, lancinantes et tractives, se manifestant *surtout le soir, au lit,* ou bien la nuit, et empêchant tout sommeil avant minuit.

Phosphori acid., si les *gencives sont saignantes,* gonflées et décollées, avec douleurs déchirantes, aggravées à la chaleur du lit, ainsi que par les choses chaudes ou froides ; douleurs violentes dans les dents incisives, la nuit.

Platina, contre : Douleurs pulsatives et fouillantes dans les dents, aggravation des symptômes *le soir,* et dans le repos : *sensation de crampe et de torpeur,* au côté affecté de la face ; caractère orgueilleux, prétentieux, avec mépris d'autrui.

Sabina, contre : Douleurs pulsatives ou pressives, se manifestant le soir et la nuit, surtout *à la chaleur du lit,* et après avoir mangé, avec *sensation comme si la dent allait éclater ou être arra-*

chée; pulsation par tout le corps; renvois fréquents et perte de sang par la matrice.

☞ Pour de plus amples détails, voy. *Sect.* 2, 3 et 4, ainsi que la *pathogénésie* des médicaments cités, et *Comp.* les articles : **Névralgie, Céphalalgie, Prosopalgie, Otalgie,** etc., dans leurs chapitres respectifs.

SECTION II. — SYMPTÔMES DES DENTS.

NOTA. Comparez avec les douleurs suivantes les douleurs à la **Face** (*chap.* X), et celles de la **Tête** (*chap.* VI).

Agacement, Émoussement. *Amm. aur.* berb. *caps.* *DULC. kal.* kal-ch. lach. *lyc.* *MERC. *MEZ. natr-m. nitr-ac. n-mos. phosph.* *PHOS-AC. ran-sc. *sep.* spong. *staph.* *SULF. *sulf-ac.* tarax. zinc.

Allongement (sensation d'). *Alum.* *ARN. *ARS. *bell. *BRY.* calc. camph. caps. *caus. carb-an. carb-veg.* *CHAM. *hyos.* kreos. *lach.* magn-c. magn-m. *MERC. *MEZ. natr-s. *nitr-ac.* petr. *stann.* *SULF.

Arrachement (sensation d'). *Bry. cocc.* ipec. *mez. mur-ac. natr. natr-m.* prun. *sabin.* stront. sulf. *M-ARC.

Battements, Pulsations. *ACON. *amm.* ang. *arn.* ars. baryt. bar-m. *BELL. *CALC. carb-a. *carb-veg. *caus. *CHAM. *chin. *coloc.* daph. *HYOS. *kal.* lyc. *magn.* merc. mur-ac. natr. *natr-m.* nitr. *nitr-ac. *N-VOM. par. phosph. *plat. *puls.* sabad. *sabin. *SEP. *SPIG. stram. *SULF. *veratr. magn-arc.*

Bourdonnement. *Hyos.* n-vom. sep. sulf. m-arc.

Branlement. *Voy.* **Vacillement.**

Brisement (douleur de). Natr-m.

Brûlement. *Baryt. cham.* chinin. *kal.* magn. *merc. mez.* phos-ac. sulf. *mgs-arc.

Canines (douleurs de préférence aux). Calc. mur-ac. n-vom. petr. rhus. sep. squill. sulf-ac.

Carie des dents. Baryt. *KREOS. mez. *phosph. plumb.* sabad. *sep.* *STAPH.

Cariées (douleur dans les dents). *Acon.* alum. ambr. ang. *ant. *baryt. *bell. *borax.* bov. *bry. *calc. carb-veg.* *CHAM. *chin.* clem. *coff. *con.* hyos. *kal.* kreos. *lach.* lyc. *magn-c.* meph. *MERC. *MEZ. *natr. *natr-m.* nitr. nitr-ac. *N-VOM. par. phosph. *phos-ac.* plat. plumb. *PULS. rhab.* rhus. *sep. *sil. *spig.* *STAPH. *SULF. tabac. tarax. thui. mgs. *MGS-ARC.

Chute des dents. Merc. n-vom. plumb. sec.

Congestion (sensation de). *Acon. *aur. *bell. *CALC.* cham. *chin. *hyos. mez.* phosph. plat. *puls.* sep. sulf,

Contractives (douleurs). Carb-v.

Côté entier (dans un). *MERC. rhus. *staph.*

Coups dans les dents. *Voy.* **Secousses.**

Crampoïdes (douleurs), comme si la dent était serrée ou prise dans une pince. *Ambr. anac.* *carb-veg. cham. lyc.* n-mosch. *plat. spig. m-arc.*

Craquement des dents en les frottant. Selen.

Creusement (sensation de). Ant. borax. carb-an. ign. kal. magn-c. *rhus. sulf-ac.*

Cuisantes (douleurs). Mang.

Déchirements, douleurs vives, tiraillements aigus, etc., dans les dents. *Agar.* alum. amb. amm. amm-m. anac. arn. ars. *BELL. berb. *borax. carb-v. caus. chin. *coff. colch. *cupr. daph. graph. grat. guai. hell. *HYOS. kal. *lach. lyc. magn-c. mang. meph. *MERC. mez. mur-ac. nitr. *n-mos. *n-vom. oleand. phosph. phos-ac. plumb. *PULS. rhod. *RHUS. samb. sass. sep. *sil. *SPIG. *STAPH. *SULF. sulf-ac. tab. verb. viol-od. *mgs-arc. *mgs-aus.*

Distensives (douleurs). Ambr. amm. graph. mur-ac. n-vom. phos-ac. puls. ran. rhod. sabin. *spig. spong. thui.*

Ébréchement des dents. Bell. borax. *euphorb. lach. plumb. sabad. *staph.*

Écartelantes (douleurs). *Voy.* **Distensives.**

Éclatement (douleur d'). *Sabin.

Élancement dans les dents *Acon. ambr. amm. aur. *baryt. bar-m. *BELL. berb. borax. *calc. *CAUS. *CHAM. clem. *con. *cycl. dros. *euphorb. euphr. *graph. guai. hell. *kal. *lach. laur. magn-c. *MERC. *MEZ. natr-m. nitr. *nitr-ac. *n-mos. *N-VOM. phell. *phosph. *PULS. ran-sc. *RHUS. sabad. samb. *SEP. *sil. spong. *SULF. tab. valer. zinc. *m-arc.*

Enduit noir sur les dents. *Chin.

Errantes (douleurs), qui passent rapidement d'une dent dans une autre. Ambr. bell. graph. hep. iod. magn-c. nitr-ac. puls. tab.

Excoriation (douleur d'). *BRY. *CALC. carb-veg. caus. graph. ign. lach. *N-VOM. *RHUS. sep. sil. staph. *thui. *zinc.*

Exfoliation des dents. Arg-n. lach. *staph.

Faiblesse dans les dents (sensation de). Amm. merc.

Fétidité. Calc. graph. kal. plumb. *rhus.

Formication. Acon. *arn. baryt. mur-ac. *rhus.

Fouillement dans les dents. Alum. *ant. *bell. bor. bov. *calc. camph. *cham. con. *cycl. kal. lach. laur. *magn-c. *mez. natr. natr-m. *n-vom. *plat. *puls. rhab. rut. selen. seneg. *sil. *sulf. sulf-ac. *mgs-arc. (Comp. **Térébration.**)

Froid aux dents. Asar. nitr-ac. phos-ac. rhab. sep.

Gloussement dans les dents. Lyc. nitr-ac. spig.

Grincements des dents. Acon. ant. *ARS. *BELL. cycl. *hyos. *lyc. phosph. plumb. sec. *stram. verat.*

Incisives (aux dents), douleurs. *Agar.* alum. aur-s. carb-v. chin. colch. ign. kal. mgs-arc. merc. *natr-m.* n-mos. phosph. *phos-ac. rhus. sep. sulf.*

Inférieures (aux dents), douleurs. Ambr. *amm.* anac. arn. *aur. bell.* carb-an. *carb-veg.* caus. *cham. chin.* natr. nitr-ac. petr. *phosph. rhus.* ruta. sabad. *sabin.* spig. *staph.* sulf-ac. thui. zinc. *m-arc.*

Jaunes (dents). Iod. *lyc. nitr-ac. *phos-ac.*

Luxation (douleur de). *Arn.* merc. n-vom. *prun.*

Meurtrissure (douleur de). Alum. caus. *ign.* lyc.

Molaires (douleurs de préférence aux). *Amm. bry.* carb-veg. *chin.* con. ign. iod. *kreos.* mgs-arc. *magn.* magn-c. meph. *natr.* nitr-ac. n-vom. phosph. rhus. sil. *staph.* sulf. *zinc.*

Molles (comme si les dents étaient). *Alum. caus. ign. lyc. nitr-ac. n-mosch.* zinc.

Mucosités aux dents. *Alum. arn.* bovis. *cham.* *hyos. iod.* magn. *mez. natr. plumb. petr. sulf.*

Nerf (sensation de tension du). Coloc. *PULS.
— puis distension subite. *Puls.*

Nerveuses (douleurs). *ACON. arg-n. ars. *BELL. cham. *COFF. *HYOS. *ign. magn-c. mez. *N-VOM. plat. *SPIG. sulf. veratr. *m-arc.*

Noir (enduit) sur les dents. *Chin.*

Noircissement des dents. Merc. plumb. sep. squill. *staph.*

Odeur fétide des dents. Calc. graph. kal. plumb. *rhus.*

Pesanteur (sensation de). Sep. *veratr.*

Périoste gonflé. *Sil.*

Picotement. Ant. prun.

Polies (dents qui deviennent). Phosph. selen.

Pression aux dents. *Anac. arn. *ARS. asa.* bis. borax. *carb-veg. *caus. chin. *euphorb. graph.* guai. iod. *kal. natr. natr-m. *n-mos.* oleand. *phosph. *sabin. *sep. *spig. *staph.* sulf. tarax. *veratr. *mgs-arc.*

Pression expansive. Ambr. amm. graph. mur-ac. n-vom. phos-ac. puls. ran. rhod. *sabin. *spig.* spong. thui.

Prurit. Kal. lach. spong. zinc.

Pulsations. *Voy.* **Battement.**

Racines des dents (douleur de préférence dans les). *Amm.* camph. *caus.* lach. *magn-c.* meph. *MERC. mez. puls. sep. *STAPH.* stront. teuc. *zinc.*

Rhumatismales (douleurs). *ACON. arn. *bell.* bry. *caus. *cham.*

*CHIN. *cycl. hep. lyc.* magn-c. *merc.* *N-VOM. °phosph. *PULS.
rhus. sabin. *staph.* *SULF. veratr. m-arc.

Rongeantes (douleurs). *Ant.* *calc.* *carb-v.* *cham.* con. kal. nic.
phosph. *puls.* *staph.* sulf-ac. *thui.*

Saignement facile. *Amb.* amm. ant. baryt. *BELL. carb-v.* lach.
phosph. phos-ac. sep. *SULF. zinc.
— en les suçant. *Bell.*

Sécantes, incisives (douleurs). *Bell.*

Secousses, coups. *ACON. *baryt.* bell. calc.* lyc. meph. *merc.* n-
mos. plat. *sep. spig. sulf.* *MGS-ARC.

Semi-latérales (douleurs). *Calc.* *CHAM.* chin. coloc. ign. *MERC.
mez. *n-vom. phos-ac. plat. *PULS. *RHUS. spig. sulf.

Sensibilité des dents. Mang. natr. *natr-m.* sass. seneg. sulf.

Sons ressentis douloureusement dans les dents. Ther.

Sourdes (douleurs). *Chin.*

Supérieures (douleurs de préférence aux dents). Acon. aur. bell.
carb-veg. chin. kreos. magn-c. magn-m. natr-m. nitr-ac. petr.
phosph. sep. zinc.

Tension (douleurs de). *Amm-m.* anac. coloc. puls.

Térébration et fouillement. Alum. *ant.* *BELL. bov. *CALC.
camph. *cham. con. *cycl. °euphorb.* grat. kal. *lach.* *magn.* *MEZ.
natr. natr-m. *n-vom. phosph. *plat.* *puls.* sel. *sil.* *sulf.
mgs-arc.

Torpeur (sensation de). Arn. chin. ign. *mez.* natr-m. petr. *plat.*
m-arc.

Tractives (douleurs). Alum. *amb. amm.* anac. ang. *ant.* *arn.*
ars. baryt. *BELL. bism. bovis.* *bry.* *calc.* canth. caps. *carb-an.*
carb-v. caus. *CHAM. *chin.* clem. *con.* *cycl.* daph. graph. guai.
hep. kal. *kal-bi.* *kreos.* *lach.* *LYC. magn. meph. *MEZ. natr-
m.* nitr. *nitr-ac.* *N-VOM.* oleand. phosph. phos-ac. plat. *PULS.
ran-sc. rhod. *sabad. sabin. sass.* *SEP. *SIL. *STAPH. *SULF.
tab. tarax. thui. veratr. zinc.

Tressaillantes (douleurs), tiraillements successifs. Amm. anac.
ant. *ars.* aur-m. *bry.* bell. *cham.* *chin.* *clem.* *coff.* coloc.
hep. kal. *kreos.* *magn-c.* merc. mez. *nitr-ac.* *N-VOM. phosph.
plumb. *PULS. ran-sc.* *RHUS. *SIL. *SPIG.* stann. stront. *SULF.
*mgs-arc. m-aus. (Comp. **Secousses**.)

Ulcération des racines. Alum.

Ulcération (douleur d'), aux dents. *Alum.* amm-m. arn. *BELL.
carb-veg. caus. graph. kal-hdr. lyc.* magn. mang. natr. *N-VOM.
petr. phosph. sil.

Vacillantes, branlantes (dents). *Alum.* *AMM. *ARS.* baryt.
*BRY. carb-an. *carb-veg.* *CAUS. *cham.* hep. *HYOS. *ign.

*MERC. natr-m. *nitr-ac. *N-VOM. *PULS. *RHUS. sil. *stann.
*STAPH. *sulf.

Vacillement (sensation de). Acon. *ALUM. *AMM. arn. ars. aur.
baryt. *BRY. calc. camph. *carb-an. carb-v. *CAUS. cham. chel.
chin. cocc. hep. *HYOS. *IGN. lach. magn. *MERC. natr-m. nitr-
ac. *n-mos. *N-VOM. oleand. op. phosph. plumb. *PULS. *RHUS.
sang. sec. sep. sil. spong. *STANN. *staph. *SULF. verat. zinc.

Violentes douleurs. *Ars. *CHAM. *GOFF. *HYOS. *merc. *phos-ac.

SECTION III. — SYMPTOMES DES GENCIVES.

Abcès. *CALC. canth. caus. lyc. natr-m. petr. *SIL. *staph. *sulf.

Battement, pulsation. Bell. brom. calc. daph. *n-vom. *sulf.

Blanches (gencives). Aur. carb-an. *MERC. *nitr-ac. oleand. plumb.
*staph. zinc. (Comp. **Scorbut.**)

Bleuâtres. Con. lach. oleand. sabad.

Boutons. *N-vom.

Brûlement, Chaleur. Bell. cham. *merc. *n-vom. petr. puls. *rhus.
sang.

Croûtes gangréneuses. Chinin.

Déchirements. Ars. chinin. colch. *hyos. lyc. sass. *staph. teuc.

Décollement. *Ant. arg. arg-n. *bell. *CARB-V. *cist. *dulc. gran.
iod. *MERC. natr. phosph. *phos-ac. rhus. sep. *staph. *sulf.

Douloureuses. *Arn. *ars. *bell. *calc. *carb-vg. *caus. *hyos.
*hep. *MERC. *N-VOM. *PULS. *rhus. *STAPH. *sulf. *m-arc.

Ecchymosées. Con.

Élancements. Amm-m. bell. *calc. camph. kal-h. lyc. petr. puls.
sabad.

Engourdissement. *M-arc.

Excoriation. *Carb-v. chinin. dig. nitr-ac. sep. sil.

Excoriation (douleur d'). Alum. bism. bry. graph. *merc. puls.
rhus. sass. thui. zinc.

— — entre les gencives et les joues. Rhod.

Excroissances. Calc. caus. phos-ac. plumb. *STAPH. *thui.

Fétidité putride, comme d'urine. Graph.

Fistules. *CALC. canth. *CAUS. lyc. *natr-m. petr. *SIL. *staph.
*SULF.

Fongueuses (gencives). *Bell. bry. *dulc. *MERC. *STAPH. (Comp.
Scorbutiques, blanches, etc.)

Formication. *Arn.

Gonflement des gencives. *ACON. agar. alum. amb. amm. amm-m.
anac. *ars. aur. aur-m. aur-s. baryt. *BELL. bism. borax. *CALC.
*caps. carb-an. *CAUS. *cham. *CHIN. *cist. cocc. con. *graph.

*HEP. *hyos. iod. kal. kal-hdr. lach. lyc. magn-m. *MERC. natr.
*natr-m. nitr. *nitr-ac. *N-VOM. petr. phosph. *PHOS-AC. plumb.
ran-sc. *RHUS. sass. *sep. sil. spong. *STAPH. stront. *SULF.
*sulf-ac. thui. zinc. *mgs-arc.

Gonflement :
— autour de vieilles racines. Sabin. *SULF.

Gonflement (sensation de). *Puls.

Incisives (douleurs). Par.

Inflammation. *Amm. aur. aur-m. carb-an. *HEP. iod. kal. kal-
bi. kreos. merc. *natr-m. nitr. *N-VOM. phos. ran-sc. *sep. sil.
*SULF.

Livide, sale (couleur). *Carb-vg. kal-bi. *merc.

Nodosités. Berb. *calc. *caus. natr. *phos-ac. plumb. *STAPH.
thui.

Odeur fétide, putride, comme d'urine. Graph.

Pâles. Plumb. *staph. (Comp. **Blanches.**)

Picotement. *Puls.

Pression (douleur de). Ars. *staph.

Prurit. *Bell. *merc. rhod.

Pulsation, battement. *Arn. *bell. *calc. daph. n-vom. *sulf.

Pustules. Carb-an. petr.

Putridité. Amm. natr-m. *n-vom. (Comp. **Scorbut.**)

Rétraction. *Carb-vg.

Rhagades. Plat.

Ridées (gencives). Par.

Rougeur. *Amm. aur-m. carb-an. hep. iod. kal. kreos. *MERC.
*natr-m. nitr. *N-VOM. phos. ran-sc. *sep. sil. *SULF.

Saignement facile. Agar. alum. amm. anac. *ANT. arg. arg-n.
*ars. aur. aur-s. baryt. bell. berb. bor. bov. *CALC. *carb-an.
*CARB-VG. *caus. *CIST. con. euphr. graph. *iod. kal-ch. magn-m.
*MERC. *natr-m. nitr. *nitr-ac. n-mos. n-vom. phos. *PHOS-AC.
ran-sc. rut. sep. *sil. *STAPH. *SULF. *sulf-ac. *zinc

Scorbutiques (gencives). *Amm. amm-m. ant. ars. *bry. canth.
*caps. CARB-VG. *caus. con. *dulc. iod. kal. kreos. lach. magn-c.
*MERC. mur-ac. *NATR-M. nitr. *NITR-AC. *N-VOM. oleand. phos.
plumb. sabin. *sep. *STAPH. *SULF.

Secousses (sensation de). Lyc.

Sensibilité douloureuse. Agar. ambr. *ars. calc. *carb-vg. caus.
*natr-m. n-vom. phos. rut. *STAPH.

Suppuration. Alum. amm. canth. *CARB-V. caus. kal. kal-bi. lyc.
*MERC. natr-m. staph. *SULF. sulf-ac.

Tiraillements dans les gencives. *Ars. caps. n-vom. *staph.
tabac.

Torpeur dans les gencives, après les douleurs. Mgs-arc.

Ulcération (douleur d'). *Bell.* kal-h.

Ulcération. Agn. *alum.* amm. aur. *berb.* *borax.* *CALC.* *CARB-V.
iod. *kal.* *lyc.* *MERC.* *natr-m.* *n-vom.* phos. sabin. sep. stann.
STAPH. *sulf-ac.* zinc.

Ulcères fistuleux. Voy. *Sect.* 1.

Vésicules aux gencives. *Bell.* mez. *n-vom.*

SECTION IV. — CONDITIONS.

sous lesquelles les maux de dents apparaissent ou s'aggravent.

Acides (par les). Arg-n.

Air (au **grand**). Alum. ant. amb. amm. *BELL.* bovis. camph.
caus. *chin.* con. graph. magn-c. natr. *N-VOM.* *petr.* *phosph.*
rhus. *spig.* *STAPH.* *sulf.* *m-arc.*

— amélioration. *Ant.* *BRY.* *HEP.* magn-m. *n-vom.* *PULS.* rhus.
sabad. stann. *sulf.* *m-arc.*

Air (par le **courant** d'). *Bell.* *CALC.* *CHIN.* sass. *sep.* *SULF.*

Air froid (par l'). *BELL.* *bry.* calc. chin. fluor-ac. *HYOS.* *merc.*
mosch. nitr. n-mosch. *n-vom.* petr. puls. sass. seneg. sep. *sil.*
STAPH. *sulf.* m-arc.

— amélioration. *Puls.* sep.

Air humide (par l'). *Borax.* *MERC.* *n-mosch.* rhod. *rhus.*
seneg.

Air inspiré dans la bouche (par l'). Alum. *BELL.* *bry.* caus. cic.
hyos. *MERC.* *natr-m.* *n-mosch.* *N-VOM.* petr. *phosph.* sabin.
selen. *sil.* spig. *STAPH.* *SULF.* *m-arc.*

Air du **soir** (par l'). N-mosch. *merc.*

Appartement (par l'air de l'). *Cham.* *hep.* *n-vom.* *phos-ac.*
PULS. *sulf.* *m-arc.*

Assis (en étant). *PULS.* *rhus.*

Bruit (par le). *Ars.* bry. *calc.*

Buvant (en), ou après avoir bu. Amm. *ant.* *calc.* caus. *CHAM.*
dros. lach. *puls.* rhus. sabin. sil. *spig.* *staph.* *sulf.*

Buvant du **café** (en), ou pour en avoir bu. Bell. camph. canth.
carb-vg. *cham.* *cocc.* *ign.* merc. *n-vom.* puls. rhus.

Buvant chaud (en), ou après avoir bu. Agn. amm. *cham.* dros.
lach. *merc.* n-mosch. *n-vom.* *PULS.* rhus. sil.

— amélioration. Lyc. n-mosch. sulf.

Buvant froid (en), ou pour l'avoir fait. *Ant.* *calc.* camph. carb-
an. *cham.* cin. graph. *MERC.* *mur-ac.* n-mosch. *n-vom.* *puls.*
sang. sass. SPIG. *STAPH.* *SULF.* mgs.

Buvant du **thé** (en). *Ign.* thui.

Buvant du **vin** (en). *Acon.* *IGN.* *n-vom.*

Café (par l'usage du). *Bell.* camph. canth. carb-vg. *CHAM. *cocc.* *IGN. *merc.* *N-VOM. *puls. rhus.*

Camomille (par l'usage de la). Alum. *coff.* *IGN. *puls.*

Chaleur (par la). *Cham.* graph. hell. *hep.* magn-c. *n-mosch.* n-vom. *PULS. rhod. *sulf.* *m-arc.*

— amélioration. *ARS. *bovis. kal.* lach. lyc. *MERC. mur-ac. *natr.* *n-mosch. *N-VOM. *RHUS. *sulf. sulf-ac.*

Chaleur de l'appartement (par la). *Cham.* *hep.* *n-vom.* phosph. *phos-ac. *PULS. rhod. *sulf.* *M-ARC.*

Chaleur du lit (par la). *BELL. *bry.* *cham.* graph. *magn-c.* *MERC. phosph. *phos-ac. *PULS. *sabin. *spig.* sulf-ac. (*Comp. Lit.*)

— amélioration. Amm. bry. lyc. n-vom.

Chaudes (par les **boissons**). Agn. amm. *cham. dros.* lach. *MERC. n-mosch. *n-vom. *PULS. rhus. sil. m-arc.*

— amélioration. Lyc. n-mosch. sulf.

Chaudes (par les **choses**). Agn. ambr. anac. *baryt. *BELL. *BRY. *calc. *carb-vg. *cham. *coff.* lach. *merc.* n-vom. *phosph. phos-ac. *PULS. *sil. *sulf.* m-arc.*

— amélioration. Kal-iod. magn-m. nitr-ac. *n-mosch.* phosph. sil. sulf.*

Coït (par le). Daph.

Contrariétés (par les). *Rhus.*

onversation des assistants (par la). *Ars.* *bry.*

Couché (étant). Clem. *ign.*

— amélioration. *Merc.*

ouché sur le **côté affecté** (étant). *Ars.*

ouché sur le **côté sain.** *Bry.*

ure-dents (par l'usage du). *Puls.* sang.

amélioration. Amm. *bell.* sass. — Lorsqu'il en sort du sang. *Bell.*

entition (pendant la). *ACON. ars. *bell.* borax. *CALC. *CHAM. cin. *coff.* ferr. *ign.* magn-c. magn-m. merc. n-vom. stann. sulf.*

ouceurs, Sucreries (par les). Natr.

au froide (par l'usage de l'). *Ant.* arg-n. *borax. *BRY. *CALC. carb-an. cham. cin. *graph.* lach. *merc.* *mur-ac. n-mosch. *N-VOM. puls. sang. sass. *sep. *sil. *spig. staph. *SULF. mgs.*

amélioration. *Bry. *puls.* — En touchant avec le doigt mouillé d'eau froide. *Cham.*

nceintes (chez les femmes). Alum. *bell.* calc. hyos. *magn-c. n-mosch. *n-vom. *puls. *SEP. staph.*

ndormant (en s'). *Ars.*

amélioration. *Merc.*

Enfants (chez les). *ACON. ars. *bell. borax. *calc. *CHAM. cin.
*COFF. ferr. *ign. magn-m. *MERC. n-vom. stann. sulf.

Femmes (chez les). *Acon. *BELL. calc. *cham. chin. *coff. *hyos.
ign. plat. *PULS. sabin. *SEP. *spig.

Froid (par le). Agar. *ant. *ARS. *calc. hell. lyc. *magn-c. *MERC.
nitr-ac. *phos-ac. *sulf. sulf-ac. ther.

— amélioration. Cham. hep. magn-c. n-vom. puls. *rhus. m-arc.

Froid (par l'air). *BELL. *bry. *calc. chin. fluor-ac. *HYOS. *MERC.
mosch. nitr. n-mosch. *n-vom. petr. puls. sass. seneg. sep. *sil.
*STAPH. *sulf. m-arc.

— amélioration. *Puls. sep.

Froides (par les **boissons, l'eau,** etc.) *Ant. borax. *BRY. *calc.
carb-an. *cham. cin. *graph. lach. *merc. mur-ac. n-mosch.
*N-VOM. *PULS. sang. sass. *sep. *sil. *spig. *STAPH. *SULF.
mgs.

— amélioration. *Bry. *cham. *puls. — Par le doigt mouillé d'eau
froide et appliqué sur la dent. *Cham.

Froides (par les **choses**). Ang. arg-n. *CALC. *carb-vg. *cham.
con. kal. kal-iod. mang. *merc. nitr. par. *phos-ac.

— (par les **lotions**). *Calc. *merc. *sulf.

— (par les **mains** appliquées sur la joue). Amélioration. *Rhus.

Frottement (par le). Amélioration. *Merc.

Fruits (par l'usage des). Natr.

Fumée du **tabac**. Voy. **Tabac.**

Humidité (par l'). Amm. *borax. natr. *MERC. *n-mosch. *rhod.
*rhus. seneg.

Hystériques (chez les femmes). *IGN. sep.

Introduction de l'air dans la bouche (par l'). Alum. *BELL. *BRY.
caus. cic. *hyos. *MERC. natr-m. *n-mosch. *N-VOM. petr. phosph.
sabin. selen. *sil. spig. *staph. *SULF. *m-arc.

Lavant froid (en se). *Calc. *merc. *sulf.

Lavant du linge ou travaillant dans l'eau (en), ou après l'avoir
fait. *Calc. *PHOSPH. puls. *sulf.

Lecture (par la). *Ign. *n-vom.

Lit (au). Alum. amm. ant. *ARS. baryt. *bell. *bry. *cham. graph.
kal. MAGN-C. *MERC. nitr-ac. n-jugl. oleand. phosph. *phos-ac.
*puls. *sabin. *spig. *SULF. sulf-ac.

— amélioration. Lyc.

Lit (en **quittant** le). Amélioration. Oleand. *sabin.

Mâchant (en). Alum. amm. *ars. aur. *BRY. carb-vg. chin.
euphorb. *hyos. lyc. *MERC. *n-vom. oleand. phosph. sabin. sang.
spig. *STAPH. *sulf. teucr. thui. veratr. zinc.

Main froide appliquée sur la joue (par la). Amélioration. *Rhus.

Mangeant (en). Ant. *arn. aur. *BELL. *BRY. canth. carb-an.

*carb-vg. caus. cocc. colch. euphorb. graph. *hep. ign. kal. lyc. magn-c. magn-m. *MERC. natr. *PHOSPH. *phos-ac. *puls. sabin. sang. sil. *staph. *SULF. thui. m-arc.

En mangeant :
— amélioration. Ambr. amm. cham. nitr-ac. phos-ac. rhod. sil. m-arc.

Mangeant chaud (en). Agn. ambr. anac. *baryt. *BELL. *BRY. *calc. *carb-veg. *cham. *coff. lach. *merc. n-vom. *phosph. *phos-ac. *PULS. *sil. *sulf. m-arc.
— amélioration. Kal-iod. magn-m. nitr-ac. *n-mosch. phosph. sil. sulf.

Mangeant froid (en). Ang. arg-n. *CALC. *carb-vg. *cham. con. kal. kal-iod. mang. *merc. nitr. par. *phos-ac.
— des **fruits** (en). Natr.
— du **pain** (en). Carb-an.
— des **sucreries** (en). Natr.

Mangé (après avoir). *Ant. *BELL. borax. *BRY. *carb-vg. *CHAM. *chin. *COFF. graph. *IGN. kal. lach. lyc. magn-c. *merc. natr. natr-m. *N-VOM. *sabin. sil. *spig. stann. *STAPH. *SULF. *m-arc.

Marche (par la). Amélioration. *M-arc.

Marche au **grand air** (par la). Con. *n-vom.
— amélioration. Bovis.

Mastication (par la). *Voy.* en **Mâchant.**

Matin (le). *Acon. *ars. baryt. *BELL. *bry. carb-vg. caus. *chin. dros. *HYOS. *IGN. kal. kreos. lach. magn-c. magn m. *MERC. mez. nitr. *N-VOM. petr. *PHOSPH. *phos-ac. *puls. ran. ran-sc. sabin. sep. sil. *STAPH. *sulf. tart. thui.
— au **lit** (le). *Acon. *BELL. *carb-vg. *IGN. kal. kreos. lach. *magn-c. *N-VOM. ran.

Matinée. *Voy.* avant **Midi.**

Mauvais temps (par le). *Voy.* **Air humide.**

Méditant (en). *Bell. *ign. *n-vom.

Mercure (par l'abus du). Bell. *CARB-VG. chin. hep. *nitr-ac. puls. staph. sulf.

Midi (après), dans l'après-dinée. Berb. lach. *MERC. *n-vom. *PULS. *sulf.
— **(avant), dans la matinée.** *Carb-vg. *puls. *sulf.

Mordant quelque chose (en). *BELL. *COFF. *hep. *n-vom. *PULS. *rhus. *puls.

Mouvement de la **bouche** (par le). *Cham. *n-vom.
— du **corps** (par le). *BRY. chin. *mez. *n-vom.

Nettoyant les dents (en). Carb-veg. graph. lach. lyc. phos-ac. rut. staph.

Nuit (la). *Acon.* ambr. amm. anac. *ARS.* *bar-c.* bar-m. *BELL.* berb. *bovis.* *bry.* *calc.* *CHAM.* *chin.* clem. *COFF.* cycl. *graph.* hell. *hep.* kal. kal-h. *lyc.* *magn-c.* magn-m. *MERC.* natr. natr-m. nitr. *nitr-ac.* *n-mosch.* *n-vom.* oleand. petr. *PHOSPH.* *PHOS-AC.* *PULS.* rhod. *rhus.* *sabin.* sep. *sil.* *spig.* *STAPH.* *SULF.*

— **avant minuit.** *Bry.* (*Comp.* le **Soir** au **lit.**)

— **après minuit.** *Merc.* puls. *staph.*

Orage (pendant un). Rhod.

Pain (en mangeant du). Carb-an.

Parlant (en). Sep.

Pluie (par un temps de). *Voy.* par l'**Humidité.**

Pression (par la). *Bry.*

— amélioration. *BELL.* *CHIN.* *puls.* *rhus.*

Promenade (par la). Con. *n-vom.*

— amélioration. Bovis.

Redressant dans le lit (en se). *Ars.* *MERC.* *rhus.*

Refroidissement (après un). *Acon.* alum. *baryt.* *BELL.* *calc* *cham.* chin. *coff.* *DULC.* hyos. *IGN.* *MERC.* n-mosch. *N-VOM.* *phosph.* *PULS.* *rhus.* *sulf.* m-arc.

Règles (à l'époque des). *Amm.* baryt. bovis. *CALC.* *CARB-VG.* *CHAM.* *graph.* kal. *lach.* laur. *magn-c.* natr-m. nitr-ac. phosph. *sep.* sulf-ac.

Repas (après le). *Voy.* en **Mangeant.**

Repos (dans le). *Magn-c.* *plat.*

— amélioration. *Bry.* *chin.*

Réveil (au). *BELL.* *carb-vg.* *n-vom.* (*Comp.* le **Matin** au **lit.**)

Salées (par les viandes). *Carb-vg.*

— amélioration. Magn-c.

Sensibles (chez les individus nerveux et). *ACON.* *bell.* *COFF.* *hyos.* *IGN.* *n-vom.* plat. *spig.*

Serrant les dents (en). *Alum.* amm. bry. *CHIN.* colch. graph. guai. *HEP.* hyos. lyc. natr-m. nitr-ac. petr. phosph. phos-ac. puls. rhus. sep. sil. spong. staph. sulf. tabac. zinc.

— amélioration. *Ars.* *chin.* *coff.*

Soir (le). *Alum.* amm. anac. *ANT.* baryt. *BELL.* bovis. *bry.* cham. graph. hep. *IGN.* kal. magn-c. magn-m. mang. *MERC.* *mez.* natr. nitr-ac. *n-vom.* petr. phosph. *plat.* *PULS.* *rhus.* *sabin.* sass. *SULF.* sulf-ac.

— au **lit.** *Alum.* *amm.* *ANT.* *ars.* baryt. *BELL.* calc. cham. chin. coff. graph. *IGN.* kal. magn-c. *MERC.* *mez.* nitr-ac. n-mosch. n-vom. phosph. *PULS.* rhus. *sabin.* sil. staph. *SULF.* sulf-ac.

Spiritueuses (par les boissons). *Acon.* *IGN.* *n-vom.*

Suçant les dents (en se). Amm. bell. carb-vg. kal. nitr-ac. n-mosch. n-vom. zinc.

Tabac (en fumant du). *Bry.* *chin.* clem. *ign.* sabin. sass. spig. — amélioration. Borax. *merc.* natr.

Temps (par le mauvais). *Voy.* par l'**Humidité.**

Tête (par le travail de). *Voy.* par la **Méditation.**

Thé de Chine (par l'usage du). *Ign.* thui.

Toucher, contact (par le). *Arn.* *ars.* *BELL. borax.* *bry.* *carb-vg.* chel. *chin.* euphorb. *HEP.* magn-m. *MERC.* *mez.* nitr. n-mosch. *n-vom.* *PHOS–AC.* rhod. sep. *staph.* *m-arc.* — avec la **langue** (par le). *Carb-vg.* *chin.* *IGN.* *merc.*

Travail intellectuel (par le). *Voy.* par la **Méditation.**

Vent (par le). *Acon.* graph. *PULS.* *rhus.* sil.

Vin (par l'usage du). *Acon.* *ign.* *n-vom.*

Voiture (en allant en). *Calc.* magn-c.

SECTION V. —· SYMPTOMES ACCESSOIRES

ou épiphénomènes des maux de dents

Abattement. Mang.

Agitation. *ACON.* *cham.* *COFF.* *hyos.* magn-c. mang. *spig.* sulf. veratr.

Angoisse. *ACON.* *BELL.* *cham.* *COFF.* *hyos.* magn-c. rhus. *sulf.* veratr.

Appétit perdu. *Mez.*

Bouche sèche. *Bell.* *chin.*

Bouillonnement de sang. *Mez.* *sep.*

Bras et doigts douloureux. *Sep.* — (**soubresauts** des). *Hyos.*

Chagrin (disposition au). *Ign.*

Chagrin interne. Lach. *sil.* *veratr.* — **nocturne.** *Sil.*

Cœur (battements de). *Spig.*

Colère (disposition à la). *Bry.* *cham.* *N-VOM.*

Constipation. *Bry.* *merc.* *mez.* *N-VOM.* *SULF.* *staph.*

Cou douloureux. Natr-m. — couvert de taches rouges. *N-vom.*

Couché (besoin d'être). *Bry.*

Courbature du corps. *Veratr.*

Défaillance. *Cham.* *VERATR.*

Diarrhée. *CHAM.* *dulc.* rhus. *veratr.*

Doigts douloureux. *Sep.* — **froids** au bout. *ARS.* — (**soubresauts** des). Magn.

Douceur du caractère. *PULS. *ign.

Dyspnée. *PULS. *sep.

Érections. Daphn.

Exaspération. *ACON. *ars. *bell. *CHAM. *COFF. *hyos. ign.
*N-VOM. °sulf. °veratr.

Face bouffie. *Spig.

— **chaude.** *Acon. *BELL. *cham. graph. *hyos. stann. veratr.

— **douloureuse.** Alum. amm. *ars. *bell. *caus. *cham. clem.
euphorb. *HYOS. kal. kreos. magn-c. *MERC. *mez. *N-VOM.
*PULS. *RHUS. sil. *SPIG. *SULF.

— **gonflée.** CHAM. veratr.

— **jaunâtre.** *Sep. *spig.

— **pâle.** *ARS. *puls. *spig. veratr.

— **rouge.** *ACON. *BELL. *HYOS. *merc. *N-VOM. puls. sulf.
veratr.

Faiblesse. *Cham. *VERATR.

Frissons. Daphn. euphorb. lach. *MERC. *mez. *PULS. *spig. *sulf.
*m-arc.

Froid du corps. *Veratr.

Front douloureux. *Hyos.

Fureur. *Ars.

Gencives blanchâtres, pâles, décolorées. *Merc. *staph.

— **décollées.** *Ant. *bell. *CARB-VEG. *dulc. *MERC. *phos-ac.
*staph. *sulf.

— **douloureuses.** *Arn. *ars. *bell. *calc. *carb-veg. *caus. *hep.
*hyos. *MERC. *N-VOM. *PULS. *rhus. *STAPH. *sulf. *m-arc.

— **fongueuses.** *Bell. *carb-vg. *dulc. *MERC. *staph.

— **gonflées.** Acon. *BELL. *calc. *cham. *chin. hep. *hyos. *MERC.
*N-VOM. *phos-ac. *rhus. sep. *STAPH. *SULF. *m-arc.

— **saignant** facilement. *Ant. *calc. *CARB-VEG. *caus. *MERC.
*phos-ac. *STAPH. *sulf.

— **ulcérées.** *Carb-veg. *MERC. *staph.

Glandes sous-maxillaires engorgées. Camph. *carb-veg.
*CHAM. *merc. *n-vom. *sep. *STAPH.

Gorge sèche. *Bell.

— affectée de **spasmes.** *Bell. *HYOS.

Insomnie. *Sil.

Inquiétudes dans les membres. *Sulf. *m-arc.

Irascibilité. *Bry. *CHAM. *chin. *N-VOM.

Jactation. *Acon. *CHAM. *COFF. *hyos. *sulf. *veratr.

Joues chaudes. *Cham. *m-arc.

— **douloureuses.** *Bry. °sil.

— (**érysipèle** à la). *BELL. *euphorb. *HEP.

— (**gonflement** de la). Arn. *ars. aur. *baryt. *BELL. borax. *bry.

carb-veg. caus. *CHAM. graph. *hep. iod. kal. lach. *lyc. *magn-c.
*MERC. natr-m. *N-VOM. petr. *PULS. samb. *sep. *STAPH. *sulf.
*M-ARC.

Joues chaudes :

— **pâles.** *Baryt.

— **rouges.** *ACON. *arn. *BELL. *CHAM. *merc. *m-arc. n-vom.

— **taches rouges.** *N-vom.

Lèvres gonflées. Bovis. natr.

Mâchoires douloureuses. *N-vom. *sil. thui. *m-arc.

— **gonflement de l'os.** *Sil.

Mains froides. *ARS.

Mauvaise humeur. *Cham. *chin. *MERC. *mez. *n-vom.

Métrorrhagie. *Sabin.

Nausées. *Veratr.

Nez rouge. *N-vom.

Nuque douloureuse. N-mosch.

— **roide.** Lyc.

Oreilles douloureuses. Amm. anac. *ars. *baryt. *BELL. borax.
*bry. *caus. *CHAM. clem. kal-bi. kreos. lach. *MERC. natr-m.
n-mosch. *n-vom. *PULS. rhod. *rhus. *sep. *STAPH. *sulf.

— **froides.** Lach.

Os de la face douloureux. Clem. *hyos. magn-c. *MERC. *N-VOM.
*rhus. *spig. sulf.

Pieds (soubresauts des). Magn-c.

Plaintes. *Acon. *N-VOM.

Pleurs. *Bell. *CHAM. *COFF. *merc. *PULS.

Pulsation par tout le corps. *Sabin. *sep.

Rapports, renvois. *Sabin.

Rhumatisme dans les membres. *Caus. *MERC.

Reins douloureux. *Sulf.

Salivation. *BELL. daphn. *dulc. *MERC. phosph. stront.

Sang à la tête ou **aux dents.** *ACON. *aur. *CALC. *chin.
*HYOS. *merc. *mez. *PULS. *SULF.

Soif. *BELL. *chin. *veratr.

Sommeil. *Sulf.

Sueur chaude, dans les cheveux. *Cham.

— **froide,** au front. *Veratr.

— **nocturne.** *Merc.

Surexcitation nerveuse. *ACON. alum. *BELL. *cham. *COFF.
*HYOS. magn-c. mang. sep. *spig. *sulf. *veratr. *m-arc.

Tempes douloureuses. *Ars. *mez.

Tête chaude. *ACON. *aur. *hyos. *PULS.

— **douloureuse.** *Ant. *ars. aur. baryt. *BELL. borax. *CHAM.
clem. cupr. *dulc. euphorb. *hyos. kal-bi. lach. magn-c. *MERC.

· mez. nitr. *N-VOM. *PULS. *rhus. *STAPH. *SULF. thui. veratr.

Toux. *Sep.

Tremblement. *Acon. *COFF. hyos. sulf. veratr. *m-arc.

Tristesse. *Bell. *rhus.

Veines gonflées à la tête et aux mains. *Chin.

Vertiges. *Merc.

Vomissements. *Veratr.

Yeux cernées de jaune. Spig.

— **douloureux.** *Bell. calc. *caus. cham. clem. *PULS. *SPIG.

— **rouges.** *BELL. *hyos. *sulf.

CHAPITRE XII.

AFFECTIONS DE LA BOUCHE.

SECTION I. — AVIS CLINIQUES.

APHTHES dans la bouche. — Les meilleurs médicaments
sont, surtout chez les enfants : Bor. merc. n-vom. sulf. sulf-
ac., etc. Voy. Sect. 2, et Comp. **Stomacace.**

BALBUTIEMENT, Bégayement, Bredouillement, etc. Voy.
Parole.

CANCER de la langue. Aps.

FÉTIDITÉ de la bouche. — § 1. Quoique cet inconvénient ne
soit jamais que le symptôme d'une autre maladie, il existe souvent cependant, sans autre lésion appréciable, et c'est alors qu'on
pourra essayer de préférence : 1) Arn. ars. aur. carb-veg. merc.
puls. sep. sulf. — 2) Bell. bry. cham. chin. dulc. hyos. nitr-ac.
n-vom. petr. rhus. sil. stann. — 3) Acon. ambr. anac. carb-an.
coff. graph. ipec. spig.

§ 2. Chez les **Jeunes filles** à l'âge de la puberté, c'est surtout Aur. qui convient de préférence, ou encore : Bell. hyos.
puls. sep.

Si la mauvaise odeur ne se manifeste que le **Matin,** on pourra
prendre en considération : Arn. bell. n-vom. sil. sulf.

Si elle se manifeste **après le repas :** Cham. n-vom. sulf.

Si elle a lieu le **Soir** ou la **Nuit :** Puls. sulf.

Pour celle qui est due à l'**abus** du **Mercure,** ce seront principalement : Aur. carb-v. lach. sulf. ou encore : Arn.? bell.
hep., etc.

☞ Voy., du reste, Sect. 2, **Odeur** de la bouche.

GLOSSITE, ou **Inflammation de la langue.** — Les meilleurs
médicaments sont : 1) Acon. aps. arn. ars. bell. lach. merc. —

2) *Calc. canth. con. dig. dros. dulc. hell. kal. lach. lyc. merc. natr-m. phos-ac. plumb. ran-sc. sec. sil. stram. thui.*

Si cet état est la suite de **Lésions mécaniques,** ou de **Piqûres d'abeilles,** ce seront principalement : *Acon. arn.* administrés alternativement.

Si le **Gonflement** est excessivement **Volumineux,** ou qu'il y ait des **Indurations,** ce seront : *Bell. merc.* qu'après l'usage de l'aconit on devra administrer de préférence.

Si l'inflammation menace de passer à la **Gangrène,** les meilleurs médicaments seront : *Ars. lach.*

☞ *Comp.* aussi : **Stomacace,** et Voy. *Sect. 2,* **Gonflement, Dureté, Inflammation, Rougeur,** etc. de la langue.

GRENOUILLETTE. — Ce sont : *Calc. merc. thui.* que jusqu'ici on a employés avec le plus de succès. Peut-être pourra-t-on aussi consulter : *Ambr. staph.*

HÉMORRHAGIE BUCCALE. — C'est parmi : *Arn. bell. chin. dros. fer. kreos. led. lyc.* que, suivant les circonstances et les causes internes et externes du mal, on devra choisir de préférence. — *Voy.* aussi *Chap.* IX, **Hémorrhagie Nasale.**

INFLAMMATION dans la bouche. — *Voy.* **Stomacace** et **Glossite.**

MUTISME. — *Voy.* **Parole.**

PALAIS (inflammation du). — Les médicaments qu'en général on pourra consulter de préférence, sont : 1) *Baryt. bar-m. bell. calc. lach. merc. n-vom.,* — ou encore : 2) *Acon. aur. chin. coff. sil.*

L'inflammation du **Voile du palais** demande de préférence : *Acon. bell. coff. merc. n-vom.*

Pour l'inflammation du **Palais même,** ce sont principalement : 1) *Calc. chin. n-vom.,* — ou encore : 2) *Baryt. bar-m. lach. merc.,* — ou peut-être même : 3) *Aur. bell. sil.*

S'il y a **Ulcération** ou même **Carie** du palais, on devra consulter de préférence : 1) *Aur. lach. merc. sil.,* — ou peut-être encore : 2) *Baryt. calc.,* etc. (*Voy. Chap.* 1, *Maladies des* **Os.**)

Si c'est l'**abus du Mercure** qui a produit le mal, on trouvera souvent convenables : *Aur. lach.,* ou même encore : *Bell. bar-m. calc. sil.,* etc.

☞ *Voy.,* du reste, *Chap.* XIII, **Angine,** et *Comp.,* plus bas, **Stomacace,** ainsi que, *Sect. 2,* les articles : **Inflammation, Gonflement, Rougeur, Ulcération,** etc., du palais et du voile du palais.

PARALYSIE de la langue. — Les meilleurs médicaments sont:

1) *Caus. graph. lach.* — 2) *Acon. ars. bell. cep. dulc. euphr. hyos. lach. n-mosch. op. stram.*

A la suite d'une **Apoplexie**, on devra consulter de préférence : *Bell. hyos. op. stram.*, etc. (Voy. *Chap.* VI, **Apoplexie.**)

PAROLE (défauts de la). — Les meilleurs médicaments contre les divers défauts de la parole, tels que : **Balbutiement. Bredouillement,** etc., sont, en général : 1) *Bell. caus. dulc. euphr. graph. lach. merc. natr. n-vom. stram. sulf.* — 2) *Acon. ars. cic. con. natr-m. op. rut. sec. stram.* — 3) *Anac. arg. calc. cann. carb-an. carb-veg. hep. lyc. oleand. plumb. thui. veratr.*

Voy., du reste, *Sect.* 2, même article, et *Comp.* ci-dessus, **Paralysie** de la langue.

PTYALISME, ou **Salivation.** — Les principaux médicaments sont : 1) *Bell. calc. canth. colch. dulc. euphorb. hep. iod. lach. merc. nitr-ac. op. sulf.* — 2) *Alum. ambr. ant. arg. baryt. bry. caus. cham. chin. dros. graph. hell. hyos. ign. ipec. lyc. natr-m. puls. seneg. sep. staph. stram. sulf-ac. veratr.*

Si c'est par l'**abus du Mercure** que le mal existe, ce sont principalement : *Bell. dulc. hep. iod. lach. nitr-ac. op. sulf.*

Voy. aussi : **Stomacace**, et Comp. *Sect.* 2, **Salivation, Salive,** etc.

STOMACACE, ou **Inflammation et ulcération de la cavité buccale.** — § 1. Les meilleurs médicaments contre ce mal sont, en général : 1) *Merc. n-vom.*, — ou bien : 2) *Ars. bor. caps. carb-veg. dulc. natr-m. nitr-ac. staph. sulf. sulf-ac.*, — ou encore : 3) *Als. aps. benz. chin. gran. hep. iod. n-mosch. sep. sil.*

La Stomacace produite par l'**abus du Mercure** demande de préférence : *Carb-veg. dulc. hep. nitr-ac. staph. sulf.* — ou encore : *Chin. iod. natr-m.*, etc.

Si c'est l'**abus du Sel** de cuisine qui l'a causée, on réussira dans bien des cas par : *Carb-veg.* ou *nitr-sp.*

§ 2. En tout cas, on pourra consulter de préférence :

Arsenicum, s'il y a : Ulcération de la langue sur les bords, aphthes avec douleurs brûlantes, violentes ; gencives gonflées, et saignant facilement, avec vacillement des dents ; *grande faiblesse et caducité.*

Borax, s'il y a : Gencives ulcérées ; *aphthes dans la bouche et sur la langue,* saignant facilement ; mucosités tenaces dans la gorge ; *urines âcres et fétides.* (Convient surtout aux enfants.)

Capsicum, principalement chez les personnes *replètes,* d'un tempérament *phlegmatique* et *menant une vie sédentaire ;* et surtout s'il y a : Vésicules brûlantes dans la bouche et sur la langue, gonflement des gencives, etc.

Carbo veg., s'il y a : *Gencives décollées, rétractées, excoriées et ulcérées,* avec *saignement abondant,* vacillement des dents, chaleur dans la bouche, grande fétidité des ulcères, excoriation et mouvement difficile de la langue.

Dulcamara, si le moindre refroidissement provoque le mal, avec gonflement des glandes du cou.

Mercurius, s'il y a : *Gencives rouges, fongueuses, décollées, ulcérées et saignant facilement,* avec *douleurs brûlantes, nocturnes,* sensation d'excoriation, surtout au toucher; *vacillement des dents,* langue et cavité buccale *enflammées, excoriées et ulcérées* ou *couvertes d'aphthes;* odeur fétide, cadavéreuse de la bouche et des ulcères; *écoulement abondant d'une salive fétide* ou même *sanguinolente,* avec ulcération de l'orifice du conduit des glandes salivaires; langue gonflée, roide et dure, ou humide et chargée de mucosités blanches; face pâle, avec frissonnement; selles diarrhéiques, brûlantes.

Natrum mur., contre : Gencives gonflées, saignant facilement, avec grande sensibilité à toutes les choses chaudes ou froides; *ulcères et vésicules dans la bouche,* sur la langue et aux gencives, *avec douleurs brûlantes* et parole gênée; salivation abondante; torpeur et roideur de la langue, surtout seulement d'un côté.

Nitri acid., s'il y a : Gencives saignantes, blanches et gonflées, avec vacillement des dents; excoriation dans la bouche, avec douleurs lancinantes; *fétidité putride de la bouche;* salivation.

Nux vom., principalement chez les *personnes maigres,* d'un *tempérament vif* et *menant une vie sédentaire,* et surtout s'il y a : *Gonflement putride et douloureux des gencives,* avec douleurs brûlantes ou pulsatives; ulcères fétides, boutons et vésicules douloureuses dans la bouche, aux gencives, au palais ou à la langue; salivation nocturne; salivation sanguinolente; langue chargée de mucosités blanches, épaisses; *odeur putride de la bouche;* face décolorée, avec joues creuses et yeux cernés; amaigrissement, constipation, humeur irascible et colère.

Staphys., si les gencives sont pâles, blanches et ulcérées, ou douloureuses et gonflées, avec *saignement facile; excroissances fongueuses* aux gencives et dans la bouche; bouche et langue ulcérées ou couvertes de vésicules; écoulement de salive parfois sanguinolente; douleurs lancinantes à la langue, face décomposée, hâve, avec joues creuses et yeux caves et cernés; gonflement des glandes du cou et des follicules sous la langue.

Sulfur, contre : Saignement facile, décollement et *gonflement des gencives,* avec *douleurs pulsatives;* vésicules, bulles et douleur d'excoriation, surtout en mangeant; *odeur fétide* et *acide de la bouche;* salivation ou salive sanguinolente; langue chargée *d'un enduit épais,* blanchâtre ou brunâtre; selles muqueuses; verdâtres, avec ténesme; éruptions miliaires; agitation nocturne, etc.

Sulfuris acid., contre : *Aphthes dans la bouche;* gonflement, ulcération et saignement facile des gencives; *salivation abondante,* etc.

☞ Pour le reste des médicaments cités, voyez-en la *pathogénésie,* et Comp. *Sect.* 2, les **Symptômes** de la bouche.

TRISMUS. — Voy. *Chap.* X.

ULCÉRATION de la bouche. — *Voy.* **Glossite** et **Stomacace.**

SECTION II. — SYMPTOMES.

Aphthes dans la bouche. Agar. *ars.* aur. aur-m. aur-s. *BORAX. canth. iod. kal-bi. *MERC. *n-vom.* plumb. sass. *sulf.* *SULF-. AC. thui.

— **langue** (sur la). Agar. *borax. *merc.* sass. *sulf.*

— **palais** (au) Sass.

Apreté, rugosité. Berb. carb-v. caus. cycl. dig. ipec. phos.

— **langue** (de la). Ang. arg-n. bell. bry. calc. carb-v. cocc. coloc. croc. hyos. laur. merc. mez. oleand. par. sass. *sulf.*

— **palais** (du). Magn. mez.

Ardeur dans la bouche. *Voy.* **Chaleur.**

Atrophie de la langue. Mur-ac.

Blanche, pâle (Langue). Acon. ambr. anac. ang. *ars. bell.* bry. coloc. graph. *hell.* kreos. *lach. natr.* nitr-ac. *N-VOM. oleand. op. petr. phosph. *PULS. *SEP. *sulf.*

Blanc (Enduit). *Voy.* langue **Chargée** d'un enduit blanc, etc.

Bleue (Langue). *ARS. *dig.* mur-ac. sabad.

— **cavité buccale.** Merc.

Boutons dans la **bouche.** Dulc. *n-vom.*

— sur la **langue.** *N-vom.*

— **palais** (au). *N-vom.*

Brûlé (Sensation dans la bouche comme si on s'était). Magn-m. sabad. (*Co mp.* **Torpeur.**)

— **langue** (à la). Daph. hyos. merc. *plat.* puls. sabad. sep.

— **palais** (au). Sep.

Brûlement dans la **bouche.** *Ars.* asa. asar. aur-m. calc. *caps.*

cham. cupr. *lach. mez. *natr-m.* n-vom. plat. *sabad. *sulf.*
veratr.

Brûlures :

— **langue** (à la). *Acon.* asar. bell. calc. *caps. caus. coff.* hyos.
iod. *lach.* magn–m. *natr-m.* phos-ac.* prun. ran-sc. seneg. *sulf.*
veratr.

— **palais** (au). *Camph.* carb-v. cin. dulc. ign. *lach.* magn. *ran.*
seneg. *squill.*

Brunâtre (Langue). *Ars.* chin. *lach.* merc. *n-vom.* phos. *plumb.*
rhus. sec. spong. *sulf.*

— **(enduit).** *Voy.* langue **Chargée** d'un enduit brunâtre.

Cancer de la langue. Voy. *Sect.* 1.

Carie des os du palais. *AUR.* baryt. calc. *lach. *merc.* sil.

Chaleur dans la bouche. *Carb-v.* cham. chin. colch.

— **langue** (à la). *Bell.*

— **palais** (au). Camph. dulc.

Chargée (Langue). Acon. ambr. *ANT.* arg-n. *ARN.* ars. *BELL.*
BRY. carb-veg. *CHAM. *CHIN.* cin. *dig.* dulc. hep. hyos. *IGN.*
iod. *IPEC.* kal-bi.* lach. *MERC.* natr. *natr-m.* nitr.* nitr-ac.
N-VOM. petr. *phosph.* plumb. *PULS. *RHUS. *sabad.* sabin.
sec. seneg. *sep. *SIL.* staph. *SULF. *TART.* thui. *veratr.* verb.

— **blanc** (d'un enduit). Alum. ambr. ant. arg-n. *ARN. *ars.* *BELL.*
bism. *bry. calc. carb-veg. *cham. *CHIN.* croc. cupr. cycl. *DIG.*
*ign. *ipec. *MERC.* nitr. *n-mos.* *N-VOM.* oleand. *petr. phosph.*
prun. *PULS.* ran-sc. sabin. sang. sel. seneg. sep. *staph.* *sulf.*
tart. thui. viol-tric.

— **brunâtre** (d'un enduit). *Bell.* carb-veg. hyos. n-vom. phosph.
*sabin. *sil. *sulf.* verb.

— **épais.** *Baryt.* *bell.* bry. *cham.* chin. kal-bi. *ipec. *lach.* lact.
*MERC. *n-vom.* phosph. puls. *SABAD.* sabin. sec. selen. *SULF.

— **grisâtre.** *Ambr.* arg-n. cupr. *puls. tart.*

— **gris jaunâtre.** *Ambr.*

— **jaunâtre.** *Acon.* alum. *arn. *bell. *bry.* carb-veg. *cham.*
CHIN. chinin. *cocc. *coloc. *ipec.* kal-bi. lach. *merc.* mez.
n-vom. plumb. *puls.* sabad. sabin. seneg. *veratr.* verb. *zinc.

— **jaune** grisâtre. *Ambr.*

— **mucosités** (de). *BELL. *CHIN.* chinin. cupr. *dig. *dulc.* kal-
bi. *ipec.* lach. lact. *MERC.* natr. n-mos. *n-vom.* phosph. phos-
ac. *PULS. *sec.* seneg. sep. sil. stann. stront. *SULF.* verb. viol-
tric. *mgs-arc.*

— **noirâtre.** *Chin. *merc. *phosph.*

— **sale.** Bry. lyc. oleand.

— **verdâtre.** *Magn-c.* magn-m. plum. rhod.

Cheveu (sensation d'un) sur la **langue.** Kal-bi. *natr-m.* sil.

Contractions spasmodiques de la **Bouche.** Calc.

Convulsions de la langue. Caus. *cham.* dulc. kal. *lyc.* mosch. plat. plumb. *ruta.* sil. sulf.

Crachement de sang. *Voy.* **Sang.**

Crachement. *Voy.* **Salive** et **Salivation.**

Crampoïde (sensation) à la langue. Borax.

Croûtes gangréneuses aux parois de la cavité de la bouche. Chinin.

Cuisson dans la **bouche.** Ambr. asar. aur-m. aur-s. ign. phos-ac.

— **langue** (à la). Arn. asar. phos-ac. teucr.

— **palais** (au). Carb-v. fluor-ac. mez. mur-ac. ran-sc.

Décolorée (langue). *Voy.* **Blanche.**

Démangeaison sur la langue. Sulf.

Distorsion de la bouche et de la langue en parlant. Caus.

Dureté de la langue. Baryt. *MERC.

Écume à la bouche *Agar.* *BELL. *camph. canth. cham. cic. cocc.* colch. *cupr.* *HYOS. *ign.* lach. *laur.* lyc. op. par. plumb. *sec.* sil. stann. *stram. veratr.*

— **jaune-verdâtre.** Sec.

— **odeur** d'œufs pourris (d'une). Bell.

— **rougeâtre.** Bell.

— **sanguinolente.** Sec. stram.

Élancements. Aur. *nitr-ac.* spig.

— **langue** (à la). *Acon.* ang. chin. clem. merc. *nitr-ac.* phos-ac. prun. sabad. *staph.

— **palais** (au). Ign. mez. nitr-ac. ran-sc. *staph.*

Enduit sur la langue. *Voy.* langue **Chargée.**

Épaississement de la langue (sensation d'). N-vom.

Excoriation de la cavité **buccale.** *CARB-VG. calc. chinin. kal. *lach.* *MERC. *nitr-ac.* *N-VOM. *phosph.*

— **langue** (de la). *Agar.* *carb-v.* dig. kal. *lach.* lyc. *MERC. mez. mur-ac. natr-m. nitr-ac. *N-VOM. *phosph.* phos-ac. sabad. sep. *SIL.

— **palais** (du). Lach. *mez.* nitr-ac. *n-vom.*

— **voile** du palais (du). Phos-ac.

Excoriation (sensation d'), dans la **bouche.** Agar. alum. ambr. amm. asa. asar. aur-m. bell. bism. caus. *dig.* ign. phos-ac. sabad. *sulf.*

— **langue** (à la). Alum. arn. ant. asar. caus. cist. graph. sabad. sang. *sulf.* thui.

Excoriation (Sensation d') :

— **palais** (au). Agar. alum. caus. fluor-ac. mez. mur-ac. par. thui.

— **voile** du palais (au). Ruta.

Excroissances douloureuses dans la bouche. *STAPH.

Exfoliation de la peau dans la **bouche.** Sulf.

— **langue** (de la). Ran-sc. rhus. tarax.

— **palais** (du). Par.

Faiblesse des organes de la parole. *Voy.* **Paralysie.**

Fendillée, gercée (langue). *Ars.* *baryt. *BELL. *cham. *chin.
cic. kal-bi. lach. *n-vom. plumb. *puls. ran-sc. spig. *SULF.
*veratr.

Fétidité. *Voy.* **Odeur.**

Flasque (langue). Kreos.

Formication dans la **bouche.** Zinc.

— **langue** (sur la). Acon. sec.

Froid (sensation de) dans la **bouche.** Veratr.

— **langue** (sur la). Bell. laur. veratr.

Gangrène, bouche. *Ars.* chinin. *sulf-ac.

Gercée (langue). *Voy.* **Fendillée.**

Glandes (gonflement des) dans la bouche. Bar-m. iod. thui.

— **langue** (sous la). Ambr. *nitr-ac. n-mos. *STAPH. tabac.

Goitre. Voy. *Chap.* XXIII.

Gonflement dans la cavité buccale. *Amm. bell. lach. merc.* sep.

— **glandes** sous la langue (des). *Nitr-ac.* n-vom. *STAPH. tabac.

— **glandes** salivaires (des). Bar-m. *MERC. thui.

— **langue** (de la). Anac. arg-n. *aps. *ARS. *bell. calc. canth. °cep.
chin. con. *dig. dulc.* *HELL. *KAL. *LACH. *MERC. *merc-c.
phos-ac. plumb. sec. *sil. stram. thui.*

— — semi-latéral. Calc. lach. sil.

— **palais** (du). Baryt. bar-m. *calc. chin. *ign. *n-vom.

— **voile** du palais (du). *BELL. *coff. *lach.

Gonflement (sensation de) à la **langue.** Berb. mgs-aus.

— **palais** (au). Arg-n. n-vom. puls.

Grattement dans la **bouche.** Croc. *dig.*

— **langue** (sur la). *Teucr.*

— **palais** (au). Carb-v. hell. mez.

Grenouillette sous la langue. Ambr. *calc. *MERC. *staph. *THUI.

Grosseur. *Voy.* **Gonflement.**

Hémorrhagie buccale. *Voy.* Ecoulement de **Sang.**

Incisives (douleurs), dans la **langue.** Bor.

— **palais** (le). Hell.

Inflammation de la **bouche.** *ACON. amm. *ars. *borax. *bell.
canth. *caps. *CARB-VEG. chin. *dulc. hep. iod. *lach. *MERC.
*natr-m. *nitr-ac. n-mosch. *N-VOM. sep. sil. *staph. *sulf.
*SULF-AC.

— **langue** (de la). *ACON. *aps. *arn. ang. *BELL. canth. *lach.
*MERC. plumb. ran-sc.

Inflammation :

— des papilles de la langue. Bell.

— **palais** (du). *Aur. bar-c. bar-m.* bell. **calc. chin. *ign. *lach.
*merc. *n-vom.* ran.

— **voile** du palais (du). *Acon. *bell. *coff. *merc.* n-vom.

Insensibilité de la langue. *Voy.* **Torpeur.**

Jaune (langue). *Voy.* langue **Chargée** d'un enduit jaune.

Langue malade. *Acon.* agar. amm. *ant.* arn. **ars.* bell. bor. bry.
*calc. *canth.* carb-veg. **caus. *cham.* chin. *dig. dros. *graph.*
hell. *hyos.* ign. ipec. *kal. *lach. lyc.* *MERC. mez. mur-ac. **natr-
m.* nitr-ac. n-vom. *phosph. *phos-ac.* *PLUMB. **puls. *ran-sc.*
sec. sep. *sil.* spig. staph. *stram.* sulf. *thui.* veratr.

Lourde (langue). Anac. bell. carb-veg. *colch.* lyc. *mur-ac.* natr.
natr-m. n-vom. plumb.

— **difficile** à remuer. Anac. **bell.* calc. **carb-veg.* con. **lyc.* merc.
natr-m.* (*Comp.* **Roideur.)

Luisante (langue). Lach.

Mercure (mal après l'abus du). *AUR. bar-m. **bell.* calc. *CARB-
VEG. chin. *dulc. *hep.* iod. LACH. natr-m. **nitr-ac.* sil. *staph.*
sulf.

Mordre la langue (disposition à se). Asar. cham. **lach.* nitr-ac.
sec.

Mollesse de la **langue.** Kal-bi.

Mucosités (accumulation de) dans la bouche. Alum. ang. **ant.* asar.
*BELL. calc. caps. *CAUS. chen. *chin.* chinin. cupr. *graph.* hep.
**ign.* kreos. **lach.* lac *magn-m. *merc. natr-m.* n-mos. n-vom.
petr. *PHOSPH. *PHOS-AC. *plumb.* *PULS. rhus. spig. *sil. squill.*
**stram.* sulf. *teuc,* ther. *m-arc.*

— (**nature** des). Voy. Chap. XIII et Chap. I, *Sect.* 2, **Muqueuses**
(Sécrétions).

Mutisme. *Voy.* Perte de la **Parole.**

Nodosités (petites) dans la bouche et sur la langue, saignantes et
brûlantes au toucher. Magn.

— Sous la **langue,** avec douleur d'excoriation. **Ambr.*

Noirâtre (langue). **Ars. *chin. *lach. *n-vom.* op. phos. *rhus.* sec.
veratr. Comp.* langue **Chargée d'un enduit noir.

Occlusion spasmodique de la bouche. *Voy.* **Crampes** de la mâchoire, *Chap.* X.

Odeur (mauvaise) de la bouche. *Agar.* alum. *ambr.* amm. **anac.*
arg-n. *ARN. *ARS. **aur.* baryt. bar-m. **bell.* bry. *camph.* carb-
an. **carb-vg.* graph. *hyos. *ipec.* kal. led. lyc. *MERC. natr. nitr.
**nitr-ac.* n-mos. *N-VOM. **petr.* *RHUS. *seneg.* sep. **sil.* spig.
stann. stront. **sulf.* verb. mgs.

— **acide.** **Sulf.*

Odeur (mauvaise) :
— **ail** (d'). Petr.
— **fromage** (de). *Aur.*
— **matutinale,** le matin. Arg. *arn. *bell. camph. grat. *N-VOM. *puls.* *sil. *SULF.
— **mercure** (comme après l'abus du). *Aur. bar-m.
— **nocturne.** Puls. sulf.
— **oignon** (d'). Kal-ch.
— **poix** (de). Canth.
— **putride,** cadavéreuse. Alum. *ARN. aur. bovis. *bry. cham. chin. *graph.* iod. *lyc.* *MERC. *NITR-AC. *N-VOM. *puls.* sabin. seneg.
— **raifort** (de). Agar.
— **repas** (après le). Cham. n-vom. *sulf.*
— **soir** (le). Puls. sulf.
— **terreuse,** le matin. Mang.
— **urine** (d'). Graph.
Os du palais (carie des). *Aur. *merc.*
Ouvrir la bouche (difficulté d'). Colch. n-vom.
Palais affecté de préférence. Acon. ars. *AUR. *baryt. bar-m. *bell. *calc.* camph. canth. caps. carb-veg. *chin. coff.* ign. kal. *lach.* *MERC. mez. nitr-ac. *n-vom.* par. phosph. puls. rhus. *sil.* staph. zinc.
Pâleur de la cavité de la bouche. Chinin.
Paralysie des organes de la parole. Acon. ars. *bell. canth.* carb-v. *CAUS. °cep. chin. *dulc. *euphr. *graph. *hyos.* ipec. *lach. laur.* mur-ac. natr-m. *n-mosch. *n-vom. *op.* stann. staph. *stram.* zinc.
— **langue** (de la). Acon. *bell. *CAUS. °cep. *dulc. *euphr. *graph. *hyos.* ipec. *lach. laur.* mur-ac. n-mos. op. stram.
Parole affectée. *Acon.* amm. anac. *BELL. bovis.* bry. calc. *cann.* carb-an. carb-v. *CAUS. chin. cic. con.* cupr. *dulc.* *EUPHR. hep. hyos. *lach. laur.* lyc. *merc.* mez. natr-m. *n-vom.* oleand. *op.* plumb. ruta. *sec.* sil. stann. *STRAM. *sulf.* thui. *veratr.*
— **abattue,** faible. Bell. *canth.* ign. *op. sec.* sep. *stann.* staph. tabac.
— **basse,** faible. Bell. carb-an. tabac.
— **bégayante,** balbutiante. *Acon.* *BELL. *bovis. *CAUS. *EUPHR. *lach.* merc. natr. *n-vom. *op. sec. *STRAM. sulf.* veratr.
— **chuchotante,** murmurante. Stram.
— **embarrassée,** difficile. Amm. anac. arg-n. *aur.* bell. calc. cann. caus. cic. con. *DULC. *EUPHR. *graph.* hep. *LACH. merc. mez. natr. *natr-m. *N-VOM. op. rut. sec. stann. *STRAM. sulf.
— — pour certains mots. Lach.

Parole :

— **entrecoupée.** Tabac.

— **haute** (trop). Lach.

— **indistincte,** confuse. *Bry*. calc. *CAUS. lach. *lyc*. sec. seneg.

— **lente.** *Ars*. sec. thui.

— **nasillarde.** Alum. *BELL. *lach. lyc*. *phos-ac*. sil. staph.

— (**perte** de la). *BELL. *CAUS. *chin*. cic. con. cupr. *dulc*. euphr. *hep*. *HYOS. lach. *LAUR. *merc*. oleand. *op*. *plumb*. rut. sec. *stram*. tart. veratr.

— **précipitée.** *Ars*. *bell*. *hep*. *lach*. merc.

— **sifflante.** *Bell*. *caus*.

— **tremblante.** *Acon*. ign.

— **trainante,** en lisant. Tabac.

— *Voy*. aussi **Voix,** *Chap*. XXI.

Pellicule sur la langue (sensation d'une). Rhus.

Pesanteur de la langue. *Anac*. *BELL. *carb-veg. colch. lyc*. mur-ac. natr. natr-m. n-vom. *plumb*.

Pincement à la langue. Ang.

Points rouge pâle sur la langue. Raph.

Pression au palais. Thui.

— **voile** du palais (au). Rut.

Pustules sur la **langue.** Mur-ac.

— **palais** (au). Phosph.

Remuer la langue (difficulté de). Anac. *bell*. calc. *carb-veg*. con. *lyc*. *merc*. *natr-m*.

Ridée (peau), au palais. Borax. phosph.

Roideur de la langue. *Bell*. berb. borax. carb-an. *carb-v*. colch. con. *euphr*. hell. hydroc. *lach*. *merc*. *natr-m*.

Rougeur de la cavité **buccale.** Amm. *ars*. *bell*. bry. *CHAM. *HYOS. ign. kal-bi. lach. n-vom. ran-sc. *rhus*. *stann*. *sulf*. veratr.

— **bords** de la langue. *Bell*. *n-vom*.

— **langue** (de la). *Ars*. *bell*. bry. *CHAM. *HYOS. lach. n-vom. ran-sc. *rhus*. *staph*. sulf. veratr.

— **voile** du palais (du). *Acon*. *bell*. *caps*. chin. *ign*. n-mosch.

Sale (langue). Bry. lyc. oleand.

Salivaires (glandes) affectées. *Acon*. ambr. bar-m. *MERC. thui.

Salivation. Acon. *alum*. amm. *ant*. arg. baryt. *BELL. brom. bruc. bry. *calc*. *canth*. caus. cham. *CHIN. chinin. *colch*. con. daph. *dig*. *dros*. *DULC. *EUPHORB. fluor-ac. *graph*. *hell*. *HEP. hyos. ign. ipec. *iod*. *kal-id*. *lach*. lyc. *MERC. merc-c. *natr-m*. *NITR-AC. *n-vom*. *OP*. plumb. *puls*. ran. ran-sc. rhus. sang. seneg. sep. spong. stann. *staph*. stram. *SULF. *sulf-ac*. veratr. zinc.

Salivation :

— **estomac** (avec maux d'). Euphorb.

— **horripilation** (avec) Arg. *euphorb.*

— **mercure** (après l'abus du). Arg-n. bell. **chin.* dulc. **hep.* *IOD. *KAL-ID. **lach.* lyc. *NITR-AC. *OP. *sulf.*

— **nausées** (avec). Euphorb. puls. veratr. zinc.

— **nuit** (la). N-vom. rhus.

— **soir** (le). Mgs.

Salive (accumulation d'eau ou de). *ACON. *alum. ambr.* amm. **anac. ant. arg.* arg-n. *ARS. *asar. baryt. *bell.* bism. bovis. bruc. *bry. *calc.* calc–ph. camph. **carb-v. caus. cham. *chel. *chin.* chinin. croc. *cupr.* dig. *dros.* eug. *graph.* grat. hell. **hep. ign.* ipec. kal. *kal-bi.* kreos. **lach.* lact. *led. *lyc.* magn-m. *MERC. mur-ac. *natr. natr-m. *nitr-ac.* n-mos. *N-VOM. par. *petr.* *PHOSPH. *plumb.* *PULS. ran. rhod. **rhus.* sabad. seneg. *SEP. *sil.* spig. *staph.* *SULF. tarax. tart. thui. *veratr.* verb. viol-tric. *zinc.* mgs-aus.

— **sécheresse** (avec sensation de). Carb-vg. **cham.* colch. con. kal. magn–m. plumb. rhod.

Salive altérée. *Alum.* arg. *ars.* asar. *bell.* bism. **bry.* calc. calc–ph. *camph.* cann. *canth.* clem. daphn. **dig.* eugen. euphorb. **hyos.* ign. kreos. lach. lact. magn-c. magn-m. *MERC. *nitr–ac.* n-mosch. n-vom. phosph. *plumb. *puls.* ran. ran-sc. *rhus.* sabad. **sabin.* sep. **spig.* stann. staph. *SULF. *thui. veratr.* verb. mgs-aus.

— **acide.** Alum. *calc.* calc-ph. *ign.* lact. laur. merc. *natr.* stann. sulf. tarax.

— **âcre.** *MERC. veratr.

— **amère.** Ars. sulf. thui.

— **âpre.** Par.

— **aqueuse,** séreuse. Asar. colch. coloc. *hell.* kreos. magn–m. *phosph.* puls. seneg. mgs-aus.

— **blanche.** Bell. ign. *ran.* sabin. spig.

— **brunâtre.** Bism.

— **chaude.** Daph.

— **douceâtre.** Alum. aur. *dig.* nitr-ac. phosph. *plumb. puls. sabad.*

— **écumeuse,** mousseuse. Berb. bry. canth. carb-an. cham. eug. *ign.* phosph. plumb. ran-sc. sabin. spig. sulf.

— **épaisse.** Bell. bism. *n-mos. op.*

— **fétide** (d'odeur). *Dig.* *MERC.

— **filante.** *Arg. arg-n.* asar. *bell.* camph. dulc. eugen. *merc.* nitr-ac. plumb. *veratr.*

— **jaunâtre.** Kal-bi. rhus.

— **métallique** (avec goût). Bism. ran. zinc.

Salive :

— **muqueuse.** Camph. *merc.*

— **rougeâtre.** Sabin.

— **salée.** Ant. dig. euphorb. hyos. lyc. merc. natr. phosph. rhus. *sep. sulf.* veratr. verb.

— **sanguinolente.** Arg. arn. ars. *borax.* canth. clem. *hyos.* kal. iod. *magn-c.* *MERC. natr-m. *nitr-ac.* *n-vom.* rhus. *staph.* *sulf.* thui.

— **savonneuse.** Bry. dulc.

— **visqueuse.** Arg. *bell.* berb. camph. cann. eug. merc. nitr-ac. seneg. stram. veratr.

Sang caillé dans la bouche. Canth.

Sang (crachement de). *ACON. *ARN. *CHIN. cop. *FER. *hyos.* *led. natr-m. *nitr-ac. n-vom.* op. *PHOSPH. *plumb.* sabin. sec. stram. *sulf.* sulf-ac. (*Comp.* **Salive** sanguinolente, et *Chap.* XXI, **Hémoptysie.**)

Sang (écoulement de), **Hémorrhagie.** *Arn.*BELL. *canth.*CHIN. *dros. *led.* lyc. *mere.* n-vom.

Sécheresse de la **bouche.** *ACON. *alum.* amm. anac. ang. *ant.* arg. arn. *ARS. asa. *baryt.* bar-m. *BELL. berb. *BRY. *calc.* cann. *carb-an. *carb-v.* caus. *CHAM. chel. *chin.* chinin. *cocc.* con. *euphorb. *graph. *HYOS. *IGN. *LACH. lact. *laur.* led. *lyc.* *magn.* magn-m. *MERC. *mur-ac. *nitr-ac.* n-mosch. *N-VOM. oleand. op. par. petr. *phosph.* phos-ac. *plumb. *puls.* ran-sc. *RHUS. rut. *sabad.* sass. *sec. *seneg. *sep.* sil. squill. *stram, *SULF. tabac. *veratr.* zinc.

— **adipsie** (avec). Aug. bell. *bry.* canth. carb-an. *caus.* cocc. euphorb. lact. lyc. magn-c. nitr-ac. n-mosch. n-vom. op. phos-ac. *sabad.* sass. sep.

— **matin** (le). Alum. *amb.* amm. arn. baryt. berb. carb-veg. coff. *graph.* hyos. laur. lyc. *magn-c.* magn-m. mur-ac. *nitr-ac.* n-vom. par. petr. *puls.* sass. *seneg. spig.* stront. *sulf. thui.*

— **nuit** (la). Amm. *caus. cin.* cocc. magn-c. *magn-m.* nitr-ac. *n-vom.* ran-sc.

— **soif** (avec). *ACON. alum. arn. *ARS. *BELL. *BRY. canth. carb-an. *cham.* chel. *chin. chinin.* cin. cycl. kreos. lach. laur. natr. *nitr-ac.* op. petr. *rhus. stram.* sulf. tabac. thui. veratr.

— **soir** (le). Alum. amm. baryt. bovis. bry. cann. *cycl.* kal. n-mosch.

Sécheresse de la **langue.** *ACON. *arg-n.* *ARS. bar-m. *BELL. *bry. *CALC. *CARB-AN. *CARB-VG. *CHAM. chin. chlor. *cist. *daphn. *dulc. *HYOS. *lach.* merc. *n-mosch. n-vom.* par. *PHOSPH. plumb. *RHUS. sep. spong. *SULF. sulf-ac. tabac. *veratr.*

Sécheresse de la langue :
— **matin** (le). Ambr. arg-n. *calc. clem. graph.* hell. nitr-ac. plumb. sep. sulf.
— **nuit** (la). *Calc.* n-mosch.
Sécheresse du **palais.** Arg-n. *CALC. *CARB-AN. *cist. *cycl.* fluor-ac. *hell.* magn-c. merc. *samb.* staph. *stram.* veratr.
Sécheresse (**sensation** de) dans la bouche. *ACON. *ARS. asa. *BELL. *BRY. cic. cocc. kal. *lyc.* n-mos. phosph. rhab. *rhus.* stront. *sulf-ac.* viol-tric.
— **langue** (sur la). *ACON. arg. *ars. bell. *calc.* camph. caps. chin. *coff. con. n-mos.* sang.
Sensibilité douloureuse de l'intérieur de la bouche. Ipec.
— **langue** (de la). Bell. berb.
— **sous** la langue. Selen.
Sillon profond dans la langue. Raph.
Sortie de la **langue.** Crotal. *lach.* merc.
Spasmes. *Voy.* **Convulsions.**
Stomacace. Voy. *Sect.* 1.
Suppuration de la langue. Canth. *merc.*
Térébration dans la langue. Ars. clem.
— **palais** (au). *Aur.*
Torpeur (sensation de), engourdissement dans la **bouche.** Ambr. baryt. bovis. kal. lyc. magn-c. *stront.* (*Comp.* Sensation comme après s'être **brûlé,** etc.)
— **langue** (à la). *Ambr.* amm. ars. bell. borax. *calc.* hyos. lyc. merc. *natr-m.* n-mos. puls. rhab.
— — semi-latérale. *Natr-m.*
— **palais** (du). Veratr.
Tremblement de la langue. Ars. *bell.* caps. merc.
Ulcères, ulcération dans la bouche. *Agn.* alum. arg-n. caus. dulc. *hep. *iod.* kal-bi. *MERC. natr. *natr-m. *NITR-AC. *n-vom.* op. petr. plumb. *staph. *THUI. zinc.
— **filet** de la langue (au). Agar.
— **glandes salivaires** (de l'orifice des). Acon. bell. *merc.*
— **langue.** Agar. *als. *aps. *ars. benz. bovis.* chin. cic. *dig.* dros. *graph.* kal-bi. *MERC. mur-ac. *natr-m. *n-vom.* op. *staph.* veratr.
— **palais** (au). *AUR. *kal-bi. *lach. *MERC. *n-vom.* sil.
— **voile** du palais (au). *Phos-ac.*
Ulcéreuse (douleur), **langue.** Arg-n. *calc.*
Vésicules dans la **bouche.** Ambr. baryt. *calc.* canth. *caps.* carb-an. cham. *HELL. iod. kal.* kal-bi. magn-c. merc. mez. natr. *natr-m. *n-vom. *phos.* rhod. spong. *staph. *SULF. (*Comp.* **Boutons et pustules.**)

Vésicules :
— **langue** (sur la). *Amm.* amm-m. **ant.* *arg.* baryt. berb. **bry.*
calc. **caps.* *carb-an.* *caus.* *cham.* *graph.* **HELL.* *iod.* *kal.* kal-h.
magn. mang. *merc.* mez. mur-ac. natr. **natr-m.* nitr-ac. **n-vom.*
puls. sabad. *sep.* *spig.* spong. *squill.* **staph.* **sulf.* *thui.* *zinc.*
— **palais** (au). Calc. **n-vom.* spig.
Volume de la langue (sensation d'augmentation de). Par. puls.

CHAPITRE XIII.

AFFECTIONS DE LA GORGE.

SECTION I. — AVIS CLINIQUES.

AMYGDALITE. — Les meilleurs médicaments sont, en général :
1) *Baryt. bell. hep. ign. lach. merc. nitr-ac. n-vom. sulf.;* — ou
encore : 2) *Calc. canth. cep. cham. gran.? lyc. sep. thui.*

S'il y a : **Suppuration** ou **Ulcération,** on trouvera ordinairement indiqués : *Baryt. bell. ign. lach. lyc. merc. nitr-ac. sep.*

Contre l'**Induration** des amygdales, on réussira souvent par :
Baryt. calc. ign. sulf. — (*Comp.* aussi : *Chap.* I, **Indurations.**)

Et pour l'inflammation **flegmoneuse** qui menace de passer à
la **suppuration** et forme des **abcès :** 1) *Hep. lach. merc.* — 2)
Ign. n-vom. sulf.

☞ *Voy.,* du reste, ci-dessous **Angine.**

ANGINES ou **Maux de gorge.** — § 1. Les meilleurs médicaments
contre les diverses angines sont : 1) *Acon. bell. cham. lach. merc.
n-vom. puls.* — 2) *Baryt. bry. caps. chin. chlor. cic. cocc. coff.
dulc. ign. rhus. sabad. sep. sulf. veratr.* — 3) *Alum. amm. aps.
ars. benz. calc. canth. carb-v. gran.? kreos.? lyc. mang. millef.
nitr-ac. n-mos. ox-ac. sen. staph. thui.*

§ 2. Les Angines **Aiguës** demandent principalement : 1) *Acon.
bell. bry. cham. coff. ign. merc. n-vom. puls. rhus,* — ou encore :
2) *Ars. baryt. canth. caps. chin. dulc. hep. lach. mang. staph.*

Pour les Angines **Chroniques,** ainsi que pour les Angines
habituelles, ce sont surtout : *Alum. baryt. calc. carb-v. hep.
lach. lyc. ox-ac. sep. sulf.;* ou encore : *Bell. chin. mang. natr-m.
nitr-ac. n-vom. sabad. sen. staph. thui.*

§ 3. Contre les Angines **Catarrhales** et **Rhumatismales,**
on réussira le plus souvent par : 1) *Bell. cham. n-vom. puls.
sulf;* — ou bien par : 2) *Acon. aps. carb-v. caps. dulc. gran.?
merc. millef. rhus. seneg.*

Les Angines **Flegmoneuses** demandent de préférence : *Baryt.*

bell. hep. ign. nitr-ac. sulf.; ou encore : *Acon. calc. canth. coff. lach. merc. n-vom. sep. thui.*

Les Angines **Couenneuses** : *Bell. barut. ars. aps. hell. chin. brom.*

Pour les Angines **Gangréneuses,** on pourra consulter : *Amm. ars.* ou *lach.;* ou bien encore : *Con. euphorb. kreos. merc. sulf.*

L'Angine **Membraneuse,** ou le **Croup,** demande de préférence : *Acon. hep. spong. phosph.* (Voy. *Chap.* XXI, **Croup.**)

§ 4. Pour ce qui concerne le **Siége** de l'inflammation, les Angines **Bronchique, Laryngée, Œsophagée, Palatine, Parotidée, Pharyngée, Tonsillaire, Trachéale** et **Uvulaire,** voyez dans ce même *Chapitre* les articles **Amygdalite, Œsophagite, Pharyngite,** etc.; ainsi que, *Chap.* VIII, **Parotite:** et *Chap.* XXI, **Bronchite, Laryngite,** etc.

§ 5. Quant aux **Causes extérieures,** dont l'une ou l'autre de ces angines pourra dépendre, si la maladie se manifeste à la suite d'un **Exanthème,** tel que la **Scarlatine,** les **Morbilles,** la **Petite Vérole,** etc., on devra consulter de préférence : *Ars. baryt. carb-v. ign.*

Pour les Angines par **abus du Mercure,** ce sont principalement : *Arg. bell. carb-v. hep. lach. lyc. staph. sulf.*

Pour celles qui sont la suite d'un **Refroidissement,** on trouvera le plus souvent convenables : *Baryt. bell. bry. cham. coff. dulc. ign. lach. merc. n-vom. puls. sulf.*

Pour celles qui dépendent d'une cause **Syphilitique,** ce sont : *Merc. nitr-ac. thui.;* ou encore : *Lach. lyc.*

Pour celles provoquées par une cause **Traumatique,** telle que l'introduction de **Corps étrangers,** d'**Esquilles d'os,** etc., dans la gorge, ce sont : *Acon. bell. cham. cic. ign.* ou *merc.* qui, dans la plupart des cas, réussiront le mieux.

§ 6. Enfin, quant aux **Symptômes** qui caractérisent les diverses angines, on pourra consulter d'abord :

Belladona, contre presque toutes les sortes d'angines, et surtout s'il y a : *Douleurs d'excoriation,* grattement, sensation d'une grosseur, sécheresse, brûlement ou *élancements dans la gorge,* principalement *en avalant;* douleurs qui se propagent jusqu'aux oreilles; *rétrécissement* et *constriction spasmodique de la gorge,* avec *besoin continuel d'avaler,* ou *déglutition difficile,* ou *même impossible;* adipsie ou *forte soif,* avec *horreur des boissons,* ou avec *impossibilité de boire,* parce que *toutes les boissons ressortent par les narines;* rougeur vive, souvent jaunâtre, des parties affectées, sans gonflement, ou bien gonflement et rougeur inflammatoire du palais, de la luette ou des tonsilles, même *avec suppuration, ulcères qui s'étendent rapidement; forte accumulation de muco-*

sités visqueuses, *blanchâtres, dans la gorge, la bouche et sur la langue;* salivation; *gonflement des muscles ou même des glandes du cou* et de la nuque; fièvre violente, avec face chaude, rouge et bouffie; mal de tête violent au front; humeur pleureuse et capricieuse. (Comp. *Merc.*, médicament qui convient souvent ou après *bell.*)

Chamomilla, surtout chez les enfants, ou si le mal est la suite d'une *transpiration arrêtée,* ou s'il y a : Gonflement des parotides, des tonsilles et *des glandes sous-maxillaires;* douleurs lancinantes, brûlantes, ou *sensation comme s'il y avait une grosseur dans la gorge;* rougeur foncée des parties affectées; impossibilité d'avaler les aliments solides, surtout étant couché; soif avec sécheresse dans la bouche et la gorge: *chatouillement dans le larynx, qui excite la toux; voix rauque, enrouée;* fièvre vers le soir, avec chaleur et frissons alternatifs. *rougeur* (surtout de l'une) *des joues,* grande agitation, jactation, cris et pleurs.

Lachesis, dans presque tous les cas où *bell.* ou *merc* paraîtraient indiqués, sans cependant suffire, et surtout s'il y a : Douleur d'excoriation, brûlement et *sécheresse dans la gorge, n'occupant que de petites places circonscrites,* ou *se propageant jusqu'aux oreilles, au larynx, à la langue,* au nez, aux gencives, etc., avec *dyspnée, péril de suffocation,* salivation et renâclement de mucosités ; gonflement, rougeur et excoriation des amygdales ou *du voile du palais, besoin continuel d'avaler,* avec spasmes dans la gorge, ou avec *sensation d'une tumeur. d'un tampon ou d'une grosseur qui demanderait à être avalée; déglutition empêchée,* avec horreur des boissons, qui souvent ressortent par les narines; *aggravation du mal après midi,* ou *le matin,* ou chaque fois *après avoir dormi,* ainsi que *par le moindre contact* et la *plus légère pression du cou;* soulagement en mangeant.

Mercurius, souvent au début de la maladie, avant *bell.* ou alternativement avec ce médicament, et surtout s'il y a : *Élancements violents dans la gorge et les amygdales,* surtout *en avalant,* et se propageant *jusque dans les parotides,* les oreilles et les glandes sous-maxillaires; brûlement dans la gorge et douleur d'excoriation, gonflement et forte *rougeur inflammatoire des parties affectées;* allongement de la luette, besoin continuel d'avaler, avec sensation comme s'il y avait dans la gorge une grosseur qu'il fallût avaler; *déglutition difficile,* surtout des *boissons* qui ressortent par les narines; mauvais goût de la bouche : *salivation abondante; gonflement des gencives* et de la langue; suppuration des amygdales, ou ulcères dans la gorge *qui ne gagnent que lentement* autour d'eux; aggravation du mal, *la nuit,* ou le soir, ainsi qu'à l'air frais et en parlant; *frissonnement le soir,* ou frissons alternant avec chaleur; sueurs qui ne soulagent point : douleurs rhumatismales, déchirantes ou tractives, dans la tête et la nuque.

Nux vomica, souvent après *cham.*, ou chez des personnes maigres, bilieuses et colériques, ou d'un tempérament sanguin, et surtout s'il y a : Grattement et *douleur d'excoriation à la gorge*, principalement en avalant et en inspirant l'air frais; *douleur en avalant à vide*, comme si le pharynx était rétréci, ou qu'il y eût une cheville ou un tampon dans la gorge; élancements jusqu'aux oreilles, surtout en avalant; gonflement de la luette, du palais ou des tonsilles, ou seulement *sensation de gonflement, avec douleurs pressives* et lancinantes; toux sèche, avec mal à la tête, et douleurs dans les hypochondres en toussant; petits ulcères d'une odeur putride dans la bouche et la gorge.

Pulsatilla, surtout chez les femmes, ou les personnes d'un caractère doux et d'un tempérament phlegmatique, et surtout s'il y a : Rougeur, parfois bleuâtre, de la gorge, des tonsilles ou de la luette, avec *sensation comme si ces parties étaient gonflées*, ou qu'il y eût une grosseur dans le pharynx; grattement, douleur d'excoriation et sécheresse dans la gorge, *sans soif; élancements dans la gorge*, surtout hors le temps de la déglutition, avec pression et tension en avalant à vide; *frissons vers le soir*, avec aggravation des maux de gorge; gonflement variqueux des veines de la gorge; *accumulation de mucosités tenaces* qui revêtent les *parties affectées.*

§ 7. Parmi les autres médicaments cités, on pourra ensuite consulter :

Aconitum, surtout s'il y a forte fièvre, avec chaleur sèche, rougeur des joues, agitation, jactation, impatience et exaspération; rougeur foncée des parties affectées, avec déglutition difficile et douloureuse; brûlement, étranglement, *picotement* et contractions dans la gorge; sensibilité douloureuse de la gorge en parlant; soif ardente.

Bryonia, contre : Sensibilité douloureuse de la gorge au toucher et en tournant la tête; déglutition difficile et douloureuse comme par la présence d'un corps dur, dans la gorge; *élancement*, et sensation d'excoriation et de *sécheresse dans la gorge*, au point de gêner la parole; fièvre sans ou avec soif, ou frissonnement et froid, humeur irascible et colère.

Capsicum, dans le cas où *cham. bryon. ign. n-vom.*, ou *puls.* paraîtraient indiqués sans cependant suffire, et surtout si la fièvre persiste, avec frissons et soif, suivie de chaleur; douleurs pressives, avec constriction spasmodique de la gorge; excoriation et ulcération dans la bouche et la gorge; toux douloureuse; envie continuelle d'être couché et de dormir, avec horreur du grand air et du froid.

Coffea, s'il y a, en même temps, coryza avec irritation dans la gorge forçant à tousser, surtout au grand air, *insomnie, chaleur, humeur pleureuse et lamentations;* gonflement du voile du palais avec allongement de la luette; *sensibilité excessive des parties affectées* et douleurs qui paraissent insupportables; toux courte, sèche, etc.

Hepar, souvent après *bell.* ou *merc.*, et surtout s'il y a : Sécheresse, sensation d'une cheville, ou élancements dans la gorge comme par des échardes, *surtout en avalant, en toussant,* en respirant et en tournant la tête; grattement douloureux qui gêne la parole; déglutition gênée ou même impossible; forte pression dans la gorge, avec péril de suffocation; gonflement des amygdales.

Ignatia, s'il y a : Gonflement rouge et inflammatoire du palais ou des amygdales; *sensation d'une cheville dans la gorge, élancements jusque dans les oreilles,* surtout *hors le temps de la déglutition,* avec brûlement et douleur d'excoriation en avalant; déglutition des boissons plus difficiles que celle des aliments solides; amygdales dures ou couvertes de petits ulcères. (Comp. *Cham. n-vom. puls.*, ou bien : *Bell. merc. hep. sulf.*)

Rhus, souvent dans le cas où *bryon.* paraîtrait indiqué, sans suffire, et surtout s'il y a : Humeur plutôt pleureuse que colère; *pression et élancements en avalant;* douleur pulsative au fond du gosier; *déglutition gênée comme par un rétrécissement de la gorge;* sensation de gonflement dans la gorge, avec douleur de meurtrissure même en parlant.

Sulfur, s'il y a : Gonflement de la gorge, des amygdales ou de la luette; grattement et *sécheresse, douleur d'excoriation,* brûlement et *élancements dans la gorge,* pendant ou hors le temps de la déglutition; pression dans la gorge *comme par une grosseur,* ou contraction et *sensation douloureuse de rétrécissement,* avec difficulté d'avaler; gonflement des glandes du cou.

§ 8. Parmi les médicaments suivants, on pourra, au besoin, consulter encore :

Baryta carb., si le mal revient après chaque refroidissement et que les amygdales soient gonflées, dures et disposées à suppurer.

China, contre : Gonflement du palais et de la luette, avec élancements dans la gorge, surtout en avalant, ou avec sommeil agité, la nuit, et aggravation du mal par le moindre courant d'air.

Cicuta, si, par suite de l'introduction d'un corps étranger, la gorge est gonflée au point de rendre toute déglutition absolument impossible, et que *bell.* ne suffise pas contre cet état.

Cocculus, si les douleurs sont plus profondes (dans l'œsophage), avec sécheresse jusque dans la poitrine, gargouillement et gloussement en buvant.

Dulcamara, dans les angines catarrhales où *merc.* serait indiqué sans suffire, et s'il y a *sécrétion abondante de mucosités.*

Sabadilla, contre des angines opiniâtres avec pression, brûlement, sensation d'une grosseur ou de constriction, *pendant et hors le temps de la déglutition;* sécheresse, grattement et âpreté dans la gorge, avec besoin continuel d'avaler.

Sepia, contre douleurs d'excoriation et élancements en avalant, avec renâclement fréquent et accumulation abondante de mucosités.

Veratrum, si la gorge est sèche, avec brûlement, âpreté, grattement, ou douleur constrictive, étranglement, pression et spasmes en avalant.

☞ Pour le reste des médicaments cités et de plus amples détails sur tous, voyez-en la **Pathogénésie,** et *comp.* les **Symptômes** de la gorge, *Sect.* 2 et 3.

DYSPHAGIE. — *Voy.* **Pharyngite, Paralysie** du gosier, et **Spasmes.**

GLANDES du cou (inflammation des). — Voy. *Chap.* XXIII.

GOITRE. — Voy. *Ibid.*

LUETTE (inflammation de la). — *Voy.* **Pharyngite.**

ŒSOPHAGITE ou **Inflammation de l'Œsophage. —** Les médicaments que nous conseillons de consulter de préférence, sont : *Arn. ars. bell. cocc. merc. mez. rhus,* ou bien encore : *Asa. carb-veg. euphorb. laur. sabad. sec. —* *Comp.* du reste, **Angine** et **Pharyngite.**

PARALYSIE du Gosier. — On pourra consulter de préférence : *Caus. con. lach. sil.,* ou peut-être encore : *Ars. bell. ipec. kal. n-mos.? plumb.? puls.?*

PHARYNGITE, avec les inflammations du **Voile du Palais** et de la **Luette. —** Les meilleurs médicaments sont, en général : 1) *Acon. alum. bell. canth. hyos. lach. merc. n-vom. puls. stram., —* ou encore : 2) *Ars. calc. dulc. ign. veratr.* (*Voy.* **Angine.**)

Si l'inflammation est **Franche,** on trouvera le plus souvent indiqués : *Acon. bell. canth. lach. merc.*

S'il y a : **Constriction spasmodique** du gosier, on devra consulter de préférence : *Bell. hyos. lach. stram. veratr.,* ou peut-être encore : *Con. lyc. merc. n-vom.*

Pour la sensation, comme s'il y avait une **Grosseur** dans la gorge, ce sont principalement : *Ars. ign. merc. n-vom. puls.*, ou encore : *Bell. lach. sulf.*

Si l'inflammation occupe en même temps le **Voile du Palais,** on réussira souvent par : *Acon. bell. coff. merc. n-vom.*

L'inflammation de la **Luette** demande de préférence : *Bell. coff. merc. n-vom.*, ou encore : *Calc. seneg. sulf.*

☞ Pour le reste, *Voy.* **Angine.**

SPASMES dans la Gorge. — *Voy. Sect.* 2, même article, et *comp.* **Pharyngite.**

ULCÈRES dans la Gorge. — Ce sont : *Bell. lach. merc. millef. nitr-ac.* et *thui.*, qui méritent d'être consultés de préférence :

Pour les diverses espèces d'ulcères, tels qu'ulcères **Mercuriels, Syphilitiques,** etc., *voyez* **Angines** mercurielle, syphilitique, etc.

SECTION II. —· SYMPTOMES DE LA GORGE.

Adhérence (sensation d'). Nitr-ac.

Allongement de la luette (sensation d'). *Calc. croc.* *COFF. dulc.* *merc.* natr-m. plat. sil. sulf. (*Comp.* **Gonflement.**)

Amygdales principalement affectées. Alum. *amm.* arg-n. baryt. *BELL.* calc. *canth.* *cham.* *hep.* *ign.* *LACH.* *lyc.* *MERC.* *nitr-ac.* *n-vom.* *phos.* *puls.* sep. *staph.* sulf. thui.

Angine. Voy. *Sect.* 1.

Apreté. *Voy.* **Grattement.**

Ardeur. *Voy.* **Brûlement.**

Arrachement (sensation d'). Caus. rhus.

Avaler (besoin fréquent d'). *Alum.* *BELL.* calc. caps. caus. cham. chin. con. ign. kal. *lach.* *lyc.* *MERC.* *n-vom.* *phosph.* *puls.* *sabad.* seneg. staph. sulf.

— **étouffement** (avec péril d'), si on n'avale pas. *Bell.*

— **marchant** au vent (en). *Con.*

Battement. *Rhus.*

Bleuâtre (Rougeur). *Puls.*

Boule qui remonte (sensation d'une). Con. *lyc.* magn-m. *plumb.* sulf.

Bruit de gargouillement des boissons dans le gosier. *Cocc.* *cupr.* *laur.*

Brûlement dans la gorge. *Acon.* *alum.* arn. *ARS.* asa. aur. *bell.* bis. bov. brom. bruc. *camph.* canth. *carb-veg.* cast. caus. *cham.* chel. chinin. *euphorb.* guai. hyos. *ign.* iod. *lach.* lact. laur. lyc. magn. *MERC.* merc-c. *mez.* *nitr-ac.* *n-vom.* oleand. par.

phosph. *puls. ran. ran-sc.* raph. *rhod.* *rhus. *sabad.* sec. *seneg.* spong. *squill. *sulf. *veratr.* mgs-aus.

Brûlement :

— dans l'**œsophage.** Kal-bi.

— à la **luette.** Lact.

Catarrhale (affection). *ACON. *BELL. caps. carb-veg. *cham. dulc. hep. lach. *MERC. *n-vom. *puls. rhus. seneg. *sulf.

Chaleur dans la gorge. Camph. *cham. cin. cist. coff. ferr. hyos. laur. merc. nitr-ac. raph.

— dans les **amygdales.** Raph.

Chatouillement dans la gorge. Chinin. cist. crotal. dros. grat. *lach. mez. nitr. nitr-ac. petr. spig.

— **miette** de pain (comme par une). Dros. lach.

Cheveu (sensation d'un). Ars. kal-bi. *sil. sulf.

Cheville (sensation d'un *tampon*, d'un *morceau*, d'un *corps étranger*, d'une *grosseur*, d'une). Amb. amm. ant. arn. baryt. *bell. *bry. calc. caus. *CHAM. chel. chinin. croc. graph. *hep. *IGN. *LACH. led. *merc. *natr-m. nitr. *nitr-ac. *N-VOM. par. plumb. *puls. rut. *sabad. sabin. sep. *sulf. tab. (*Comp.* Sensation de **Gonflement.**)

Constriction (sensation de). *Alum. ars. *BELL. calc. *caps. carb-veg. chinin. cocc. con. croc. fluor-ac. hyos. *ign. iod. lach. lyc. mez. natr-m. *n-vom. plat. plumb. rhod. *sabad. sass. seneg. *STRAM. *sulf. *veratr. (*Comparez* **Rétrécissement, Spasmes,** etc.)

— **œsophage** (dans l'). °*Ars.* chinin.

Contraction (sensation d'astriction ou de). *Acon. baryt. calc-ph. cinn. phos-ac. ran-sc. rhab. *sulf.

Corps étranger dans la gorge. *Voy.* **Cheville.**

Couenne muqueuse sur les parties. Bell. *brom. baryt. ars. aps. hell. chin.*

Crampes, Spasmes du gosier. *Alum. ars.* *BELL. calc. *caps. carb-veg. cocc. coloc. con. graph. *ign. *LACH. laur. natr-m. *n-vom. plat. ran. sass. sabad. seneg. *STRAM. *sulf. *veratr. zinc. (*Comp.* **Rétrécissement, Constriction.**)

— **œsophage** (dans l'). *Arg-n.*

Crampoïdes (douleurs), dans la gorge. Alum. lach. nitr-ac. sass. zinc.

— **œsophage** (dans l'). Alum.

Croup. *Voy.* le *Larynx, chap.* XXI.

Cuisson, démangeaison. Baryt. carb-v. cist. merc. mez. mur-ac. phos. phos-ac. puls. teuc. zinc.

Déchirements, douleur vive. *Amm.* *ars. colch. *iod. *lyc. teuc. zinc.

Déglutition bruyante. Arn. *cocc. *cupr. *laur.

— **douloureuse.** *BELL. *bry. *hep. ign. *lach. *MERC. n-vom. phosph. *puls. rhus.* sep. staph. sulf. thui.

— **difficile,** gênée. *Acon. alum.* amb. *amm.* arg. *ars.* aur-m. *baryt.* bar-m. *BELL. brom. *bry. canth. carb-veg. *caus. cham. chel. chinin. cic. con. cupr. *dros. fluor-ac. *hep. *HYOS. *IGN. ipec. lact. *LACH. laur. *lyc. men. merc. *n-vom. op. puls. *rhus. sep. sil.* *STRAM. *sulf. tart.*

— — pour les **aliments.** Alum. baryt. bry. *cham. hep. nitr-ac. n-vom. phosph. rhus. sep. *sil.* sulf.

— **difficile** pour les **boissons.** *Aur.* *BELL. canth. cupr.* *ign. *LACH. *MERC. natr-m. petr phosph. *sil.*

— — les **boissons** ressortent par les narines. Aur. *BELL. *lach. *MERC. petr. *sil.*

— **empêchée.** *Acon.* ambr. amm. ang. ant. *arn. ars.* *BELL. *CANTH. carb-v. *cham. *cic. cin.* con. cupr. *hep. *HYOS. iod. kal. *LACH. laur. *lyc.* *MERC. op. plumb. *STRAM. sulf.

— **fréquente, besoin d'avaler.** Alum. *BELL. calc. caps. caus. *cham. chin. con.* *ign. kal. *lach.* *lyc.* *MERC. *n-vom. *phosph. *puls. *sabad. seneg. staph. sulf.

— — avec péril de suffocation si on n'avale pas. *Bell.*

— — en marchant contre le vent. Con.

— **involontaire.** Con.

Diphthérite ou angine **couenneuse.** Voy. *Sect.* 1, **Angines.**

Échardes dans le gosier (douleur comme par des). Acon. *arg-n. *hep. kal-bi. *nitr-ac.* sil.

Élancements dans la gorge. *ACON. alum. *amm-m.* aur. aur-s. baryt. *BELL. brom. *bry. *calc. carb-an. caus. *cham. *chin. chinin. *cist. *dros. ferr. graph. *HEP. *IGN. kal. kal-bi. lach. led. *LYC. magn. mang. *MERC. merc-c. mez. *natr-m. nitr.* *NITR-AC. *n-vom. par. *petr. phos-ac. *puls. *rhus. sabin. sass. *sep. sil. spig. spong. stann. staph. *stram. *SULF. sulf-ac. tar. teuc. *thui.

— **amygdales** (dans les). *Bell. *merc. nitr-ac.* ran-sc. raph.

Engouer (disposition à s'). Acon. *arg. bell. kal. meph. rhus.

Étranglement. *Acon.* ambr. *arg-n.* baryt. *BELL. canth. chel. graph. kreos. lach. n-vom. ran-sc. sabin. *veratr. (Comparez **Crampes, Constriction,** etc.)

Excoriation. *ALUM. *ambr. arg.* arg-n. *brom.* calc. *caps. carb-vg. dig. ferr. *graph. kal. *lach. *merc. mez. mur-ac. *nitr-ac. phosph. phos-ac.* sabad. sil.

Excoriation (sensation d'). *Alum. amm.* arg. ars. asa. *BELL. *bry. *calc. camph. caps. carb-an. *carb-v. *caus. cist. dig. fluor-ac. *graph.* *ign. kal.* kreos. *lach. lyc.* magn. mang. *MERC. *mur-ac. *nitr-ac. *N-VOM. *phosph.* phos-ac. plat. *PULS. raph. rhus. rut. seneg. *sep.* sil. stann. *staph. *sulf. thui.* zinc.

Formication. Acon. *carb-veg.* colch. grat. *lach.* samb. *sec. seneg.*

Fosses nasales (les **aliments** ingérés remontent dans les). *Sil.*

— (les **boissons** remontent dans les). Aur. *BELL. *lach.* *MERC. petr. *sil.*

Fouillement. Arg.

Froid (sensation de). Laur. veratr.

Gangrène de la gorge. *Amm. ars.* *carb-veg.* con. euphorb. kreos. *lach.* merc. sulf.

Gargouillement des boissons dans le gosier. *Cocc. *cupr.* laur.*

Gloussement dans la gorge. Euphr.

Gonflement de la gorge. *BELL. *calc.* *LACH. *merc.* *nitr-ac.* op. petr. seneg. sep. spig. *sulf.* thui. veratr.

— **amygdales** (des). Alum. amm. aur. *baryt.* *BELL. brom. *calc. *cham.* canth. crot. *dulc.* *HEP. *ign.* *LACH. lyc.* *MERC. *nitr-ac. *n-vom.* phosph. ran-sc. raph. *sep.* stann. *staph. *sulf. thui.*

— **luette** (de la). °*Bell.* calc. *chin. *coff.* iod. °*merc. *n-vom.* sabad. seneg. *sil. *sulf.*

— **veines** du cou (des). Puls.

Gonflement (**sensation** de), dans la gorge. *Arg. ars. bell.* calc. carb-v. caus. *chin.* colch. hep. *ign.* ipec. *lach. *merc.* *nitr-ac. *n-vom.* plumb. *PULS. *RHUS. sabad. sabin. *sang.* stann. *sulf.* tar. veratr. (*Comp.* **Cheville.**)

Grattement, âpreté dans la gorge. *ACON. *ALUM. amb.* amm. ant. arg. *ars.* aur-m. *bell.* bov. calc. *carb-an.* *CARB-V. *CAUS. chel. chinin. *con. croc.* dig. dros. *graph.* grat. *hep.* iod. kreos. magn. mang. men. mez. natr. n-mos. *n-vom.* par. *PHOSPH. plat. *PULS. rhod. *sabad.* sass. seneg. *sep.* squill. stann. *staph. stront. *SULF. sulf-ac.* tabac. *teuc.* thui. *veratr.* zinc.

Incisives (douleurs) dans la gorge. Mang. puls. sep. stann.

Induration des amygdales. *Ign.* plumb.

Inflammation, rougeur. *ACON. alum. amm.* arg. *ars.* baryt. *BELL. bism. brom. *bry.* calc. *canth.* carb-veg. *caps. *cham. *chin. *cic. cocc.* *COFF. colch. con. croton. cupr. *DULC. gran. *ign.* iod. kreos. *LACH. lyc.* mang. *MERC. mez. *nitr-ac. n-mos. *n-vom. *puls. *rhus. ran. *sabad.* sang. seneg. *sep.* staph. stront. *SULF. *veratr.* (Comp. *Sect.* 1, **Angine.**)

— **amygdales** (principalement des). *ACON. alum. *amm. baryt. *BELL. brom. calc. *canth. *cham. *HEP. *ign.* *LACH. *lyc.*

Inflammations :

*MERC. *nitr-ac. *n-vom. *phosph. plumb. *puls. sep. *staph. sulf. thui.

— **luette** (de la). *BELL. *calc. *carb-veg. caus. *COFF. iod. lyc. *MERC. *natr-m. nitr. *N-VOM. *puls. sabad. seneg. sil. sulf.

— **œsophage** (de l'). *Amm. °ars. °asa. °canth. °carb-veg. *COCC. °lach. °natr.

— **voile du palais** (du). *ACON. arg. *bell. carb-veg. *COFF. *ign. *lach. *MERC. natr-m. phosph. phos-ac. stram. sulf.

Irritation du gosier. Cocc. croton.

Luette affectée de préférence. *BELL. *calc. carb-veg. caus. *COFF. iod. lyc. *MERC. *natr-m. *N-VOM. *puls. sil. sulf.

Meurtrissure (douleur de). *Rhus.

Miettes de pain dans la gorge (sensation comme s'il y avait des). Dros. lach.

Mollesse (sensation de). Cist.

Mucosités (accumulation de) dans la gorge. *Alum. amb. amm-m. arg. arn. ars. asar. *BELL. *borax. bry. *calc. *CAPS. *carb-an carb-v. *caus. cham. chin. colch. *con. *DULC. graph. *hep. grat. *ign. *kal. *lach. lact. *lyc. magn. natr. n-jugl. *n-vom. petr. *PHOSPH. plat. *PULS. ran. raph. rhus. sass. *SENEG. *SEP. sil. spig. stann. *staph. *SULF. tab. tar. zinc.

Mucosités selon leur **nature.** Voy. Chap. 1, Sect. 2, **Muqueuses** (sécrétions).

Œsophage affecté de préférence. Amm. arg-n. *ars. asa. canth. carb-veg. *COCC. lach. natr. plumb.

Paralysie du gosier. Ars. bell. *CAUS. con. *cupr. ipec. kal. *lach. *laur n-mos. plumb. puls. *sil.

— **(sensation** de). Ars. cocc. ipec. kal. lach. lact. puls. sil.

Picotement. *Acon. aur-m.

Plénitude (sensation de) dans l'arrière-gorge et le gosier. Amm.

Pression dans la gorge. *Alum. ars. asa. *bry. calc. *CAPS. *caus. cinn. dulc. ferr. grat. *hep. iod. kal-h. kreos. *MERC. mez. *nitr-ac. *N-VOM. par. *phosph. *puls. *RHUS. rut. *SABAD. sabin. sass. *sep. *sulf. tab. tar. teuc. thui. veratr. zinc.

— **amygdales** (dans les). Bell. cocc. *n-vom. zinc.

— **œsophage** (dans l'). Asa. *merc. natr.

Prurit dans la gorge. Samb. spig.

Ramollissement de la muqueuse. Kal-bi.

Rampait (sensation dans la gorge comme si un insecte y). Plumb.

Renacler (besoin de). Alum. ambr. amm. amm-m. arg-n. bell. calc. *con. graph. *KAL. *LACH. *LYC. magn-m. natr. natr-m. nitr. nitr-ac. n-jugl. petr. *PHOSPH. rhus. sabad. seneg. *SEP. teucr.

Rétrécissement (sensation de). *Alum. arn. *BELL. *calc. caps. carb-v. caus. chin. cic. *dros. mez. lach. natr-m. *n-vom. *puls. *rhus. *SULF. veratr. (Comp. **Crampes, Constriction.**)

Roideur de la gorge. Lach.

Rougeur de la gorge. *ACON. *alum. *amm. baryt. *BELL. calc. *cham. coff. hep. *ign. *kal-bi. *lach. lyc. *MERC. *n-vom. *puls. staph *sulf. (Comp. **Inflammation.**)

— **amygdales** (des). *Acon. aur. *bell. °cham. kal-bi. *lach. *merc. *nitr-ac. *puls. raph. staph.

— **luette** (de la). Calc. *bell. kal-bi. *puls.

Rougeur bleuâtre. *Puls.

— **jaunâtre.** *Bell.

— **cuivrée.** Kal-bi.

Rudesse. Voy. **Grattement.**

Sable dans la gorge (sensation comme s'il y avait du). Cist.

Sang qui **suinte.** Kal-bi.

Sécheresse. *ACON. alum. anac. ant. ars. asa. *BELL. bor. bruc. *bry. calad. *calc. caus. *cham. chin. chinin. cist. *cocc. con. cupr. *hep. hyos. *IGN. kreos. *lach. lyc. magn. mang. men. *MERC. natr. *nitr-ac. n-mos. *n-vom. petr. *PHOSPH. *puls. *rhus. *sabad. sass. sec. selen. *seneg. sep. squill. *staph. stram. stront. *SULF. tab. tar. *veratr. zinc.

— **plaques circonscrites** (sur des). *Lach.

Sécheresse (sensation de) dans la gorge. Amm-m. bry. carb-veg. dros. lyc. men. n-mosch. rhus. sang. stann. tarax.

Sensibilité de la gorge. Cocc. *coff.

— **amygdales** (des). Crot.

— **gorge** (de la) au contact des aliments. Cocc.

— **toucher** (au). Lach.

Serrement dans l'œsophage. Alum. lach. nitr-ac. ran. sass. zinc.

Spasmes. Voy. **Crampes.**

Suppuration des amygdales. Aur. *baryt. *BELL. canth. *hep. ign. *LACH. *lyc. *MERC. sep. (Comp. **Amygdalite,** Sect. 1.)

Tension. Asa. chel. *puls. sep. stann.

Térébration dans la gorge. Arg.

Tiraillements. Aur. aur-s. caps. laur. plat. plumb. stann. staph. teuc. zinc.

Tournoiement dans la gorge. Op.

Tressaillements. Sep.

Tumeurs, grosseurs dans la gorge. Lach.

Tumeur (sensation d'une). Voy. **Cheville.**

Ulcères, Ulcération dans la gorge. *Alum. *BELL. borax. calc. *caps. dros. *ign. iod. *LACH. *lyc. *MERC. *millef. *natr-m. *NITR-AC. *n-vom. sang. *staph. thui.

Ulcères :

— **amygdales** (aux). Aur. *bell.* *ign.* *lach.* *LYC. *MERC. *nitr-ac.* *thui.*

Ulcération (douleur d') dans la **gorge.** *Arg-n.* kal-id. phos-ac.

— **œsophage** (dans l'). Merc.

Variqueuses (enflures) dans la gorge. *Carb-veg.* kal-bi. *puls.*

Violentes (douleurs). *Coff.* *acon.*

Voile du palais affecté *ACON. arg. *bell.* carb-veg. *COFF. *lach.*
*MERC. *natr-m. phosph. phos-ac.* stram. *sulf.*

SECTION III. — CONDITIONS

et symptômes concomitants des maux de gorge.

Adipsie (avec). *Bell.* *bry.* *PULS.

Agitation (avec). *Acon.* cham. *coff.*

Air (par le **courant** d'). *Chin.*

— (par l'air **froid**). *Caps.* *merc.* *n-vom.*

— (par le **grand**). *Coff.*

— (en **inspirant** l'). Cist. *n-vom.*

Air fait **horreur.** *Caps.*

Avalant (en). *Voy.* par la **Déglutition.**

Boissons (avec **horreur** des). *Bell.* *lach.* *merc.*

— **ressortant** par les narines. Aur. *BELL. *lach.* *MERC. petr.
*sil.

Buvant chaud (en). Alum.

Chaleur (avec). *Acon.* *coff.*

Chaudes (par les **boissons**). Alum.

Chauds (par les **aliments**). Alum. sil. sulf.

Corps étranger (par l'introduction d'un). *ACON. *bell.* carb-veg.
cham. *CIC. con. *ign.* lach. *MERC. *nitr-ac.* puls. sulf-ac.

Coryza (avec). *Acon.* *BELL. caps. carb-veg. *cham.* *COFF. dulc.
hep. lach. *MERC. *n-vom.* *puis.* rhus. seneg. *sulf.*

Cou affecté en même temps. *BELL. sep. *sulf.*

— (affection des **glandes** du). Sep. *sulf.*

Couché (besoin de rester). *Caps.*

Courant d'air (par un). *Chin.*

Déglutition (hors le temps de la). *Alum.* ambr. caps. graph.
*IGN. iod. *lach.* laur. led. mang. merc. mez. *n-vom.* plat. *puls.*
sabad. spong. stann. staph. *sulf.* zinc.

— (**pendant** la). *Acon.* alum. amm-m. arg. ars. asa. aur. *baryt.*
*BELL. *bry.* calc. calc-ph. camph. *canth.* caps. carb-veg. caus.
cham. *chin.* chinin. *cocc.* dros. ferr. graph. hell. *HEP. ipec.

kal. kal-id. kreos. *LACH.* laur. led. lyc. mang. *MERC.* mez. *nair-m. *n-vom.* petr. *phosph.* phos-ac. *PULS. *rhus.* ruta. *sabad.* sabin. sass. *sep.* sil. *staph.* stront. *sulf.* sulf-ac. *thui. *veratr.*

Dormi (après avoir). *Lach.*

Dyspnée (avec). *Bell. *hep. *LACH.*

Eau-de-vie (par l'usage de l'). Rhus.

Efforts corporels (par des). *Calc.* caus.

Émotion (à chaque). Cist.

Enrouement (avec). Acon. *bell.* caps. *CARB-VEG. *CHAM.* coff. *dulc. *hep.* lach. *merc. *n-vom. *puls. *rhus.* seneg. *SULF.*

Exanthème (à la **suite** d'un). *Ars.* baryt. *bell. *CARB-VEG. *ign. *merc.* puls.

Exaspération (avec). *Acon. *coff.*

Face bouffie (avec). *Bell.*

— **chaude** (avec). *Acon. *bell.*

— **rouge** (avec). *Acon. *bell. *cham. *n-vom.*

Fatigue (à la **suite** d'une). Caus.

Fièvre (avec). *ACON.* ars. baryt. *BELL.* bry. canth. caps. cham. chin. *coff.* dulc. *ign. *HEP. *lach.* mang. *MERC. *n-vom. *puls. *rhus.* staph.

Frissons (avec). *Bry. *caps. *MERC. *PULS.*

Froid (par l'air). *Caps. *merc. *n-vom.*

Gencives (avec **affection** des). *ALUM. *LACH. *MERC.*

Glandes cervicales (avec **affection** des). *Baryt. *BELL. *dulc.* hep. *lach.* lyc. *MERC.* nitr-ac. *SEP. *SULF.*

— **sous-maxillaires** affectées. *Cham. *n-vom.*

Goût de la bouche **mauvais.** *Merc.*

Insomnie. *Bell. *COFF. *chin.*

Irascibilité. *Bry.* cham. *n-vom.*

Jactation (avec). *Acon. *COFF.*

Joues rouges (avec). *Acon. *cham. *ign.*

Langue affectée en même temps (avec). *Bell. *lach. *merc.*

Larynx affecté en même temps (avec). *ACON.* ars. bell. bry. carb-veg. *cham. *dros. *HEP. *iod.* lach. n-vom. *phosph. *spong.*

Lésions mécaniques (à la suite de). *ACON. *bell *carb-veg.* cham. *CIC.* con. *ign.* lach. *MERC.* nitr-ac. puls. sulf-ac.

Mangé (après avoir). Ambr. ars.

— amélioration. Cist.

Mangeant (en). Plumb. ran-sc.

— amélioration. *Lach.*

Mangeant chaud (en). Alum. sil. sulf.

Mangeant du **pain** (en). Ran-sc.

Matin (le). *Amm.* calc-ph. carb-an. chinin. cist. hep. *lach.* natr. natr-m. sil.

— en se **réveillant**. *Calc-ph.* caus. graph. *lach.* natr.

Mercure (après l'abus du). *Arg.* *aur.* *bell.* carb-veg. *HEP.* *LACH.* *LYC.* *nitr-ac.* staph. *sulf.* *THUI.*

Midi (après). *Lach.* puls.

Mouchant (en se). Carb-veg.

Mouvements de la **tête** ou du **cou** (par les). *Bry.* chin. *hep.*

Nez bouché (avec). *Lach.*

Nuit (la). Alum. amm-m. camph. canth. lach. lyc. *MERC.* *mur-ac.* natr. nitr. petr. sass.

Nuque affectée en même temps (avec). *BELL.* *merc.*

Oreilles affectées en même temps (avec). *BELL.* *HEP.* *ign.* *LACH.* *MERC.* *n-vom.*

Pain (en **mangeant** du). Ran-sc.

Parlant (en). *ACON.* arg. bell. calc. carb-veg. *caus.* cic. *dulc.* *ign.* kal-bi. lach. lyc. magn-c. *MERC.* natr-m. n-vom. rhus. stann. staph.

Parole embarrassée (avec). *Bry.* *hep.* *lach.*

Parotides affectées en même temps (avec). *Cham.* *merc.*

Pleurs, humeur pleureuse (avec). *Bell.* *cham.* *coff.* *PULS.* *rhus.*

Pression du cou (par la). Bell. *lach.*

Refroidissement (par un). *Acon.* baryt. *BELL.* bry. *cham.* *coff.* *DULC.* ign. lach. *MERC.* *n-vom.* puls. sulf.

Reins (à la suite d'un **tour** de). *Calc.*

Renâcler (avec **besoin** de). *Lach.* *sep.*

Respirant (en). Arg. *hep.*

Réveil (au). Baryt. calc-ph. caus. graph. *lach.* natr.

Rougeole (à la suite de la). Ars. baryt. bell. *CARB-VEG.* ign. *merc.* *PULS.*

Salées (par l'**usage** des choses). Dros.

Salivation (avec). *Acon.* *alum.* ambr. ant. arg. *BELL.* bry. calc. cham. *chin.* ign. *LACH.* lyc. *MERC.* natr-m. *nitr-ac.* n-vom. *phosph.* puls. rhus. sep. sil. *SULF.*

Scarlatine (à la suite de la). Ars. *baryt.* *BELL.* carb-vg. ign. *merc.* puls.

Soif (avec). *ACON.* *bry.* *cham.* lyc.

Soir (le). *Alum.* amm. baryt. bovis. caus. dig. hep. lach. magn-m. mang. *MERC.* natr. *natr-m.* nitr. phosph. *PULS.* seneg. sep. spong. stann. sulf. *sulf-ac.* viol-tr.

Sommeil (avec). *Caps.*

Suffocation (avec **péril** de). *Bell.* *hep.* *lach.*

Sueur (avec). *Merc.*

Syphilitique (par cause). **Aur.* carb-vg. **kal-bi.* **kal-id.* *lach.* **lyc.* *MERC. **nitr-ac.* phosph. *phos-ac.* *thui.*

Tête douloureuse (avec). **Bell.* **merc.*

Touchant le cou (en). *BELL. **bry.* *HEP. *LACH. mez. *teucr.* zinc.

Tournant le cou ou la **tête** (en). **Bry.* chinin. **hep.*

Toussant (en). Carb-veg. **hep.*

Toux (avec). **Acon.* **bell.* **caps.* carb-veg. *CHAM. *COFF. dulc. **hep.* lach. **merc.* *N-VOM. puls. rhus. seneg. sulf.

Transpiration arrêtée (par une). **Cham.*

Traumatiques (à la suite de **lésions**). *ACON. **bell.* *carb-veg.* cham. *CIC. con. **ign.* lach. *MERC. *nitr-ac.* puls. *sulf-ac.*

CHAPITRE XIV.

APPÉTIT ET INFLUENCE DES ALIMENTS

sur les voies digestives et l'organisme en général.

SECTION I. — AVIS CLINIQUES.

ANOREXIE, ou Défaut d'appétit. — Dans la plupart des cas, cet état n'étant que le symptôme d'une autre maladie qu'il faut guérir pour faire revenir l'appétit, il peut cependant aussi constituer une affection particulière des nerfs de l'estomac, et exister sans autre lésion ni désordre appréciable. Les médicaments que, dans ce cas, on pourrait consulter de préférence, seraient : 1) *Als. ant. arn. chin. hep. merc. n-vom. puls. rhus. sulf. tart.* — 2) *Baryt. bry. calc. cycl. natr-m. sep. silic.* — 3) *Ars. bell. canth. cic. cocc. con. ign. lyc. natr-m. op. plat. thui. veratr.*

☞ Voy., du reste, *Sect.* 3, manque d'**Appétit, Répugnance** pour les aliments, etc., ainsi que, ci-après : **Dyspepsie, Indigestion,** et *Chap.* XV, **Gastroses.**

BOULIMIE, Voracité, Faim maladive, etc. — § 1. Les meilleurs médicaments à consulter contre les affections caractérisées par ce symptôme, sont, en général : 1) *Calc. chin. iod. lyc. petr. phosph. sil. spig. staph. sulf. veratr.* — 2) *Con. graph. hep. kal. natr-m. n-vom. sabad. sep.* — 3) *Bry. cocc. hyos. lach. magn-m. oleand. op. puls. rhus. squill.*

§ 2. D'abord quant à la **Voracité** proprement dite, c'est-à-dire le désir de manger outre mesure, cet état pourra souvent réclamer de préférence : 1) *Chin. cin. lyc. merc. petr. staph.* — 2) *Calc. natr-m. n-vom. sil. sulf. veratr.*

Si cet état se manifeste dans la **Convalescence**, à la suite de **Fortes Maladies** aiguës, de **Pertes** ou d'autres **Causes débilitantes**, on pourra consulter de préférence : 1) *Chin. verat.,* — ou peut-être même : 2) *Calc. natr-m. sil. sulf.*

§ 5. La véritable **Boulimie**, c'est-à-dire la faim qui survient subitement, allant facilement jusqu'à la défaillance si elle n'est pas satisfaite, réclame souvent, de préférence : 1) *Calc. chin. cin. hyos. merc. sabad. sil. spig.* — 2) *Con. magn-m. natr-m. n-vom. petr. sep.* — 5) *Bry. hep. graph. iod. kal. lyc. oleand. op. phos. puls. sulf. veratr.*

Et si avec cela les aliments sont souvent bientôt rejetés par des vomissements (**faim Canine** proprement dite) : 1) *Bry. n-vom. phosph. puls. sil. sulf.* — 2) *Calc. cin. hyos. lyc. natr-m.*

Et si les aliments passent au contraire bientôt, et sans être digérés, par la diarrhée (**Lycorexie**) : 1) *Chin. phosph. veratr.* — 2) *Bry. calc. con. merc. sulf.*

§ 4. Chez les **femmes Enceintes**, principalement : *Magn-m. natr-m. n-vom. petr. sep.*

Chez les sujets atteints d'**affections Vermineuses** : *Hyos. merc. sabad. sil. spig.*

☞ Pour le reste, voy. *Sect. 3*, **Faim**, et comparez ci-après : **Dyspepsie.**

DYSPEPSIE. — § 1. L'affection particulière que nous allons traiter sous ce titre, n'est à la vérité qu'une espèce de **Gastrose** (ou **Gastrite peu intense** de l'école physiologique), se caractérisant par la *faiblesse de la digestion, avec appétit nul, faible ou déréglé, embarras de la région stomacale, rapports, flatulence ; mauvaise humeur, somnolence et autres incommodités après le repas, dispositions aux indigestions, aux aigreurs et à l'embarras muqueux des voies digestives.* Mais comme telle, la Dyspepsie se distingue assez de l'*embarras gastrique*, dont elle n'est, pour ainsi dire, que le premier degré, de même que celui-ci est le premier degré de la **gastrite** proprement dite. Aussi la Dyspepsie est-elle l'affection gastrique que l'on rencontre le plus souvent dans la pratique, et c'est là encore une raison pour laquelle nous avons cru convenable de la traiter ici séparément.

§ 2. Les médicaments les plus efficaces contre la Dyspepsie sont, en général : *Hep.* et *sulf.*, et dans bien des cas, même les plus opiniâtres, on peut souvent réussir par l'un ou l'autre de ces médicaments seul, **pourvu qu'on ne répète les doses qu'à de longs intervalles,** et jamais avant qu'une nouvelle aggravation de l'état l'ait indiqué.

Si ni l'un ni l'autre de ces deux médicaments n'est indiqué ou qu'il n'avance plus la guérison, les médicaments les plus efficaces seront alors : *Arn. bry. calc. chin. lach. merc. n-vom. puls. rhus;* ou bien : *Als. carb-v. natr. natr-m. rut. scp. sil.,* ou peut-être encore : *Amm. anac. ars. aur. baryt. bell. con. dros. fer. graph. hyos. ign. kal. kreos. lyc. millef. n-mos. petr. phos. staph. veratr.*

§ 3. Si la faiblesse de la digestion est telle que presque **Tout ce que le malade prend** lui cause des souffrances, on devra consulter : *Carb-v. chin. lach. natr. n-vom. sulf.,* si toutefois l'ensemble des symptômes n'exige pas plutôt tel ou tel autre des médicaments cités.

Si particulièrement l'**Eau froide** ne peut être supportée, ce sont, suivant les circonstances : *Ars.* ou *caps. cham. chin. ferr. natr. n-vom. puls. rhus. sulf-ac.* ou *veratr.*

Si la **Bière** cause des souffrances : *Ars. bell. coloc. fer. rhus. sep. sulf.*

Pour les personnes que le **Lait** incommode, surtout : *Bry. calc. n-vom. sulf.;* ou encore : *Ars. lach. lyc. natr-m. nitr-ac. sep.*

Pour celles que le **Pain** fait souffrir : *Bry. caus. merc. natr-m. n-vom. puls. sulf.*

Si les **Acides** incommodent : *Ars. natr-m. n-vom. phos-ac. sep. sulf.;* ou encore : *Dros fer. lach. staph.*

Si la **Viande** ne peut être supportée : *Fer. ruta. sil. sulf.*

Et si le moindre aliment **Gras** cause des souffrances : *Carb-v. natr-m. puls. sep. sulf.*

§ 4. La Dyspepsie chez les **Enfants** demande de préférence : *Bar-c. calc. ipec. lyc. merc. n-vom. puls. sulf.,* ou même : *Hyos.* ou *iod.*

Celle des **Vieillards :** *Bar-c. cic.,* ou même : *Ant. carb-v. chin. n-mos. n-vom.*

Chez les personnes **Hypochondriaques :** *N-vom. sulf.,* ou bien : *Bry. calc. chin. con. lach. natr. staph. verat.,* etc.

Chez les personnes **Hystériques :** *Puls.* ou *sep.,* ou bien : *Bell. bry. calc. con. hyos. ign. lach. n-mos. phos. sep. sulf. verat.,* etc.

Chez les **femmes Enceintes :** *Acon. ars. con. fer. ipec. kreos. lach. magn-m. natr-m. n-mos. n-vom. petr. phos. puls. sep. sulf.*

§ 5. La dyspepsie par suite d'une **vie Sédentaire** et **Renfermée,** demande surtout : *Bry. calc. n-vom. sep. sulf.;* — à la suite de **Veilles prolongées :** *Arn. carb-v. cocc. n-vom. puls. verat.;* et par suite d'**Études forcées :** *Arn. calc. lach. n-vom. puls. sulf.,* ou même : *Cocc. veratr.*

A la suite de **Pertes débilitantes,** de purgations, de vomissements, de saignées, etc., surtout : *Chin. carb-v. rut.,* ou encore :

Calc. lach. n-vom. sulf. — A la suite d'**excès Sexuels :** *Calc. merc. n-vom. phos-ac. staph.*

A la suite d'abus des **plaisirs de la Table :** *Ant. ars. ipec. n-vom. puls.* — Par abus du vin ou des **boissons Spiritueuses** en particulier : *Carb-v. lach. n-vom. sulf.*, ou encore : *Ars. bell. chin. merc. natr. puls.* — A la suite de l'abus du **Café :** *Cocc. ign. n-vom.*, ou encore : *Carb-v. cham. merc. puls. rhus. sulf.* — du **Thé de Chine :** *Fer.* ou *thui.* — du **Tabac :** *Cocc. merc. ipec. n-vom. puls. staph.*

A la suite de **Lésions mécaniques.** d'un **Coup** sur l'épigastre, d'un **Tour de reins,** etc. : *Arn. bry. rhus.*, ou peut-être encore : *Amm-c. calc. con.? puls. ruta.?*

A la suite d'**Émotions déprimantes.** telles que le **Chagrin,** la **Colère,** etc. : *Bry. cham. chin. coloc. n-vom. phos-ac. staph.*, etc.

§ 6. Quant aux indications que fournit l'ensemble des **Symptômes,** on pourra consulter de préférence :

Arnica, souvent après *chin.*, si ce médicament n'a pas suffi. ou s'il y a : *Forte sensibilité et surexcitation nerveuse;* langue sèche ou chargée d'un enduit jaunâtre; *goût putride* ou *amer,* ou aigre; mauvaise odeur de la bouche; *rapports fréquents, parfois avec goût d'œufs pourris;* appétence pour les acides; après le repas, plénitude à l'épigastre, flatulence et ballonnement du ventre; en outre : Lourdeur dans les membres; vertiges, tête entreprise, surtout au front, au-dessus des yeux; étourdissement et chaleur dans la tête; sommeil troublé, avec sursauts, réveil fréquent, rêves anxieux et pénibles; *teint jaunâtre, terreux;* nausées fréquentes, avec envie de vomir, surtout le matin ou après le repas; *humeur hypochondriaque.* (Après *arn.*, convient parfois : *N-vom.*; comp. aussi : *Bry. rhus.*)

Bryonia, surtout si la dyspepsie se manifeste en été ou par un temps humide et chaud, ou qu'il y ait : Absence d'appétit alternant avec boulimie, même la nuit, ou perte d'appétit à la première bouchée; désir du vin, du café, des acides; *dégoût des aliments,* même au point de ne pouvoir en supporter l'odeur: *renvois fréquents, surtout après le repas, le plus souvent à vide,* ou aigres, ou amers; après chaque repas, pression et ballonnement de l'épigastre, coliques, *régurgitation,* ou même *vomissement des aliments;* indigestion facile par le pain ou le lait; écoulement d'eau par la bouche, comme des pituites; *sensibilité douloureuse de l'épigastre au toucher,* et *impossibilité de supporter des vêtements serrés; constipation* ou *selles dures;* caractère inquiet et irascible. (Comp. *Arn. chin. rhus.*)

Calcarea, contre : Bouche pâteuse, sèche, ou *goût aigre* ou amer; *soif continuelle avec appétit faible;* insipidité des aliments; faim, après le repas; accès de *boulimie,* surtout le matin; *répugnance pour la viande* et les aliments chauds, avec désir du vin ou des friandises; nausées ou régurgitations acides après avoir pris du lait; après le repas, chaleur, ballonnement, mal de tête, douleurs d'estomac ou de ventre, ou envie de dormir; *pyrosis et aigreurs, pituites de l'estomac,* plénitude et gonflement dans la région stomacale, avec grande sensibilité au toucher; *tension dans les hypochondres,* et impossibilité de supporter des vêtements serrés; *selles seulement tous les* deux, trois, quatre jours, ou bien deux, trois selles par jour; faiblesse générale; céphalalgie lancinante ou pressive, avec *sensation de froid dans la tête;* constitution pléthorique, replète. (Convient souvent après *sulf.*)

China, non-seulement contre la Dyspepsie par perte d'humeurs, mais bien aussi contre celle qui est due à la présence d'exhalaisons nuisibles dans l'air, au printemps ou en automne, dans le voisinage des canaux, des marais, etc., et *en général, s'il y a :* Indifférence pour les aliments et les boissons, comme par satiété; appétence pour le vin et les choses piquantes, acides et réconfortantes; insipidité ou *goût acide, ou amer des aliments,* indigestion fréquente et facile, surtout après avoir soupé tard; *après le repas,* même le moins abondant, *malaise, envie de dormir, humeur hypochondriaque, plénitude, ballonnement,* renvois ou même vomissement des aliments ingérés, grande faiblesse, avec envie continuelle d'être couché; frissonnement et grande sensibilité au moindre courant d'air; *sommeil tardif et troublé;* mauvaise humeur et dégoût de toute chose. (Comparez aussi : *Arn. bry. rhus.*)

Hepar, dans beaucoup de cas de Dyspepsie chronique, surtout si le malade a fait auparavant un usage fréquent de préparations mercurielles, qu'il y ait : *Indigestion facile et fréquente,* quelque ménagement que garde le malade pour sa nourriture, avec appétence pour le vin, ou les choses acides, piquantes ou réconfortantes; nausées fréquentes, *surtout le matin, avec envie de vomir et rapports,* ou même *vomissement de matières acides,* bilieuses ou muqueuses; *accumulation de mucosités dans la gorge;* maux de ventre; *selles dures, difficiles et sèches;* pression, ballonnement et pesanteur à l'épigastre; amertume de la bouche et des aliments en mangeant; répugnance pour la graisse; soif prononcée; gêne des vêtements sur les hypochondres. (Après *hep.* convient parfois : *Lach.* ou *merc*)

Lachesis, également dans bien des cas de dyspepsie chronique, surtout après l'usage de *hep.,* ou s'il y a : Appétit irrégulier, tantôt presque nul, tantôt excessif; répugnance pour le pain, avec *appétence pour le vin et le lait,* qui l'un et l'autre cependant incommodent; *nausées et rapports fréquents*, ou même *vomissement des aliments, surtout immédiatement après avoir mangé; après chaque repas, malaise, paresse, lourdeur, plénitude, sommeil, vertiges, douleurs d'estomac*, et beaucoup d'autres souffrances; *flatuosités; renvois qui soulagent; dyspnée fréquente;* sommeil troublé, avec rêves fréquents; *constipation*, ou *selles dures, difficiles; teint terreux, jaunâtre;* pression et plénitude dans les hypochondres et l'épigastre, avec sensibilité douloureuse au moindre contact et gêne des vêtements. (Après *lach.*, convient parfois *merc.*)

Mercurius, souvent après *lach.*, ou *hep.*, si toutefois le malade n'a pas fait abus du mercure, et surtout s'il y a : *Goût putride, douceâtre, ou amer, surtout le matin :* appétit nul, ou grande voracité, avec satiété prompte en mangeant; *répugnance pour les aliments solides, la viande* et les aliments cuits ou chauds, avec *appétence pour les choses rafraîchissantes,* le lait, les boissons froides, ou bien pour le vin et l'eau-de-vie; après chaque repas, surtout après avoir mangé du pain; *pression à l'épigastre, renvois, pyrosis* et autres incommodités; *renvois, nausées et envies de vomir fréquentes, sensibilité douloureuse,* plénitude, *pression et tension dans la région stomacale;* flatuosités; constipation avec ténesme fréquent; humeur triste, hypochondriaque, susceptible et irascible.

Nux vomica, souvent au commencement du traitement surtout chez les personnes disposées aux hémorrhoïdes, et *en général* s'il y a *Goût acide ou amer de la bouche et des aliments,* surtout du pain, ou bien insipidité des aliments; répugnance pour les aliments, avec *désir de la bière,* du lait, du vin, de l'eau-de-vie; ou bien faim insatiable et boulimie, avec prompte satiété; *après le repas, nausées, régurgitation, ou même vomissement des aliments,* flatulence, tête *entreprise, vertiges,* malaise et *humeur hypochondriaque,* lassitude, paresse et *sommeil, ballonnement, plénitude et tension dans l'épigastre, avec grande sensibilité au toucher, et gêne des vêtements autour des hypochondres;* souffrances par les boissons, le pain de seigle et les acides; *renvois et régurgitations aigres;* nausées et envies de vomir fréquentes, *pituites de l'estomac; pyrosis;* tête pesante avec inaptitude aux travaux intellectuels, *chaleur et rougeur fréquentes de la face;* humeur inquiète, querelleuse, irascible, tempérament vif et colérique; *teint jaunâtre, terreux; constipation et selles dures,* difficiles. (Après *n-vom.*, convient souvent *sulf.*)

Pulsatilla, presque sous les mêmes conditions que *n-vom.*, au début du traitement, mais principalement chez les femmes ou chez les personnes d'un tempérament froid et phlegmatique, d'un caractère doux et facile, avec disposition aux embarras muqueux des premières voies, ou aux *aigreurs*, avec goût acide, ou amer, ou putride de la bouche ou des aliments; répugnance pour les aliments cuits ou chauds, avec appétence pour les choses acides, piquantes, le vin, l'eau-de-vie, etc.; *adipsie; après le repas, nausée, envie de vomir, renvois* ou même vomissement, *dyspnée, tristesse et mélancolie,* souffrances par le pain; *renvois amers* ou *aigres* ou avec le goût des *aliments ingérés; pituites de l'estomac;* hoquet fréquent; *selles fréquentes, diarrhéiques,* ou difficiles et tardives, coliques et borborygmes. (Après *puls.,* convient souvent *sulf.*)

Rhus tox., dans bien des cas où *bryon.* paraîtrait indiqué, sans cependant suffire, et surtout s'il y a : Goût de la bouche fade, pâteux, *putride* ou douceâtre, ou *goût amer des aliments,* manque d'appétit, *comme par satiété,* avec *répugnance surtout pour le pain et la viande,* ou appétence pour les friandises; souffrances par les boissons, le pain et la bière; *après le repas, sommeil, plénitude, renvois,* nausées, lassitude, vertiges; *renvois fréquents,* le plus souvent *à vide, violents* et *douloureux;* pituites de l'estomac; pression et ballonnement dans la région stomacale; flatuosités fréquentes et fétides ; souffrances gastriques nocturnes; humeur hypochondriaque, mélancolie, découragement, crainte de l'avenir, inquiétude sur ses affaires, etc. (*Comp.* aussi : *Arn.* et *chin.*)

Sulfur, dans la plupart des dyspepsies chroniques, au début du traitement, ou bien surtout chez les personnes d'un système nerveux, trop irritable, après *n-vom.* ou *puls.,* et *en général* s'il y a : *Goût acide, putride* ou *douceâtre de la bouche,* surtout *le matin,* insipidité ou goût trop salé des aliments; répugnance pour les aliments, et surtout pour *la viande,* le pain, la graisse et le lait, avec *appétence pour les choses acides,* ou le vin; souffrances par la viande, la graisse, *le lait, les acides,* les choses *sucrées* et les farineux; *après le repas, dyspnée, nausées, douleurs d'estomac, régurgitation ou même vomissement des aliments,* lassitude, *frissonnement,* etc., *renvois fréquents; aigreurs, pyrosis et pituites de l'estomac;* disposition aux embarras muqueux des premières voies; flatulence et inertie dans le ventre; soif prononcée; humeur triste, hypochondriaque, ou morose et irascible. (Après *sulf.,* convient souvent *calc.,* ou *merc.*)

§ 7. Parmi les autres médicaments cités, on pourra consulter :

Carbo veget., s'il y a : Goût amer de la bouche, dégoût de la viande, du lait ou de la graisse, avec aigreurs ou autres souffrances par ces substances; renvois fréquents, le plus souvent aigres, amers ou à vide, pituites de l'estomac, *flatulence fréquente,* avec dyspnée, etc.

Natrum, si *bry. chin. n-vom.*, restent inefficaces contre la faiblesse des fonctions digestives, avec pression dans l'estomac, *maussaderie et mauvaise humeur après le repas* ou le moindre écart de régime; si le lait et les boissons incommodent; avec nausées continuelles.

Natrum mur., si les aliments gras, le laitage, les acides ou le pain incommodent, avec appétit irrégulier, tantôt nul, tantôt vorace; pituites d'estomac fréquentes, ou vomissements des aliments, etc.

Ruta, s'il y a : Insipidité des aliments, renvois putrides après avoir mangé de la viande; en mangeant, souvent nausées subites, avec vomissement des aliments; souffrances par le pain, etc.

Sepia, contre : Anorexie, avec répugnance pour la viande ou le lait, ou bien appétit excessif et voracité; souffrances par les aliments gras, le lait et les acides; *aigreurs,* surtout après le repas; *pituites de l'estomac,* surtout après avoir bu, etc.

Silicea, contre : Goût amer, surtout le matin; renvois fréquents, souvent avec le goût des aliments ingérés; *nausées continuelles,* surtout *le matin* ou après le repas; répugnance pour les aliments cuits et surtout pour la viande; vomissement après avoir bu; *douleurs d'estomac avec pituites, soif prononcée,* etc.

§ 8. Pour le reste des médicaments cités, voyez-en la *Pathogénésie,* ainsi que, *Sect.* 2 et 5, les **Symptômes de l'appétit** et les **Souffrances après le repas.** — *Comp.* aussi : **Indigestion, Gastrite, Gastrose, Vomissement, Aigreurs, Pyrosis, Flatulence, Constipation,** etc., dans leurs chapitres respectifs.

INDIGESTION (Suites d'une). — § 1. Les meilleurs médicaments contre les dérangements de la digestion par des aliments indigestes ou par surcharge de l'estomac, sont en général : *Ant. arn. ipec. n-vom. puls.,* ou bien : *Acon. ars. bry. carb-veg. chin. coff. hep. ign. natr. staph.*

§ 2. Si l'indigestion est la suite d'une simple **Surcharge de l'estomac,** ce sera par une tasse de *café noir* que souvent on parviendra à remédier aux premiers inconvénients. Pour les incommodités qui resteraient après, on pourra consulter : *Ant. ipec. n-vom. puls.,* ou bien encore : *Acon. arn. ars. bry.*

Pour les Indigestions chez les **Enfants,** que souvent on a la mauvaise habitude de *bourrer* d'aliments et de choses indigestes et nuisibles, on trouvera souvent d'une grande utilité : *Ipec. puls.,* ou bien : *Chin. n-vom.*

Les Indigestions produites par les **choses grasses,** le **Porc,** des **pâtisseries,** etc., demandent de préférence : *Puls.,* ou encore : *carb-veg.* ou *ipec.*

Celles qui sont causées par les **Glaces,** les **Fruits,** ou autres choses qui refroidissent l'estomac : *Puls.,* ou *ars.,* ou même *carb-veg.*

Par l'abus du **Vin :** *Carb-veg. n-vom.,* ou encore : *Ant. coff. ipec. puls.* — Par des vins **acides,** principalement : *Ant.,* ou *puls.* — De- vins **soufrés :** *Puls.*

Par le **Vinaigre,** la **Bière aigrie,** et autres **Acides :** *Acon. ars. carb-veg. hep.,* ou encore : *Lach. natr-m. sulf. sulf-ac.*

Par de la **Viande ou des poissons Gâtés :** *Chin.* ou *puls.,* si toutefois du *charbon pulvérisé* et mêlé avec de l'eau-de-vie ne suffisait pas, ou qu'après l'emploi de ce moyen, il restât encore des incommodités.

Par des choses **Salées :** *Carb-veg.,* ou bien : *Ars.* ou *nitr-sp.*

§ 3. En outre, contre les **Maux de tête** par suite d'une indigestion, on pourra consulter de préférence : *Acon. ant. arn. bry. carb-veg. ipec. puls.,* etc. — *Voy.* **Céphalalgie,** *Chap.* VI.

Contre l'**embarras Gastrique :** *Ant. ipec. n-vom. puls.,* ou encore : *Arn. ars. bry.,* etc., ou bien : *Alum. berb. magn-c.* — *Voy.* **Gastrose,** *Chap.* XV.

Contre la **Flatulence :** *Asa. carb-veg. chin. n-mosch. n-vom. puls.,* etc. — *Voy.* **Flatulence,** *Chap.* XVI.

Contre les **Coliques :** *N-vom. puls.,* ou bien : *Ars. caps. hep.,* etc. — *Voy. Chap.* XVI, **Coliques.**

Contre les **Diarrhées :** *Ipec. puls.* ou *coff. n-vom.,* etc. — *Voy. Chap.* XVII, **Diarrhée.**

Contre les **Éruptions miliaires ou urticaires :** *Ipec. puls.;* ou bien : *Bry.*

Contre la **Fièvre,** surtout *Bry. caps.,* ou *ant.* (Comp. *Chap.* IV, Fièvres **Gastriques.**)

§ 4. Pour les indications que fournit l'ensemble des **Symptômes,** *voy.* **Gastrose, Dyspepsie,** fièvre **Gastrique, Vomissements, Entéralgie, Diarrhée,** etc., dans leurs chapitres respectifs.

MALACIE. ou Appétit pour des choses extraordinaires. — *Voy. Sect.* 2, **Appétence** pour diverses choses.

POLYPHAGIE. — *Voy.* **Boulimie,** et comp. *Sect.* 2, **Faim.**

SECTION II. — SYMPTOMES DE L'APPÉTIT, DU GOUT, ETC.

Adipsie. Agn. *ars.* *bell.* calad. *CAMPH.* *chin.* ferr. fer-m. *HELL.* ipec. lyc. *mang.* n-jugl. *n-mos.* *n-vom.* plat. *PULS.* *SEP.* tab. thui. m-aus.

— **sécheresse** de la bouche (avec). Voy. *Chap.* XII.

Appétit (augmentation de l'). Alum. amm. ang. *arg.* brom. *bry.* *calc.* *CHIN.* *cin.* *eug.* fluor-ac gins. lach. lact. *lyc.* *MERC.* *natr-m.* n-jugl. n-vom. par. *petr.* *sep.* *sil.* *staph.* *SULF.* tart. *teuc.* (*Comp.* **Faim.**)

Appétit (manque d'). *Acon.* alum. als. °amb. *amm.* amm-m. *anac.* *ANT.* arg-n. *arn.* *ARS.* aur. aur-m. aur-s. baryt. bar-m. *bell.* berb. bor. *BRY.* *calc.* canth. *carb-veg.* *cham.* *CHIN.* chinin. *cic.* cinn. *cocc.* coloc. *con.* croc. croton. cupr. *CYCL.* dig. ferr-m. guai. *HEP.* *ign.* iod. *lach.* lact. laur. led. *lyc.* *MERC.* murex. *natr-m.* *nitr.* *nitr-ac.* n-mos. *N-VOM.* op. *petr.* phos. *plat.* plumb. *PULS.* ran-sc. *raph.* *rhus.* *sang.* seneg. *sep.* *sil.* spig. spong. *squill.* stront. *SULF.* tab. *tart.* thui. veratr. viol-tric. zinc.

— **boulimie** (avec). *Bry.* ferr. lach. natr-m. oleand. op. sil.

— **déjeuner** (au). *Amm.* cycl. ferr. *kal-bi.* lach. *meph.* phosph. selen. *seneg,* zinc.

— **eau** dans la bouche (avec). Kreos.

— **faim** (avec). Agar. alum. ars. baryt. *bry.* *calc.* *CHIN.* dulc. ferr. *hell. ign. lach.* magn-m. *natr-m.* n-vom. oleand. op. *rhus.* *sil.* sulf-ac.

— **matin** (le). *Amm.* cycl. ferr. *kal-bi.* lach. *meph.* phosph. selen. seneg. zinc.

— **soif** (avec). *Amm.* ars. *calc.* kreos. *nitr.* n-vom. phos. sep. sil. *spig.* tart. zinc.

— **soir** (le). Arn. canth. cupr. *cycl.* graph.

Appétit (perte subite de l'), en mangeant. Ang. arg. *bry.* caus. colch. iod. lyc. magn. plat. *rhab.* rut. tart. (*Comp.* **Dégoût, Satiété.**)

Appétit variable, tantôt fort, tantôt faible. *Alum.* *lach.* meph. *natr-m.*

Arrière-goût des aliments, prolongé. Fluor-ac. natr-m. *phos-ac.*

— **acides** (des choses). Natr-m.

— **bière** (de la). Sulf.

— **lait** (du). Ign.

— **pain** (du). *Phos-ac.*

Boulimie. *Voy.* **Faim** canine.

Dégoût en général. *Acon.* *ANT.* arg-n. arn. *ars.* asa. bell. *bry.* canth. cast. *caus.* *chin.* *cocc.* crot. cupr. *dros.* grat. guai. hell. hep. *IPEC.* kal-id. *lach.* laur. lyc. *merc.* *N-VOM.* oleand. *petr.* phos-ac. plumb. prun. *PULS.* rat. seneg. *sep.* *sil.* zinc. (*Comp.* **Nausées,** *Chap.* XV.)

— **aliments,** les boissons (pour les). *Voy.* **Répugnance.**

— **bière** (après avoir bu de la). N-vom.

Dégoût :
— **mangeant** (en). Ars. bell. bry. canth. caus. cham. colch. cycl. sass. tart.
— **mangé** (après avoir). *Ipec.* sass.
Dérangement d'estomac. Voy. *Sect.* 1, **Indigestion.**
Désirs en particulier :
— **acides** (de choses). *ACON. *ant. *ARN. *ars. borax. brom. *bry. cham. *chin._ con. coral. dig. ferr. gran. *hep. ign. *kal. kal-bi. phosph. *puls. *sabin. sec. sep. *squill. stram. *SULF. tart. ther. *veratr.
— **amers** (d'aliments). *DIG. *natr-m.
— **amères** (de boissons). Natr-m.
— **bière** (de). *Acon. caus. chin. cocc. kal-bi. merc. natr. *n-vom. op. petr. phos-ac. puls. sabad. spig. stront. *sulf. mgs.
— **café** (de). *Ang. ars. aur. *bry. caps. carb-veg. cham. colch. con. mosch. selen.
— **charbons** (de). *Cic. con.
— **chauds** (d'aliments). Cycl. ferr. lyc.
— **chaux, craie** (de). Calc. hep. ign. *nitr-ac. *n-vom.
— **choses** dont on ne veut plus après les avoir obtenues (de). *Ign.
— **choucroûte** (de). Carb-an. cham.
— **concombres** (de). Ant. veratr.
— **douceurs,** sucreries (de). *Amm. arg-n. baryt. carb-vg. *CHIN. *ipec. *KAL. *LYC. magn-m. natr. rhab. *rhus. sabad. sulf.
— **eau-de-vie** (d'). *Ars. chin. *HEP. *LACH. *merc. *n-vom. op. *puls. selen. sep. *SULF. ther. (*Comp.* **Spiritueux.**)
— **eau froide** d'). Arn. *ARS. *calc. chin. cop. gran. led. magn. oleand. plumb. puls. rhus. rut. sabad. sass. *squill. tart. zinc.
— **farinages** (de). *Sabad.
— **friandises** (de). Calc. *CHIN. ipec. magn-m. natr. petr. *rhus.
— **fritures** (de). Plumb.
— **froids** (d'aliments). Cupr. sil. thui. *veratr.
— **froides** (de boissons). Ang. *ARS. aur. bov. bry. *calc. caus. *cham. chin. cocc. *dulc. euphorb. led. *merc. oleand. phos-ac. plumb. puls. rhus. rut. sabad. °squill. sulf. tart. thui. *veratr.
— **fromage** fort (de). Arg-n.
— **fruits** (de). Alum. ign. magn-c. puls. sulf-ac. tart. veratr.
— **fumées** (de viandes). *Caus.*
— **gras** (d'aliments). N-vom. nitr-ac.
— **hareng** (de). Nitr-ac. veratr.
— **huîtres** (d'). Lach.
— **indéterminées** (de choses). *BRY. *chin. *IPEC. magn-m. puls. sang. ther.
— **immangeables** (de choses). *BRY. *cic. con.

Désirs :
— **lait** (de). *Ars. bovis.* bry. **lach.* **merc.* **n-vom.* phos-ac. raph. *rhus.* *SABAD. **sil.* **staph.*
— **légumes** (de). Alum. magn.
— **limonade** (de). Sabin.
— **liquides** (d'aliments). Bry. ferr. merc. staph. sulf.
— **miel** (de). Sabad. (*Comp.* **Douceurs.**)
— **pain** (de). Ars. bell. natr. natr-m. plumb. puls. stront.
— **pâtisseries** (de). Plumb.
— **piquantes** (de choses). Arg-n. **chin.* fluor-ac. **hep.* **puls.* sang.
— **rafraîchissantes** (de choses réconfortantes ou). Caus. **chin.* cocc. **hep.* **merc.* phosph. phos-ac. puls. rhab. sabin. valer.
— **salées** (de choses). Calc. carb-veg. caus. con. **meph.* veratr.
— **spiritueux** (de) de vin, d'eau-de-vie, etc. Acon. *ARS. aur. bry. **calc.* **chin.* cin. *HEP. *lach.* merc. n-vom. op. **puls.* selen. sep. **staph.* *sulf. sulf-ac.* ther.
— **succulents** (d'aliments). Phos-ac.
— **sucre** (de). **Amm.* arg-n. **ipec.* *KAL. *LYC. (*Comp.* de **Douceurs.**)
— **tabac** à fumer (de). Calad. daph. eug. staph. ther.
— **tendres** (d'aliments). Alum
— **terre,** craie, chaux (de). Calc. hep. ign. **nitr-ac.* **n-vom.*
— **viande** (de). Hell. magn. sulf.
— **vin** (de). *Acon.* **bry.* **calc.* chin. chlor. *cic.* **hep.* **lach.* **merc.* **n-vom.* **puls.* sep. **staph.* **sulf.* ther. (*Comp.* **Spiritueux.**)
— **vinaigre** (de). Arn. (*Comp.* **Acides.**)

Digestion (faiblesse de la). °*Amm.* anac. arg. **arn.* °*ars.* baryt. *BRY. **calc.* °*carb-an.* **carb-veg.* *CHIN. con. °*graph.* *HEP. ign. iod. kal-bi. *LACH. *lyc.* **merc.* **natr-m.* **n-mos.* *N-VOM. *op.* par. *petr. phosph.* *PULS. **rhus.* °*ruta.* °*sep* °*sil.* spong. °*squill.* °*stann.* *SULF. *valer.* (Comp. *Sect.* 1, **Dyspepsie.**)

Faim augmentée. Amm. ang. arg. aur. **bell.* bovis. **bry.* **calc.* °*carb-veg.* caus. *cham.* *CHIN. *chinin.* **cin.* coff. dig. °*dulc.* **graph.* grat. *hell.* **ign.* iod. *LACH. laur. *LYC. magn-m. merc. mez. mur-ac. natr. *nitr-ac.* n-mosch. *N-VOM. op. **petr.* phosph. plumb. *PULS. rhab. rhus. *sabad.* sec. selen. seneg. **sep.* **sil.* spong. stann. staph. stront. ˙SULF. sulf-ac. tabac. teucr. valer. veratr. verb. zinc. mgs. (*Comp.* **Appétit** augmenté.)
— **canine, Boulimie.** Agar. amm. berb. *bry.* **calc.* *CHIN. chinin. *CIN. *cocc.* con. **graph.* **hep.* *HYOS. *IOD. °*kal.* kal-ch. *lach.* **lyc.* magn-m. men. **merc.* °*natr-m.* **n-vom.* oleand. op. **petr.* **phosph. puls. rhus.* *SABAD. °*sep.* **sil.* *SPIG. squill. **staph.* *SULF. sulf-ac. tart. valer. **veratr.*
— **continuelle.** Bov. merc. tabac.

Faim augmentée :

— **fausse**. sensation de faim sans faim réelle. Ant. asar. aur. plat. seneg slann.

— **immodérée**. *Carb-v.* coff. gran. *graph.* guai. lyc. *SULF.

— **insatiable**. Ang. ant. arg. *bell. merc.* *n-vom.* sec. spong. stann. tab. zinc. (*Comp.* **Vorace.**)

— **nulle**. absence de faim. *Alum.* amm. ars. caps. cham. cic. lach. *phosph.* (*Comp.* Absence d'**Appétit.**)

— **rongeante**, pénible. Arg. bell. *iod. lach.* seneg.

— **vorace**, voracité. *CHIN. *CIN.* fluor-ac. *merc. mur-ac.* petr. *sep.* squill. staph. *VERATR.* zinc.

Faim se manifestant :

— **bière** (après avoir bu de la). N-vom.

— **fièvre,** les frissons, la chaleur (pendant la). Voy. *Chap.* IV.

— **mangé** (après avoir). Bov. *calc.* chinin. c'n. lach. merc. phosph. plumb. stront.

— **matin** (le). Agar. ant. asar. *calc.* carb-an. chin. mur-ac. rhab. rhus. *sabad.* zinc.

— **nuit** (la). Bry. *chin.* chinin. phosph. selen. sulf.

— **soir** (le). Agar. borax. bovis. carb-an. cham. *ign.* mez. plumb. sabad. sep. sil. teuc. *mgs-arc. mgs-aus.*

Faim, etc., avec :

— **abattement**. Chinin.

— **anorexie**. Bry. fer. lach. natr-m. oleand. op. sil.

— **bâillement**. Lach.

— **ballonnement**. Gran.

— **borborygmes**. Sulf-ac.

— **chaleur** fugace. Bry.

— **couché** (besoin d'être). Sulf.

— **estomac** (douleur d'). Lach. puls. (*Comp.* **Faim** rongeante.)

— **fadeur** (avec). Chinin.

— **faiblesse,** lassitude, défaillance. Lach. merc. sulf.

— **goût** désagréable de la bouche. Chin.

— **humeur** méprisante. Plat.

— **nausées**. Chinin. hell. magn-m. natr. oleand. phosph. spig. tab. valer.

— **pituites** de l'estomac. Staph.

— **plénitude** de l'estomac. Asar. staph.

— **répugnance** pour les aliments. Ang. dulc. grat. hell. n-vom. op. rhab. sabad.

— **satiété** prompte. Fluor-ac. natr-m.

— **soif**. Bry. hyos. spig. veratr.

— **tête** (mal à la). Sulf.

— **urine** (flux d'). Veratr.

Faim, etc., **avec :**

— **vie** (dégoût de la). Nitr-ac.

— **vomir** (nausées et envie de). Chin. hell. lach. magn-m. natr. oleand. phosph. spig. tab.

— **vomissement** et diarrhée. Veratr.

Friandise. *Voy.* **Gourmandise.**

Gourmandise. *Calc.* *CHIN.* *ipec.* magn-m. *NATR.* petr. rhus.

Goût dans la bouche et le gosier :

— **acide.** *Alum.* *amm-m.* *arn.* ars. baryt. *BELL.* *calc. carb-an.* caps. *cham.* *chin.* cocc. con. croc. cupr. *graph.* ign. *kal.* kal-bi. *lach.* *lyc.* *magn-c.* magn-m. mang. *merc.* natr. *natr-m.* nitr. nitr-ac. *N-VOM.* op. *petr.* *PHOSPH.* *phos-ac.* *puls.* rhab. rhus. sass. *sep.* *sil.* stann. *SULF.* tab. tarax. mgs-arc.

— **âcre.** Aur. berb. brom. fluor-ac. rhus.

— **aigre-salé.** Cupr. fluor-ac.

— **amandes amères** (d'). Coff. dig.

— **amer, bilieux.** *ACON.* AMM. *amm-m.* anac. ang. ant. *ARN.* *ARS.* asa. *baryt.* *bell.* borax. *bry.* *calc.* *carb-an.* *carb-v.* caus. *CHAM.* chel. *CHIN.* chinin. coff. *coloc.* con. croc. *dig.* *dros.* *dulc.* euphorb. ferr. graph. *grat.* hell. hep. hyos. iod. *ipec.* kal. kal-chl. kal-id. kreos. lach. *lact.* led. *LYC.* magn. magn-m. *MERC.* mez. mur-ac. *natr.* *natr-m.* *nitr-ac.* n-jugl. *N-VOM.* op. par. petr. phosph. plumb. prun. *PULS.* ran. *raph.* stann. *staph.* *sabad.* sabin. *sass.* sep. *sil.* *spong.* *squill.* rhab. *rhus.* stram. *SULF.* tabac. *tar.* *tart.* *veratr.*

— — avalant les aliments (en). Kreos. *puls.*

— — bu (après avoir). Ars. puls.

— — déglutition des aliments (après la). *Puls.*

— — mâchant les aliments (en). *Hep.* *puls.*

— — matin (le). Amm. amm-m. arn. *baryt.* *bry.* carb-an. ipec. *lyc.* magn-m. *merc.* puls. *sil.* sulf.

— — après le repas. Amm. ang. ars. aspar. berb. bry. hell. *hep.* *lyc.* nitr-ac. *puls.* ran. teuc. val.

— — soir (le). Amm. arn. puls.

— **amer acide.** *Petr.* ran. rhus. sulf.

— **amer douceâtre.** Kal-id. magn-c. men.

— **âpre.** Alum. lach. mur-ac.

— **aqueux.** *Caps.* chin. *staph.*

— **arrière-goût,** des aliments. *Voy.* séparément **Arrière-goût.**

— **astringent.** Alum. arg-n. ars. lach. mur-ac.

— **bilieux.** *Voy.* **Amer.**

— **coryza** (de mucosités de). Puls. sabin. sulf.

— **craie** (de). Ign. *n-mosch.*

Goût dans la bouche :

-- **cuivreux.** Agn. cocc. *CUPR. *kal-bi.* natr-m. rhus.

— **dégoûtant.** *Sabad.*

— **dérangé** (comme si l'estomac était). Baryt. kal.

— **désagréable,** répugnant. *Voy.* **Mauvais.**

— **douceâtre.** *Acon.* alum. *amm.* aur. *BELL. *bry.* *CHIN. croc. cupr. *dig.* ferr. *ipec. kal.* kal-bi. laur. *lyc.* *MERC. *nitr-ac. n-vom.* *phosph. plat.* *PLUMB. *puls.* ran. *rhus.* *SABAD. *sass.* spong. *squill. *stann. *sulf. sulf-ac.* thui.

— **empyreumatique.** Chinin. *cycl.* kal-ch. *puls. ran. squill. sulf.*

— **fade.** *ACON. agar. ambr. *ant. arn. ars.* asa. *BELL. *bry.* caps. chel. *CHIN. chinin. *dulc.* euphorb. euphr. guai. *IGN. *ipec. kal. lyc. magn-m.* mang. *natr.* *natr-m.* oleand. par. *petr. phosph. phos-ac. *puls.* ran. raph. *rhab. *rhus. rut.* sabin. *stann. *staph. sulf.* tab. *thui.* verb.

— **fétide.** Agar. anac. spig. *valer.*

— **fromage** (de). °*Phosph.*

— **graisseux.** Alum. asa. *caus.* lyc. mang. mur-ac. *puls. rhus.* sabin. sang. sil. valer.

— **herbacé.** Calad. *N-VOM. phos-ac. *puls.* sass. stann. *veratr.*

— **huileux.** Mang. sil. (*Comp.* **graisseux.**)

— **insipide.** *Voy.* **Fade.**

— **laiteux.** *Aur.*

— **mauvais, désagréable.** Agar. *ars. asa.* *bry. *calc. caus.* chin. ign. iod. *kal. *merc. natr-m.* *n-vom. petr. *puls.* raph. *sep. stann. sulf-ac. valer. zinc.*

— **menthe** (de). *Veratr.*

— **métallique.** *Agn.* alum. *amm. *calc. *cocc.* coloc. *CUPR. kal-bi. *lach.* meph. merc. *natr. *natr-m.* *N-VOM. ran. *rhus.* sass. seneg. sulf. zinc. mgs-aus.

— **moisi** (de). *Led.*

-- **muqueux, pâteux.** Arn. bell. *bry. *calc.* carb-an. *cham. chin. *DIG. *lyc. magn-c. magn-m.* *MERC. n-jugl. *N-VOM. par. *petr. *phos. plat. prun. *PULS. *rhab. *rhus.* sabin. sang. sass. seneg. sil. tabac.

— **noisettes** (de). Coff.

— **pâteux.** *Voy.* **Muqueux.**

— **piquant.** Veratr.

— **poisseux.** Canth.

— **poivre** (de). Raph.

— **purulent.** Merc. natr. *puls.*

— **putride.** *Acon. *ARN. bar-m. *bell. bov. *bry. carb-veg. caus. cham. con. cupr. cycl. fluor-ac. *MERC. mur-ac. *natr-m. *N-VOM.

petr. phosph. phos-ac. *PULS. *rhus. *ruta. sep.* sil. spig. *SULF.* sulf-ac. *veratr.*

Goût dans la bouche :
— **raifort** (de). Raph.
— **rance.** Alum. *ambr.* asa. bry. cham. euphorb. ipec. kal-id. mur-ac. petr.
— **rance,** après avoir mangé et bu. Kal-h.
— **salé.** *Ars. *carb-veg. chin.* cupr. iod. kal. kal-bi. *lach. lyc.* *MERC.* merc-c. n-mos. n-vom. *phosph. *puls.* rhus. *sep. sulf.* tart. *ther.* veratr. *zinc.*
— **sang** (de). *Alum.* amm. bism. bovis. *ferr. *ipec. kal. natr.* sabin. *sil. *zinc.*
— **savonneux.** Dulc. iod.
— **soufré.** N-vom. plumb.
— **suif** (de). *Valer.*
— **terreux.** *Cann.* *CHIN.* chinin. ferr. *hep. ign. n-mos.* phosph. puls. stann. stront.
— **urine** (d'). Seneg.

Goût des aliments :
— **acide.** Amm. ars. *bell.* *CALC.* *chin.* lyc. *N-VOM.* *puls.* tabac. *TARAX.*
— — beurre (du). *Puls.* tar.
— — bière (de la). Merc. puls.
— — boissons (des). Chin.
— — café (du). Chin.
— — lait (du). Amm. *n-vom.* puls.
— — pain de seigle (du). *BELL.* cham. chin. cocc. *n-vom.* puls. staph.
— — pain de froment (du). N-vom.
— — viande (de la). Caps. puls. tar.
— **acidulé,** comme le vin (de l'eau). Tabac.
— **amer** des aliments, en général. *Acon.* ars. bor. *BRY.* camph. *CHAM.* *CHIN.* *COLOC.* dros. fer. *hep. *ipec.* ign. *N-VOM.* *puls.* rhab. *rhus. *sabin.* stann. staph. stram. sulf.
— — beurre (du). Puls.
— — boissons (des). *Acon. chin.* puls.
— — bière (de la). Ars. chin. ign. mez. puls. stann.
— — café au lait (du). Sabin.
— — lait (du). Puls.
— — pain (du). Ars. *asar.* chinin. cin. dig. dros. merc. *n-vom.* phos-ac. *puls.* sass. sulf-ac. thui.
— — tabac (du). Asar. camph. *cocc.* mgs-arc.
— — viande (de la). Camph. puls.
— — vin (du). Puls.

Goût des aliments :
— **âpre,** du pain. Rhus.
— **aqueux,** des aliments. Cupr.
— **argileux,** des aliments. *Chin.
— **désagréable,** répugnant, de la viande, des aliments. Chinin. *squill.*
— — de l'eau. Kal-bi.
— — tabac (du). Ipec. selen.
— **douceâtre** des aliments. Mur-ac. *puls.* squill.
— — beurre (du). Puls. sang.
— **acide,** de la bière. Mur-ac. *puls.* sang.
— — lait (du). Puls. sang.
— — pain (du). Merc. *puls.* sang.
— — tabac (du). Kal-bi. sang. selen.
— — viande (de la). Puls. sang. squill.
— **fade,** des aliments. Anac. ars. *calc.* *CHIN. cupr. cycl. *n-vom.* oleand. ruta. *stram.* thui.
— — de la bière. Ipec.
— **fumée** (de), du pain. N-vom.
— **herbacé,** de la bière. N-vom.
— **insipide,** des aliments. *Calc. *chin.* oleand. rut. *stram.* (Comp. **Insipidité.**)
— **métallique** des aliments. *Amm.*
— — du tabac. Kal-bi.
— **moisi** des aliments. Mgs.
— **muqueux** de la bière. Asa. sang.
— **piquant** du tabac. *Staph.*
— **putride** des aliments. Bar-m. fluor-ac. ign. mosch. *puls.*
— — bière (de la). Fluor-ac. ign.
— — viande (de la). Fluor-ac. puls.
— — eau (de l'). Fluor-ac. natr-m.
— **salé** (trop) des aliments. Ars. bell. *CARB-V. chin. puls. sep. *sulf.* tarax.
— **salé** (non) des aliments. Thui.
— **sec** des aliments. Fer. rut.
— — pain (du). Phos-ac. rhus.
Goût émoussé. Calc. caus. cic. *rhod.* sec. seneg. spong.
Goût (perte du). *Alum. amm-m. anac. *bell.* bor. bry. calc. canth. cep. hep. hyos. kal. kreos. *lyc.* magn-c. *magn-m.* natr-m. n-vom. op. *phos.* *PULS. rhab. rhod. sec. sep. *sil.* stram. veratr.*
Goût prononcé des aliments. *Camph.*
— — bouillon (du). Caps.
Indifférence pour les aliments. *Voy.* absence d'**Appétit.**
— **tabac** à fumer (pour le). Mgs-aus.

Insipidité des aliments. Alum. *ARS.* bell. *bry.* *calc.* *CHIN.* colch. cycl. dros. ferr-m. *ign.* kal-h. merc. *n-vom.* *PULS.* rhod. *ruta.* sass. seneg. squill. staph. *stram.* *sulf.* tart. viol-tric. mgs-arc. mgs–aus.

— **beurre** (du). Puls.

— **bière** (de la). Puls. mgs.

— **café** (du). N-vom.

— **lait** (du). N-vom.

— **solides** (des aliments). Ferr-m.

— **tabac** (du). N-vom. mgs.

— **viande** (de la). Alum. n-vom. puls.

Précipitation (on mange avec). Calad. plat. (*Comp.* **Faim** vorace.)

Répugnance pour les aliments en général. *Acon.* ang. arg. *ARN.* ars. aur. *bell.* *BRY.* canth. *CHIN.* chinin. cinn. *cocc.* cupr. dulc. grat. guai. hell. *ign.* *IPEC.* kal-bi. kal–id. *lach.* laur. magn. mang. *merc.* *mur-ac.* *NATR-M.* *N-VOM.* oleand. op. plat. prun. *PULS.* raph. *rhus.* sabad. *sep.* sil. °squill. stront. *sulf.* tart.

— **acides** (pour les). *Bell.* *cocc.* *ferr* ign. sabad. *sulf.*

— **beurre** (le). Ars. carb-v. chin. cycl. men. *merc.* puls. sang.

— **bière** (la). Asa. *bell.* cham. *chin.* cocc. crot. n-vom. puls. sang. stann. sulf.

— **boissons** (les). Agn. arn. *BELL.* *CANTH.* *chin.* chinin. *cocc.* cupr. *HYOS.* *ign.* *lach.* *merc.* nair-m. *n-vom.* samb. *STRAM.*

— **bouillon** (le). Arn. cham. rhus.

— **café** (le). *Bell.* bry. cham. chin. fluor-ac. lyc. merc. natr. natr-m. natr-n. nitr. *n-vom.* *rhab.* rhus. sabad. spig.

— **chauds,** cuits (les aliments). *Bell.* *calc.* cupr. graph. *ign.* lach. lyc. magn-c. *merc.* petr. *puls.* *sil.* veratr. zinc.

— **choucroûte** (la). Hell.

— **douceurs,** sucreries (les). Ars. *caus.* *graph.* merc. nitr-ac. phosph. *sulf.* zinc.

— **eau froide** (l'). *BELL.* brom. calad. *CHIN.* *n-vom.* *STRAM.* tab.

— **eau-de-vie** (l'). *Ign.*

— **froids** (les aliments). *Cycl.*

— **fruits** (les). Baryt.

— **gras** (les aliments). *Bry.* carb-an. *carb-veg.* hell. *hep.* *ipec.* *natr-m.* petr. *PULS.* *rhab.* *sulf.*

— **lait** (le). Amm. arn. bry. calc. *carb-veg.* *cin.* guai. *IGN.* natr. n-vom. puls. *sep.* sil. *sulf.* tart.

— — de la mère. *Cin.* *merc.* *sil.* stann.

— **légumes verts** (les). Hell. magn-c.

— **pain** (le). Agar. *CHIN.* con. *KAL.* lact. *lach.* *lyc.* magn-c.

men. *natr-m. *nitr-ac. *n-vom. *phos-ac. *PULS. *rhus. *SULF.

Répugnance pour :

— **pain de seigle** (le). *Chin. *lyc. *natr-m. *n-vom. phos-ac. sulf.

— **poissons** (les). Graph. zinc.

— **porc** (le). Ang. *colch. dros.

— **salées** (les choses). Graph. selen.

— **sein** de la mère (le). *Cin. *merc. *sil. stann.

— **sucrées** (les choses). Ars. *caus. *graph. merc. nitr-ac. phosph. *sulf. zinc.

— **tabac** à fumer (le). *Arn. brom. *calc. camph. canth. carb-an. cocc. *IGN. kal-bi. lach. lyc. meph. natr-m. *n-jugl. n-vom. *PULS. spig. tar. tart.

— **tabac** à priser (le). Raph. spig.

— **tartines** de beurre (les). Cycl. sang.

— **viande** (la). Alum. arn. ars. aur. bell. *calc. *carb-v. fer. fer-m. graph. hell. *ign. lact. *lyc. magn. *merc. mez. mur-ac. *nitr-ac. petr. plat. *PULS. *rhus. *sabad. *sep. *sil. *SULF. zinc.

— — porc (de). Ang. *colch. dros.

— — veau (de). Zinc.

— **vin** (le). Fluor-ac. ign. *lach. mgs-aus. merc. rhus. sabad.

Sapidité plus grande des aliments. Camph.

— **bouillon** (du). Caps.

— **tabac** (du). Colf. eug.

Satiété prompte en mangeant. Amm. ars. baryt. bry. cic. colch. con. croc. *cycl. fluor-ac. *ign. led. *magn-c. merc. natr-m. n-mos. *n-vom. prun. *rhod. spong. *thui. mgs. (Comp. perte d'**Appétit, Dégoût** en mangeant, etc.)

Satiété (sensation de). Arn. *CHIN. cin. clem. magn. *rhus. rut.

Soif. *ACON. *AMM. *anac. ang. *ant. arn. *ars. aur. *baryt. bar-m. *BELL. bry. *calc. camph. canth. *carb-veg. cast. caus. *CHAM. *chin. chinin. cic. cin. cocc. colch. *dig. dros. *dulc. eug. graph. grat. *hep. hyos. *ign. iod. *kal-bi. lact. laur. led. magn. magn-m. *MERC. merc-c. *natr. *NATR-M. *nitr. *nitr-ac. *N-VOM. *oleand. op. petr. *PHOSPH. *phos-ac. plumb. puls. *raph. rhod. sabad. samb. sass. *sec. seneg. *sep. senn. *SIL. spig. *SPONG. *squill. stann. stram. stront. *SULF. tart. *veratr. verb. zinc.

— **appétit** (avec absence d'). *Amm. ars. *calc. *nitr. n-vom. phos. sil. spig. tart. zinc.

— **ardente,** violente, inextinguible. *ACON. anac. *ARS. aur. *BELL. bry. *calc. camph. *carb-v. cast. *cham. *chin. *dulc. ferr. lach. laur. lyc. *MERC. merc-c. nitr. *nitr-ac. n-jugl. *n-vom. op. *phos-ac. plumb. puls. *raph. *sec. *sil. spig. *spong. *squill. stram. *veratr. verb.

Soif :
— **bière** (augmentée par la). Bry.
— **boire** souvent, mais peu à la fois (avec envie de). *Ars*. chin.
— — rarement, mais beaucoup à la fois. *Bry*.
— **fièvre** (pendant les frissons, la chaleur ou la). Voy. *Chap*. IV.
— **horreur des boissons** (avec). Arn. *BELL. *CANTH. *HYOS.
lach. *merc*. *n-vom*. samb. *STRAM.
— **inextinguible.** *Voy*. **Soif ardente.**
— **matin** (le). Bell. borax. *bry*. calc. carb-an. chin. *dros*. graph.
grat. hep. magn-m. natr. nitr-ac. plumb. puls. rhus. sabad. sass.
sep. thui.
— **nuit** (la). Amm-m. *ant*. ars. *BELL. borax. *BRY. *calc*. carb-
veg. cham. cinn. coff. dros. ign. kal. lyc. *magn-c*. magn-m.
mang. *nitr-ac*. phosph. plat. *rhus*. selen. sil. *SULF. sulf-ac. tart.
thui.
— **sécheresse** de la bouche, ou de la langue (avec). Voy. *Chapitre* XII.
— **soir** (le). Amm-m. ant. bell. *bovis*. cham. croc. grat. hep. kal.
magn-c. *magn-m*. merc. natr. *natr-m*. puls. sabad. sep. spig.
spong. *thui*. zinc.
Voracité. *Voy*. **Faim** vorace.

SECTION III. — SOUFFRANCES PAR LES ALIMENTS.

Acides (par les aliments). *ACON. ant. *ARS. *bell*. *calc*. *carb-veg*.
caus. *dros*. *ferr*. *HEP. *LACH. *NATR-M. *N-VOM. phosph.
*PHOS-AC. *rhus*. *SEP. *STAPH. *SULF. sulf-ac.
— **arrière-goût.** Natr-m.
— **céphalalgie.** *Bell*.
— **chaleur** febrile. *Lach*.
— **coliques.** Dros. *staph*.
— **diarrhée.** *Ant*. brom. *bry*. lach. *n-vom*. *STAPH.
— **flatuosités.** Carb-veg. *phos-ac*.
— **froid** du corps. *Veratr*.
— **miliaire** (éruption). *Bell. *rhus*.
— **opiniâtres,** chroniques (souffrances). *CALC. *caus*. ferr. *sep*.
— **pituites** de l'estomac. Phosph.
— **poitrine** fatiguée. *Bell*.
— **pyrosis.** N-vom.
— **renvois.** Phos-ac. staph.
— **scarlatineuses** (éruptions). *Bell. rhus*.
— **vomissement.** *Ferr*.

Beurre (souffrances par le). Ars. carb-veg. chin. hep. nitr-ac. puls. sep.

Bière (par la). Acon. alum. *ars. asa.* *bell. coloc. euphorb. **ferr.* *ign. mez.* °*mur-ac.* *N-VOM. **puls.* **rhus.* **sep.* stann. *SULF. veratr.

— **arrière-goût** prolongé. Sulf.

— **bouillonnement** de sang. Sulf.

— **boulimie.** N-vom.

— **chaleur** à la tête et Céphalalgie. **Bell.* ferr. *RHUS.

— **dégoût.** *Mur-ac.*

— **estomac** (gène de l'). Acon.

— **nausées.** **Ars.*

— **vomissements.** **Ferr.* mez.

Bu (après avoir). Acon. ambr. *arn.* *ARS. asa. **bell.* bruc. **canth.* *caps.* *CARB-VEG. caus. *CHIN. *cin.* **cocc.* *coloc.* *FERR. graph. hell. **ign.* kal. lach. mez. **magn.* *NATR. **natr-m.* nitr-ac. *N-VOM. **puls.* rhod. **rhus.* *SIL. staph. *SULF. *SULF-AC. tart. teucr. *thui. veratr.*

— **asthmatiques** (souffrances). Anac. **n-vom.*

— **ballonnement.** **Chin.*

— **céphalalgie.** Acon. **bry.*

— **convulsions.** **Bell.* **hyos.* **stram.*

— **diarrhée.** Ars. **caps.* cin. iod. n-vom. rhod.

— **dyspnée.** Anac. **n-vom.*

— **estomac** (maux d'). Acon. *bell. *ferr.* kal. nitr-ac. *n-vom.* rhod. sil. sulf-ac.

— **estomac** (refroidissement de l'). **Sulf-ac.*

— **flatuosité.** *Chin.* cocc. *ferr.* **n-vom.* veratr.

— **frissons** et horripilation. **Ars.* caps. **chin.* **n-vom.* tart. veratr.

— **gorge** (sensation d'érosion dans la). Nitr-ac.

— **goût fade.** *Coloc.*

— — putride. Chin.

— **hoquet.** **Ign.* lach. *puls.*

— **hypochondres** (douleurs dans les). *NATR.

— **nausées** et envie de vomir. Bry. kal-bi. natr-m. **n-vom.* **puls.* rhus. teucr.

— **obnubilation.** Bell. **cocc.*

— **odontalgie.** Voy. *Chap.* XI.

— **ostéocopes** (douleurs). Hell.

— **pituites** de l'estomac. Nitr-ac. **sep.*

— **poitrine** (douleurs de). Chin. *thui.* **veratr.*

— **renvois.** Ars. mez. rhus. sulf. tarax.

— **respiration** gênée. Anac. **n-vom.*

Après avoir bu :

— **toux.** Voy. *Chap.* XXI.

— **ventre** (maux de). Amb. *ARS. bry. *chin. cocc. croc. *ferr.* *natr-m. nitr-ac. *N-VOM. puls. *rhus. staph. *SULF. teuc. veratr.*

— **vomissements.** *Acon. *arn. *ARS. *bry. *cham. *CHIN. *cin. *FERR. mez. *n-vom. *puls. *SIL. *VERATR.

Café (par le). Calc-ph. *canth. caps. carb-veg. caus. *CHAM. chin. *cocc. hep. *IGN. ipec. lyc. *MERC. *N-VOM. puls. rhus. sulf.

— **angoisse.** *CHAM. *ign. *n-vom.

— **céphalalgie.** Calc-ph. *cham. *N-VOM.

— **coliques.** *Bell. *cham. *ign. coloc. *n-vom.

— **estomac** (douleurs d'). *CHAM. *cocc. *N-VOM.

— — améliorées. Cham. coloc.

— **hernie** (douleur comme d'une). *CHAM. *N-vom.

— **insomnie.** *Acon. *n-vom.

— **mauvaise** humeur. Calc-ph.

— **odontalgie.** Voy. *Chap.* XII.

— **pyrosis.** Calc-ph.

— **suffocation** (accès de). *Cham. *n-vom.

— **toux.** Caps.

— **vertiges.** *CHAM. cocc. *n-vom.

— **vomir** (envie de), nausées. Calc-ph. caps. cham. *n-vom.

Chocolat ou le **cacao** (par le). Bry. caus. lyc. puls.

Crus (après des aliments). Ruta.

— **estomac** douloureux. Rut.

Douceurs, Sucreries (par les). Acon. cham. ign. merc. selen. *sulf. zinc.

— **estomac** (douleurs d'). Sulf.

— **pyrosis.** Zinc.

— **renvois.** Phos-ac. staph.

— **ventre** (maux de). Ign. sulf.

— **vomissement.** *Ferr.*

Eau-de-vie (par l'). *ARS. *calc. cocc. hep. *ign. *LACH. led. *N-VOM. *OP. stram. *sulf. veratr.

Eau pure sans vin (par l'). Ars. *caps. *cham. *CHIN. *ferr. *MERC. *natr. *n-vom. *PULS. *rhus. SULF-AC. *veratr.

Farineux (souffrances par les). Ars. *bry. carb-veg. kal. *PULS. *sulf. veratr.

Flatulents (par des aliments). *Bry. *carb-veg. *CHIN. cupr. lyc. petr. puls. sep. veratr.

Fruits (par les). *ARS. *bry. chin. magn-m. merc. natr. *PULS. selen. sep. *veratr.

Fruits (par les) :
— **diarrhée.** *ARS. *chin*. lach. *PULS. rhod.
— **estomac** (maux d'). Borax.
— **odontalgie.** Natr.
Fumer. *Voy.* **Tabac** à fumer.
Glaces (par des). *ARS. *bell. *bry. *CARB-VEG. *n-vom. *PULS.
Grasses (par les choses). *Ars.* carb-an. *CARB-VEG. *chin.* colch.
  cycl. dros. ferr. hell. *IPEC. magn-m. *NATR-M. nitr-ac. *PULS.
  sep. *SULF. *tarax.* *thui.*
— **aigreurs.** *Carb-veg.*
— **céphalalgie.** *Puls.*
— **nausées.** Acon. *carb-an.* cycl. *dros.* nitr-ac. *PULS. sep. tart.
— **pyrosis.** Natr. n-vom.
— **renvois.** *Carb-v.* ferr. natr-m. sep. thui.
Huitres (par les). *Puls.* *lyc.*
Indigestion facile. *Voy. Sect.* 1. **Indigestion.**
Lait (par le), souffrances. Ambr. *ars. *BRY. *CALC. carb-veg. chel.
  chin. con. croton. cupr. ign. kal. *lach.* *lyc.* magn-c. *natr.*
  natr-m. nitr. *nitr-ac.* *N-VOM. phosph. puls. rhus. *sep.* *SULF.
  sulf-ac.
— **abattement.** Sulf-ac.
— **aigreurs.** Ambr. *calc.* *carb-veg.* chin. lyc. *n-vom.* *sulf.* tart.
  zinc.
— **arrière-goût** prolongé. Ign.
— **ballonnement** de l'estomac, ou du ventre. *Carb-v.* con.
— **dégoût.** Croton.
— **diarrhée.** *Bry. *LYC. natr. sep. *SULF.
— **estomac** dérangé. Chin.
— **flatuosités.** *Carb-veg.* con. *sulf-ac.*
— **goût acide.** Amb. carb-veg. lyc. *n-vom.* sulf.
— **nausées** avec envie de vomir. *Calc.
— **pituites.** Cupr. phosph.
— **régurgitation** aigre. *Calc.* carb-veg. chin. lyc. *sulf.* tart.
  zinc.
— **renvois.** *Calc.* carb-veg. chin. lyc. natr-m. *sulf.* tart. zinc.
— **ventre** (maux de). Ang. bry.
— **vomissements.** Arn. samb. spong. sulf.
Lait de la mère (par le), vomissements. °Cin. *SIL.
Limonade (par la), céphalalgie. Selen.
Odeur de la viande (par l'), nausées. *Colch.*
Œufs (par les). *Colch.* ferr. *puls.*
Oignons (par les), souffrances. Thui.
Pain (par le). *Baryt.* *bry.* *caus.* *CHIN. cin. coff. kal. *merc.*

*natr-m. nitr-ac. *n-vom. phosph. *phos-ac. *puls. *rhus. sass.
*SEP. staph. *SULF. zinc.

Pain (par le) :
— **arrière-goût** prolongé. Phos-ac.
— **coliques.** Bry.
— **estomac** (douleur d'). Acon. bry. caus. kal. *merc. puls. rhus.
rut. sass. *staph. sulf-ac. zinc.
— **goût acide.** *BELL. nitr-ac.
— **nausées.** Zinc.
— **pyrosis.** *Merc.
— **rapports.** Bry. *merc.
— **vomissements.** Bry. nitr-ac.

Pommes de terre (par les), souffrances. *Alum. amm. coloc. sep.
veratr.
— **coliques.** Alum. coloc.
— **diarrhée.** Coloc.

Poissons (par des). *Carb-an. *carb-veg. *chin. cop. euphorb. kal.
lyc. plumb. puls. rhus.
— **gâtés** (par des). *Carb-veg. *chin. puls. rhus.
— **venimeux** (par des). *BELL. *carb-veg. *COP. euphorb. lyc.
rhus.

Poivre (par le). Ars. *chin. cin. n-vom.

Porc (par la viande de). *Carb-veg. *colch. dros. natr-m. PULS.
sep.

Repas (**pendant** le), ou en mangeant. Alum. ambr. *amm. anac.
ang. ant. arn. ars. *baryt. bell. borax. bovis. bruc. calc. canth.
*carb-an. *CARB-VEG. *caus. *cham. chin. cic. *cocc. con. dulc.
*GRAPH. *HEP. *ign. *KAL. lach. led. *LYC. magn-m. mur-ac.
natr. *NATR-M. *nitr-ac. n-vom. petr. *PHOSPH. phos-ac. *PULS.
samb. *SEP. *sil. *sulf. thui. valer. *veratr.
— **ballonnement.** Con.
— **céphalalgie.** Con. dulc. graph. magn-m. natr-m. ran. rhus.
sabin. sec. zinc.
— **défaillance.** N vom.
— **dents** (mal aux). Voy. Chap. XI.
— **estomac** (douleurs à l'). Ang. arn. *bell. *bry. cic. con. nitr-ac.
sep. tart. veratr.
— — en ingérant les aliments. Bar-c. nitr-ac. sep.
— **étourdissement.** *Amm. oleand.
— **face** (à la), chaleur. Amm.
— — sueur. *Natr-m.
— **faim.** Veratr.
— **frissons.** Euphorb. ran-sc.
— **hoquet.** Magn-m. merc. teuc.

Repas (pendant le) :

— **nausées.** Ang. *baryt.* bell. borax. *carb-veg.* caus. cic. **cocc.* colch. dig. ferr. **kal.* magn. n-vom. **puls.* **rut.* **veratr.*

— **nausées** améliorées. Berb. chinin. kal-bi. phosph. sabad. sep. **sulf.*

— **odontalgie.** Voy. *Chap.* XI.

— **œsophage** (pression dans l'). Ars.

— **poitrine** (douleurs de). Led. magn-m.

— **pyrosis.** *Merc.*

— **régurgitation.** Merc. phosph. sass.

— **renvois.** Natr. oleand. petr. *sass.*

— **respiration** gênée. Magn-m.

— **satiété** prompte. Voy. *Sect.* 2.

— **soif.** *Amm.* cocc.

— **sueur.** **Carb-an.* *CARB-V.* **natr-m.* **nitr-ac.*

— — à la face. °*Natr-m.*

— **tête** (maux de). Con. dulc. graph. magn–m. natr-m. ran. rhus. sabin. sec. zinc.

— — chaleur. **N-vom.*

— — sueur (au front). N-vom.

— **ventre** (maux de). *Ars.*

— **vertiges.** **Amm-c.* arn. magn. magn-m. oleand. *sil.*

— **vomissement.** Dig. nitr. puls. rhus.

Repas (après le), principalement : **AMM.* amm-m. **anac.* ant. **ARS.* **baryt.* borax. **bry.* **CALC.* carb-an. **CARB-VEG.* **caus.* cham. **CHIN.* **cic.* cin. cocc. **con.* cycl. **graph.* **HEP.* ign. **kal.* **kal-bi.* **lach.* **lyc.* natr. *NATR-M.* **nitr-ac.* **N-VOM.* **petr.* **phosph.* **phos-ac.* **plat.* **puls.* ran. rhus. **sep.* **sil.* squill. stann. *SULF.* sulf-ac. thui. **veratr.* **zinc.*

— **abattement.** **N-mos.* phos-ac.

— **aigreurs** dans la bouche. **Carb-veg.* graph. lyc. natr-m. phosph. **SEP.* **sil.*

— **amélioration.** Zinc.

— **angoisse,** anxiété. Asa. carb-v. hyos. kal. nitr-ac. n-vom. thui. viol-tric.

— **anus** (douleurs à l'). *Lyc.*

— **arrière-goût** prolongé des aliments. Natr-m. phos-ac.

— **asthmatiques** (souffrances), dyspnée, oppression, etc. Voy. *Chap.* XXII.

— **ballonnement,** plénitude, etc., de l'estomac ou du ventre. Agar. agn. anac. amb. ant. **arn.* baryt. bell. borax. **bry.* **calc.* **carb-v.* cast. caus. *cham.* **CHIN.* con. croc. dig. dulc. fluor-ac. **graph.* ign. **kal.* **lach.* *lyc.* merc. natr. natr–m. **nitr-ac.* **n-jugl.*

*n-vom. *petr. *phos. phos-ac. puls. *rhus. sep. *sil. spong. sulf. tabac. thui. zinc.

Repas (après le) :
— **battement** dans le corps. Lyc. (*Comp.* **Pulsations.**)
— **bouche** (odeur fétide de la). Cham. sulf.
— **boulimie.** Voy. *Sect.* 2.
— **chaleur.** Bell. *calc. nitr-ac. n-vom. *phos. sep. viol-tric.
— **couché** (besoin d'être). Ant. *chin.
— **courbature** dans les membres. Lach. meph.
— **dégoût.** Alum. *ipec. kal. *N-VOM. sass.
— **dents** (mal aux). Voy. *Chap.* XI.
— **diarrhée.** Amm. *ars. borax. *chin. *coloc. *fer. *lach. veratr. (Comp. *Chap.* XVII.)
— **doigts** morts. Con.
— **dormir** (envie de). *Voy.* **Sommeil.**
— **écoulement** d'eau par la bouche, comme des pituites. Amm-m. *calc. *sil. *SULF.
— **esprit** fatigué. Lach.
— **estomac** (douleurs, pression, etc., à l'). Acon. agar. alum. amm. anac. *ARS. asa. *baryt. bell. bism. *bry. *calc. calc-ph. caps. *carb-v. caus. *cham. *CHIN. *cic. cist. *cocc. *coloc. con. daph. dig. *ferr. graph. grat. hep. *ign. iod. kal. *kal-bi. *LACH. led. lyc. *merc. mosch. natr. *N-VOM. *petr. phos. *phos-ac. *plat. plumb. *PULS. rhus. sep. *sil. *siaph. *stront. *SULF. tabac. tart. veratr. zinc.
— — améliorées. *Lach. *staph.
— **évanouissement.** N-vom. phos-ac.
— **face** (à la), chaleur. Amm. amm-m. anac. asa. caus. cham. n-vom. petr. sil. sulf. viol-tric.
— — pâleur. Kal.
— — rougeur. Lyc. n-vom. sil.
— — sueur. Cham. viol-tric.
— **flatuosités.** *Arn. *carb-v. *chin. con. kal. lach. nitr-ac. *n-vom. puls. *SULF. thui. zinc. (Comp. *Ballonnement.*)
— **frissons.** Caus. kalc. n-vom. sil. *SULF. tarax.
— **froid.** Ran.
— **genoux** faibles. Lach.
— **gonflement** du corps (sensation de). Cin.
— **gorge** (mal à la). Amb. ars. *lach.
— **goût** (mauvais). Voy. *Sect.* 2.
— **hépatiques** (douleurs). Bry. graph. lyc.
— **hoquet.** Alum. bov. carb-an. cycl. graph. hyos. ign. lyc. magn-m. merc. natr. par. phos. sep. *veratr. zinc.
— **horripilation.** Amm-m. rhus.

Repas (après le) :

— **hypochondres** (douleurs dans les). Voy. *Chap.* XVI.

— **hypochondriaque** (humeur). *Anac.* *chin. *natr. *n-vom. zinc.

— **inquiétude.** Amm-m. phos.

— **ivresse,** obnubilation. Bell. cocc. cor. hyos.

— **lassitude,** fatigue, faiblesse. Alum. anac. ant. asar. calc. *chin. con. clem. lach. *nitr-ac. *n-vom. phos. *rhus. *sulf. thui.

— **lourdeur** du corps. *Lach.*

— **mains** chaudes, brûlantes. Lyc. *phos. sulf.

— **malaise.** Baryt. *carb-vg. *CHIN. cin. *lach. *n-mos. *N-VOM. phos-ac. rhod. sulf.

— **mauvaise humeur.** Kal. *natr. puls.

— **mélancolie.** Puls.

— **membres** (douleurs dans les). Voy. *Chap.* I, *Sect.* 3.

— **nausées.** *Voy.* **Vomir** (envie de).

— **nerfs fatigués.** *N-mos.* N-VOM. phos-ac.

— **nez** (souffrances du). Voy. *Chap.* IX.

— **odeur** fétide de la bouche. *Voy.* **Bouche,** *Chap.* XII.

— **odontalgie.** Voy. *Chap.* XI.

— **oppression.** Voy. *Chap.* XXII.

— **oreilles** (maux d'). Voy. *Chap.* VIII.

— **ostéocopes** (douleurs). *Hell.*

— **palpitations** de cœur. Voy *Chap.* XXII.

— **paresse.** Asar. baryt. *CHIN. *lach. *n-vom. *PHOS. thui.

— **pieds** (douleurs dans les). Voy. *Chap.* XXV.

— **pituites** de l'estomac (écoulement d'eau comme des). Amm-m. *calc. *SIL. *SULF.

— **plénitude.** (*Voy.* **Ballonnement.**)

— **pleurer** (envie de). Arn. puls.

— **poitrine** (douleurs de). Voy. *Chap.* XXII.

— **pouls** accéléré ou intermittent. *Natr-m.*

— **pyrosis.** *Amm.* calc. chin. *con.* croc. iod. kal. lyc. *merc. *natr-m. n-vom. sep. *sil. mgs-arc.

— **régurgitation.** *Asa.* *BRY. con. dig. *ferr. *LACH. merc. *n-vom. phos. puls. sass. *sulf. thui. *veratr.

— **renvois,** rapports. Ang. *ARS. *baryt. *BRY. *calc. *carb-v. cham. chin. chinin. con. cycl. daph. dig. fer. kal. *lach. *merc. natr. *natr-m. nitr-ac. n-mos. *n-vom. petr. phos. *plat. *puls. ran-sc. *rhus. sass. sep. *SIL. spig. *SULF. thui. veratr. zinc.

— — aigres. Bry. *carb-v.* chin. dig. kal. petr. sass. sil. zinc.

— — amers. *Bry. chin. sass.*

— — bruyants. *Calc.*

— — grattants, âcres. N-mos.

Repas (après le) :

— **renvois** avec goût des aliments. Bry. ran-sc. sil. sulf. thui.

— — sanglotants. *Cycl.*

— — à vide. Ang. natr-m. phos. ran-sc. rhus. *sulf. veratr.*

— **respiration** gênée. Voy. *Chap.* XXII.

— **rire** involontaire. Puls.

— **salive** dans la bouche (accumulation de). Chin. natr.

— **selle** (besoin d'aller à la). Anac.

— **soif.** Bell. bry. graph.

— **sommeil,** envie de dormir. *Acon.* agar. amm. *anac.* arn. ars. asa. *aur.* baryt. bell. borax. *bov.* bry. *calc.* canth. carb-an. *CHIN. cic. clem. croc. cycl. graph. kal. *LACH. meph. natr-m. nitr-ac. *N-VOM. ol-an. petr. *PHOS phos-ac. rat. rhus. rut. *sil. sulf. tab. verb. zinc.

— **sueur.** Con. *nitr-ac.* sep. sulf-ac.

— — froide. Sulf-ac.

— **taciturnité.** Ferr.

— **tête** (chaleur à la). *Lyc. n-vom.*

— — (congestion à la). Petr. sil.

— — (douleurs de). Agar. alum. *amm.* arn. *ars.* baryt. bruc. bry. calc. canth. *carb-an. *CARB-V. caus. cham. *chin. chinin. cin. coff. con. graph. hyos. ign. kal. lach. laur. *lyc. magn-c. magn-m. men. mur-ac. natr. nitr. nitr-ac. n-mos. *N-VOM. petr. phos. plat. prun. puls. ran. *rhus. ruta. seneg. sep. sil. sulf. zinc.

— — embarras, obnubilation. Bell. cocc. hyos. men. natr-m. *N-VOM. petr. phos-ac. sulf.

— **toux.** Voy. *Chap.* XXI.

— **tremblement** dans le corps. Lyc.

— **tristesse.** Anac. hyos. *puls.*

— **ventre** (maux de), coliques, etc. Amb. amm. alum. anac. ant. arg. arn. *ars. bell. bor. bov. *bry. *calc. carb-v. *caus. chel. chin. cic. *COLOC. con. crot. dig. grat. ign. iod. kal. lach. *lyc. *n-vom. *petr. phos. plat. puls. rhab. rhus. sil. spong. staph. *sulf. sulf-ac. valer. zinc. (*Comp.* **Ballonnement.**)

— **vertiges,** étourdissement. Cham. kal. *lach. *natr-m. *N-VOM. petr. phosph. *PULS. *rhus. sabad. sep. *sulf.

— **vomir** (envie de), et nausées. Agar. alum. amm. amm-m. anac. *arn. ars. bism. bry. calc. carb-v. caus. cham. chinin. con. cycl. dig. *graph. grat. *kal. *lach. lyc. merc. *natr-m. nitr-ac. *N-VOM. *petr. *PHOS. *PULS. *rhus. *ruta. *sep. *SIL. stann. *SULF. tart. *veratr.

— **vomissements.** *Acon. amm. anac. *arn. *ARS. *bry. *calc. *carb-vg. *chin. *coloc. dig. dros. *FERR. *hyos. iod. ipec. *lach.

magn-c. nitr-ac. *N-VOM. *PHOS. *puls. rut. *sep. *sil. stann.
*SULF. tart. *veratr.

Repas (après le) :
— **vomissement** des aliments. *ARS. *calc. *carb-vg. *chin. *ferr.
hyos. *lach. *N-VOM. *PHOS. *puls. *rut. tart. *SULF.
— **vomiturition.** Chin. magn.
— **yeux** (souffrances aux). Voy. *Chap.* VII.

Salés (par des aliments). Ars. calc. *carb-v. dros lyc.

Soir (le). *Anac.* ambr. asar. bell. bry. calc. con. *cycl.* kal. *phosph.*
*PULS. ran. sil. sulf. m-arc.

Soupé tard (digestion nulle après avoir). Chin.

Spiritueuses (souffrances par les boissons), par le vin, l'eau-de-
vie, etc. *Ant.* *ARS. bell. bor. *calc.* carb-a. *CARB-V. chel. chin.
coff. con. *HELL. *hyos. ign. *LACH. led. *lyc. merç.* natr. natr-m.
n-mos. *N-VOM. *OP. petr. *PULS. *rhod. rhus. selen. *sil.* stram.
stront. *SULF. veratr. zinc. (*Comp.* **Eau-de-vie** et **Vin.**)

Sucrées (par les choses). *Voy.* **Douceurs.**

Tabac à fumer (par le). Acon. alum. ambr. anac. ant. arn. bry.
calc. carb-an. cham. *CHIN. cic. clem. cocc. coloc. cupr. euphr.
*IGN. ipec. lach. *merç.* natr. *natr-m. *N-VOM. petr. *phosph.*
*PULS. rut. sass. selen. sep. sil. *spong.* stann. *staph.* sulf.
sulf-ac. tarax. thui. veratr. m-arc.
— **amertume** de la bouche. Euphr.
— **céphalalgie.** Ant. magn.
— **cœur** (battement de). *Phosph.*
— **coliques.** Borax. ign.
— **faiblesse.** Clem. hep.
— **hoquet.** Ambr. ant. arg. ign. lach. *puls.* rut. selen.
— **nausées.** Carb-an. clem. euphr. *ign. *phosph.*
— **odontalgie.** *Bry. *chin.* clem. *ign.* sabin. sass. spig.
— **palpitations** de cœur. *Phosph.*
— **pyrosis.** Staph. tarax.
— **renvois.** Selen.
— **respiration** gênée. Tarax.
— **sueur.** Ign.
— **vertiges.** Borax. sil. zinc.
— **vomissements.** *Ipec.*

Thé (par le). Ars. *chin.* coff. *fer.* hep. *ign.* lach. *selen.* thui.
veratr.
— **céphalalgie.** *Selen.*
— **estomac** douloureux. *Ferr.*
— **odontalgie.** *Ign.* *thui.
— **pyrosis.** Kal-bi.
— **renvois** putrides. Ruta.

Veau (par la viande de). Calc. caus. ipec. nitr. sep.

Viande (par la). Calc. *carb-veg.* colch. *FERR.* merc. *puls.* *RUT.* sep. *SIL.* *SULF.*

— **aigreurs.** *Carb-veg.*

— **estomac** (maux d'). *Ferr.*

— **renvois** putrides. *Ruta.*

Viande (par l'**odeur** de la), nausées. Colch.

Vin (par le). *Ant* *arn. ars.* bell. bovis. *calc.* carb-an. *carb-vg.* *COFF.* con. *LACH.* *lyc. natr. natr-m.* *N-VOM.* *OP.* petr. *puls.* rhod. *selen.* *sil.* stront. *sulf.* *zinc.*

— **bouillonnement** de sang. Sil.

— **céphalalgie.** Calc. *n-vom. rhod. selen.* zinc.

— **chaleur,** excitation. Carb-veg.

— **crampes** d'estomac. Lyc.

— **ivresse** facile. Alum. bovis. con. corall. kal-ch.

— **nausées.** *Ant.*

— **vertiges.** Bov. *natr.* zinc.

— **yeux** affectés. Zinc.

Vinaigre (par le). *Acon. ars.* *carb-veg.* hep. lach. natr-m. puls. *sulf.* sulf-ac.

SECTION IV. CONDITIONS ET ÉPIPHÉNOMÈNES

des affections de la digestion et de la nutrition.

Air courant insupportable (avec). *Chin.*

Automne (en). *Chin.*

Bons vivants (chez les). *Ant.* *ars.* *ipec.* *n-vom.* *puls.*

Cœur (avec **palpitations** de). *Calc.* *n-vom.*

Coliques (avec). *Voy.* avec *Ve tre* douloureux.

Constipation (avec). *Acon. ant. ars.* *bell.* *BRY.* *calc.* *carb-vg.* *chin.* cocc. *HEP.* *LACH.* *merc.* *N-VOM.*

Couché (avec besoin de rester). *Caps.* *chin.* *n-vom.*

Défaillance (avec). *Veratr.*

Dents (avec **mal** aux). *N-vom.*

Diarrhée ou **Selles molles.** Acon. *ant.* *ars.* bell. *calc.* caps. cocc. dig. *hep.* *PULS.* *RHAB.* *TART.* *VERATR.*

Émotions morales (à la suite des). *Bry.* *calc.* *chin.* *coloc.* *n-vom.* *phos-ac.* *staph.*

Enfants (chez les). *Baryt.* *calc.* hyos. iod. *ipec.* lyc. *merc.* *n-vom.* *puls.* *sulf.*

Été (en). *BRY.* *carb-vg.*

Études forcées (à la suite d'). *Arn. *calc. *cocc. *lach. *N-VOM. *PULS. *SULF. *veratr.

Étourdissements fréquents (avec). *Arn.

Excès sexuels (à la suite d') *Calc. *merc. *N-VOM. *PHOS–AC. *staph.

Face jaune (avec). *Arn. *CHIN. *ipec. *lach. *N-VOM.

— **pâle** (avec). *Ipec. *puls. *stann.

— **rouge** (avec). Acon. *cham. n-vom.

— **terreuse** (avec). *Arn. *CHIN. *lach. *N-VOM.

Faiblesse, lassitude (avec). *ARS. *calc. *carb-veg. *CHIN. *cocc. *dig. *n-vom. *puls. *VERATR.

Femmes (chez les). Acon. ars. *BELL. *con. ferr. *ipec. kreos. lach. *magn-m. *natr-m. *n-mosch. *N-VOM. petr. phosph. *PULS. *SEP.

— **enceintes** (chez les). Acon. ars. *BELL. *con. ferr. *IPEC. kreos. *lach. *magn-m. *natr-m. *n-mosch. *N-VOM. petr. phos. *puls. *SEP.

Flatuosités (avec). *CARB-V. *n-vom. *sulf.

Flegmatiques (chez les tempéraments). *CAPS. *lach. *natr-m. *PULS.

Frissons ou **froid** (avec). *BRY. *chin. *IPEC. *PULS.

Hémorrhoïdales (avec souffrances) *Calc. *carb-veg. *N-VOM. *puls. *SULF.

Hépatiques (avec souffrances). *ACON. *cham. *bell. *bry. *lach. *lyc. merc. *N-VOM. *PULS.

Horripilation (avec). *Caus. merc. *puls.

Humide (par un temps). *Bry.

Humeur craintive (avec). *Rhus.

— **hypochondriaque** (avec). *Acon. *cham. *CHIN. *grat. *merc. *N-VOM. *rhus. *SULF.

— **irascible, colère.** *BRY. *CHAM. *merc. *N-VOM. *sulf.

— **mauvaise.** *Bry. *cham. *CHIN. *COCC. *MERC. *n-vom. *SULF.

— **mélancolique,** triste. *Merc. *PULS. *rhus. *sulf.

— **pleureuse.** *Puls. *sulf.

— **susceptible.** *Cham. *merc.

Hypochondres douloureux (avec). Acon. bell. *BRY. *CALC. carb-veg. *caus. *cham. chin. coff. *HEP. *hyos. kal. lach. *LYC. *merc. natr. *N-VOM. puls. *SULF.

Hypochondriaques (chez les sujets). *Bry. *calc. *CHIN. *con. *lach. *NATR. *N-VOM. *staph. *SULF. *veratr.

Hystériques (chez les personnes). *Bell. bry. calc. *con. hyos. *IGN. lach. *n-mosch. phosph. *PULS. *SEP. sulf. veratr.

Insomnie *Bell. coff. *merc.

Lésions mécaniques (à la suite de). *ARN. *BRY. *calc. con. *puls. *ruta. *RHUS.

Lourdeur des membres (avec). *Arn. *lach.

Marécageux (dans les pays). *Chin. *sulf.

Méditation impossible (avec). *Calc. *natr. natr-m. *N-VOM. *SULF.

Mercure (après l'abus du). *CARB-VEG. *chin. *HEP. *sulf.

Mollets (avec **crampes** aux). *Coloc.

Oreilles (avec **tintement** des). *Chin. *n-vom.

Paresse (avec). *Caps. *chin. lach. *n-vom.

Pertes débilitantes (à la suite de). *Calc. *CARB-VEG. *CHIN. *lach. *n-vom. *RUTA. *sulf.

Pleurétiques (avec symptômes). *Squill.

Printemps (au). Carb-vg. *CHIN.

Respiration gênée (avec). *CARB-VEG *cocc. *lach.

Rêves fréquents. *Arn. *chin. *lach.

Rhumatismales (avec souffrances). *Chin. n-vom. *puls.

Sédentaires (chez les individus). *Bry. *calc. *N-VOM. *sep. *puls.

Sensibles (chez les personnes). *Acon. *BELL. *IGN. *n-vom. *puls.

Sommeil, envie de dormir (avec). *BELL. *chin. *merc.

Sommeil troublé. *Arn. *bell. *cham. *CHIN. *coff. *lach. *merc.

Spiritueuses (par l'abus des boissons). *Ars. *bell. *CARB-VEG. *chin. *LACH. *merc. *natr. *N-VOM. *puls. *SULF.

Sueurs faciles (avec). *Carb-veg. *cocc. *HEP. *merc.

Surexcitation nerveuse (avec). *Acon. *cham. *COFF. *hep. *N-VOM.

Tête chaude (avec). *Arn. *bell. *bry. *N-VOM.

— **douloureuse.** *Acon. *ant. *bell. *BRY. *cham. *COCC. *ipec. *N-VOM. *puls.

— **entreprise** (avec). *Arn. *bry. *N-VOM. *SULF.

— **froide,** sensation de froid. *Calc.

— **lourde.** *Carb-veg. *n-vom.

Tour de reins (à la suite d'un). *Arn. *BRY. *calc. con. *puls. *RHUS. ruta.

Urticaires (avec des éruptions). *Calc. hep. *IPEC.

Veilles prolongées (à la suite de). *Arn. *CARB-VEG. *COCC. *n-vom. *PULS. *veratr.

Ventre ballonné (avec). *Arn. *bell. *bry. *calc. *carb-vg. *CHIN. *hep. *lach. *merc. *N-VOM. *puls. *SULF.

— **douloureux,** coliques. Ant. chin. *PULS. rhab. rhus.

Vents abondants (avec émission de). *Chin.

Vertiges (avec). *Arn. *bry. *cocc. *N-VOM.

Vêtements autour de la taille (avec gêne des). *BRY. *CALC. carb-veg. *caus. coff. *HEP. lach. *LYC. *N-VOM. *SULF.

Vieillards (chez les). *Ant.* *BARYT. **carb-veg.* **chin.* *CIC. con.
**n-mosch.* *n-vom.*

Yeux rouges (avec). **Bell.* *CHAM. **n-vom.*

CHAPITRE XV.

AFFECTIONS DE L'ESTOMAC.

SECTION I. — AVIS CLINIQUES.

AIGREURS. — *Voy.* **Gastroses** et **Pyrosis.**

BILIEUSES (affections). — *Voy.* **Gastroses.**

CANCER de l'Estomac. — *Voy.* **Squirrhe.**

CHOLÉRA et **CHOLÉRINE.**—§ 1. Les meilleurs médicaments contre les diverses espèces de choléra sont en général : 1) *Ars. camph. cupr. ipec. sec. veratr.,* — ou encore : 2) *Bell. canth. carb-veg. cham. chin. cic. coloc. dulc. hyos. kal-hydroc. lach. laur. n-vom. op. phos-ac. sulf.* — 3) *Iatroph. ox-ac.*

§ 2. Contre le choléra **Sporadique,** qui se manifeste surtout pendant la chaleur de l'été, etc., on a employé de préférence : *Ars. cham. chin. coloc. dulc. ipec. merc. veratr.*

Contre le choléra **Asiatique** et **Epidémique :** *Ars. camph. carb-v. cupr. ipec. sec. veratr.,* ainsi que : *Bell. canth. cham. cic. laur. merc. n-vom. phosph. phos-ac.*

Contre la **Cholérine,** ou la diarrhée pendant l'épidémie : *Phosph. phos-ac.* et *sec.*

Une espèce de **Choléra** par suite d'une **Colère** demande principalement : *Cham.,* ou bien : *Coloc.,* surtout s'il y a eu de l'**Indignation** avec la colère.

§ 3. Pour les **Suites** du Choléra, ainsi que pour les souffrances **Chroniques** ou **Lentes** pendant le règne de l'épidémie, on a employé ou recommandé, en général : *Acon. bell. bry. canth. carb-v. chin. hyos. op. phos-ac. rhus. stram. sulf.*

Contre les **Emotions morales,** telles que peur, frayeur, etc. : 1) *Ign.* — 2) *Acon. ipec. veratr.*

Contre les Affections **Cérébrales,** en particulier : *Bell. lach. op.,* ou bien : *Acon. hyos. stram.* — Pour les **vertiges :** *Bell. camph.* — Pour les **Maux** de tête : *Bell.*

Contre les affections **Inflammatoires :** *Acon.*

Les affections **Gastriques** ou **Abdominales :** *Bell. bry. carb-veg. merc. rhus. sulf.* — Pour les **Coliques** sans diarrhée : *Cham. coloc. veratr.* — Pour la **Diarrhée :** 1) *Veratr.* — 2) *Ipec.*

phosph. phos-ac. — Pour l'**Angoisse** abdominale : 1) *Veratr.* — 2) *Ars. carb-veg. ign. kal-hydroc. lauroc.* — Pour l'**Anorexie** : 1) *Veratr.* — 2) *Carb-veg. ipec. n-vom.* — Pour les **Nausées** fréquentes : *Ipec. n-vom. veratr.*

Pour les affections **Pulmonaires** : *Acon. bell. bry. carb-veg. rhus. spig. sulf.* — Pour l'**Oppression** opiniâtre : *Carb-veg. kal-hydroc. spigel.*

La **Faiblesse Générale** : *Chin.* — du **Canal intestinal** en particulier : 1) *Veratr.* — 2) *Carb-veg. phosph. sulf.*

Les affections **Typhoïdes** : *Bell. bry. carb-v. cocc. hyos. nitrgl. op. phos-ac. rhus. stram.*

§ 4. Quant aux indications que fournissent les **Symptômes,** on pourra consulter de préférence :

Arsenicum, si les symptômes les plus graves se manifestent dès le commencement, et surtout quand il y a : Douleurs d'estomac violentes, avec *grande angoisse et brûlement dans l'épigastre comme par des charbons ardents ;* soif ardente et inextinguible, qui force à boire souvent, mais peu à la fois ; nausées continuelles, *diarrhée et vomissements violents* de matières aqueuses, bilieuses ou muqueuses, verdâtres, brunâtres ou noirâtres ; renouvellement des vomissements et de la diarrhée immédiatement après avoir bu quelque peu que ce soit ; *lèvres et langue sèches, noirâtres et gercées ;* insomnie avec *jactation, plaintes et lamentations, grande angoisse et crainte d'une mort prochaine ; chute rapide des forces jusqu'à la prostration la plus complète ;* face hippocratique ; joues creuses, nez pointu, yeux caves et ternes ; *pouls petit, faible, intermittent* ou *tremblement ;* spasmes toniques dans les doigts et les orteils : *frigidité de la peau et sueur visqueuse.*

Camphora, surtout au commencement de la maladie, et particulièrement *s'il n'y a ni soif, ni vomissement, ni diarrhée,* mais bien : Chute rapide des forces, au point de ne plus pouvoir rester debout, avec air égaré et yeux caves ; *face et mains bleuâtres et d'un froid glacial, avec frigidité du corps ; angoisse inconsolable, avec crainte de suffoquer ;* le malade, à demi étourdi et insensible, pousse des cris et des gémissements d'une voix enrouée, *sans se plaindre de rien de déterminé ;* seulement quand on le questionne, il accuse des *douleurs brûlantes dans l'estomac et la gorge,* avec *crampes dans les mollets* et autres parties musculeuses ; en touchant le creux de l'estomac il pousse des cris. — S'il y a déjà diarrhée ou vomissement avec soif, le camphre ne convient que rarement, et jamais s'il n'y a en même temps : *Frigidité et couleur bleuâtre des extrémités, de la face et même de la langue,* avec spasmes toniques et douloureux dans les membres et les mollets, *émoussement des sens, gémissements* et bâille-ments, *tétanos et trismus.*

Cuprum, principalement si, outre les vomissements et la diarrhée, il y a : *Mouvement convulsif des extrémités, surtout des doigts et des orteils,* parfois avec rotation du globe des yeux, grande agitation et froid dans les parties proéminentes de la face ; douleurs pressives dans le creux de l'estomac, aggravées au toucher ; *coliques spasmodiques sans vomissements,* ou bien vomisse-ments précédés par une constriction spasmodique de la poitrine qui coupe la respiration, ou accompagnés d'une forte pression à l'épigastre ; déglutition des boissons avec un bruit gloussant le long du pharynx.

Ipecacuanha, principalement dans les cas moins graves, avec *sensation de mollesse dans l'estomac,* frissons partant de l'estomac ou des intestins, ou froid à la face et aux extrémités ; surtout *si les vomissements prédominent,* ou qu'ils alternent avec diarrhée aqueuse accompagnée de coliques ; ou bien s'il y a diarrhée jau-nâtre sans vomissement, mais avec spasmes dans les mollets, les doigts et les orteils : c'est surtout quand les vomissements ou la diarrhée se manifestent au début de la maladie, ou s'ils persistent après l'amélioration de l'état général, qu'*ipec.* est indiqué ; quand la maladie est dans toute son intensité, il ne convient presque jamais.

Secale cornut., surtout lorsque les vomissements ont cessé, mais que les évacuations tardent à se colorer et que tout indique qu'il n'y a pas encore de bile dans les voies intestinales, ou bien s'il y a des douleurs dans les extrémités ; ainsi que s'il y a : Selles diarrhéiques, brunâtres ou floconneuses et incolores, avec épuise-ment rapide, frigidité des extrémités, langue nette ou faiblement chargée de mucosités blanches ; avant les selles, vertiges, angoisse, crampes dans les mollets, borborygmes et nausées.

Veratrum, médicament principal dans presque tous les cas de choléra avec *évacuations violentes par le haut et le bas, frigidité du corps, grande faiblesse et spasmes dans les mollets ;* surtout s'il y a en outre : Vomissements par saccades, évacuations alvines subites, abondantes, aqueuses, sans odeur, et mêlées de flocons blancs ; face pâle, sans aucune idée de couleur ; yeux cernés, traits qui expriment des angoisses mortelles, haleine froide ; langue froide ; grande angoisse dans la poitrine, qui pousse le malade à s'enfuir du lit, coliques des plus atroces, surtout autour du nombril, comme si le ventre se déchirait, sensibilité du ventre au toucher, tiraillement et crampes dans les doigts, peau ridée dans la paume des mains, sécrétion des urines nulle.

§ 5. Parmi les autres médicaments cités, on pourra consulter en unte :

Belladona, s'il y a : Symptômes typhoïdes, état soporeux avec yeux à demi ouverts et convulsés, grincement de dents et distorsion de la bouche, ou grande agitation avec envie de s'enfuir, élancements dans le côté, ou douleurs brûlantes dans le ventre, chaleur brûlante avec rougeur de la face et soif de boissons froides, pouls accéléré et plus ou moins plein, sans être dur.

Cantharis, si les voies urinaires sont particulièrement affectées, avec brûlement violent dans l'hypogastre, borborygmes, selles sanguinolentes avec ténesme, chaleur dans le ventre et grande agitation, avec symptômes cérébraux.

Carbo veg., quand il y a paralysie avec absence totale du pouls, ou si, après la cessation des vomissements, de la diarrhée et des spasmes, il y a congestion à la poitrine et à la tête, avec oppression de poitrine et sommeil soporeux, avec joues rouges et couvertes d'une sueur visqueuse.

Chamomilla, surtout au début de la maladie ou dans la période des prodromes, et principalement s'il y a : Langue chargée de mucosités jaunâtres, coliques dans la région ombilicale, pression dans la région stomacale jusqu'au cœur, avec angoisse excessive, spasmes dans les mollets, diarrhée aqueuse et vomissement acide.

China, contre une espèce de choléra, avec *lientérie et vomissement des aliments* ; pression douloureuse dans le ventre après le plus léger repas, avec oppression de poitrine et renvois qui soulagent ; anorexie, avec sensation de satiété ; face hippocratique ; épuisement jusqu'à la défaillance.

Cicuta, si la diarrhée n'est que légère, mais que les vomissements alternent avec de violents spasmes toniques dans les muscles de la poitrine, accompagnés de convulsions des yeux ; ou qu'il y ait sommeil soporeux avec yeux renversés, dyspnée, congestion à la tête et à la poitrine, vomissement ou diarrhée.

Colocynthis, s'il y a : Vomissement continuel, d'abord des aliments ingérés, puis de matières verdâtres, avec coliques violentes, sécrétion d'urines, spasme dans les mollets, et selles diarrhéiques, fréquentes, et qui, à chaque évacuation, se montrent plus aqueuses et moins colorées.

Dulcamara, contre une espèce de choléra occasionné par des boissons froides, avec vomissement des boissons, de matières bilieuses, verdâtres ou jaunâtres et de mucosités ; selles fréquentes, verdâtres ; ventre douloureux, avec brûlement et rétraction de la région stomacale; grande faiblesse; pouls presque éteint; extrémités froides; soif ardente; grande hébétude.

Hyoscyamus, si, après la cessation des vomissements, de la diarrhée et du froid, il y a encore des symptômes typhoïdes, avec stupeur, air égaré, face rouge et chaude, et que *bell.* ne suffise pas contre cet état.

Lachesis, si ni *bell.*, ni *hyos.*, ni *op.* n'ont suffi contre l'état de stupeur et les symptômes typhoïdes à la suite du choléra.

Kali hydrocyanicum, si, contre la *cyanose* et l'*asphyxie,* ni *veratr.* ni *sec.* ne suffisent.

Laurocerasus, s'il y a : Douleurs rhumatismales dans les extrémités; dysécie, ivresse, distorsion des traits et sensation de contraction dans la gorge, en avalant, et peut-être encore contre la *cyanose* et l'*asphyxie.*

Nux vom., si les selles diarrhéiques sont rares, et qu'il y ait plutôt *besoin fréquent avec évacuations peu abondantes* ou *même sans résultat;* gastralgie, grande faiblesse, angoisse dans le creux de l'estomac, douleur pressive dans le sinciput, et froid plutôt interne qu'externe.

Opium, si ni *bell.*, ni *hyos,* ne suffisent contre l'état de stupeur et le sommeil soporeux qui se manifesterait après la cessation des symptômes primitifs du choléra.

Phosphorus, contre les diarrhées qui se manifestent pendant le règne du choléra, ou à la suite de cette maladie, surtout si elles sont accompagnées de soif violente, de borborygmes et de grande faiblesse.

Phosphori acid., contre les mêmes diarrhées, avec face décolorée, tête entreprise, *langue visqueuse au point* que le *doigt qui la touche y adhère,* borborygmes, et évacuations vert blanchâtre, aqueuses et muqueuses, avec diminution de la sécrétion d'urine.

DYSPEPSIE. — Voy. *Chap.* XIV.

GASTRALGIE ou **DOULEURS et CRAMPES** d'Estomac. — § 1. Les meilleurs médicaments contre cette maladie sont, en général : 1) *Bell. bry. calc. carb-veg. cham. chin. cocc. ign. n-vom. puls. sulf.* — 2) *Bis. carb-an. caus. graph. grat. lach. lyc. magn-c. nitr-sp. sil. stann. staph. stront.* — 3) *Amm. ant. cep. coff. coloc. cupr. daph. euphorb. gran.? iatr. kal. kreos. millef. natr. natr-m. n-mos. sep.*

§ 2. Pour les gastralgies produites par l'**abus du Café,** on pourra consulter de préférence : *Cham. cocc. ign. n-vom.*

Par l'abus de la **Camomille :** *N-vom.,* ou peut-être même : *Bell. ign.*

A la suite d'**Émotions morales,** telles que la colère, l'indignation, etc. : *Cham. coloc.*, ou peut-être même : *N-vom.* ou *staph.*

Celles par suite de **Faiblesse,** perte d'**Humeurs,** chez les femmes, pendant l'**Allaitement,** à la suite des **Couches,** chez les personnes, épuisées par des sueurs, des purgatifs, etc. : *Carb-veg. chin. cocc.*, ou même *N-vom.*

A la suite d'une **Indigestion :** *Bry. n-vom. puls.*, ou même : *Ant. carb-veg. chin.*

Chez les **Ivrognes,** ou à la suite d'une débauche : *Carb-veg. n-vom.* ou dans le cas de souffrances chroniques : *Calc. lach. sulf.*

§ 3. En outre, contre les gastralgies par **Stagnation du sang,** dans le système de la veine porte : *Carb-veg.* ou *n-vom.*

Chez les **personnes Hystériques** ou **Hypochondriaques :** *Calc. cocc. grat. ign. n-vom. magn. stann.*, etc.

Chez les Femmes pendant les **Règles :** *Cham. cocc. n-vom. puls.* — Si les Règles sont trop **Faibles :** *Cocc. puls.* — Trop **Abondantes :** *Calc.* ou *lyc.*

A la suite de l'abus du **Sel de Cuisine :** *Nitr-sp.*, ou peut-être encore : *Carb-veg.*

§ 4. Quant aux indications que fournissent les **Symptômes,** on pourra consulter de préférence :

Belladona, surtout dans le cas où *cham.* paraîtrait indiqué sans cependant se montrer efficace ; le plus souvent chez les femmes ou les personnes délicates, sensibles, et principalement s'il y a : Pression rongeante ou tension crampoïde, forçant à se courber en arrière et à retenir son haleine, ce qui soulage les douleurs ; renouvellement des douleurs pendant le dîner ; ou bien *douleur tellement violente qu'elle fait perdre connaissance et tomber en faiblesse ;* en outre, soif prononcée, avec aggravation des douleurs après avoir bu ; selles tardives et trop peu abondantes ; insomnie la nuit, parfois avec sommeil dans la journée.

Bryonia, contre : *Pression comme par une pierre* dans le creux de l'estomac, surtout en mangeant ou immédiatement après le repas, avec *sensation de gonflement de la région stomacale,* ou douleurs contractives, pinçantes et incisives, soulagées en pressant sur l'épigastre, ou en émettant des renvois ; *aggravation des douleurs par le mouvement,* ou la marche, avec *élancements dans l'épigastre en faisant un faux pas ;* en outre : Constipation, pression et compression dans les tempes, le front et l'occiput, comme si le crâne allait éclater, soulagées en pressant dessus, et en se serrant la tête.

Calcarea, surtout chez les personnes pléthoriques, disposées aux saignements de nez, ou chez les femmes ayant les règles trop abondantes, ou bien dans le cas où *bell.* a été efficace sans suffire entièrement, et surtout s'il y a : Douleurs pressives, compressives, *crampoïdes,* ou sensation d'un *griffement et d'un ramassement dans l'estomac,* avec anxiété; aggravation des douleurs la nuit ou *après le repas, souvent avec vomissement des aliments,* aigreurs et nausées, et avec sensibilité douloureuse de la région stomacale à la pression; en outre : *Constipation et souffrances hémorrhoïdales,* ou bien relâchement chronique du ventre; battement de cœur, etc.

Carbo veg., surtout si *n-vom.* a produit du bien, sans cependant achever la guérison, ou s'il y a : *Pression douloureuse,* brûlante, *avec anxiété,* tremblement et aggravation au toucher, ainsi que la nuit ou *après le repas,* surtout *après des aliments flatulents;* ou douleur contractive, crampoïde, forçant à se replier sur soi-même, avec étouffement et aggravation étant couché; avec pyrosis, nausées; répugnance pour les aliments même en y pensant, *flatuosités abondantes,* avec oppression de poitrine, et *constipation.*

Chamomilla, s'il y a : Ballonnement de l'épigastre et des hypochondres, avec *pression comme par une pierre, ou comme si le cœur allait être écrasé,* avec oppression, dyspnée et haleine courte; *aggravation* des douleurs après le repas, *ou la nuit, avec grande angoisse et jactation;* amélioration en se repliant sur soi-même, *soulagement momentané par le café;* surtout si, en même temps, il y a : Céphalalgie pulsative dans le vertex, la nuit, forçant à quitter le lit; humeur chagrine, irascible. (C'est souvent en alternant avec *coff.* que *cham.* réussit le mieux; s'il ne produit aucun bien, malgré la similitude apparente des symptômes, c'est *bell.* qui le remplacera avec le plus de succès.)

China, surtout s'il y a: *Grande faiblesse de la digestion,* avec *ballonnement et pression douloureuse dans l'estomac, après avoir bu ou mangé tant soit peu;* aigreurs, pyrosis, embarras muqueux ou bilieux des premières voies; pituites de l'estomac; vomiturition fréquente; aggravation des douleurs dans le repos; amélioration par le mouvement; anorexie et répugnance pour tout aliment et toute boisson; paresse, envie de dormir, humeur hypochondriaque et inaptitude au travail, *surtout après le repas;* selles tardives, teint jaunâtre, terreux; sclérotique jaune.

Cocculus, souvent lorsque *n-vom.* ou *cham.* ont soulagé le mal, sans cependant en empêcher le retour, et surtout s'il y a: Douleur d'estomac avec douleurs pressives, constrictives, dans le ventre, soulagées par l'émission de flatuosités; renouvellement des coliques après le repas, avec nausées, accumulation d'eau dans la bouche, et oppression de poitrine; selles dures, tardives;

humeur morose, maussade; avec concentration en soi-même.

Ignatia, souvent dans le cas où *puls.* n'a produit qu'un soulagement incomplet, et surtout s'il y a : *Douleurs pressives comme par une pierre*, se manifestant surtout après le repas ou la nuit, et n'occupant souvent que le cardia ; ou s'il y a sensation de faiblesse et de vacuité dans le creux de l'estomac, avec sensibilité de cette partie au toucher, et brûlement dans l'estomac ; hoquet, régurgitation des aliments ingérés ; répugnance pour les aliments, les boissons et le tabac ; accumulation de mucosités dans la bouche, etc. ; surtout aussi chez les personnes qui ont souffert la faim, soit par misère, soit par toute autre cause.

Nux vom., si les douleurs sont *contractives, pressives et crampoïdes*, avec sensation de *ramassement* ou de *griffement*, dans l'estomac ; gêne des vêtements sur l'épigastre ; *aggravation des douleurs après le repas, par le café*, ainsi que la nuit, *vers le matin*, ou après s'être levé ; oppression de la poitrine comme si elle était serrée par un lien, avec douleurs jusque dans le dos et aux reins ; pendant les douleurs d'estomac, nausées, accumulation d'eau dans la bouche, ou pyrosis, ou même *vomissement des aliments;* goût aigre ou putride de la bouche ; flatulence et ballonnement du ventre ; *constipation, souffrances hémorrhoïdales; humeur hypochondriaque, morose et irascible, avec caractère vif et emporté;* céphalalgie semi-latérale, ou douleur pressive au front avec inaptitude au travail; battement de cœur avec anxiété.

(La noix vomique est, du reste, un médicament qui, dans la plupart des gastralgies, se trouve indiqué au début du traitement, et dont souvent il suffira d'administrer deux, trois doses pour obtenir la guérison radicale, ou du moins une amélioration telle qu'alors *carb-v.* enlèvera facilement le reste. Il y a cependant aussi des cas, où *n-vom.* ne produit qu'un soulagement momentané et qui est presque immédiatement remplacé par une nouvelle aggravation. Dans ce cas, ce seraient, suivant les circonstances : *Puls. cham.* ou *ign.* qu'on devrait administrer. Enfin, si malgré la ressemblance apparente des symptômes, *n-vom.* ne fait rien dès le début, *cham.* ou *cocc.* le remplaceront souvent avec le plus de succès.)

Pulsatilla, si les *douleurs sont lancinantes*, aggravées par la marche ou en faisant un faux pas; ou *douleurs crampoïdes*, tant à jeun, qu'*après avoir mangé*, et le plus souvent avec nausée, *envie de vomir* ou *vomissement des aliments, soif nulle*, excepté quand les douleurs sont à leur comble; pulsation dans l'épigastre, avec anxiété, ou tension et serrement dans la région stomacale; selles molles ou liquides; *aggravation des douleurs le soir, avec fris-*

sons qui augmentent en proportion des douleurs; goût acide ou amer de la bouche ou des aliments; humeur triste, pleureuse; caractère doux et facile.

Sulfur, contre : *Douleur pressive comme par une pierre,* principalement *après le repas,* avec nausées, pituites de l'estomac ou vomissement; surtout s'il y a, en outre : *Aigreurs, pyrosis, régurgitation fréquente des aliments;* répugnance pour les aliments gras, le pain de seigle, les acides et les choses sucrées; tête entreprise, avec inaptitude à la méditation; gêne des vêtements autour des hypochondres, avec tension et ballonnement de cette partie; disposition aux hémorrhoïdes, ou aux embarras muqueux des voies digestives; humeur mélancolique, hypochondriaque, avec disposition à se fâcher ou à pleurer.

§ 5. Parmi les autres médicaments cités, on pourra consulter ensuite :

Bismuthum, dans bien des cas de gastralgie des plus opiniâtres; surtout s'il y a : *Douleur pressive,* avec sensation d'une *lourdeur excessive* et d'un malaise indicible dans l'estomac.

Carbo an., souvent si *carb-v.* a paru être indiqué, sans cependant suffire, et qu'il y ait : *Douleur pressive brûlante,* avec aigreurs, pyrosis, pituites de l'estomac et constipation.

Causticum, contre : *Pression, constriction crampoïde* et serrement *comme par des griffes;* horripilation quand les douleurs augmentent; aigreurs et pituites.

Graphites, contre : Douleurs crampoïdes, serrantes ou sensation de griffement, ou pression, avec vomissement des aliments.

Gratiola, contre : Gastralgie pressive, surtout après le repas, avec envie de vomir, besoin d'émettre des renvois, sans résultat, constipation et humeur hypochondriaque.

Lachesis, contre : Douleurs pressives, améliorées immédiatement après le repas, mais se renouvelant quelques heures après, et s'aggravant surtout après la méridienne; avec dyspepsie, flatulence et *constipation.*

Lycopodium, principalement contre : Douleurs compressives comme si l'estomac était serré des deux côtés, avec rémission des douleurs le soir au lit, renouvellement le matin, *mais surtout au grand air,* ou bien après le repas.

Magnesia, si les douleurs sont pressives et contractives, avec renvois acides.

Nitri spirit., si, par *l'abus du sel,* il y a : *contraction pressive* et plénitude dans l'estomac, après le repas, avec vomissement aigre ou muqueux; anorexie, pyrosis et aigreurs.

29.

Silicea, contre : *Gastralgie pressive,* surtout *après le repas,* ou en buvant vite, avec pituites de l'estomac et vomissement.

Stannum, parfois contre les gastralgies les plus opiniâtres, avec renvois amers, boulimie, diarrhée, nausées, teint pâle et maladif.

Staphys., contre : Gastralgie pressive et tensive, tantôt améliorée, tantôt aggravée après le repas, surtout après avoir mangé du pain, avec nausées fréquentes et constipation.

Strontiana, contre : Gastralgie pressive, surtout après le repas, avec plénitude dans le ventre.

§ 6. Pour le reste des médicaments cités et de plus amples détails en général, *voy.* les *Symptômes, Sect.* 3 et 4, et examinez la *Pathogénésie* des médicaments.

GASTRIQUE (embarras). — *Voy.* **Gastroses.**

GASTRITE ou **Inflammation de l'estomac.** — § 1. L'affection qu'ici nous désignons sous ce nom n'est ni la lésion de fonction connue sous le nom de *dyspepsie,* ni le simple *embarras gastrique,* mais seulement la **Gastrite proprement dite,** caractérisée par : *Douleur continue, violente dans la région stomacale, s'aggravant au toucher, à tout mouvement des muscles abdominaux et par l'ingestion d'une substance quelconque, avec sensibilité douloureuse, ballonnement, chaleur ou pulsation à l'épigastre, vomissement de tout ce qui est ingéré dans l'estomac ; grande angoisse ; extrémités froides ; faiblesse extrême, spasmes et autres accidents nerveux consensuels.*

Les meilleurs médicaments contre cette inflammation sont, en général : 1) *Acon. ars. bell. bry. chelid. hyos. ipec. n-vom. puls. veratr.,* — ou bien : 2) *Ant. canth. euphorb. ran. stram.;* et peut-être que dans quelques cas opiniâtres, on trouvera encore convenables : *Asa. baryt.? asa. bar-m.? brom.? camph. cann.? colch. coloc. cup. dig. hell. iat.? laur.? mez.? nitr. ox-ac. phos. sabad. sang. sec. squill. tereb.?*

§ 2. Parmi ces médicaments, on pourra consulter de préférence :

Aconitum, presque toujours au début du traitement, surtout s'il y a forte fièvre inflammatoire, avec douleurs violentes, ou si l'affection est causée par un refroidissement ou par des boissons froides prises après s'être échauffé.

Antimonium, si la maladie est causée par des saburres, à la suite d'une indigestion, etc., et qu'il y ait vomissements fréquents, avec langue fortement chargée de mucosités blanches ou jaunâtres.

Arsenicum, souvent en alternant avec *Acon.,* et surtout si la maladie est causée par un refroidissement de l'estomac par des glaces, etc., ou si le cas se caractérise par *la chute rapide des forces*, avec face pâle, hippocratique, extrémités froides, etc., et que *veratr.* n'ait pas suffi contre cet état.

Belladona, s'il s'y joint des symptômes cérébraux, avec stupeur, perte de connaissance ou délire, et que *hyos.* n'ait pas suffi contre cet état.

Bryonia, souvent après *acon.* ou après *ipec.*, surtout si la maladie est due à un refroidissement par des boissons froides prises après s'être échauffé.

Hyoscyamus, s'il y a souffrances hydropiques ou bien symptômes cérébraux, avec stupeur, perte de connaissance ou délire, et que le malade ne sente nullement la gravité de sa maladie.

Ipecacuanha, si les vomissements prédominent, et surtout si la maladie est causée par des saburres dans l'estomac, à la suite d'une indigestion, etc., ou bien s'il y a douleurs violentes, ou que la maladie soit la suite d'un refroidissement, par des boissons froides, et que l'*Acon.* n'ait pas suffi.

Nux vom., souvent à la suite d'une indigestion ou d'un refroidissement par des boissons froides, surtout après *Acon. bry.*, *ipec.* ou *ars.*, si ni l'un ni l'autre de ces médicaments n'a suffi.

Pulsatilla, si la maladie est causée par des saburres ou par un refroidissement de l'estomac par des glaces, et surtout si ni *ars.* ni *ipec.* ne suffisent dans l'un ou l'autre de ces cas.

Veratrum, toutes les fois que le cas se caractérise par une *froideur extrême des membres*, chute rapide des forces, face pâle et hippocratique.

§ 3. Pour le reste des médicaments cités, voyez-en la pathogénésie et *Comp.* les articles : **Choléra, Gastroses,** ainsi que, surtout pour la gastrite **chronique, Dyspepsie** et **Gastralgie.**

GASTRO-ENTÉRITE. — Pour le traitement de cette maladie, *Voy.* **Gastrite** et **Entérite,** afin de consulter les médicaments qui répondent à l'une et à l'autre de ces inflammations.

GASTROSES ou **Embarras gastrique.** — § 1. Les meilleurs médicaments sont, en général : 1) *Acon. ant. arn. ars. bell. bry. cham. cocc. ipec. merc. n-vom. puls.;* — ou bien : 2) *Caps. carb-v. chin. coloc. con. dig. hep. rhab. rhus. squill. tart. veratr.;* — ou même encore : 5) *Asa. asar. berb.? calc. cann. cic. cin. colch. con. cupr. daph. dros. ign. lach. lyc. magn-m. natr. natr-m. nitr-ac. petr. phosph. rhab. sec. sep. sil. stann. sulf-ac. tarax.*

§ 2. Pour l'embarras gastrique, caractérisé par des **Aigreurs,** on pourra consulter de préférence : *N-vom. puls. sulf.* ou encore: *Bell. calc. caps.? carb-v. cham. chin. con. phosph. sep. staph. sulf-ac.*

Pour l'embarras **Bilieux** des voies digestives : *Acon. bry.*

cham. chin. cocc. merc. n-vom. puls., ou encore : *Ant. ars. asa. asar. cann. coloc. daph. dig. gran.? ign. ipec. lach. sec. staph. sulf. tart.*

Pour l'embarras **Muqueux :** *Bell. caps. chin. ipec. merc. n-vom. puls. sulf. veratr.*, ou encore : *Ars. carb-v. cham. cin. dulc. petr. rhab. rhus. spig.*

Pour l'embarras **Saburral :** *Ipec. n-vom. puls.*, ou encore : *Ant. arn. ars. bell. bry. carb-veg. cham. coff. hep. merc. tart. veratr.*

§ 3. En outre, pour les affections gastriques, chez les **Enfants,** on trouvera le plus souvent indiqué : *Bell. cham. ipec. merc. n-vom. puls.*, ou bien : *Bar-c. calc. hyos. lyc. magn-c. sulf.*

Pour celles qui sont la suite d'une **Indigestion :** *Ant. arn. ipec. n-vom. puls.*, ou encore : *Acon. ars. bry. carb-a. chin. coff. hep. tart. sulf.*, etc. (*Voy.* **Indigestion,** *Chap.* XIV.)

A la suite de l'abus des **Boissons spiritueuses :** *Carb-v. n-vom.*, ou encore : *Ant. coff. ipec. puls.*

Par l'abus du **Café :** *Cocc. ign. n-vom.;* ou encore : *Cham. merc. rhus. puls. sulf.;* — du **Tabac :** *Cocc. merc. ipec. n-vom. puls. staph.;* — des **Acides :** *Acon. ars. carb-v. hep.*, ou encore: *Lach. natr-m. sulf. sulf-ac.?* — de la **Camomille :** *Puls.* ou *n-vom.;* — de la **Rhubarbe :** *Puls.;* — du **Mercure :** *Carb-v. chin. hep.* ou *sulf.*

A la suite d'un **Échauffement :** *Bry.* ou *sil.;* — d'un **Refroidissement :** *Ars. bell. cham. cocc. dulc. ipec.;* — d'un refroidissement de l'estomac par des **Glaces,** des **Fruits,** etc. : *Ars. puls.* et *carb-v.*

A la suite de **Lésions mécaniques,** telles qu'un **Coup sur l'estomac** ou le ventre, ou un **Tour de reins,** etc. : *Arn. bry. rhus.* ou peut-être encore : *Puls.? rut.?*

A la suite de **Surexcitation nerveuse** par des **Veilles prolongées,** des **Études forcées,** etc. : *Arn. n-vom. puls. sulf.*, ou encore : *Carb-v. cocc. ipec. veratr.*, ou même : *Calc.* ou *lach.?*

A la suite de **Pertes débilitantes,** chez les femmes pendant l'**Allaitement,** après de fréquents **Vomissements** ou **Purgations :** *Chin. carb-v. rut.*, ou encore : *Calch. lach. n-vom. sulf.*

Après des **Émotions morales,** telles que la **Colère,** le **Chagrin,** etc. : *Cham. coloc.*, ou encore : *Acon. bry. chin. n-vom. puls.*

(*Comp.* aussi les **Causes** qui se trouvent à l'article : **Dyspepsie,** *Chap.* XIV.)

§ 4. Quant aux indications que fournissent les **Symptômes,** on pourra consulter de préférence :

Aconitum, s'il y a : *Langue chargée d'un enduit jaunâtre;*

goût amer de la bouche et de tous les aliments, ainsi que *des bois-sons*, hormis l'eau; *soif;* nausées excessives, *renvois amers;* vomi-turition violente sans résultat, ou *vomissements amers, verdâtres* ou *muqueux;* tension et ballonnement des hypochondres, avec sensibilité douloureuse de la région hépatique; selles nulles ou petites selles fréquentes avec ténesme; céphalalgie pulsative ou lancinante, aggravée en parlant.

Antimonium, si, surtout à la suite d'une indigestion, il y a : Hoquet fréquent, *anorexie, dégoût, langue chargée* ou couverte de vésicules, bouche sèche ou accumulation de salive ou de mucosités dans la bouche; soif prononcée, surtout la nuit; nausées et envie de dormir, aggravées par le vin; renvois fétides ou *avec goût et odeur des aliments ingérés;* vomissement des aliments ou de ma-tières muqueuses ou bilieuses; endolorissement de l'estomac au toucher. avec sensation d'une plénitude douloureuse; tranchées et flatuosités abondantes, diarrhée ou constipation, céphalalgie sourde, aggravée en montant les escaliers ou en fumant du tabac. (Après *Ant.,* convient parfois *bry.*)

Arnica, non-seulement à la suite de lésions mécaniques, mais aussi contre les affections gastriques causées par des veilles pro-longées, les travaux de tête forcés, et en général s'il y a : Forte surexcitation nerveuse, avec langue sèche ou couverte d'un enduit jaunâtre; goût putride, amer ou aigre; mauvaise odeur de la bou-che; appétence pour les acides; répugnance pour le tabac à fumer; renvois avec goût d'œufs pourris; envie de vomir; flatulence et ballonnement, surtout après le repas; lourdeur de tout le corps; fléchissement des genoux; vertiges; tête entreprise, avec douleur pressive, chaleur dans le cerveau et étourdissement. (Après *Arn.,* convient parfois : *N-vom.* ou *cham.*)

Arsenicum, s'il y a : Renvois âcres, amers; langue sèche avec *forte soif et envie de boire fréquemment, mais peu à la fois;* goût salé ou amer, *nausées excessives;* ou *vomissements des aliments,* ou *de matières bilieuses, verdâtres* ou brunâtres; tranchées, ou *douleurs brûlantes dans l'estomac et le ventre, avec froid et an-goisse;* ou pression violente comme par une brûlure circonscrite dans l'estomac; grande sensibilité de la région stomacale au tou-cher; grande faiblesse, avec envie d'être couché; selles nulles, ou diarrhée aqueuse ou verdâtre, brunâtre ou jaunâtre, avec ténesme, renouvellement des vomissements ou de la diarrhée après avoir bu, ou à tout mouvement du corps.

Belladona, s'il y a : *Langue chargée d'un enduit épais,* blan-châtre ou jaunâtre; *aversion pour les boissons* et les aliments, *goût acide du pain de seigle;* vomissements des aliments ou *de matières aigres, amères* ou *muqueuses,* parfois avec vomiturition continuelle; bouche sèche, avec soif; *maux de tête dans le sinciput, comme si tout allait sortir par le front*, avec pulsation des carotides; selles nulles, ou diarrhée muqueuse.

Bryonia, surtout en été, ou par un temps chaud et humide, et s'il y a : Langue sèche et chargée d'un enduit blanchâtre ou jaunâtre, ou couverte de vésicules; soif jour et nuit, avec sensation de sécheresse dans la bouche et la gorge; odeur putride de la bouche; *goût amer*, surtout après avoir dormi, ou pâteux, fade et putride; *répugnance surtout pour les aliments solides*, avec appétence pour le vin, les acides ou le café; vomiturition fréquente sans résultat, ou *vomissements bilieux*, surtout après avoir bu; *tension et plénitude dans la région stomacale*, surtout après le repas; *constipation;* tête entreprise avec vertiges, ou céphalalgie brûlante, pressive ou expansive, s'aggravant surtout après avoir bu; *froid et frissons.*

Chamomilla : Langue rouge et fendillée, ou chargée d'un enduit jaunâtre; *goût amer de la bouche et des aliments;* odeur fétide par la bouche; anorexie, nausées, ou *renvois et vomissements verdâtres, amers ou aigres;* grande anxiété, *tension et pression dans l'épigastre, les hypochondres et le scrobicule;* constipation, ou *selles diarrhéiques verdâtres*, ou de matières aigres, ou mêlées d'excréments et de mucosités *ressemblant à des œufs brouillés;* sommeil agité avec jactation et réveil fréquent; douleur et plénitude dans la tête; face chaude et rouge; yeux rouges et brûlants; caractère susceptible. (Si le malade a déjà fait abus de la camomille, il faudrait consulter *cocc.* ou *puls.*)

Cocculus, si la langue est chargée d'un enduit jaune, avec dégoût des aliments; bouche sèche avec ou sans soif; renvois fétides, nausées et envie de vomir, surtout en parlant; après avoir dormi, en mangeant, ou pendant le mouvement, surtout celui de la voiture; plénitude douloureuse dans la région stomacale, avec dyspnée; constipation ou selles molles, avec brûlement à l'anus; grande faiblesse, avec sueur au moindre mouvement; céphalalgie frontale avec vertiges.

Ipecacuanha : *Langue nette*, ou bien *chargée de mucosités épaisses, jaunâtres*, avec bouche sèche; *dégoût de tous les aliments*, et surtout des choses grasses, *avec envie de dormir*, vomiturition violente sans résultat, ou *vomissement facile et violent des aliments ingérés*, ou de *matières muqueuses;* fétidité de la bouche; goût amer de la bouche et de tous les aliments; *douleurs violentes*, pression et plénitude dans la région stomacale; tranchées et *selles diarrhéiques jaunâtres*, ou d'une odeur fétide, putride; froid ou frissons par tout le corps; *teint pâle, jaunâtre*, céphalalgie frontale, ou sensation comme si tout le crâne était meurtri ; éruption urticaire.

Mercurius, s'il y a : Langue humide *et chargée d'un enduit blanc* ou *jaunâtre,* lèvres sèches et brûlantes ; *goût nauséabond putride ou amer;* nausées avec vomiturition, ou *vomissement de matières muqueuses* ou bilieuses ; *sensibilité douloureuse de l'épigastre et du ventre,* surtout la nuit, avec angoisse et inquiétude ; *envie de dormir le jour,* avec *insomnie la nuit;* soif, parfois avec dégoût des boissons. (Convient souvent après *Bell.*)

Nux vom., s'il y a : *Langue sèche et blanche,* ou jaunâtre, surtout vers la racine, adipsie, ou *soif ardente* avec pyrosis ; accumulation de glaires ou d'eau dans la bouche ; *goût amer ou putride de la bouche,* ou goût insipide et fade des aliments ; *renvois amers, nausées continuelles,* surtout au grand air ; vomiturition ou *vomissement des aliments ingérés;* gastralgie pressive ; *pression et tension douloureuse dans tout l'épigastre et les hypochondres; constipation,* avec *envie fréquente mais inutile d'aller à la selle,* ou bien petites selles diarrhéiques, muqueuses ou aqueuses ; *tête entreprise, avec vertiges,* pesanteur surtout dans l'occiput, tintement d'oreilles, douleurs rhumatismales dans les dents et les membres ; fatigue et lassitude, inaptitude à la méditation ; *caractère inquiet, querelleur, irascible;* face chaude et rouge ou jaunâtre et terreuse. (Après *n-vom.* convient souvent *cham.*)

Pulsatilla : Langue *chargée de mucosités blanchâtres; goût putride, fade, pâteux,* ou bien *amer,* surtout après la déglutition ; goût amer des aliments et surtout du pain, renvois amers ou avec le goût des aliments ingérés, ou aigres, ou putrides ; insipidité des aliments ; *répugnance pour les aliments,* surtout pour les aliments chauds (cuits), ainsi que *pour la graisse et la viande,* avec appétence pour les choses acides ou les boissons spiritueuses ; aigreurs et âcreté dans l'estomac ; pituites ; *régurgitation des aliments; nausées et envie de vomir insupportables,* surtout après avoir bu ou mangé, ou s'aggravant le soir ; *vomissement des aliments* ou de matières muqueuses, amères ou aigres (surtout la nuit) ; ventre dur, tendu, avec flatuosités et borborygmes ; selles tardives, difficiles, ou *diarrhée muqueuse* ou bilieuse ; céphalalgie semi-latérale, déchirante ou tressaillante ; *frissonnement* avec lassitude et tiraillement par tout le corps ; mauvaise humeur, taciturnité et disposition à se fâcher pour des riens, surtout chez des personnes d'un caractère ordinairement doux et facile.

§ 5. Parmi les autres médicaments cités, on pourra consulter ensuite :

Capsicum, chez les personnes phlegmatiques, lourdes et gauches, ou d'un caractère susceptible, disposées à prendre tout en mauvaise part, avec évacuations muqueuses, pyrosis, brûlement dans l'estomac et à l'anus en allant à la selle.

Carb. veg., s'il y a : Anorexie, malaise, ou même vomissement des aliments ingérés après le plus léger repas, et souvent avec aigreur ; douleurs d'estomac en pressant dessus ; grande sensibilité au temps chaud ou froid, sec ou humide ; lourdeur de la tête et faiblesse.

China, s'il y a : Anorexie et dégoût des aliments et des boissons, comme par satiété ; renvois fréquents ou régurgitation et même vomissement des aliments ingérés ; ventre douloureux et tendu, avec pression autour du nombril ; émission fréquente de vents fétides ; lientérie ; frissonnement et horripilation après avoir bu.

Coffea, si l'embarras gastrique est accompagné d'une forte surexcitation nerveuse, avec insomnie.

Colocynthis. s'il y a : Gastralgie, *vomissement ou diarrhée immédiatement après avoir mangé tant soit peu ;* coliques spasmodiques, crampes dans les mollets.

Digitalis, s'il y a : Nausées, surtout le matin au réveil, goût amer de la bouche, soif, vomissement muqueux, selles diarrhéiques et grande faiblesse.

Hepar, s'il y a : Gastralgie pressive, avec nausées, renvois, envie de vomir, ou vomissements muqueux, bilieux ou aigres, avec pyrosis ; coliques et constipation, ou selles diarrhéiques, muqueuses.

Rhabarbarum, s'il y a : Goût pâteux, répugnance pour les aliments gras ou le café, nausées avec coliques, ou diarrhées avec *évacuation de matières aigres,* muqueuses et brunâtres.

Rhus, si les symptômes gastriques se manifestent surtout la nuit, avec coliques, douleurs d'estomac pressives, bouche sèche et amère, nausées et envie de vomir.

Squilla, si les affections gastriques sont accompagnées de symptômes pleurétiques, et que ni *acon.* ni *bry.* ne suffisent contre cet état.

Tartarus, s'il y a : Nausées continuelles, avec envie de vomir et grande angoisse, ou *vomiturition violente sans résultat,* ou bien *évacuation muqueuse par le haut ou le bas.*

Veratrum, s'il y a : Langue sèche ou chargée d'un enduit jaune ou brunâtre, *évacuations bilieuses* par les vomissements ou la diarrhée, avec grande faiblesse et accès de défaillance après les selles.

§ 6. Pour le reste des médicaments cités, et de plus amples détails en général, *Voy.* les **Symptômes,** *Sect.* 2, 3 et 4, et *Comp.* les articles : **Fièvre Gastrique, Choléra, Dyspepsie,**

Gastralgie, Pyrosis, Vomissements et **Diarrhée,** dans leurs chapitres respectifs.

HOQUET. — Les principaux médicaments sont : 1) *Acon. amm-m. bell. bry. cupr. hyos. ign. magn-m. n-mosch. n-vom. puls. stram. sulf.* — 2) *Agar. ars. baryt. borax. calc. carb-veg. cocc. coff. dig. graph. lach. led. lyc. merc. mur-ac. natr-m. nitr-ac. rut. sep. sil. spong. staph. veratr.*

HÉMATÉMÈSE. *Voy.* **Vomissement** de sang.

INDIGESTION (suite d'une). Voy. *Chap.* XIV.

MAL DE MER. — Les principaux médicaments sont : 1) *Sulf.* — 2) *Ars. cocc. petr.*, et peut-être encore : *Colch. ferr. mosch. sep. sil. tabac. ther. nitr-gl.*

Pour les souffrances causées par le mouvement de la **Voiture,** on trouvera souvent d'un grand secours : 1) *Cocc. sep.* — 2) *Borax. hep. ign. n-mosch. petr. selen. sil.*

MÉLÈNE, ou **Maladie noire.** — Les médicaments qui paraissent se rapporter le mieux à cette affection caractérisée par des *Vomissements noirs*, etc.. sont : *Ars. chin. veratr.*, ou encore : *Ipec. n-mos. n-vom. petr. phosph. plumb. sulf. sulf-ac.* etc. (Comp. *Sect.* 2, **Vomissement noir.**)

MUQUEUX (Embarras gastriques). *Voy.* **Gastroses.**

PITUITES de l'estomac. — Les meilleurs médicaments à consulter contre cette affection symptomatique, caractérisée *par la déjection d'une certaine quantité d'eau de l'estomac, sans efforts de vomissements,* sont : 1) *Ars. calc. carb-veg. lyc. natr-m. nitr-ac. n-vom. phosph. sep. sulf.* — 2) *Baryt. bell. bry. caus. cupr. dros. graph. hep. ipec. led. merc. natr. petr. puls. rhus. sabad. sil. staph. veratr.*

PYROSIS et **AIGREURS.** — Les principaux médicaments sont : 1) *Amm. calc. chin. con. croc. lyc. natr-m. n-vom. ox-ac. puls. sulf.* — 2) *Bell. caps. carb-an. carb-veg. caus. cham. dulc. graph. hep. ign. iod. kal. merc. nitr-ac. phosph. sabad. sep. sil. staph. veratr.*

RÉTRÉCISSEMENT du Cardia ou de l'Œsophage. — On pourra consulter de préférence : *Ars. bry. n-vom. phosph. rhus. sulf.*

RUMINATION. — Les principaux médicaments sont de préférence : 1) *Bry. cham. con. ign. lach. phosph.* — 2) *Amm-m. camph. magn-m. mez. sulf.*

SABURRES de l'Estomac. — *Voy.* **Gastroses.**

SQUIRRHE et **CANCER** de **l'Estomac.** — On pourra consulter de préférence : 1) *Ars. baryt. lyc. n-vom. ox-ac. phosph. veratr.*, — ou même encore : 2) *Con.? sil.? staph.? sulf.*

VOMISSEMENT et **NAUSÉES.** — § 1. Ces affections, quoique toujours symptomatiques, prédominent cependant souvent d'une telle manière sur l'ensemble des autres qu'elles exigent une attention toute particulière. Les médicaments que, dans ce cas, on pourra consulter de préférence, sont en général : 1) *Ipec. n-vom. puls.* — 2) *Ars. bry. cep. cham. cupr. ferr. millef. sil. sulf. veratr.* — 3) *Ant. arn. bell. calc. chin. cic. con. dig. dros. dulc. hyos. ign. lach. merc. phosph. plumb. sec. sep. tart.* — 4) *Ambr. carb-veg. caus. cic. cin. coloc. guai. lyc. merc. natr-m. op. petr. rhus. sabad. stann.*

§ 2. Pour les vomissements **des Aliments** après le repas, par faiblesse de l'estomac, ce sont surtout : 1) *Ars. ferr. hyos. n-vom. puls. sulf.,* — ou encore : 2) *Bell. bry. calc. cocc. graph. kal. lach. rhus. veratr.*

Pour le vomissement de **Sang,** ou l'**Hématémèse :** 1) *Acon. arn. hyos. ipec. n-vom.,* — ou peut-être encore : 2) *Amm. bell. bry. carb-v. caus. lach. lyc. mez. mill. sulf. veratr.*

Pour le vomissement **Noir** (mélène) : 1) *Ars. chin. veratr.,* — ou encore : 2) *Ipec. n-vom. sulf.,* etc.

Pour le vomissement de matières **Fécales** (*Passion iliaque, Iléus, Chordapse,* colique de *miserere,* etc.) : 1) *Bell. n-vom. op.,* — ou encore : 2) *Acon.? bry. plumb. raph. sulf.? thui.?* (*Comp.* **Iléus,** *Chap.* XVI.)

Pour le vomissement de **Saburres,** de matières **Bilieuses, Muqueuses** ou **aigres.** *Voy.* à l'article **Gastroses :** embarras **Bilieux, Muqueux,** etc.

§ 3. En outre, le vomissement des **Femmes enceintes** demande de préférence : 1) *Ipec. n-vom.* — ou bien : 2) *Acon. als. ars. con. ferr. iatr. kreos. lach. magn-m. natr-m. n-mos. ox-ac. petr. phosph. puls. sep. veratr.*

Celui des **Ivrognes :** 1) *Ars. lach. n-vom. op.* — ou encore : 2) *Calc. sulf.*

Celui qui est causé par des **Mouvements passifs,** tels que ceux de la **Balançoire,** de la **Voiture,** du **Navire,** etc. 1) : *Ars. cocc. colch. ferr. petr.* — ou encore : 2) *Bell. croc. n-mosch. sec. sil. sulf.*

Celui qui est dû à la présence de **Vers :** 1) *Acon. cin. ipec. merc. n-vom. puls. sulf.* — ou encore : 2) *Bell. carb-v. chin. lach.*

Enfin, celui qui est causé par une **Indigestion :** 1) *Ipec. puls.* — 2) *Ant. bry. n-vom. sulf.* — 3) *Ars. bell. ferr. rhus.*

§ 4. Pour d'autres **Causes** encore. *Voy.* **Gastroses,** et *Comp.* en général les articles : **Choléra, Dyspepsie, Gastralgie, Gastrite, Gastroses, Diarrhée, Coliques, Helminthiasis, Indigestion,** etc., dans leurs chapitres respectifs.

SECTION II. — SYMPTOMES GASTRIQUES.

(Nausées, renvois, vomissements, etc.)

Aigreurs. *Alum. ambr.* amm. arg-n. *ars. asar. baryt. bell. borax.* bry. *CALC. *carb-an.* carb-veg. *caus. *cham.* *CHIN. cycl. daph. *dig. *ferr.* ferr-m. *graph.* hep. ign. ipec. iod. *kal.* lach. *lyc.* magn-c. *merc.* *natr-m.* *nitr-ac.* *N-VOM. petr.* *PHOSPH. *phos-ac.* plumb. *PULS. ran-sc. *sass.* sep. *sil. spig.* stann. stram. *SULF. *SULF-AC. *tart.* thui. *veratr.*

Bilieux (symptômes). *ACON. ant. ars. asa. asar. *BRY. cann. *CHAM. *chin. *cocc. *coloc.* daphn. dig. *ign. ipec.* lach. *MERC *N-VOM. *puls.* sec. *sep. staph. *sulf. tart. *veratr.*

Écoulement d'eau de l'estomac, comme des **pituites.** Amm. anac. *ARS. *baryt. *bell. *BRY. *CALC. *carb-an. *CARB-VEG. *caus. *chin. *cocc.* cycl. dros. graph. *ipec.* led. *lyc. *natr-m. *nitr-ac. *N-VOM. *petr.* phosph. *PULS. rhod. *rhus. *SEP. *sil.* staph. *SULF.* veratr.

— **acides** (par les aliments). Phosph.

— **bu** (après avoir). Nitr-ac. *sep.*

— **lait** (après avoir bu du). Cupr. phosph.

— **matin** (le). *Sulf.*

— **nuit** (la). Carb-v. graph.

— **repas** (après le). Amm-m. *calc. *SIL. *SULF.*

— **soir** (le). Anac. cycl.

— **tous** les deux jours. *Lyc.*

Hoquet, en général. *ACON. agar. agn. *amm-m. *ant. ars. baryt. *bell. *borax. *bry. calc. carb-an. carb-veg. chel. chinin. cocc. coff.* colch. crot. *cupr.* dros. euphorb. *graph. *HYOS. *IGN.* kal-bi. lach. led. lyc. *magn-m. mur-ac. natr-m. nitr-ac. *n-mosch. *N-VOM.* phosph. plumb. *PULS.* rut. selen. *sep. sil. spong.* stann. *staph. *STRAM.* stront. *sulf.* tabac. *veratr.* verb. zinc.

— **douloureux.** Magn-m. teucr.

— **spasmodique.** *Bell. *n-vom.* ran. *stram.* tabac.

— **violent.** Amm-m. cic. lyc. *n-vom.* stront.

Hoquet se **manifestant :**

— **bu** (après avoir). *Ign.* lach. *puls.*

— **déjeuner** (après le). Zinc.

— **mouvement** (après chaque). Carb-v.

— **nuit** (la). Ars.

— **repas** (**pendant** le). Magn-m. *merc.,* etc.

— — (**après** le). Alum. bov. carb-an. *cycl.* graph. *hyos.* ign. lyc. magn-m. *merc.* natr. par. phosph. sep. *veratr.* zinc.

— **soir** (le). Sil.

Hoquet, se manifestant :
— **tabac** (après avoir fumé du). Ambr. ant. arg. ign. lach. puls. rut. sang. selen.

Hoquet avec :
— **convulsions.** Bell.
— **coups** dans le creux de l'estomac. Teucr.
— **douleurs** d'estomac. Magn-m.
— **douleurs** de poitrine. Amm-m.
— **étouffement.** Puls.
— **irascibilité.** Agn.
— **sueur.** Bell.

Muqueux (état). *Ars.* *bell. *caps. carb-vg.* cham. *CHIN. cin. dulc.* *ign.* *ipcc.* *MERC. *n-vom.* petr. *PULS. rhab. rhus.* spig. *SULF. *veratr.*

Nausées et **envie de vomir en général.** *Acon. agar.* agn. *alum. *ambr.* amm. *anac.* ang. *ANT. arg-n. *arn. *ARS. *asar. *baryt.* bar-m. *bell.* bism. borax. *bovis.* brom. *bry. *camph.* calad. cann. caps. *carb-an. *CARB-V. *caus.* cham. *chin.* cic. cist. cocc. colch. *con.* cop. crot. *cupr.* cycl. *dig. *dulc. *graph.* grat. *hell.* *HEP. hyos. *ign. *iod. *IPEC. *kal. kal-bi. *kreos. *lach.* lact. *laur.* led. *lyc. magn. *magn-m. *merc.* mez. mosch. *natr.* *NATR-M. nitr. *nitr-ac.* n-jugl. *N-VOM. oleand.* op. *petr. *phosph. *phos-ac. plat. plumb. prun. *puls ran. ran-sc. *raph. *rhab.* rhod. rhus. *rut.* sabad. sang. *sass. *sec.* seneg. *sep. *SIL. *spig.* spong. *squill. *stann. *staph.* stront. *SULF. sulf-ac.* tabac. tarax. *TART. ther.* thui. *valer. *veratr.* viol-tric. zinc
— **air** (au grand). Acon. ang. bell. lyc. *N-VOM.
— — améliorées. *Lyc.* tabac. tarax.
— — (après la promenade à l'). Alum.
— **appartement** (dans l'), apparaissant ou améliorées. Lyc.
— **appartement** (en entrant dans l'). Alum.
— **asseyant** (en s'). Bry.
— **bruit** fort (par un). *Ther.*
— **bu (après** avoir). Bry. kal-bi. natr-m. *n-vom. *puls.* rhus. teuc.
— — amélioration. Phos.
— **café** (après avoir pris du). Calc-ph. caps. cham. *n-vom.
— **continuelles.** Arg-n. *carb-veg.* cupr. *kal-bi. *lyc. *magn-m. *natr. *nitr-ac. *N-VOM. *phos-ac. *SIL. *squill. *tart. *veratr.*
— **couché** (en étant), amélioration. Rhus.
— **crachant** (en). *Led.*
— **déjeuner** (après le). Bell. *cham.*
— **douceurs** (comme après avoir mangé des). Acon. merc.
— **échauffement** (après un). Sil.

Nausées :

— **émotions** morales (par les). Kal.

— **entrant** dans l'appartement (en). Alum.

— **fil** dans le gosier (comme par un). Valer.

— **froid** (en prenant). Cocc.

— **flatuosités** (après l'émission de), amélioration. Tart.

— **fumant** (en). Carb-an. clem. euphr. *ign. *phosph.

— **glaires** dans la gorge (comme par des). Guai.

— **graisse** (après avoir mangé de la). Acon. *carb-an.* cycl. *dros.* nitr-ac. *PULS. sep. tarax.

— **indigestion** (comme par une). *Ant.* baryt.

— **lait** (après avoir pris du). *Calc.*

— **lésions mécaniques** (après des). *Arn.* *BRY. *puls.* *RHUS. ruta.

— **mangeant (en).** Ang. *baryt.* bell. borax. *carb-vg.* caus. cic. *cocc. colch. dig. ferr. *kal.* magn-m. n-vom. *puls. *rut. *veratr.

— — amélioration. Berb. chinin. kal-bi. phos. sabad. sep. *sulf.

— **mangé (après** avoir). Agar. alum. *amm.* amm-m. anac. *arn. ars. bism. *bry.* calc. carb-v. caus. *cham.* chinin. con. *cycl.* dig. *graph. grat. *kal.* *lach.* lyc. *merc.* *natr-m.* nitr-ac. *N-VOM. *petr.* *PHOS. *PULS. *rhus. *ruta. *sep.* *SIL. *stann.* *SULF. tart. *veratr.

— **marche** (pendant la). Acon. alum. ang. *kal-bi.*

— — au grand air (par la). Acon. alum. ang.

— **matin** (le). Acon. alum. *anac. *arn.* baryt. bry. calad. *calc. *carb-v.* caus. *cham.* cic. *dig. *graph. *hep. *kal-bi.* lach. lyc. magn-m. natr-m. *N-VOM. petr. *phos.* ran-sc. rhus. *sep.* *SIL. spig. squill. staph. *sulf. *veratr.

— — **au réveil.** Bry. *cocc. *dig. *lach. petr.

— **midi** (avant). Bovis.

— — (après). Ran.

— **minuit** (après). Ran-sc.

— **mouvement** (par le). *Ars.* tabac. ther.

— **mouvement échauffant** (par un). Sil.

— **mouvement** de la voiture (par le). Borax. *COCC. °lyc. n-mos. *PETR. sep. *SULF.

— **nuit** (la). Alum. amm. calc. *carb-an.* carb-v. cham. con. kal-bi. merc. nitr. nitr-ac. phos. *puls.* rhus. sulf. ther.

— **odeur** des œufs (par l'). *Colch.*

— — de la viande. *Colch.*

— **parlant** (en). Alum. borax. *cocc.

— **pressant** sur l'épigastre (en). Hyos.

— **redressant** dans le lit (en se). Bry. cocc.

— **réfléchissant** (en). Borax.

Nausées :
— **refroidissemen**s (après un). Cocc.
— **renvois** (par des), amélioration. Rhod. tart.
— **repas.** *Voy.* **Mangé.**
— **réveillant** (en se). Bry. *dig.* *lach.* petr.
— **salive** (après avoir avalé la). Colch.
— **soir** (le). Asar. calc. con. *cycl.* phos. *puls.* ran.
— **tabac** à fumer (par le). Carb-an. clem. euphr. *ign.* *phos.*
— **toussant** (en). Voy. *Chap.* XXI. **Toux** avec nausées.
— **viande** (par l'odeur de la). *Colch.*
— **vin** (après avoir bu du). *Ant.*
— **yeux** (en fermant les). Ther.
— **voiture** (par le mouvement de la). Borax. *COCC.* °*lyc.* n-mos. *PETR. sep. *SULF.

Nausées accompagnées de :
— **abattement.** Dig.
— **agitation.** Ign.
— **angoisse,** anxiété. *Ars.* bry. cupr. dig. *ign.* *kal.* merc. nitr-ac. plat. tarax. *tart.*
— **appétit** diminué. Chinin. crot.
— **borborygmes.** Puls.
— **bouche** brûlante. Kreos.
— **boulimie.** Chinin. magn-m. spig. valer.
— **bourdonnement** d'oreilles. *Acon.*
— **céphalalgie.** Asar. chinin. cic. kal-bi. kreos. merc. mez. n-vom. ran. sil. tarax. tart. (Comp. *Chap.* VI, *Sect.* 5, Céphalalgie avec **Nausées.**)
— **chaleur.** Ars. merc. (Comp. *Chap.* IV, *Sect.* 2, **Chaleur** avec nausées.)
— **coliques.** Agar. *cupr.* merc. mosch. *puls.* *rhab. tabac.
— **connaissance** (perte de la). Cupr.
— **convulsions.** Cupr.
— **constipation.** *Carb-vg.* cupr. *n-vom.*
— **couché** (besoin d'être). *ARS. asar. cocc. mosch. *phos-ac.*
— **dos** (douleurs au). Puls.
— **eau** dans la bouche (accumulation d'). Asar. cocc. crot. ipec. kreos. mez. *petr.* valer.
— **émission** d'urine (fréquente). Cupr.
— **estomac** (douleurs d'). Amm. ars. calad. caps. croc. dig. grat. lact. magn. mang. merc. natr-m. puls. sabin. sec. stann. sulf. tabac. tart.
— **évanouissement** (d'). *Arg-n.* baryt. borax. calc. cham. coff. crotal. graph. lach. lyc. mag-m. n-vom.
— **face (chaleur** à la). Petr. *sang.* stront.

Nausées accompagnées de :
— **face** (**pâleur** à la). Hep. *puls.* tabac. tart.
— — **rougeur.** *Veratr.*
— — **terreuse** (couleur). Magn-m.
— **faim.** *Chinin.* hell. *magn-m.* natr. phos. *spig. valer.*
— **froid.** Crot. hep. valer.
— **froid** à l'estomac. Grat. tabac.
— **frissons.** Bov. kreos. nitr-ac. *puls.* *sang. sulf-ac. (Comparez *Chap.* IV, *Sect.* 2, **Frissons.**)
— **gorge** (grattement dans la). Meph.
— — (brûlement dans la). Puls.
— **goût** aigre. Spong.
— — amer. *Bell.* chinin. lyc. sep.
— — douceâtre. Merc.
— — - putride. *Cupr.*
— **hépatiques** (douleurs). Petr.
— **horripilation.** Ars. asar. calc. mez. sabad.
— **humeur** (mauvaise). Gran.
— **idées** (confusion des). Calc-ph.
— **insomnie.** Chinin.
— **ivresse.** Cupr.
— **langue** blanche. Chinin. petr.
— — sèche. Chinin. petr.
— — jaune. Chinin.
— **lassitude,** faiblesse. Con. plat. sulf.
— **lèvres** blanches. Valer.
— **mine** (mauvaise). Gran.
— **ombilic** (rétraction de l'). Mosch.
— **oreilles (douleurs** aux). Puls.
— — (**bourdonnement** d'). *Acon.*
— **ouïe** (perte de l'). Raph.
— **pieds** (douleurs aux). Ars.
— **pleurs** faciles. Magn-m.
— **poitrine** (douleurs de). Merc.
— **régurgitation.** Crot. raph.
— **renvois.** *Acon.* ars. chinin. *cocc.* con. ipec. mosch. petr. sep. spig. sulf.
— **répugnance** pour les aliments (dégoût et). Ant. *bell.* con. crot. cupr. *hell. laur. prun.*
— **respiration** gênée. Cham. cupr. petr. *sang.*
— **salivation.** Crot.
— **selle** (envie d'aller à la). *Gran.* squill.
— **soif.** Bell. phos. *veratr.*
— **sommeil,** envie de dormir. Ars.

Nausées accompagnées de :
— **sueur** froide de la face. *Ipec.*
— **suffocation** (accès de). *Cham.*
— **surexcitation.** Magn-m.
— **toux.** Cupr.
— **tremblement.** Ars. nitr-ac. sulf.
— **uriner** (envie d'). Cupr.
— **ventre** (mouvements dans le). Chinin.
— **vents** (émission de). Chinin.
— **ver** dans l'œsophage (sensation d'un). Puls.
— **vertige.** Calad. calc-ph. *camph.* crot. magn. merc. petr. ther.
   (Comp. *Chap.* VI, *Sect.* 5, avec **Nausées,** vertiges.)
— **vue** (perte de la). Raph.
— — trouble. Calc. raph.
— **yeux** (douleurs dans les). *Kal-bi.* sil.
Nausées ressenties dans :
— **creux** de l'estomac (le). Agn. caps. cop. cupr. mosch. *ruta.*
   squill. teuc.
— **gorge** (la). Cupr. cycl. *phos-ac.* stann.
— **gosier** (le). Cupr. cycl.
— **poitrine** (la). Merc.
— **ventre** (le). Agn. *crot.* cupr. rhab.
Pituites. *Voy.* **Écoulement** d'eau.
Pyrosis en général. *Alum.* *amb.* *amm.* arg. arg-n. asar. *bell.*
   CALC. cann. *canth.* *CAPS.* *carb-an.* carb-veg. caus. chin.
   chinin. *con.* *croc.* daph. *dulc.* fluor-ac. *graph.* guai. *hep.* *ign.*
   iod. kal. lach. *lyc.* mang. *merc.* *natr-m.* nitr-ac. *n-mosch.*
   N-VOM. ox-ac. petr. *phos.* *PULS.* sabad. sang. sep. sil. staph.
   sulf. *SULF-AC.* tab. zinc. mgs-arc.
— **gorge** (qui remonte dans la). Con. lyc. mang. natr-m. tabac.
— **vomir** (avec envie de). Alum.
Pyrosis se manifestant :
— **acides** (après avoir mangé des). N-vom.
— **douceurs** (après avoir mangé des). *Zinc.*
— **fumé** du tabac (après avoir). Staph. tarax.
— **grasses** (après avoir mangé des choses). Natr. n-vom.
— **indigestes** (après des aliments). Iod.
— **mangeant** (en). *Merc.*
— **mangé** (après avoir). *Amm.* calc. chin. *con.* croc. iod. kal. lyc.
   merc. *natr-m.* n-vom. sep. *sil.* mgs-arc.
— **mangé** de bon appétit (après avoir). Croc.
— **soir** (le). Amb. mgs-arc.
— **thé** (après avoir pris du). Kal-bi.
Régurgitation. *Ant.* *arn.* asa. *bell.* *bry.* calc. cann. *CARB-VEG*

*chin. con. croton. *dros.* *graph.* hep. ign. *LACH. *lyc.* *magn-m.*
merc. *natr-m.* *N-VOM. *PHOSPH. *plumb.* *puls.* ran. raph.
sass. spig. *staph.* *SULF. *sulf-ac.* *tart.* *veratr.* verb. zinc.
mgs-aus.

Régurgitation :
— **âcre.** Ars. *cann.* tart.
— **aigre.** Ars. calc. carb-v. con. dig. *graph.* kal. *lyc.* mang. *natr-
m.* *n-vom.* petr. *phos.* plumb. puls. raph. sass. spong. *sulf.*
tart. mgs.
— **aliments** (des). Amm. amm-m. bell. *bry.* *camph.* *canth.*
cham. *con.* *ferr.* graph. *ign.* *lach.* *lyc.* *magn-m.* mez. natr-
m. *n-vom.* *PHOS. *puls.* *SULF. teuc. *thui.*
— **amère.** Amm. *arn.* ars. cann. cic. graph. grat. ign. n-vom.
puls. *sass.* sulf-ac. teuc.
— **aqueuse.** Ant. arn. grat. *plumb.* tart.
— **boissons** (des). *Sulf.*
— **douceâtre.** *Acon.* merc. *plumb.* sulf-ac.
— — d'eau. *Acon.*
— **jaunes** (de matières). Cic.
— **lait** (du). Lyc. tart
— **liquide** répugnant (d'un). Plat.
— **muqueuse.** *Arn.* raph.
— **rance.** Merc.
— **salée.** Arn. sulf-ac. tart.
— **sang** (de). *N-vom.* raph. sep.
— **vertes** (de matières). Ars. graph.

Régurgitation se **manifestant :**
— **baissant** (en se). Cic. mgs.
— **bu** (après avoir). Merc.
— **lait** (après avoir pris du). Calc. carb-v. lyc. tart.
— **mangeant** (en). Merc. phosph. sass.
— **mangé** (après avoir). *Asa.* *BRY. con. dig. *ferr.* *LACH. merc.
n-vom. *phosph.* puls. *sass.* *sulf.* thui. *veratr.*
— **marchant** (en). Magn-m.
— **nuit** (la). Canth.

Renvois en **général.** *Alum.* *amb.* *amm-m.* *ANT.* *arn.* ars.
bell. *BRY. *calc.* carb-an. *CARB-VEG. caus. *cham.* *chin.* cocc.
*CON. crot. cupr. dulc. *graph.* *HEP. ign. kal. kal-bi. *LACH.
lact. *lyc.* *merc.* *mez.* *mur-ac.* natr. *NATR-M. *N-VOM. *petr.
phosph. *puls.* ran. *rhus.* *rut.* sabad. sass. sec. seneg. *sep.*
sil. *spong.* *stann.* *staph.* *SULF. sulf-ac. *thui.* valer. *verb.*
veratr.
— **âcres.** Alum. *ars.* asa. merc.
— **aigres.** *ALUM. *AMBR. *AMM. ars. *asar.* *baryt.* bell. *bry.*

calc. *carb-an.* *CARB-V.* caus. *CHAM.* *chin.* cycl. dig. ferr. ferr-m. graph. ign. *iod.* *KAL.* kal-ch. *lach.* lact. *LYC.* *magn.* merc. *NATR-M.* natr-n. *nitr-ac.* *N-VOM.* petr. *PHOSPH.* phos-ac. *PULS.* ran-sc. sass. *sep.* *sil.* spig. *stann.* stram. *SULF.* *SULF-AC.* tabac. veratr. *zinc.*

Renvois :

— **ail** (avec goût d'). Asa.

— **aliments** (avec goût des). Agar. *ambr.* *amm.* *ANT.* bry. calc. carb-an. *CARB-V.* caus. cham. chel. *chin.* *con.* croc. euphr. lach. laur. *lyc.* *natr-m.* n-vom. *phosph.* plumb. *PULS.* ran-sc. rhus. rut. sep. *SIL.* *sulf.* *thui.* veratr.

— **amers, bilieux.** *Acon.* amm. *ANT.* ang. *ARN.* *ars.* *bell.* berb. *bry.* *calc.* *carb-v.* cast. *CHIN.* chinin. dros. ferr. fer-m. *grat.* lyc. magn. *merc.* mur-ac. *N-VOM.* *PULS.* sass. *SEP.* *SIL.* spong. *squill.* stann. *staph.* *sulf-ac.* tarax. thui. *veratr.* verb.

— **avortés.** *Acon.* *ambr.* amm. ang. bell. *carb-an.* *CAUS.* cocc. *CON.* graph. hyos. ign. kal. magn-c. n-vom. *PHOSPH.* plumb. *puls.* rhus. *sulf.* zinc. mgs-arc.

— **bilieux.** *Voy.* **Amers.**

— **brûlants.** Bell. canth. hep. iod. lyc. phos-ac. sulf. tabac. valer.

— **bruyants.** Ambr. ant. caus. *con.* *gran.* kal. lach. *lact.* magn-c mosch. n-jugl. par. *petr.* phosph. plat. puls. sil. zinc.

— **continuels.** *Con.* cupr. *LACH.* *sulf.*

— **corne** (avec goût de). Mgs.

— **cuivreux** (avec goût). Cupr.

— **douceâtres.** *Grat.* plumb.

— **douloureux.** Carb-an. caus. *cocc.* con. natr. *n-vom.* *petr.* *phosph.* plumb. *rhus.* sabad. *sep.*

— **empêchés** (avec envie inutile). *Voy.* **Avortés.**

— **encre** (avec goût d'). Iod.

— **fétides.** *Ant.* bism. *cocc.* *sulf.*

— **gras.** Lyc.

— **grattants.** Ant. *carb-veg.* ferr. natr-m. n-mos. stann. staph.

— **incomplets.** *Voy.* **Avortés.**

— **interrompus.** *Voy.* **Avortés.**

— **œufs** pourris (avec goût d'). *ANT.* *arn.* brom. *COFF.* *PULS.* sep. stann. sulf. *tart.* *valer.*

— **putrides.** Arn. asar. bell. cocc. *merc.* mur-ac. *n-vom.* oleand. *puls.* raph. tabac. thui.

— **rances.** Asa. merc. ran-sc. *thui.* valer.

— **répugnants,** désagréables. Cin. lact. natr-m. sep.

Renvois :
— **salé** (d'un goût), après avoir mangé de la viande. *Staph.*
— **sanglotants.** *Cycl.* meph. staph. tart.
— **spasmodiques.** *N-vom.* *phosph.* sang.
— **vide** (à), renvois d'air. Acon. *agar.* *ambr.* amm. amm-m. ang. arg-n. *arn.* ars. baryt. *bell.* *BRY.* calad. cann. *CARB-V.* *CAUS.* *chin.* chinin. *cocc.* colch. coloc. *CON.* cycl. euphorb. fluor-ac. *gran.* guai. *HEP.* ipec. *kal.* kal-bi. kal-id. *LACH.* *lact.* laur. men. *merc.* mez. *natr.* *natr-m.* *N-VOM.* oleand. *phosph.* plat. plumb. *puls.* ran-sc. raph. *rhus.* *rut.* sabad. *sabin.* sang. *sep.* *staph.* *SULF.* tabac. *tart.* valer. *veratr.* verb. mgs-arc.
— **violents.** Arn. bism. lach. *merc.* plumb. *rhus.* veratr.

Renvois se **manifestant :**
— **bu** (après avoir). Ars. mez. rhus. sulf. tarax.
— **flatuosités** (soulagés par les). Meph.
— **fumé** du tabac (après avoir). Selen.
— **graisse** (après avoir mangé de la). *Carb-v.* ferr. natr-m. sep. thui.
— **hystériques** (chez les femmes). *Rut.*
— **lait** (après avoir pris du). *Calc.* carb-vg. chin. lyc. natr-m. *sulf.* tart. zinc.
— **mangé** (après avoir). Ang. *ars.* baryt. *bry.* calc. *carb-v.* cham. *chin.* chinin. con. cycl. daph. dig. fer. kal. *lach.* merc. *natr.* *natr-m.* nitr-ac. n-mos. *n-vom.* petr. phos. *plat.* *puls.* ran-sc. *rhus.* sass. *SEP.* *SIL.* spig. *SULF.* *thui.* *veratr.* zinc.
— **mangeant** (en). *Natr.* oleand. petr. sass.
— **matin** (le). Croc. *hep.* valer.
— **nuit** (la). *Lach.* *sulf.* tart.
— **viande** (après avoir mangé de la). *Ruta.*

Renvois avec :
— **abattement.** Croton.
— **bâillements** (alternant avec). Berb.
— **coliques.** Cham.
— **dégoût.** Croton.
— **eau** dans la bouche (accumulation d'). Lobel.
— **estomac** (douleur à l'). Calad. cham. cocc. magn. *phosph.* rhus. spong.
— **gorge** (constriction de la). Caus. n-vom.
— — plénitude. Con.
— **nausées.** Chinin. *cocc.* croton. verb.
— **poitrine** (douleurs de). Zinc.
— **renâclement** continuel. Cupr.
— **respiration** (qui coupent la). Grat. lach.

Renvois avec :

— **soulagement** des souffrances. *LACH. rhod. tart.

— **suffocation** (péril de). Lach.

Saburres dans les voies digestives. *Ant. arn. *ars.* bell. *bry. carb-vg. cham. coff. *hep. *IPEC. *merc. *N-VOM. *PULS. *tart. veratr.

Vomissements en **général.** *Acon.* *ambr. anac. *als. ant.* *arn. *ARS. *bell. *bry. calc. camph. *carb-veg. *caus. cep. *cham. *chin. *cic. *cin. cocc. colch. *coloc. con. cupr. cic. dig. *ferr. grat. *guai. hyos. *iatr.* *ign. *IPEC. *kal-bi. *lach. lact laur. *lyc. *merc. *natr-m. *n-mosch. *N-VOM. op. ox-ac. *petr. *phosph. *PULS. *sec. *sep. *sil. *stann. *sulf. *tart. ther. valer. *veratr. zinc.

— **âcres.** Arg. croton. ipec.

— **aigres.** *Ars. *bell. borax. calad. *calc. *carb-veg. caus. *CHAM. *chin. crot. daph. *ferr. graph. *hep. ipec. kal. natr m. nitr-ac. *N-VOM. PHOSPH. *phos-ac. *PULS. sass. stram. *SULF. *sulf-ac. tabac. *tart. thui. veratr.

— **aliments** (des). *Ant. *ARS. *bell. *bry. *calc. canth. *carb-veg. caus. *cham. *chin. cin. cocc. colch. *coloc. crot. cupr. *dig. dros. *ferr. *graph. *hyos. *ign. *IPEC. kal. kal-bi. *lach. laur. *lyc. merc. mur-ac. *natr-m. n-jugl. *N-VOM. oleand. *PHOSPH. phos-ac. plumb. *PULS. raph. *rhus.* ruta. sabin. samb. *sec. *sep. *SIL. *stann. *SULF. sulf-ac. tart. thui. *veratr. zinc.

— **aqueux.** Arg. arn. ars. bar-m. *bell. *BRY. *CAUS. chin. cupr. *DROS. hyos. *iatr. *ipec. kreos. magn. n-vom. puls. sil. stann. stram. *sulf.* sulf-ac. tabac.

— **bilieux, amers.** *ACON. *ANT. *arn.* *ARS. *bell. *bry. calc. camph. *cann.* canth. cast. *CHAM. *chin. *cin. *coff. colch. *coloc.* con. crot. *cupr.* dig. *dros. dulc. grat. *hep. ign. iod. *ipec. *lach. *lyc. magn, *merc. mez. mur-ac. natr-m. nitr-ac. *N-VOM. oleand. *petr. *phosph. plumb. *PULS. °raph. sabin. samb. sang. *sec.* *sep. sil. stann. stram. *sulf.* tart. val. *veratr. zinc. (Comp. *Sect. 1,* **Gastroses,** Embarras bilieux.)

— **blanc.** *Ars. croton. cupr. *iatr. *ipec. raph. *veratr.

— **blanc jaunâtre.** Croton.

— **blanc d'œuf** (comme du). *Ars. *iatr. *ipec. *veratr.

— **bleuâtres** (de matières). Cupr.

— **boissons** (des). Arn. *ars. *bry. cin. *hyos. *ipec. samb. *sil. spong. *veratr.

— **brunâtres.** *Ars. bism.

— **café** ingéré (de). Croton.

— **douceâtre.** Kreos.

— **écumeux.** Croton. cupr. *veratr.*

Vomissements :

— **excréments** (d'). °Acon. *bell. *bry. *op. plumb. °raph. *sulf. °thui.

— **gélatineux.** Ipec.

— **jaunâtre.** *Ars. iod. kal-bi. oleand. plumb. veratr.

— **lait** que l'on a pris (du). Arn. samb. spong. sulf.

— **lombrics** (de). *Acon. *cic.

— **mucosités** (de). *Acon. *ant. *ARS. baryt. *BELL. borax. bry. *calc. canth. cham. chin. *cin. con. crot. cupr. *DIG. *DROS. *DULC. graph. *guai. *hep. hyos. ign. iod. *IPEC. kreos. lach. *MERC. mez. nitr. *n-vom. phosph. *PULS. raph. samb. sec. stram. *SULF. tab. *tart. valer. veratr. zinc.

— **nez** et la bouche (par le). Amm.

— **noirâtres.** Arg-n. *ARS. *calc. *CHIN. hell. *ipec. laur. *n-vom. *petr. *PHOSPH. plumb. °raph. sec. *sulf. sulf-ac. *VERATR.

— **poix** (de matières comme de la). Ipec.

— **salés.** Iod. magn. puls. sil. sulf.

— **sang** (de). *ACON, *amm. *ARN. *ars. *bell. brom. *bry. *calc. camph. canth. *carb-v. caus. chin. cic. cupr. dros. *FERR. hep. *HYOS. *IPEC. kal-bi. lach. lyc. mez. mill. nitr. *N-VOM. op. *PHOSPH. plumb. *puls. *stann. sulf. veratr. zinc.

— **urine** (d'). *Op.

— **verdâtres.** *Acon. *ARS. cann. *cham. *coloc. cupr. hell. hep. ipec. *lach. lyc. mez. morph. oleand. op. *petr. phosph. *plumb. *PULS. raph. stram. *VERATR.

— **vers** (de). *Acon. *cic.

— **violents.** *ARS. °bell. bis. *CUPR. iod. *LACH. merc. mez. mosch. *N-VOM. plumb. puls. raph. *TART. *VERATR.

Vomissements se manifestant :

— **acides** (après avoir pris des). Ferr.

— **baissé** (après s'être). Ipec.

— **bière** (après avoir bu de la). *Ferr. mez.

— **bu** (après avoir). *Acon. *arn. *ARS. *bry. *cham. *CHIN. *cin. *FERR. mez. *n-vom. *puls. *SIL. *VERATR.

— **craché** (après avoir). Dig.

— **déjeuner** (après le). Borax. daph. kal-bi.

— **femmes enceintes** (chez les). Acon. ars. *con. ferr. *IPEC. kreos. lach. magn-m. natr-m. n-mosch. *N-VOM. *petr. phosph. *puls. sep. *SULF. veratr.

— **fumé du tabac** (après avoir). *Ipec. n-vom. puls.

— **indigestion** (à la suite d'une). *Ant. ars. bell. bry. ferr. *IPEC. *n-vom. *PULS. rhus. sulf.

— **ivrognes** (chez les). *ARS. calc. *lach. *N-VOM. *op. sulf.

— **lait** (après avoir pris du). Arn. samb. spong. sulf.

Vomissements se manifestant :

— **lait** de la mère (par le). *Cin. *sil.

— **mangeant** (en). Dig. nitr. puls. rhus.

— **mangé** (après avoir). *Acon. amm. anac. *arn. *ARS. *CALC.
*carb-vg. *chin. *coloc. *dig. dros. *ferr. hyos. iod. *ipec. *lach.
magn. nitr-ac. *N-VOM. *petr. *PHOS. *puls. *rhus. *rut. *sep.
*sil. stann. *SULF. tart. *veratr.

— **matin** (le). *ARS. bar-m. borax. calc. dig. *dros. *hep. kal-bi.
kreos. *lach. lyc. mosch. *N-VOM. sil. sulf.

— **mouvement** (par le). *ARS. *BRY. *N-VOM. stram. tabac. *ther.
*veratr. zinc.

— **nuit** (la). *Ars. bell. bry. calc. caus. *chin. dig. dros. fer. ign.
kal. lyc. merc. mur-ac. nitr-ac. *n-vom. *phosph. *puls. rat. sep.
*sil. *sulf. ther. tart. val. veratr.

— **œufs** (après avoir mangé des). Ferr-m.

— **pain** (après avoir mangé du). Bry. nitr-ac.

— **refroidissement** (après un). Ars. bell. carb-vg. cham. *cocc.
dulc. *ipec. puls.

— **selle** (pendant la). Arg.

— **soir** (le). Anac. bell. bry. crot. phosph. puls. sulf.

— **teté** (après avoir). *Cin. *sil.

— **toussant** (en). Voy. Chap. XXI

— **vers** (par des). *Acon. bell. carb-veg. chin. *CIN. *ipec. lach.
*merc. *n-vom. *puls. *SULF.

— **voiture** (par le mouvement de la). *Ars. bell. *COCC. *colch.
croc. *ferr. n-mosch. *PETR. sec. sil. sulf.

— **yeux** (en fermant les). Ther.

Vomissements avec :

— **angoisse,** anxiété. Ant. *ars. asar. bar-m. cupr. kal-bi. n-vom.
sang. seneg.

— **borborygmes.** Puls.

— **bouillonnement** de sang. Veratr.

— **céphalalgie.** Asar. kreos. sep. (Comp. Chap. VI, Sect. 5, avec
Vomissement, Céphalalgie.)

— **chaleur.** Ars. bell. ipec. veratr.

— **coliques,** tranchées, etc. Ars. asa. bry. calc. *cupr. graph. hell.
hyos. n-vom. plumb. puls. stram. tart. veratr.

— **congestion** à la tête. *N-vom. *op.

— **constipation.** *Op. *plumb. *sulf.

— **convulsions.** Ant. cupr. hyos. merc. op.

— **couché** (besoin d'être). Veratr.

— **cris.** Ars.

— **dents** (suivis d'émoussement des). Calad. puls.

— **diarrhée.** Ant. arg. *ars. asar. *bell. *coloc. *CUPR. dulc. eug.

*iatr. *IPEC. *lach. *phosph. rhab. seneg. *tart. *VERATR. *SULF.
(Comp. *Sect.* 1, **Choléra.**)

Vomissements avec :
— **efforts** spasmodiques (avec). Croton. cupr.
— **dos** (**douleur** au). Puls.
— **estomac** (**douleur** d'). *Acon.* *ARS. asar. bar-m. *bry.* *CUPR.
 dig. hyos. *IPEC. lach. mosch. *n–vom.* *op.* *PHOSPH. plumb.
 puls. *sulf.* tart. *VERATR.
— **étouffement.** Hyos.
— **évanouissement.** Baryt. *calc.* kal. kal-bi. sulf. ther. veratr.
— **face** (**pàleur** de la). *Puls.* tart.
— — (**sueur** à la). Camph. sulf.
— **faiblesse,** lassitude. *ARS. gran. hyos. *IPEC. kal. phosph.
 *VERATR.
— **frissons,** *Puls.* raph. tart. valer.
— **gorge** (**brûlement** dans la). Arg. puls.
— **goût** aigre, après. Anac.
— — amer. *Puls.*
— **haleine** fétide. *Ipec.*
— **hoquet.** Bry.
— **horripilation.** Veratr.
— **jambes** (crampes aux pieds et aux). N-vom.
— **langue** nette. *Cin.*
— **mains chaudes.** Veratr.
— — **froides.** Kreos. phosph. veratr.
— — (**torpeur** des). Phosph.
— **membres** froids. Hyos.
— **mort** (**crainte** de la). Ars.
— **nausées.** Bar-m. croton, daph. dig. graph. kal-bi. mur-ac.
 n-vom. raph. sulf. *veratr.* zinc.
— **nez** (**obturation** du). Grat.
— — (**sécheresse** du). Kreos.
— **oreilles** (**douleurs** aux). Puls.
— **pieds froids.** Kreos. phosph.
— — (**torpeur** des). Phosph.
— **poitrine** (**crampes** de). Cic.
— — (**douleurs** de). Mosch. raph.
— — (**bouillonnement** dans la). N-vom.
— **renvois.** Caus. mur-ac. nitr-ac.
— **respiration gênée.** *Hyos.*
— **soif.** *Ipec.*
— **sommeil.** *Tart.*
— **spasmes.** Cupr.
— **sueur.** Bell. ipec. kal-bi. sulf.

Vomissements avec :
— **sueur** froide. Camph.
— **tremblement.** N-vom. tart.
— **urine** (flux d'). Lach.
— **vertiges.** Hyos. kal-bi. ther.
— **vue** (**couleurs** vertes et jaunes devant la). Tabac.
— — (**obscurcissement** de la). Lach.
— **yeux** convulsés. Cic.
Vomiturition en général. *Acon.* arg. *ARN.* ars. *asar.* bar-m.
  BELL. bism. brom. *bry.* cann. *chin.* chinin. cupr. dig. graph.
  hyos. *IPEC.* kal. magn. *merc. natr-m* nitr. *N-VOM.* op. *plumb.*
  sabad. sec. sil. squill. *stann.* sulf. *tart.* viol-tric. zinc.
— **froid** (après avoir eu). Ipec.
— **mangé** (après avoir). Chin. magn.
— **manger** (avant de). Berb.
— **matin** (le). Kreos.
— **mucosités** (en renâclant des). Amb.
— **nuit** (la). Arn. ran-sc. rat.
— **soir** (le). Kal.
— **tabac** (après avoir fumé du). Ipec.
Vomiturition accompagnée de :
— **coliques.** Hyos.
— **estomac.** (douleurs d'). Arn.
— **exacerbation** de tous les symptômes. Asar.
— **lassitude.** Tart.
— **salivation.** Tart.
— **sueur** au front. Tart.

SECTION III. — SYMPTOMES DE L'ESTOMAC,

et du creux de l'Estomac (scrobicule, épigastre, etc.).

Aiguës (douleurs), estomac. *Calc-ph.*
Agrandissement. *Voy.* **Extension.**
Angoisse dans l'estomac et le creux (sensation d'). *ARS.* *canth.*
  CHAM. *cic.* *cocc.* *coff.* *CUPR.* guai. iatr. lact. laur. *N-VOM.*
  plumb. *puls.* *sec.* *stram.* teuc. thui. *VERATR.*
Ardeur. *Voy.* **Chaleur.**
Arrachement (douleurs d'). *Petr.* *rhus.*
Balancement de l'estomac, après le repas. Phos-ac.
Ballonnement, gonflement de l'estomac. *Ars.* caps. *chin.* con.
  hell. ipec. kal-bi. lyc. *merc.* n-jugl. *n-mos.* *n-vom.* op. *rhus.*
  sabin.

Ballonnement :

— du **creux,** Ars. bell. calc. *cham.* cic. *daph.* hell. *hep.* *N-VOM.
op. *petr. prun. *rhus.

Battements, pulsations, dans la région stomacale. Acon. *asa.*
bell. calad. chel. cic. dros. hydroc. iod. kal. kreos. *N-VOM.
*OLEAND. plat. *PULS. rhab. rhus. *sep.* sulf. tart. thui.

Borborygmes, gargouillements dans l'estomac. Carb-an. croc. crot.
fluor-ac. laur. men. teuc. verb. (*Comp.* **Cris.**)

Brisement dans le **creux** (douleur de). Camph.

— dans l'**estomac.** Asa. euphorb. magn.

Brûlement au **creux.** Acon ambr. amm-m. ant. ang. arg. *ARS.
bell. *bry* caps. *cham.* dig. *dulc.* euphorb. *lach.* laur. merc.
*N-VOM. *phosph.* plat. ran. ran-sc. sec. *SEP. *SIL. sulf. veratr.

— dans l'**estomac.** Ambr. amm. amm-m. arg-n. *ARS. asa. bar-m.
bell. barb. brom. *bry.* calad. *CAMPH. canth. *caps. *carb-an.
*CARB-V. cham. chel. *CIC. colch. croc. crot. daph. *dig. dulc.
euphorb. fluor-ac. graph. hell. hyos. iatr. *ign.* iod. *LACH. lact.
laur. mang. *merc.* merc-c. mez. mosch. *nitr.* nitr-ac. n-mos.
*N-VOM. par. *PHOSPH. phos-ac. plumb. rut. *sabad.* sang. sass.
sec. sen. *SEP. *SULF. sulf-ac. tabac. *zinc.*

Cancer de l'estomac. Voy. *Sect. 1,* **Squirrhe.**

Chaleur dans l'estomac. Arg-n. *ars.* bar-m. brom. *bry.* camph.
chinin. cinn. cupr. fluor-ac. kal-ch. mang. men. mez. n-mosch.
phosph. sang. sass. *sep.* sulf.

Constrictives (douleurs). *Alum.* *amm.* ars. *carb-veg.* *caus.*
chinin. *cocc.* fluor-ac. guai. lact. merc. natr-m. *nitr.* nitr-ac.
*N-VOM. op. *phosph. plat.* plumb. *puls.* ran-sc. rhab. *rhod.* sass.
sep. spong. *SULF. *sulf-ac.*

Contraction à l'estomac (douleurs de). Acon. arn. asa. *bell.* borax.
bry. calc. *CARB-AN. *CARB-V. chel. *CON. crot. cupr-ac.
euphorb. *graph.* kal. lyc. *MAGN. men. mur-ac. *NATR. natr-m.
nitr. nitr-ac. *N-VOM. *phosph. plat.* puls. rhab. *rhod. sep.* spong.
*SULF. sulf-ac. tab.

Contraction comme si l'estomac se ramassait en boule. Arn.

Contraction au creux (sensation de). *Amm. *carb-veg.* lact. plat.
puls. rhod. sulf-ac.

— dans l'**œsophage.** Puls.

Coups. *Voy.* **Battements, Secousses.**

Crampes d'estomac, douleurs crampoïdes. Agar. °amm. ant. arg-n.
arn. ars. bar-m. *BELL. *bism. bry. *CALC. cann. *carb-an.
*CARB-V. *caus. cep. *cham. chel. *chin. chinin. *COCC. coff.
*coloc. *con. cupr. *daph. *dig. dulc. euphorb. *fer.* gran. *graph.
*hep. *hyos. iatr. *ign.* iod. kal. kal-bi. kreos. *lach. *lyc. *magn.
merc. *millef.* *natr. °natr-m. *nitr.* nitr-ac. *n-mos. *N-VOM.

petr. *phosph.* plumb. *PULS. sec. seu. *sep. *sil. *stann. *SULF.* tabac. thui. veratr. zinc. mgs. (*Comp.* **Contraction,** et *Sect.* 1, **Gastralgie.**)

Crampes :

— au creux. Ang. *ant.* chel. zinc.

Cris, croassements, bruits dans l'estomac. Kal–id.

Cuisson dans l'estomac. Mosch. stram.

Dartres au creux. *Ars.*

Déchirements au creux. Cupr. rut. sep. zinc.

— — comme si quelque chose allait s'arracher. Petr. *rhus.*

Dérangement d'estomac. *Voy. Chap.* XIV, **Indigestion.**

Douleurs violentes dans l'estomac et le creux. *ARS.* aur. *CUPR.* *hell.* iod. °*ipec.* *lach.* merc. *PHOS.* *plumb.* ran. ran-sc. raph. sec. stann. *VERATR.*

Dureté au cardia (sensation de). Kreos.

Élancements dans le **creux.** Anac. *arn.* aur. bell. berb. *bry.* calad. caps. *CAUS.* chel. *colch.* con. *dig.* dros. gins. *kal.* *lach.* nitr. *NITR-AC.* phos. plumb. puls. ran-sc. rhab. rhod. *RHUS.* rut. sabin. samb. *SEP.* spig. staph. sulf. tab. tart. zinc.

— dans l'**estomac.** Bell. berb. *bry.* *calc.* chel. coff. con. hydroc. ign. *kal.* nitr. plat. *puls.* *RHUS.* *SEP.* sulf.

— **pylore** (dans le). Lact.

Embarras au cardia (sensation d'un). Lach. *n-vom.* phos.

Endolorissement de la région stomacale. Amm. amm-m. *ARS.* baryt. *bry.* *CALC* canth. carb-vg. caus. colch. hep. *ign.* kreos. lach. lyc. magn-m. merc. natr. natr-m. *N-VOM.* sil. *spig.* spong. sulf. sulf-ac. tart. *VERATR.*

Engourdissement de l'estomac (sensation d'). Cast.

Étranglement dans l'estomac (sensation d'). N–vom.

Excoriation (douleur d'), au **creux.** Alum. *bry.* con. *lach.* mang. *n-vom.* ran. ran-sc.

— dans l'**estomac.** Ang. *baryt.* chin. colch. con. daph. mosch. *n-vom.* sabad.

Extension du creux (sensation d'). Mang.

Fadeur à l'estomac (sensation de). Calc-ph. crot. dig. lyc. *magn.* mosch. sabad. sil. sulf. tart. teuc. veratr.

Faiblesse dans le **creux.** Croc. *ign.* nitr.

— dans l'**estomac.** Dig. *ign.* petr. (*Comp.* **Flaccidité.**)

Faim (sensation de). *Voy. Chap.* XIV, **Faim** fausse.

Fardeau dans l'estomac (sensation d'un). *Voy.* **Pression** comme par une pierre.

Fermentation dans le creux. Croc.

Flaccidité de l'estomac (sensation de). Euphorb. *IPEC.* merc. spong. tabac.

Formication dans le **creux.** Lact. puls.

— dans l'**estomac.** Colch. lact. rhus.

Fouillement dans le **creux.** Arn. phos. sabad. sulf.

— dans l'**estomac.** Grat. kal. staph. sulf.

Froid dans l'estomac. *Alum. amm. ars. baryt.* bovis. *caps.* chel. *chin. colch. con.* ign. lach. *laur. natr-m.* nitr. nitr-ac. *phos.* phos-ac. *rhus.* sabad. *spong. sulf.* sulf-ac. tab. zinc.

Gangrène de l'estomac. Kal-bi. sec.

Gargouillement, gloussement, bruits dans l'estomac. Anac. carb-an. croc. fluor-ac. kal-id. laur. men. teucr. verb.

Gêne dans le creux de l'estomac. Lach. *n-vom.* phosph.

Glouglou dans l'estomac. Lact. (*Comp.* **Borborygmes, Cris.**)

Gonflement du creux. Acon. aur. **calc. *hep. *lyc. *natr-m. *petr. *SULF.*

— (**sensation** de). **Bry.*

Grattement dans l'estomac. Croc.

Griffement, serrement comme par une griffe, sensation de ramassement (*Greifen* et *Raffen*) dans le **creux.** Caus. **natr-m.* (*Comp.* **Crampes.**)

— dans l'**estomac.** Arg-n. arn. **calc. *carb-an. *caus.* cocc. euphorb. **graph. *natr-m.* *N-VOM. *PHOS. **puls.* sass. *SIL. stann. *sulf-ac.* tab.

Horripilation au creux. Caus.

Incisives (douleurs) dans le **creux.** Ant. bry. calad. **calc.* cann. nitr.

— **estomac.** Ang. **ars. *bry.* cann. **natr.* plumb. sulf-ac.

Inflammation de l'estomac. *Voy.* **Rougeur,** et *Sect.* 1, **Gastrite.**

Inquiétudes dans l'estomac. Canth.

Jeun (sensation comme si on était à). *Voy.* **Faim, Vacuité.**

Lassitude. *Voy.* **Faiblesse.**

Lourdeur comme si l'estomac était tiré vers le bas. Euphorb. ipec. merc. (*Comp.* **Pression** comme par une pierre.)

Malaise dans l'estomac. Crot. grat. mur-ac. phos. sabad. zinc.

— comme par une forte maladie. Mur-ac. phosph.

Meurtrissure (douleurs de), estomac. Asa. camph. euphorb. magn-c. n-vom.

Mouvements dans l'estomac. Natr-m. nitr.

— spasmodiques, comme pour vomir. Croton.

Oppression dans le creux. Bry. cocc. coff. kreos. mosch. plat. prun. sabad. sec. teuc.

Ouvert (sensation comme si l'estomac était). Spong.

Pesanteur (sensation de) dans le **creux.** Baryt. **bism.* dig. **hep.*

— dans l'**estomac.** Agar. arg-n. baryt. **bism.* carb-v. dig. **hep.* op. plumb. sil. sulf.

Picotement dans l'**estomac**. Raph.

— dans le **creux**. Raph.

Pincement au **creux**. *Bry.* calc. cann. cocc. ipec.

— à l'**estomac**. Arn. asar. *bry.* calc. cann. graph. kal. plat. puls. tarax.

Plénitude (sensation de). *Ant.* arg-n. *arn.* asa. *baryt.* bell. bov. *bry.* *calc.* canth. carb-v. cham. *CHIN.* chinin. *cocc.* crot. cycl. *daph.* *dig.* grat. hell. *ipec.* *KAL.* *kal-bi.* lact. *lach.* *lyc.* *merc.* mosch. natr. *n-mos.* *N-VOM.* *petr.* *phos.* prun. ran-sc. *rhab.* sabin. staph. stront. *sulf.* sulf-ac.

Pression au **creux**. Acon. agar. amm. anac. ant. arg. *arn.* *ARS.* asar. baryt. *bell.* berb. bov. *calc.* *CAMPH.* cann. *CARB-VEG.* caus. *CHAM.* chin. coff. coloc. *CUPR.* cycl. *dig.* hell. hep. *IGN.* kal. lact. mang. *MERC.* *NATR-M.* *nitr.* °n-mos. *N-VOM.* plat. plumb. *prun.* *PULS.* *ran.* *ran-sc.* raph. *rhod.* *RHUS.* sass. *sep.* *stann.* staph. *sulf.* °*tart.* teuc. thui. valer. *VERATR.* zinc. mgs-aus.

— — comme si le cœur allait être écrasé. Ars. carb-v. *CHAM.* *n-vom.*

— à l'**estomac**. Acon. *agar.* alum. amb. *anac.* arg-n. *ARS.* asa. asar. *BARYT.* bar-m. *BELL.* *BISM.* brom. *bry.* calad. *CALC.* cann. canth. *CARB-AN.* *CARB-V.* casc. *caus.* *CHAM.* *chin.* chinin. *CIC.* *COCC.* coff. coloc. °con. croton. daph. *dig.* *dulc.* *fer.* fluor-ac. GRAPH. *GRAT.* *HEP.* *IGN.* iod. °ipec. kal-id. *lach.* laur. led. *LYC.* magn. magn-m. meph. *MERC.* *mez.* mosch. *natr.* *NATR-M.* nitr-ac. n-jugl. *n-mos.* *N-VOM.* op. *par.* petr. *PHOS.* °plat. plumb. puls. raph. rhab. *rhod.* *RHUS.* rut. sabin. samb. *sec.* seneg. *SEP.* *SIL.* spong. *squill.* *stann.* *staph.* stram. stront. *SULF.* sulf-ac. tabac. °*tart.* verb. zinc. mgs.

Pression comme par une **pierre**, un fardeau, dans le **creux**. Acon. *baryt.* *BRY.* *CHAM.* grat. *IGN.* *lach.* *N-VOM.* spig. spong. *staph.* *sulf.*

— dans l'**estomac**. *Acon.* arg-n. *arn.* *ars.* *BRY.* *carb-an.* *CHAM.* *IGN.* *MERC.* par. *phos-ac.* rhus. *SEP.* *SPIG.* squill. staph. *sulf.*

Pulsation. *Voy.* **Battements.**

Ramollissement de la muqueuse. Ant. arg-n. ars. baryt. *CALC.* carb-vg. *kreos.* n-vom. puls. *sec.* sulf. *veratr.*

Relâchement d'estomac. Raph.

Rétraction du creux. Calad. dulc.

Rétraction (**sensation** de). Dig. hell. mur-ac.

Rétrécissement de la partie supérieure de l'estomac. Croton.

Rétrécissement du cardia (**sensation** de). Bry. *lach.* *n-vom.* *phos.*

Rongement dans l'estomac. Ars. amm-m. *bell*. calad. chel. grat. iod. nitr. n-vom. rut.

Rougeur des membranes muqueuses. Ran.

Rouges (taches) au creux. *Natr-m*.

Sautillement dans l'estomac. Croc.

Secousses, coups, dans le **creux.** Natr. n-vom. plat.

Sensibilité douloureuse de la région du creux et de l'estomac. Amm. amm-m. *ant*. *ars*. baryt. *bry*. *calc*. canth. carb-v. caus. coff. colch. coloc. croton. *hep*. hyos. ign. kreos. *lach*. *lyc*. magn-m. *merc*. natr. natr-m. *N-VOM. phosph. *spig*. spong. *SULF. sulf-ac. tart. *veratr*.

— **parlant** (en). Natr.

— **pressant** dessus (en). Bry. calc. lach. natr-m. n-vom. sil.

— **toucher** (au). Amm-m. *ant*. *ars*. *bry*. *calc*. carb-vg. caus. coff. colc. coloc. crot. *hep*. hyos. ign. kreos. *lach*. *lyc*. *merc*. natr. natr-m. *N-VOM. phos. *spig*. spong. *SULF.

— **vêtements** (à la pression des). Amm-m. *BRY. *CALC. *carb-v*. *caus*. coff. *HEP. kreos. lach. *LYC. *N-VOM. *spig*. spong. *SULF.

Serrement. Rhus. (*Comp.* **Griffement.**)

Taches rouges au creux. Natr-m.

Tension au creux. Acon. ant. *cham*. croton. *n-vom*. ran-sc. stann.

— à l'**estomac.** Acon. asa. *bell*. *bry*. carb-v. *cham*. croton. kal. magn-m. *merc*. *staph*.

Térébration dans l'estomac. Ars. sep.

Tiraillements dans l'estomac. Amm-m. ars. *bry*. mang. natr.

Tournoiement dans l'estomac. Nitr.

Tranchées. *Voy.* Douleurs **Incisives.**

Ulcération de l'estomac. Arg-n. kal-bi.

Ulcération (douleur d'), au creux. *CARB-VEG. hell. *natr-m*. *rhus*.

— à l'**estomac.** Cann. magn-m. stann.

Vacuité (sensation de) dans l'estomac. Ant. calad. crot. *IGN. *ipec*. kal-id. meph. mur-ac. natr. oleand. petr. seneg. sep. tart. teuc. veratr. verb.

Ver dans l'estomac (sensation comme par un). Lach.

Vêtements qui **gênent** sur l'estomac. *Voy.* **Sensibilité** à la pression des vêtements.

Violentes douleurs. *Voy.* **Douleurs** violentes.

Vivant (sensation de quelque chose de) dans l'estomac. *Croc*. sang.

SECTION IV. — CONDITIONS

sous lesquelles les Symptômes de l'Estomac se manifestent ou s'aggravent.

Acides (par les), **Gastricisme.** *ACON. *ars. *CARB-VEG. *hep. lach. natr-m. n-vom. phosph. *sulf.*

Air (par le **grand**), **Gastricisme.** Acon. arg. bell. lyc.
— *amélioration.* Lyc. tarax.
— — **gastralgie.** *Lyc.* n-vom.

Allaitement (par l'), **Gastralgie.** *Carb-veg.* chin. cocc. n-vom.

Appuyant le pied (en), **douleurs.** Anac. baryt. *BRY. hell. magn-m.

Avalant les aliments (en), **douleurs.** *Baryt.* nitr-ac. sep.

Assis (en étant), **douleurs.** Hep. puls. sulf.

Baissant (en se), **douleurs.** Alum. rhus.

Bière (par la), **Gastricisme.** *Ferr. mez.*

Boissons (par les), **Gastricisme.** Acon. *arn. *ARS. *bry. cham. *chin. *ferr. ign. lach. merc. mez. natr-m. nitr-ac. *n-vom. *PULS. rhus. sep. *SIL. tarax. teucr. *VERATR.
— **douleurs.** Acon. *bell. *ferr.* kal. nitr-ac. *n-vom.* rhod. *sil. sulf-ac.
— **soulagement.** Phosph.

Bu froid (pour avoir). *Acon. *bry. *ipec.*

Buvant vite (en), **douleurs.** Sil.

Café (par l'usage du), **Gastricisme.** Caps. *CHAM. *cocc. *ign. merc. *N-VOM. puls. rhus. *sulf.*
— **douleurs.** *CHAM. *cocc.* ign. *N-VOM.
— **amélioration.** *Cham.*

Camomille (par l'abus de la), **Gastricisme.** *N-vom.* *PULS.
— **douleurs.** Bell. ign. *n-vom.* *PULS.

Chaleur du **lit** (par la), **amélioration.** Graph. lyc.

Contrariété (par une), **douleur.** Carb-vg.

Couché (étant), **amélioration.** Bell. caus. chin. graph. stann.

Couché sur le côté (étant), **soulagement.** Bry.

Déglutition (pendant la), **douleurs.** *Baryt.* nitr-ac. sep.

Déjeuner (après le), **Gastricisme.** Bell. bovis. cham. daphn. zinc.

Douceurs (après l'usage des), **Gastricisme.** Acon. merc. zinc.

Eau-de-vie (par l'), **douleurs.** *Ign.*

Échauffement (à la suite d'un), **Gastricisme.** *Bry.* *SIL.

Émotion (à la suite d'une). *Acon. bry.* *CHAM. chin. *coloc. n-vom.* puls. staph.

Enfants (chez les), **Gastricisme.** Baryt. *bell. *BRY. calc. hyos. *IPEC. lyc. magn-c. *MERC. *n-vom. *puls. sulf.*

Faux pas (en faisant un), **douleurs.** *BRY. puls. rhus.

Femmes enceintes (chez les), **Gastricisme.** Acon. *ars.* *con.* *ferr.* *IPEC. kreos. lach. magn-m. *natr-m.* *n-mosch.* *N-VOM. *petr.* phosph. *puls.* *sep.* veratr.

Femmes en couche (chez les), **douleurs.** *Carb-veg.* *CHIN. cocc. n-vom.*

Flatulents (par les aliments), **douleurs.** *Carb-veg.*

Frayeur (par une), **douleurs.** Carb-veg.

Froid (en **buvant**), **amélioration.** Phosph.

— (en **prenant**), **Gastricisme.** *Cocc. ipec.*

Grasses (par les choses), **Gastricisme.** Acon. *carb-an. carb-veg.* cycl. *dros.* natr. natr-m. nitr-ac. n-vom. *puls. sep.* tarax. thui.

Hypochondriaques (chez les **sujets**), **douleurs.** Calc. *cocc.* grat. ign. magn-c. *natr.* *N-VOM. stann.

Hystériques (chez les **personnes**), **douleurs.** *Cocc.* *IGN. magn-c. n-vom.*

Indigestion (à la suite d'une), **Gastricisme.** Acon. *ANT. arn. ars. bell.* *bry.* *carb-veg.* *chin.* coff. ferr. hep. *IPEC. *n-vom.* *PULS. rhus. *sulf.* *tart.*

— **douleurs.** *ANT. *bry.* carb-veg. chin. *n-vom.* *PULS.

Intellectuel (par un effort). *Voy.* par un **Travail** intellectuel.

Ivrognes (chez les), **Gastricisme.** Ant. *ARS. *calc.* *carb-veg.* coff. ipec. *lach.* *N-VOM. *op.* puls. *sulf.*

— **douleurs.** *Calc.* carb-veg. lach. *N-VOM. *sulf.*

Lait (par le), **Gastricisme.** *Calc.* carb-veg. chin. cupr. lyc. natr-m. phosph. samb. spong. *sulf.* tart. zinc.

Lit (par la **chaleur** du). *Voy.* par la **Chaleur** du lit.

Mangeant (en), **Gastricisme.** Ant. baryt. bell. borax. *carb-veg.* caus. cic. *cocc.* colch. *dig. ferr.* ipec. *kal magn-m. *merc.* natr. nitr. n-vom. oleand. petr. phosph. *PULS. rhus. *sass.* teucr. *veratr.*

— **douleurs.** Ang. arn. *baryt.* *bell.* *bry.* cic. con. nitr-ac. *sep.* tart. veratr.

Mangé (**après** avoir). Acon. agar. *alum. amm.* *amm-m. anac.* ang. *arn.* *ARS. asar.* baryt. bism. bovis. *BRY. *CALC. carb-an. carb-vg. caus. cham.* *CHIN. *chinin. *con.* croc. *CYCL. daphn. *DIG. dros. *ferr.* graph. grat. *hyos.* ign. ipec. *iod. kal.* *LACH. *lyc. magn-c.* magn-m. *MERC. natr.* *NATR-M. *nitr-ac.* n-mosch. *N-VOM. par. *petr.* *PHOSPH. plat. *PULS. ran-sc. rhus. ruta. *sass. *sep. *SIL. spig. *stann.* 'SULF. tart. thui. *VERATR. zinc. m-arc.

— **douleurs.** Acon. agar. alum. amm. *anac.* *ARS. *baryt.* bell. bism. *bry. *calc.* calc-ph. caps. *carb-veg.* caus. *cham.* *CHIN. *cic. cist. *cocc. *coloc.* con. daph. dig. *ferr.* graph. grat. hep.

*ign. iod. kal. *kal-bi.* *LACH. led. lyc. *merc.* mosch. natr.
*N-VOM. *petr.* phosph. *phos-ac.* *plat.* plumb. *PULS. rhus.
sep. *sil.* *staph.* *stront.* *SULF. tabac. tart. veratr. zinc.
— **soulagement.** *Graph.* *lach.* *staph.*

Marchant (en), **douleur.** Anac. baryt. bell. *BRY. calad. *calc.*
hell. *phosph.* *puls.* *sep.*

Marche au **grand air** (par la), **Gastricisme.** Acon. alum. ang.

Matin (le), **Gastricisme.** *Anac.* *arn.* ars. *baryt.* bar-m. bell.
bovis. bry. calad. calc. *carb-veg.* caus. *cham.* cic. croc. *DIG.
dros. *graph.* hep. *kreos.* *lach.* *lyc.* magn-m. mosch. natr-m.
*N-VOM. petr. *phosph.* ran-sc. rhus. *sep.* *SIL. squill. staph. *SULF.
valer. *veratr.*

— **douleurs.** Anac. chin. *lyc.* *natr-m.* *n-vom.* phosph. *puls.*
ran-sc. staph. sulf.

Méditation (par la). *Voy.* par un **Travail** intellectuel.

Mercure (par l'abus du), **Gastricisme.** *Aur.* *carb-veg.* chin.
*HEP. *lach.* sulf.

Mouvement (pendant le), symptômes **gastriques.** Ars. bry. carb-
veg. n-vom. stram. ther. veratr. zinc.

— **douleurs.** Ang. *bry.* caus. cupr.

— **soulagement.** *Chin.*

Nuit (la), symptômes **gastriques.** *ARS. bell. bry. calc. canth. carb-
veg. caus. *chin.* dig. dros. ferr. graph. ign. kal. lach. lyc. merc.
mur-ac. nitr-m. *n-vom.* *phosph.* puls. ran-sc. *RHUS. sep. sil.
*SULF. *tart.* ther. valer. veratr.

— **douleurs.** Alum. amm. *arg-n.* ars. *calc.* *carb-veg.* *cham.*
con. *graph.* *ign.* kal. kal-bi. lyc. nitr-ac. *n-vom.* *phosph.* puls.
rhod. rhus. seneg. sep. sil. *sulf.*

Œufs (par l'usage des), symptômes **gastriques.** *Colch.* fer-m.

Pain (par le), symptômes **gastriques.** *Bry.* *chin.* *merc.* nitr-
ac. zinc.

— **douleurs.** Acon. bry. caus. kal. *merc.* puls. rhus. ruta. sass.
staph. sulf-ac. zinc.

— **soulagement.** *Staph.*

Parlant (en), **douleurs.** Caps. natr.

Pertes débilitantes (après des), **Gastricisme.** *Calc.* *carb-veg.*
*CHIN. lach. *n-vom.* *ruta.* sulf.

— **douleurs.** *Carb-veg.* *CHIN. *cocc.* *n-vom.*

Pressant, appuyant sur l'estomac (en), **douleurs.** Acon. *amm.*
*BRY. *calc.* *carb-veg.* *ign.* lach. *LYC. *natr-m.* *N-VOM. *puls.*
ran-sc. sabad. samb. *sil.* sulf.

— **soulagement.** *Bry.*

Refroidissement (par un), **Gastricisme.** Ars. bell. cham. *cocc.*
dulc. *ipec.* puls.

Refroidissement :
— **douleurs.** Carb-veg. caus. lyc. sulf-ac.

Refroidissement de l'estomac (par un), **Gastricisme.** *ARS. carb-veg. *puls.

Règles (par un **dérangement** des), **Gastricisme.** *Amm. *amm-m.* borax. calc. *carb-veg. *cocc. graph. hyos. kal. kreos. *lyc. magn-c. natr. *n-vom. phosph. *puls. sulf. *veratr.

— **douleurs.** Borax. *calc. cham. *cocc. *lach. lyc. n-mosch. *n-vom. *PULS. sass. sulf.

Reins (à la suite d'un **tour** de), **douleur.** *Arn. borax. *bry. *RHUS.

Renversant le corps en arrière (en), **amélioration** des douleurs. *Bell.

Renvois (par des), **amélioration.** *Bry. dig. par.

Repas. Voy. en **mangeant** et après avoir **mangé.**

Repliant sur soi-même (en se), **amélioration.** *Carb-vg. *cham. lact.

Repos (pendant le). *China.

— **amélioration.** *Bry. *cham.

Respirant (en), **douleurs.** Anac. caps.

Réveillant (en se), symptômes **gastriques.** Bry. *lach. petr.

Sel de cuisine (par l'**abus** du). *Carb-veg.

Soir (le), **Gastricisme.** Anac. ambr. asar. bell. bry. calc. con. cycl. kal. phosph. *PULS. ran. sil. sulf. m-arc.

— **douleurs.** Alum. carb-an. *carb-veg. *lyc. *phosph. *PULS. *sep. sulf-ac. thui.

Soir au lit (le), **soulagement** des douleurs. *Lyc.

Sucrées (par les choses), **Gastricisme.** Acon. merc. phos-ac. staph. zinc.

— **douleurs.** *Sulf.

Surcharge de l'estomac (par une). Voy. par une **Indigestion.**

Tabac (par la **fumée** du), **Gastricisme.** Ambr. ang. arg. carb-an. clem. cocc. euphorb. ign. *ipec. lach. merc. *n-vom. phosph. *PULS. ruta. sang. selen. *staph. tarax.

Toucher (par le), **douleur.** *Ant. arn. *ARS. aur. *BARYT. *bry. *calc. canth. caps. *carb-vg. colch. *coloc. *cupr. hyos. *ign. lach. lyc. *merc. *natr. *NATR-M. *N-VOM. petr. *PHOSPH. phos-ac. ran. *spig. stann. *SULF. thui.

Toussant (en), **douleur.** *Bell. *calc. ipec. kal-bi. lyc. nitr-ac. phosph. *puls. rhus. sabad.

Travail intellectuel (par un), **douleur.** M-aus.

— **gastricisme.** *Arn. calc. carb-veg. cocc. ipec. lach. *N-VOM. *puls. *sulf. veratr.

Veilles prolongées (par les). *Arn. *cocc. *n-vom.

Vents (par l'émission des), **soulagement** des douleurs. *Cocc. lact.

Vers (par la présence des), **Gastricisme.** *ACON. bell. *carb-veg.* chin. *CIN. *ipec.* lach. *merc.* *n-vom.* *puls.* *SULF.

Vêtements (par la pression des), **gêne** à l'estomac. Amm-m. *BRY. *CALC. *carb-veg.* *caus.* coff. *HEP. kreos. lach. *LYC. *N-VOM. sass. *spig.* spong. *SULF.

Viande (par la), **Gastricisme.** *Calc.* *carb-veg.* *colch.* *FERR. merc. *puls.* *RUTA. sep.* *SIL. *SULF.

— **douleurs.** *Ferr.*

Vin (par le), **Gastricisme.** *Ant. carb-veg.* *n-vom.* *puls.*

— **douleurs.** Lyc.

Voiture (par le **mouvement** de la), **Gastricisme.** *Ars. bell.* borax. *COCC. *colch.* croc. *ferr.* *lyc.* n-mosch. *PETR. sec. sep. sil. sulf.*

SECTION V. — SYMPTOMES ACCESSOIRES

accompagnant les **Maux d'estomac.**

Agitation. Cham. mang.

Angoisse. *ARS. bovis. *calc.**canth.* carb-veg. *CHAM. *cic.* *cocc.* *coff* *CUPR. guai. iatr. lact. laur. *N-VOM. op. plumb. *puls.* ran-sc. sabad. *sec.* *spig.* *siram.* teucr. thui. *VERATR.

Apathie. Kal-chl.

Cœur (palpitations de). *Calc.* *n-vom.*

— **(pression** sur le). *Cham.*

Coliques. *Voy.* **Ventre** douloureux.

Constipation ou **selles dures.** *Acon. ant. ars.* *bell.* *BRY. *calc.* *carb-veg.* *chin.* cocc. *HEP. *LACH. *merc.* *N-VOM. *sulf.*

Cris. *Cham.*

Défaillance. Cupr. laur. nitr. *veratr.*

Désespoir. *Ant.*

Diarrhée. Acon. *ant.* *ars.* bell. *calc.* calc-ph. caps. cocc. dig. *hep. *PULS. *RHAB. *stann.* *TART. *VERATR.

Doigts morts. *Lyc.*

Eau à la bouche (accumulation d'). *Cocc.* *n-vom.*

Étourdissements fréquents. *Arn.*

Face jaune. *Arn. *CHIN. *ipec.* *lach.* *N-VOM.

— **pâle.** Cann. *ipec.* magn-c. *puls.* *stann.*

— **rouge.** *Acon.* *cham.* *n-vom.*

Faiblesse, lassitude. *ARS. bell. *calc.* calc-ph. *carb-vg.* *CHIN. *cocc.* croc. *dig.* *ign.* natr-m. nitr. *n-vom.* petr. *puls.* sabad. *VERATR.

Faim. Graph. *ign*. men. raph. *stann*. veratr.

Flatuosités. *Carb-vg*. *lach*. *n-vom*. *sulf*.

Frissons ou **froid.** Arg-n. *BRY*. *chin*. IPEC. kal-chl. lyc. *PULS*.

Gémissements. Cupr.

Hémorrhoïdales (souffrances). *Calc*. *carb-veg*. *N-VOM*. *puls*. *sulf*.

Hépatiques (souffrances). *ACON*. *cham*. *bell*. *bry*. *lach*. *lyc*. *merc*. *N-VOM*. *SULF*.

Horripilation. *Caus*. merc. *puls*.

Hypochondres douloureux. *Acon,* *bell*. *BRY*. *CALC*. carb-vg. *caus*. *cham*. chin. coff. *HEP*. *HYOS*. kal. lach. *LYC*. *merc*. natr. *N-VOM*. puls. *SULF*.

Inquiétude. Cham. mang.

Insomnie. *Bell*. *cham*. *coff*. *merc*.

Jactation. *Acon*. *cham*.

Lamentations et plaintes. *Ars*. *N-VOM*.

Mollets (crampes aux). *Coloc*.

Nez (saignement du). *Calc*.

Palpitations de cœur. *Calc*. *n-vom*.

Plaintes et lamentations. *Ars*. *N-VOM*.

Pléthore. *Acon*. *bell*. *CALC*.

Poitrine (douleurs de). *Arn*. lyc. n-vom. *sulf*.

— **(oppression** de). *CARB-VEG*. *cocc*. *n-vom*.

Reins douloureux. Borax. *n-vom*.

Respiration gênée. Alum. *carb-vg*. *cham*. chel. *cocc*. cupr. dulc. guai. hell. lyc. *n-vom*. *n-vom*. *phosph*. puls. rhod. *rhus*. spig. stram.

Rêves fréquents. *Arn*. *chin*. *lach*.

Rhumatismales (souffrances). *Chin*. *n-vom*. *puls*.

Soif. *Acon*. *bell*. *n-vom*. *puls*. *veratr*.

Sommeil. *BELL*. *chin*. *merc*.

Sueurs. Cann. *carb-veg*. cham. *cocc*. *HEP*. *merc*.

Suicide (envie du). *Ant*.

Surexcitation nerveuse. *Acon*. *cham*. *COFF*. *hep*. *N-VOM*.

Tête chaude. *Arn*. *bell*. *bry*. caus. *n-vom*.

— **douloureuse.** *Acon*. *ant*. *bell*. bovis. *bry*. calc-ph. *cham*. *COCC*. *ipec*. *N-VOM*. *puls*.

— — dans les os du crâne. *IPEC*.

— **entreprise.** *Arn*. *bry*. *N-VOM*. *SULF*.

— **froide,** sensation de froid. *Calc*.

— **lourde.** *Carb-vg*. *n-vom*.

Tremblement. *Carb-veg*.

Urticaires (éruptions). *Calc*. hep. *IPEC*.

Ventre ballonné. *Arn.* *bell.* *bry.* *calc.* *carb-vg.* *CHIN.* *hep.*
lach. *merc.* *N-VOM.* *puls.* *SULF.*

— **douloureux,** coliques. *Ant. chin.* cupr. *PULS. rhab. rhus.*

Vents abondants. *Chin.*

Vertiges. *Arn.* bry. *cocc.* *N-VOM.*

Vêtements gênant autour de la taille. *BRY.* *CALC.* *carb-veg.*
caus. coff. *HEP.* lach. *LYC.* *N-VOM.* *SULF.*

Yeux rouges. *Bell.* *CHAM.* *n-vom.*

CHAPITRE XVI.

AFFECTIONS

DES ORGANES ABDOMINAUX ET DES AINES.

SECTION I. — AVIS CLINIQUES.

ASCITE. — Les meilleurs médicaments sont, en général : 1) *Aps.
ars. chin. hell. kal. merc. sulf.* — ainsi que : 2) *Acon. bry. cin.
colch. dulc. euphorb. prun. sep.*—ou encore : *Asa. cep. colch. dig.
led. lyc. puls. squill.,* etc. (Voyez *Sect.* 3, Gonflement **Hydropique.**

Pour les détails, Comp. *Chap.* I, **Hydropisie.**

BUBONS.—Les Bubons **Syphilitiques** demandent de préférence :
Merc., ou si le malade a déjà fait abus de ce médicament : *Aur.
carb-v. nitr-ac.,* ou peut-être encore : *Staph. thui.* (Voy. *Chap.* II,
Syphilis.)

Pour les Bubons **Scrofuleux,** on pourra consulter de préférence : *Hep. sil. sulf.,* ou bien : *Ars. calc. clem. dulc. iod. merc.
nitr-ac.,* etc. (Voy. *Sect.* 3, **Glandes** et Comp. *Chap.* I, Affections
des **Glandes.**)

CARREAU. Voy. *Chap.* I, **Atrophie** des enfants, et **Scrofules.**

CŒLIALGIE. — Les meilleurs médicaments contre cette *névralgie
du cæcum* sont : 1) *N-vom.* — 2) *Ars.* — 3) *Magn. phosph.*

COLIQUES, Entéralgie ou **Maux de Ventre.** — § 1. Les meilleurs médicaments sont, en général : 1) *Bell. coloc. n-vom. puls.*
— 2) *Acon. ars. carb-v. cham. chin. cocc. coff. hyos. ign. lyc.
merc. phos. sec. sulf.* — 3) *Agn. als. alum. ant. arn. calc. caus.
cep. colch. cupr. fer. iatr. ipec. kal. lach. magn-m. millef. natr.
natr-m. nitr-ac. n-mos. ox-ac. op. plat. rhab. rut. sen. stann.
veratr. zinc.*

§ 2. Pour les Coliques par **Étranglement** spasmodique des in-

testins (colique de **Miserere**, ou **Passion iliaque**), on pourra
consulter de préférence : *Bry. millef. n-vom. op. plumb. thui.*

Pour celles causées par des **Flatuosités** (coliques **flatulentes**
ou **venteuses**) : 1) *Bell. carb-v. cham. chin. cocc. n-vom. puls.
sulf.;* — ou même encore : 2) *Ign. colch. coloc. fer. graph. lyc.
natr. natr-m. nitr-ac. n-mos. phos. veratr. zinc. mgs-arc.*

Pour celles qui dépendent des **Hémorrhoïdes** (coliques **hémorrhoïdales**) : *Carb-v. coloc. lach. n-vom. puls. sulf.*

Pour celles qui dépendent d'un état **Inflammatoire** des intestins (coliques **Inflammatoires**) : 1) *Acon. bell. hyos. merc.,* —
ou encore : 2) *Ars. bry. cham. lach. n-vom. puls. sulf.* (*Comparez*
Entérite.

Pour les Coliques **Spasmodiques** ou les **spasmes abdominaux :** 1) *Bell. cham. cocc. coloc. hyos. ipec. magn. magn-m.
n-vom. puls.,* — ou encore : 2) *Ars. coloc. cupr. fer. kal. lach.
phos. stann. sulf.,* etc. (*Voy. Sect. 3,* **Crampes.**)

Pour celles qui dépendent de la présence de **Vers** dans les intestins (coliques **vermineuses**) : 1) *Merc.* — 2) *Cin. sulf.* — ou
encore : 3) *Cic. fer. (fil.?) iatr. n-mos. ruta. sabad.,* etc. (*Voyez*
Helminthiase.)

Quant aux Coliques dites **Stomacales, Hépatiques, Néphrétiques, Utérines,** etc., *voy.* les articles : **Gastralgie, Hépatite, Néphralgie, Métralgie,** etc., dans leurs chapitres respectifs.

§ 3. Pour ce qui concerne les **Causes extérieures** dont l'une ou
l'autre espèce de ces coliques peut dépendre, on pourra, si elle est la
suite d'une **Indigestion**, ou de **Saburres** dans les voies digestives (colique *gastrique*), consulter de préférence : *Bell. n-vom.
puls.,* ou peut-être encore : *Acon. ars. bry. carb-veg. cep. chin.
coff. hep. tart. sulf.* (*Comp. Chap.* **Gastroses.**)

A la suite d'une **Indignation**, d'une **Colère**, etc., *Cham.* ou
coloc., ou même *sulf.*

A la suite de **Lésions mécaniques**, telles qu'un **Tour de
Reins**, un **Coup** sur le ventre, etc. : *Arn. bry. rhus.,* ou encore : *Carb-v.,* ou même : *Lach.*

A la suite d'un empoisonnement par le **Plomb** (colique de
Poitou, colique **Saturnine**) : *Op.* ou *bell.,* ou encore : *Alum.
plat.*

A la suite d'un **Refroidissement :** *Cham. chin. coloc. merc.
n-vom.,* — par un **Bain :** *N-vom.,* — par un **Froid humide :**
Puls.

☞ Pour les autres **Causes** qu'il y aurait encore à consulter,
Voy. *Sect.* 4, et *comp.* les articles : **Dyspepsie, Gastralgie,
Gastroses, Diarrhée,** etc., dans leurs chapitres respectifs.

§ 4. En outre, pour les Coliques des **Enfants,** on trouvera le plus souvent convenables : *Cham. n-mos. rhab.,* ou bien : *Acon. bell. calc. caus. cic. coff. sil. staph.,* ou même encore : *Bor. cin. ipec. jalep. sen.*

Chez les femmes **Enceintes** ou en **Couche :** *Arn. bell. bry. cham. hyos. lach. n-vom. puls. sep. veratr.*

Chez les femmes **Hystériques** (coliques **hystériques**) : *Cocc. ign. ipec. magn-m. mosch. n-vom. stann. valer.,* ou peut-être encore : *Ars. bell. bry. stram.*

Pendant les **Règles** (coliques **menstruelles**) : *Bell. cham. carb-v. cocc. coff. n-vom. puls. sec. sulf. zinc.,* etc. (Voyez *Chap.* XX, **Dysménorrhée.**)

Chez les personnes **Hypochondriaques :** *Calc. chin. grat. natr. natr-m. stann.,* etc. (Comp. *Chap.* I, *Sect.* 3, **Personnes.**)

§ 5. Enfin, quant aux indications que fournissent les **Symptômes,** on pourra consulter de préférence :

Belladona, s'il y a : Pincement et traction comme si tout allait sortir par le bas, s'aggravant par le mouvement et la marche; *sortie du côlon comme un bourrelet,* s'améliorant en pressant dessus ou en se repliant sur soi-même; ou bien douleurs dans l'hypogastre ; *comme si les intestins étaient saisis par des ongles; ou constriction crampoïde dans le ventre,* avec brûlement et pression dans le sacrum et au-dessus du pubis; surtout si, en même temps, il y a : Selles liquides, puriformes, ou congestion de sang à la tête, avec rougeur de la face, gonflement des veines de la tête, et douleurs tellement violentes qu'elles font presque perdre la raison au malade. (Après *bell.* convient parfois *merc.*)

Colocynthis, dans la plupart des coliques, et surtout s'il y a: *Douleurs excessivement violentes,* le plus souvent incisives, *constrictives* ou *crampoïdes,* avec sensation de griffement et de pincement; ou tranchées et *élancements comme par des couteaux;* grande sensibilité du ventre, qui est comme meurtri; *ballonnement* ou sensation de vacuité dans le ventre; *pendant les douleurs, crampes aux mollets,* ou frissonnement et déchirement dans les jambes; *grande inquiétude, agitation et jactation à cause de la violence des douleurs;* selles nulles, ou *diarrhée* et *vomissements bilieux,* se renouvelant immédiatement après avoir mangé quelque peu que ce soit; *soulagement par le café.*

(Dans bien des cas de coliques, même des plus violentes, on peut réussir par *coloc.* seul, en répétant les doses, ou en intercalant quelques *cuillerées de café à l'eau,* toutes les fois qu'après une nouvelle dose de *coloc.* il y aurait aggravation. Il va sans dire que, si la première ou la deuxième dose de *coloc.* produisait du soulagement, toute répétition de la dose et l'emploi du café noir ne seraient que vicieux. Pour le reste des souffrances qui ne veulent pas céder à *coloc.*, on trouvera souvent *caust.* d'une grande utilité.)

Nux vomica, s'il y a : *Constipation opiniâtre,* ou *selles dures,* difficiles ; *pression dans le ventre, comme par une pierre,* avec *borborygmes,* et sensation d'une chaleur interne ; douleurs pinçantes, tractives, *contractives ou compressives; pression dans le creux de l'estomac,* avec ballonnement et sensibilité du ventre au toucher ; *tension et plénitude, surtout dans les hypochondres, avec gêne des vêtements;* pendant les accès de douleur, froid aux mains et aux pieds, ou même étourdissement jusqu'à perdre connaissance ; tranchées et flatuosités profondément dans le ventre ; *pression aiguë et dure sur la vessie et le rectum,* comme si les vents allaient sortir avec violence, forçant le malade à se replier sur lui-même ; aggravation à chaque pas ; soulagement dans le repos, ainsi que dans la position assise ou couchée ; maux de reins violents, ou céphalalgie pressive.

Pulsatilla, s'il y a : Douleurs lancinantes ; pulsation dans le creux de l'estomac, inquiétudes, pesanteur et plénitude dans le ventre, avec *ballonnement et tension désagréable,* grand sensibilité et douleur de meurtrissure au toucher ; flatuosités incarcérées, avec *borborygmes* et chaleur anxieuse dans le ventre, ou pincement, tranchées et déchirement, surtout dans l'épigastre, s'aggravant au toucher ; chaleur générale, avec gonflement des veines aux mains et au front ; gêne des vêtements autour des hypochondres ; *aggravation de toutes les souffrances en étant assis ou couché,* ou bien *le soir,* avec *frissons qui augmentent en proportion des douleurs;* soulagement par la marche ; douleur de brisure aux reins, en se levant de son siége ; envie de vomir ; diarrhée ; *face pâle* avec yeux cernés ; céphalalgie pressive et tensive.

§ 6. Parmi les autres médicaments cités, ou pourra ensuite consulter :

Aconitum, si les Coliques affectent en même temps la vessie, avec *douleurs violentes crampoïdes,* rétraction de l'hypogastre, dans la région vésicale : envie continuelle d'uriner, sans résultat ; *grande sensibilité du ventre;* maux de reins comme par brisure ; grande angoisse, inquiétude et jactation.

Arsenicum, s'il y a : *Douleurs excessives avec grande angoisse dans le ventre;* tranchées violentes, ou *douleurs crampoïdes,* tractives, déchirantes ou rongeantes, souvent avec *brûlement insupportable* ou avec sensation de froid dans le ventre ; apparition des douleurs surtout *la nuit,* ou après *avoir bu ou mangé;* envie de vomir ou même *vomissement aqueux* ou bilieux ; constipation ou *diarrhée* ; forte soif ; frissons et *grande faiblesse*.

Carbo veget., s'il y a : Plénitude et *ballonnement du ventre*, comme s'il allait éclater, avec *borborygmes*, *incarcération des flatuosités*, pincement dans le ventre, dyspnée, renvois d'air ; congestion à la tête avec douleur pressive ; *inertie dans le ventre avec constipation* ; chaleur dans le corps et surtout à la tête ; apparition des souffrances *surtout après avoir mangé* tant soit peu.

Chamomilla, s'il y a : *Douleurs déchirantes, tractives,* avec grande agitation et inquiétude forçant à courir çà et là ; sensation comme si les intestins se ramassaient en boule, ou comme si tout le ventre était vide ; avec nausées, *vomissements amers* ou *diarrhée bilieuse* ; maux de reins comme si tout y était brisé ; *incarcération des flatuosités,* avec angoisse, *tension, pression, et plénitude dans le creux de l'estomac* et les *hypochondres,* ou avec affluence vers l'anneau inguinal ; yeux cernés ; face alternativement pâle et rouge ; apparition des douleurs *surtout la nuit,* ou le matin au lever du soleil, ou *après le repas.* (Après *cham.* convient parfois *puls.*)

China, s'il y a : Ballonnement excessif du ventre comme dans une *tympanite* avec *plénitude, pression comme par des corps durs,* ou douleurs crampoïdes, constrictives, avec *incarcération des flatuosités et affluence vers les hypochondres ;* surtout si les douleurs se manifestent *la nuit,* ou chez des personnes affaiblies par des sueurs, des évacuations sanguines ou autres pertes débilitantes.

Cocculus : *Douleurs constrictives, crampoïdes, dans l'hypogastre,* avec nausées, dyspnée, *production abondante de flatuosités,* plénitude et ballonnement de l'estomac et de l'épigastre ; ou bien *sensation de vacuité dans le ventre,* déchirement et brûlement dans les intestins, avec *serrement et griffement dans l'estomac ;* envie de vomir ; *constipation ;* grande angoisse, surexcitation nerveuse et frayeur facile.

Coffea : *Douleurs excessives* qui *portent jusqu'au désespoir ;* avec anxiété et oppression à l'épigastre ; grande agitation et jactation, avec cris, grincement de dents, convulsions, membres froids, gémissement et accès de suffocation.

Hyoscyamus : Douleurs crampoïdes et tranchées, avec *vomissement,* cris, douleurs de tête, ventre dur, ballonné et sensible au toucher.

Ignatia : Coliques nocturnes troublant le sommeil ; élancement dans la région splénique ; incarcération des flatuosités, avec émission difficile, mais qui soulage ; plénitude et ballonnement des hypochondres, surtout chez les femmes délicates et sensibles.

Lycopodium, s'il y a : *Production et accumulation énormes de flatuosités,* surtout *après avoir mangé* quelque peu que ce soit ; avec pression dans l'estomac et l'épigastre, *tension, plénitude et ballonnement du ventre* et du creux de l'estomac ; *constipation,* ou selles rares et dures.

Mercurius, s'il y a : *Douleurs violentes,* contractives, avec ballonnement et dureté du ventre, surtout autour du nombril ; ou douleurs tensives, brûlantes ou *lancinantes;* hoquet, boulimie, répugnance pour les choses sucrées ; envie de vomir et salivation ; renvois, besoin fréquent d'aller à la selle, ou *diarrhée muqueuse ; aggravation des douleurs la nuit, surtout après minuit;* frissons avec chaleur et rougeur de joues ; grande sensibilité du ventre au toucher ; grande lassitude.

Phosphorus, si les coliques produites par des flatuosités se manifestent profondément dans le ventre, et qu'elles s'aggravent dans la position couchée.

Secale, s'il y a, chez les hommes : Coliques avec mal aux reins, déchirement dans les cuisses ; rapports et vomissements ; ou, chez les femmes, surtout à l'époque des règles : Douleur brûlante dans le côté droit du ventre, avec constipation et douleurs abdominales, comme dans le choléra ; ou bien : Tranchées déchirantes, pâleur de la face, extrémités froides, pouls petit, faible, et sueur froide.

Sulfur, contre les coliques hémorrhoïdales après l'emploi infructueux de *carb-veg.* ou de *n-vom.,* — ainsi que contre des coliques *bilieuses,* si ni *cham.* ni *coloc.* ne suffisent ; ou bien contre des coliques *flatulentes* qui résisteraient à l'usage de *cham. cocc. n-vom.* ou *carb-veg.;* et enfin, contre des coliques *vermineuses,* si après l'usage de *merc.* ou de *cin.* il restait encore des souffrances.

§ 7. Pour le reste des médicaments cités, voy. *Sect.* 3, 4 et 5, les **Symptômes,** et consultez la pathogénésie des médicaments. *Comp.* aussi les articles : **Choléra, Dyspepsie, Diarrhée, Entérite, Gastralgie, Gastrite, Gastroses, Helminthiase,** etc., dans leurs chapitres respectifs.

CONGESTION abdominale et stagnation de sang dans le ventre. — Les meilleurs médicaments sont en général : *N-vom. sulf.,* ou bien : *Ars. caps. carb-veg.,* ou encore : *Bell. bry. cham. merc. puls. rhus. veratr.*

Arsenicum convient particulièrement s'il y a souvent de petites selles muqueuses ou aqueuses, avec grande faiblesse.

Nux vom. est surtout indiqué pour les personnes menant une

vie sédentaire, s'occupant de travaux d'esprit, etc., et particulièrement s'il y a : *Constipation* et selles dures, difficiles, maux
de reins, comme si les hanches et le dos étaient brisés et sans
nulle force; dureté et tension du ventre.

Capsicum, chez les personnes phlegmatiques, paresseuses,
lourdes et d'un caractère susceptible, surtout s'il y a fréquemment de petites selles aqueuses ou muqueuses.

Carbo veg., s'il y a : Grande flatulence, inertie du canal intestinal, constipation, dyspepsie et manque d'appétit.

Sulfur, *dans la plupart des cas,* même les plus opiniâtres, surtout chez les personnes hypochondriaques, et particulièrement
après l'usage précédent de *n-vom.*

☞ Pour le reste des médicaments cités, *voy.* **Hémorrhoïdes,** *Chap.* XVII.

DIAPHRAGMITE. — Le médicament qui, dans presque tous les
cas, mérite la préférence, est *bry.,* ou bien : *Cham.* ou *n-vom.*
cocc. aps.

Bryonia est surtout indiqué, si, en même temps, il y a :
Pneumonie ou *pleurésie,* ou bien : Violente toux sèche; *exacerbation de la douleur au moindre mouvement du diaphragme;*
fièvre violente avec pouls petit, accéléré et dur; délir avec grande
agitation et angoisse, toux sèche et courte.

Chamomilla, s'il y a gonflement prononcé de l'épigastre et
de la région hypochondriaque, avec aggravation de la douleur
et étouffement au moindre contact; respiration anxieuse, courte
et entrecoupée par les douleurs; toux sèche, fatigante; vomissement et grande agitation avec plaintes et lamentations.

Nux vom., s'il y a sensation de constriction dans la partie inférieure de la poitrine, comme si cette région était serrée par
une corde, avec toux courte, fatigante, anxiété, constipation et
soif.

Outre ces médicaments, on a encore recommandé : *Cann. cocc.
hyos. ipec. puls. stram. veratr.*

ENTÉRALGIE. — *Voy.* **Coliques.**

ENTÉRITE. — Le meilleur médicament, dans la plupart des cas,
est : *Acon.,* dont souvent quelques doses, administrées toutes les
2 ou 3 heures, apaiseront l'inflammation au point qu'ensuite
lach. bell. ou *merc.,* enlèveront le reste.

Dans des cas plus compliqués on pourra aussi consulter : *Ars.
bry. hyos. n-vom.,* — ou même encore : *Ant. aps. canth. cham.
chin. coloc. iatr. ipec. nitr-ac. ox-ac. phosph. puls. rhus. sec.
squill.* ou *sulf.,* suivant les circonstances.

☞ Pour les détails qui détermineront le choix, *Comp.* les

articles : **Gastrite, Gastroses, Choléra, Coliques, Diar-rhée,** etc., dans leurs chapitres respectifs.

ÉTRANGLEMENT des Intestins. — *Voy.* **Hernies** étranglées, et *Comp.* **Iléus.**

FLATUOSITÉS. — Les meilleurs médicaments sont : 1) *Asa. chin. n-vom. puls. sulf.* — ou bien : 2) *Bell. carb-veg. cham. cocc.* — ou encore : 3) *Agn. calc-ph. caps. colch. coloc. fer. graph. lyc. natr. natr-m. n-mos. phosph. veratr. zinc. mgs-arc.*

Si c'est à la suite d'**aliments Flatulents** que le mal se manifeste, *chin.* mérite la préférence.

Après les **Boissons :** *N-vom.*

Après avoir mangé du **Porc** ou d'autres **aliments Gras :** *chin.* ou *puls.*

☞ *Voy.* aussi : **Coliques,** et *Sect.* 3, **Flatuosités.**

GROSSEUR du Ventre. — Pour la grosseur du ventre chez les **Enfants,** *voy.* **Carreau.**

Pour celle chez les **jeunes filles,** à l'âge de la puberté, *lach.* est souvent d'une grande utilité.

Pour celle chez les **femmes âgées,** ou qui ont eu beaucoup d'enfants, le médicament principal est *sep.,* — ou encore : *Bell. calc.? chin.? n-vom.? plat.*

HELMINTHIASE ou **affections Vermineuses.** — § 1. Les meilleurs médicaments sont, en général : 1) *Acon. cin. merc. sulf.* — ou encore : 2) *Calc. carb-veg. chin. cic. fer. fil. graph. ign. n-mos. sabad. sil. spig.* — ainsi que : 3) *Als. ars. cep. iatr. kal. natr-m. nitrgl. petr. phosph. puls. ruta. sabin. valer.* (*Voy.* aussi *Chap.* XVII, *Sect.* 2, **Vers.**)

§ 2. Pour le **Ver solitaire,** ou le **Ténia,** on pourra, dans la plupart des cas, commencer par administrer une dose de *sulf.* à la lune décroissante, puis une dose de *merc.* à la pleine lune suivante, en répétant le *sulf.* huit jours après, et ainsi de suite pendant quelque temps.

Si ces deux médicaments restaient inefficaces, ou qu'ils n'avançassent plus la guérison, on pourra consulter de préférence : 1) *Calc. carb-veg. graph. magn-m. n-vom. puls. sabad. sil.* — ou encore : 2) *Ign. petr. phosph.* — ainsi que : 3) *Fil. frag. gran.*

§ 3. Pour les souffrances causées par les **Lombrics,** les meilleurs médicaments sont, en général : 1) *Acon. cic. merc. sabad. sulf.* — 2) *Bell. calc. cham. chin. cic. graph. hyos. lyc. natr-m. n-vom. rhus. rut. sil. spig.*

S'il y a : **Fièvre** avec **Coliques,** envie de vomir, ventre dur et ballonné, ténesmes ou petites selles glaireuses, le médicament principal est *Acon.,* qu'au bout de quelques heures on pourra, *en* *cas de besoin*, faire suivre par *cin.*, en ayant ensuite recours à *merc.*, si, dans l'espace de vingt-quatre heures, *cin.* ne produisait aucun changement.

Si, avec la fièvre et les coliques, il y a : Forte soif, grande surexcitation nerveuse, sursauts et frayeur facile, *Bell.* mériterait la préférence, ou bien *lach.*, si *bell.* ne suffisait pas.

En outre, on a employé contre les **Fièvres** : *Chin. cic. sil. spig.*; — contre des **Coliques** avec **Convulsions** : *Cic.*; — contre des **Coliques** avec boulimie, diarrhée et froid : *Spig.* — et contre des **Fièvres** chez des sujets scrofuleux : *Sil.*

L'intensité du mal étant combattue par l'un ou l'autre des médicaments précédents, *sulf.* sera souvent employé avec beaucoup de succès, tant contre le reste des souffrances que pour en empêcher le retour. Dans la plupart des cas il suffira, ou *même il sera préférable* de n'en administrer *qu'une seule dose*, dans l'intervalle de trois, quatre, cinq semaines, et si, au bout de ce temps, il subsistait encore des symptômes qui fissent soupçonner un reste de la maladie, tels que la *maigreur*, l'appétit vorace, la pâleur de la face, etc., *Baryt. calc. graph. lyc.*, ou *natr-m.* achèveraient souvent la guérison.

☞ *Voy.*, du reste, aussi *Chap.* XVII, *Sect.* 5, **Lombrics.**

§ 4. Enfin, pour les souffrances par les **Ascarides,** on trouvera le plus souvent convenables : 1) *Acon. calc. chin. fer. ign. merc. sulf.* — 2) *Graph. n-vom. phosph. ieucr.*

S'il y a forte agitation fébrile, surtout la nuit, avec insomnie et jactation, c'est *acon.* qui mérite la préférence; ou bien *ign.*, si *acon.* ne suffit point.

Dans le cas où ces deux médicaments resteraient inefficaces, ou si le mal revenait constamment, surtout à la nouvelle ou à la pleine lune, on ferait bien d'administrer, immédiatement après chacune de ces époques, une dose de *sulf.*, soit en une seule fois, soit dans une solution de 8 onces d'eau dont le malade prendrait tous les jours une cuillerée à bouche.

Si le *sulfur* ne suffisait pas non plus, on pourrait employer de la même manière : *Calc.*, ou bien *fer.*, en cas de besoin, et si à la suite de l'emploi du *fer.*, il survenait une diarrhée qui persistât, on devrait avoir recours à *chin.*

☞ *Voy.*, du reste, aussi *Chap.* XVII, *Sect.* 3, **Ascarides.**

HÉPATITE et autres **affections du Foie.** — § 1. Les meilleurs médicaments contre les maladies du foie sont en général : 1) *Acon. bell. bry. cham. chin. lach. merc. n-vom. puls. sulf.* — 2) *Aur. calc. kal. lyc. magn-m. natr. natr-m. nitr-ac.* — 3) *Alum. ambr. am-c. berb.? cann. canth. n-mos.*, — ou encore : 4) *Cic. dig. magn-m. mang. nitr. petr. ran.* — 5) *Als. benz. millef. ox-ac.*

§ 2. Pour l'**hépatite Aiguë**, ce sont principalement : *Acon. bell. merc. n-vom.*, ou encore : *Bry. cham. chin. lach. puls. sulf.*

Aconitum est surtout indiqué au début du traitement, et particulièrement s'il y a forte fièvre inflammatoire avec *douleurs lancinantes*, dans la région hépatique; douleurs insupportables, avec gémissement, jactation, angoisse et crainte de la mort.

Belladona, s'il y a : Douleurs pressives, se propageant jusque dans la poitrine et les épaules, ballonnement du creux de l'estomac, tension à l'épigastre, respiration difficile et anxieuse, congestion à la tête, avec obscurcissement de la vue, vertiges avec défaillance, soif ardente, jactation anxieuse et insomnie. (Convient souvent après *acon.* en l'alternant avec *merc.* ou avec *lach.*)

Bryonia, s'il y a : Douleurs pressives, avec tension dans les hypochondres, langue chargée d'un enduit jaunâtre, *forte oppression de poitrine*, avec respiration rapide et anxieuse, constipation et aggravation des douleurs par le mouvement.

Chamomilla, s'il y a : Douleurs pressives, sourdes, et *qui ne s'aggravent ni par la pression extérieure, ni par le mouvement, ni en respirant*; avec pression dans l'estomac, tension dans les hypochondres, oppression de poitrine, *couleur jaune de la peau;* langue chargée d'un enduit jaune; amertume de la bouche et accès d'angoisse.

China, s'il y a : Aggravation du mal tous les deux jours, avec douleurs lancinantes et pressives, gonflement et dureté de la région hépatique et de l'épigastre, céphalalgie pressive, amertume de la bouche et langue chargée d'un enduit jaunâtre.

Lachesis, souvent dans le cas où *merc.* ou *bell.* ont paru indiqués sans cependant suffire, ou en alternant avec l'un ou l'autre de ces deux médicaments, surtout chez des personnes adonnées aux boissons spiritueuses.

Mercurius, souvent après *bell.* si ce médicament n'a pas suffi, et surtout s'il y a : Douleurs pressives, qui ne permettent pas d'être couché sur le côté droit, amertume de la bouche, anorexie avec soif, frissonnement continuel, *couleur jaune très-prononcée de la peau et des yeux.* (Après *merc.* convient souvent *lach.*)

Nux vom., si les douleurs sont lancinantes ou pulsatives, avec sensibilité excessive de la région hépatique au toucher; goût amer et aigre; envie de vomir ou même vomissement; pression dans les hypochondres et l'épigastre, avec haleine courte; soif, urines rouges, céphalalgie pressive, vertiges et accès d'angoisse. (Après *n-vom.* convient souvent *sulf.*)

Pulsatilla, quand il y a *de fréquents accès d'angoisse, surtout la nuit, avec selles diarrhéiques, verdâtres et muqueuses*, envie de vomir, amertume de la bouche, langue jaunâtre, oppression de poitrine, tension dans les hypochondres et gastralgie pressive.

Sulfur, souvent après *n-vom.*, surtout lorsque les douleurs lancinantes continuent; ou bien dans tous les cas où les médicaments précédents ne produisent pas, sous peu de jours, une amélioration sensible, ou que l'amélioration qu'ils ont produite n'avance plus d'aucune manière.

§ 3. Pour les affections **Chroniques** du foie, les meilleurs médicaments sont : 1) *N-vom. sulf.*, — ou bien : 2) *Aur. lach. lyc. magn-m. natr.*, — ou encore : 3) *Alum. amb. calc. chin. sil.*, — ou même : 4) *Chel. ign. iod.*

Pour l'**Engorgement** ou l'**Induration** du foie, ce sont surtout : 1) *Ars. calc. chin. n-vom. sulf.* — ou encore : 2) *Als. benz. caps. graph. lyc. magn-m. merc. natr-m. n-mos. puls.*

Les **Abcès** hépatiques paraissent demander de préférence : 1) *Lach. sil.*, — ou peut-être encore : 2) *Bell.? merc.? hep?*

Pour les affections hépatiques par suite de **fièvres intermittentes supprimées** ou **mal traitées,** on trouvera souvent d'un grand secours : 1) *N-vom. sulf.* — 2) *Calc. caps. lach. natr-m. puls.*

Contre les **Calculs biliaires,** *bell. calc. hep. lach. lyc. sil. sulf.*, resteraient-ils tous sans efficacité?

HERNIES. — § 1. Les meilleurs médicaments pour la guérison radicale des hernies, sont : 1) *Amm-m. aur. cocc. magn. n-vom. sil. sulf-ac. veratr.* — 2) *Cham. clem. mgs-arc. millef. nitr-ac. rhus. sil. sulf.*

Les Hernies des **Enfants** à force de crier, demandent surtout : *Aur. cocc. n-vom. nitr-ac. veratr.*

§ 2. Contre les hernies **Incarcérées** ou **Étranglées,** on réussira, dans la plupart des cas, d'une manière assez prompte et sans nulle opération chirurgicale, par : *Acon. n-vom. op. sulf.*, ou bien par : *Ars. bell. lach. veratr. millef.*

Aconitum est surtout indiqué s'il y a : *Forte inflammation des parties affectées,* avec douleurs brûlantes dans le ventre comme par des charbons ardents, sensibilité excessive au moindre contact, nausées, *vomissements amers, bilieux,* angoisse et sueurs froides.

*Dans la plupart des cas, l'amélioration se prononcera déjà à la deuxième dose, qu'en cas de besoin on peut administrer une heure après la première; mais si au bout de la troisième il n'y avait encore aucun changement, il faudrait administrer *sulf.* (*Voy.* plus bas.)

Nux vom., si la tumeur est moins douloureuse, et moins sensible au contact, les vomissements moins violents, mais la respiration très-gênée, et surtout si l'étranglement est la suite d'un refroidissement, d'un échauffement, d'une contrariété ou d'une colère, ou bien d'un régime vicieux, etc. (Peut être répété de deux heures en deux heures.)

Opium, si, dans l'espace d'une ou de deux heures après la deuxième dose de *n-vom.*, il n'y a aucun changement, ou qu'il y ait, dès l'abord : face rouge, ventre ballonné et dur, renvois putrides ou même vomissement de matières stercorales. (Peut être répété tous les quarts d'heure, jusqu'à ce que l'amélioration se prononce.)

*Si, dans le cas précédent, le vomissement se manifestait avec des sueurs froides et froideur des extrémités, ce serait *veratr.* qui mériterait la préférence et qu'on devrait remplacer par *bell.*, si, après la deuxième dose, il n'y avait encore aucun changement.

Sulfur mérite la préférence si, une heure après l'administration de la deuxième dose d'Aconit., la réduction de la hernie n'est point encore possible, ou bien si les vomissements bilieux se changent en vomissements *acides.* Après l'administration de *sulf.* on fera bien d'attendre quelques heures et de laisser reposer tranquillement le malade, si par hasard il s'endormait.

*Dans le cas où la tumeur présenterait déjà des symptômes de gangrène, ce serait *lach.* qui mériterait la préférence, ou bien *ars.*, si *lach.* restait sans effet.

ICTÈRE. — Le médicament principal est *merc.*; souvent il guérit à lui seul toute la maladie, pourvu que le malade n'ait pas fait abus de ce médicament. Dans ce cas, ce serait *chin.* qu'il faudrait préférer, médicament qu'on peut aussi faire alterner avec *merc.*, si celui-ci ne suffisait pas.

Dans des cas très-opiniâtres qui résistent à l'usage de ces deux médicaments, on pourrait encore employer : *Hep.* ou *sulf.* ou *lach.*, en les faisant également alterner au besoin avec *merc.* Si c'est par suite d'une *vive* **Contrariété** ou d'une *colère* que l'*Ictère* se manifeste, *cham.* ou *n-vom.* mériteraient la préférence, ou bien : *Lach.* ou *sulf.*

Pour les ictères produits par l'abus de certaines **substances Médicamenteuses,** on pourra consulter, contre celui qui est la suite du **Quinquina :** *Merc.* ou *bell. calc. n-vom.*, — contre celui que le **Mercure** a produit : *Chin.* ou *hep. lach. sulf.*; — contre celui qui est la suite de la **Rhubarbe :** *Cham.* ou *merc.*

En outre, on a encore employé : *Acon. als. ars. calc. carb-v. cep. dig., ox-ac.* et peut-être que, dans quelques cas particuliers, on pourrait encore consulter : *Ambr. cupr. nitr-ac. puls. rhus.* (*Comp.* aussi *Chap.* II, *Sect.* 2, **Couleur jaune** de la peau.)

ILEUS ou **Passion iliaque, Chordapse, Colique de** *mise-*

rere, etc. — Si ce mal, caractérisé par le vomissement de matières fécales et d'urine, est la suite d'un étranglement **Spasmodique** des intestins, ce sont surtout : *Op. veratr. plumb.*, ou peut-être encore : *Cocc.? thui.? n-vom.?* qui méritent d'être consultés de préférence.

Si, au contraire, il y a une cause **Inflammatoire**, on devrait préférer : *Acon. sulf.*, ou peut-être encore : *Lach.? bell.? merc.?*

☞ *Voy.* aussi : **Entérite** et **Hernies**.

PÉRITONITE. — Les meilleurs médicaments sont : *Acon. bell. bry. cham.*, ou bien : *Coff. coloc. hyos. n-vom. rhus.*, etc.

☞ *Comp.*, pour les détails, les autres **Inflammations** abdominales analogues, telles que : **Entérite, Métrite, Fièvre puer-pérale**, etc., dans leurs chapitres respectifs.

PHTHISIE abdominale. — *Voy.* **Carreau** et **Tubercules**.

SPASMES abdominaux. — *Voy.* **Coliques** spasmodiques, et *Chap.* XX, **Métralgie**.

SPLÉNITE et autres **affections Spléniques**. — Les meilleurs médicaments contre les maladies de la rate sont, en général : 1) *Agn. arn. bry. caps. chin. ign. n-vom. sulf.* — ou bien encore : 2) *Acon. berb.? iod.? mez.?* — ou bien : 3) *Aps. ferr. iod.*

Pour la **splénite Aiguë**, le médicament principal est *chin.*, puis viennent : *Acon. aps. arn. ars. bry. n-vom.*

Aconitum n'est guère indiqué que pour apaiser dès l'abord la fièvre, si la violence de la maladie l'exigeait, mais souvent on pourra s'adresser tout de suite à *chin.* (*Voy.* plus bas.)

Arnica, si *chin.* ne suffit pas entièrement et surtout s'il y a douleurs pressives, lancinantes, qui coupent la respiration, ou s'il se manifeste des symptômes typhoïdes, avec apathie, stupeur, et que le malade ne sente nullement la gravité de son état.

Arsenicum, s'il survient des diarrhées avec selles sanguinolentes, brûlantes, et grande faiblesse; ou bien si la maladie prend un caractère intermittent et que *chin.* ne suffise pas contre cet état.

Bryonia, si, après l'emploi de *chin.*, d'*arn.* ou de *n-vom.*, la constipation persiste, avec douleur lancinante dans la région splénique, à chaque mouvement.

China, dans la plupart des cas, immédiatement après *acon.*, ou même dès le début du traitement, surtout s'il y a douleurs pressives, lancinantes, ou que la maladie affecte un caractère intermittent.

Nux vomic., après *chin.* ou *arn.*, si l'un ou l'autre de ces deux médicaments a déjà produit de l'amélioration, mais que la constipation et la gastralgie pressives persistent, et que l'état général reste en même temps stationnaire.

Pour l'**Engorgement** et l'**Induration** de la Rate, on trouvera souvent d'une grande utilité : *Agn. als. ars. caps. cep. chin. ign. sulf.*, ou encore : *Iod.? mez.?*

TUBERCULES abdominaux. — *Calc. hep. lach. sil. sulf.*, ou encore : *Iod. calc. merc. ol-jec.*, pourraient ne pas être sans efficacité contre cette maladie.

TYMPANITE. — Le médicament principal est *chin.*, mais peut-être que, dans quelques cas, on pourrait aussi consulter : *Carb-v. coloc. lyc. n-vom. sulf.?*

   ☞ *Voy.*, du reste, **Coliques** et **Flatuosités**.

SECTION II. — SYMPTOMES DES HYPOCHONDRES,

du Foie, de la Rate et du Diaphragme.

Abcès, foie. **Lach. *sil.*

Angoisse, anxiété, **hypochondres.** **Cham.* phos-ac. **puls.* staph.

Ballonnement, hypochondres. **Acon.* bell. **ign.*

Battements, douleurs pulsatives, **hypochondres.** Acon. graph. puls.

— **foie.** **N-vom.* sep. sil.

— **rate.** Grat. ran. ruta.

Borborygmes, gargouillements, **rate.** Verb.

Brisement, meurtrissure (**douleurs** de), **hypochondres.** Carb-veg. cocc. cupr. ran.

— **foie.** Carb-v. clem. lact.

— **rate.** Sass.

Brûlement, hypochondres. Acon. **amm.* bell. **bry. *merc.*

— **diaphragme.** Asa.

— **foie.** Acon. amm. bry. kal. **lach.* merc. *stann.*

— **rate.** Bell. ign. sec.

Calculs biliaires. Calc. hep. lach. sil. sulf.

Cercle (sensation d'un), autour des **hypochondres.** **Con. *lyc.*

Chaleur (sensation de), **foie.** Sabad.

Compression du diaphragme. Op.

— **foie.** Ars.

Constriction, hypochondres. Acon. con. dig.

— **diaphragme.** Asar. n-vom.

Contractions, hypochondres. N-vom.

— **diaphragme.** Asar. mez.

— **foie.** Canth.

Contusion (douleur de), **foie.** Kreos.

Coups. *Voy.* **Secousses.**

Crampes, diaphragme. Stann.

Crampoïdes (douleurs), **hypochondres.** Mur-ac. phos-ac. rhod. stann. zinc.

— **diaphragme.** Lyc. natr-m.

— **foie.** Phos-ac.

— **rate.** Stann.

Cuisson, rate. Asar.

Déchirements, hypochondres. Teuc.

— **foie.** Con.

Dureté, hypochondres. Borax. bry. chinin.

— **foie.** *Ars*. *CALC. cann. *caps*. *chin*. graph.*lyc*. magn.*magn-m*. *merc*. natr-m. *n-mosch. *N-VOM. puls. °sil. *SULF.

— **rate.** *Agn*. *ARS. *CAPS. *chin. *ign*. iod. mez. nitr-ac. *n-mosch. *SULF.

Élancements, hypochondres. Asar. aur. carb-v. chinin. graph. kal. lact. puls. rat. rhod. sep. sil.

— **diaphragme.** Spig. viol-tric.

— **foie.** °Acon. agar. alum. amm. asar. berb. *bry. *calc. canth. *CARB-V. *CAUS. *CHIN. *cocc. con. hep. kal. kreos. lact. *lyc*. magn. *magn-m*. *MERC. mosch. *natr. natr-m*. *N-VOM. phosph. phos-ac. plumb. *puls. ran. ran-sc. raph. *SEP. *SULF. sulf-ac. *tabac*. zinc.

— **rate.** Agar. amm. *AMM-M. *ARN. berb. bry. *carb-v. chin. cist. *con. croton. hep. *ign. lach. lact. *NATR. *NATR-M. nitr. phos-ac. ran-sc. *rhod*. sass. selen. sep. sil. stann. *sulf. sulf-ac. tabac. verb. *zinc.

Endolorissement. *Voy.* **Sensibilité.**

Excoriation (douleur d'), **hypochondres.** Alum. sulf.

— **foie.** Acon. amm. carb-an. lyc. raph.

— **rate.** *Asar*. ran.

Flatuosités (douleurs comme par des), **rate.** Meph.

Foie principalement affecté. Voy. *Sect.* 1, **Hépatite.**

Fouillement, hypochondres. Asa. seneg.

— **foie.** Lact. sabad.

Foulure (douleur de), **foie.** Kal. lyc.

Gêne, oppression, hypochondres. *N-vom.

Gonflement, hypochondres. *Acon. aur. bry. chinin.

— **foie.** *Ars. asar. bar-m. *CALC. cann. *caps. *chin. graph. lact. *lyc. magn-c. *magn-m. *merc. natr-m. *n-mosch. *N-VOM. puls. sil. *sulf.

— **rate.** *Agn. *ARS. *CAPS. *chin. *ign. iod. nitr-ac. °n-mosch. rat. *sulf.

Ictère. Voy. *Sect.* 1.

Incisives (douleurs), **hypochondres.** Ang.

— **foie.** Ang. *carb-an. *lach.

— **rate.** Verb.

Induration du foie ou de la rate. Voy. *Sect.* 1, **Hépatite** et **Splénite.**

Inflammation. Voy. *Sect.* 1, **Hépatite** et **Splénite.**

Insensibilité, rate. *Ars.

Lien (sensation d'un bandeau, d'un cercle ou d'un) autour des hypochondres. *Con. *lyc.

Meurtrissure (douleur de). *Voy.* **Brisement.**

Miliaire (éruption), région du **foie.** Selen.

Obstruction, foie. *Chin. n-mosch.

— **rate.** *Chin. n-mosch.

Pesanteur (sensation de), **hypochondres.** *Acon. *n-mos. *sulf.

— **foie.** Lact. *n-mosch. phos-ac. tabac.

— **rate.** Sulf.

Picotement, rate. Rut.

Pincement, hypochondres. Ipec.

— **foie.** Lyc. natr-m.

Plénitude (sensation de), **hypochondres.** *Cham. *ign. sulf.

— **foie.** Kreos.

Pression, hypochondres. Acon. *ANAC. borax. *cham. *CHIN. chinin. croton. *KAL. mang. mur-ac. *N-VOM. phos-ac. rhod. *sulf. veratr. zinc.

— **diaphragme.** Viol-tric.

— **foie.** *ACON. agn. ambr. amm. anac. arn. asa. *bell. berb. *bry. calc. carb-an. *carb-v. *cham. *chin. cocc. con. °dig. kal. kal-bi. kreos. lact. lyc. magn-m. *merc. n-mos. °n-vom. phos. phos-ac. plumb. prun. ran-sc. raph. rut. sabad. sabin. sep. stann. *sulf. tab. terb. thui. zinc.

— **rate.** Borax. croton. ign. *natr. *nitr-ac. *stann. *sulf.

Pression expansive vers les **hypochondres.** *Calc.

Pulsations, rate. Ran. (*Comp.* **Battements.**)

Raclement, foie. Sabad.

Ramollissement, foie. Kal-bi. lach.

Rate principalement affectée. Voy. *Sect.* 1, **Splénite.**

Rhumatismales (douleurs), **foie.** Meph.

Rongement, foie. Rut.

Secousses, hypochondres. Lact. n-vom. stann.

— **foie.** Croc. valer.

Sensibilité douloureuse, hypochondres. Bell. *CHIN. °hyos. kal. *MERC. natr. puls. sulf.

— **foie.** *Acon. amb. *chin. dig. natr. *MERC. *N-VOM.

— **rate.** °Natr-m.

Sourde (douleur), **foie.** Chinin. hyos.

Tension, hypochondres. *ACON. bell. *bry. calc. *carb-veg.
*CHAM. chinin. con. dig. graph. *lach. *lyc. mur-ac. *N-VOM.
*puls. sep. staph. *sulf. veratr.

— **foie.** Bry. calc. carb-v. caus. lact. lyc. magn-m. natr-m. *n-vom.
sulf.

— **rate.** Nitr-ac. rhod. sulf.

Térébration, hypochondres. Seneg.

— **foie.** Amm.

Torpeur, rate. Ars.

Tractives (douleurs), **hypochondres.** Calc. puls. teuc.

— **foie.** *Bry. con. lact. natr-m. sabad. sulf.

— **rate.** Berb. cupr. sulf.

Tressaillements, hypochondres. Puls.

Ulcération (douleur d'), **hypochondres.** Chinin. puls.

— **foie.** *Sil.

Vêtements (gêne des), autour des **hypochondres.** Amm-m.
*BRY. *CALC. carb-veg. *caus. coff. *HEP. kreos. lach. *LYC.
*N-VOM. *puls. sass. *spig. spong. *SULF.

SECTION III. — SYMPTÔMES DU VENTRE,

des Aines et des téguments du Ventre.

Adhérence des intestins à l'**ombilic** (sensation d'). Verb.

Affluence, pression. *Phos.

— **aines** (vers les). Calc. cham. *graph. kal-h. magn. merc. phos.
sulf. teuc. (Comp. **Pression** poussant vers le bas.)

Aines principalement affectées. Alum. amm-m. aur. calc.
cham. clem. cocc. coloc. ign. lyc. n-vom. rhus. sil. spig. sulf.
sulf-ac. thui. veratr. m-arc. m-aus.

Angoisse, anxiété. *Acon. *ARS. bell. *CARB-VG. *cham. cic. *cocc.
*coff. cupr. hep. lyc. *merc. mosch. *n-vom. *PHOSPH. plat.
*puls. rhus. sec. sep. sulf. sulf-ac. *VERATR.

Arrachement (sensation d'). Plumb. *rhus. verb.

Atonie, inertie. Alum. camph. *carb-vg. chin. kal. sass. *sulf.

Ballonnement. *Acon. amb. amm. anac. ant. arg. *arn. *ARS.
asa. asar. aur. aur-m. baryt. *BELL. bis. *bry. *CALC. calc-ph.
caps. carb-an. *CARB-V. *caus. *cham. *chin. chinin. cupr. *cocc.
colch. coloc. croc. croton. *dig. ferr. gins. gran. *GRAPH. grat.
*hyos. ign. *iod. *kal. kal-bi. kal-h. kreos. *lach. *lyc. magn.
*magn-m. mang. men. *MERC. merc-c. *mur-ac. *natr. natr-m.
nitr. nitr-ac. n-jugl. *n-mos. *n-vom. op. petr. *PHOS. phos-ac.

plat. plumb. *puls. raph. rhab. *rhod. *rhus. sabin. *sang. sec. *SEP. *SIL. spig. squill. stann. stram. stront. *SULF. tabac. thui. valer. verb. mgs-arc. mgs-aus.

Ballonnement :

— **côtés.** Caus. natr-m. zinc.

— **épigastre.** Acon. ars. bell. calc. *cham. cic. *cocc. hell. *hep. *lyc. *N-VOM. op. *petr. rhod. *rhus.

— **aines.** Am-m. nat.

— **hypogastre.** Bell.

— **douloureux.** Baryt. bell. cast. caus. cham. gran. kal-h. merc. merc-c. spig. stann. stront. tabac.

— **mangé** ou bu (après avoir). Voy. Chap. XIV.

— **matin** (le). Nitr-ac. rhod.

— **partiel.** *Bell. plumb.

— **soir** (le). Rhod.

— **tympanitique.** *Carb-vg. *CHIN. coloc. lyc. *n-vom. *sulf.

Battements, pulsations. Acon. calad. caps. con. fluor-ac. ign. lyc. op. plumb. sang. sulf-ac. tart.

Boule hystérique. Acon. magn-m. plumb.

Borborygmes. Voy. **Bruit** dans le ventre.

Bouillonnement, ventre. Lact. n-vom.

Brisement (douleur de meurtrissure ou de). Ang. arn. cann. cocc. *coloc. hep. led. natr. *N-VOM. *PULS. ran. rut. samb. sep. stram. *SULF. valer. veratr.

— **téguments** du ventre. *N-VOM. plumb. sabin. *sulf. valer.

Brûlement. *Acon. *ARS. bar-m. *bell. calc. camph. canth. carb-v. *cocc. colch. cop. euphorb. euphr. hydr. *lach. laur. lyc. *merc. mez. *n-vom. *PHOS. *phos-ac. plumb. ran. raph. rhus. sabad. sass. *SEC. sep. sil. stann. *VERATR. (Comp. **Chaleur.**)

— **côté droit.** *Sec.

— — **gauche.** Sep.

— **épigastre.** Calad. camph. canth. cham. raph.

— **ombilic.** Acon. kal-h. merc. raph. sep.

— **hypogastre.** Camph. phos-ac.

— **téguments.** Selen.

Bruits, borborygmes, grondement, etc., dans le ventre. Acon. *agar. agn. anac. ang. *ANT. arg. *arn. ars. aur. bell. bis. brom. bruc. *BRY. calc. canth. *carb-an. *CARB-VEG. caus. *coloc. *CHIN. chinin. *con. cop. cycl. fluor-ac. guai. hell. hydroc. *IGN. kal-h. lact. *lach. laur. lyc. merc. mez. mur-ac. *NATR. *NATR-M. *nitr-ac. *n-jugl. *n-vom. oleand. petr. *PHOS. *phos-ac. plumb. *PULS. raph. rhod. rhus. *sass. *sec. *SEP. *sil. spig.

spong. squill. stram. *SULF. *sulf-ac*. tab. tart. teuc. thui.
*VERATR. zinc. mgs. mgs-aus.

Bruit, etc.

— hypogastre. Aur. cycl. hydr. sil. sulf-ac.

Chaleur, ardeur, dans le ventre. *Bell.* camph. lact. laur. mang.
mez. *n-vom*. phos. *puls*. raph. sass. seneg. *sil*. sulf-ac. (*Comp.*
Brûlement.)

Cheville (sensation d'une), ombilic. Ran-sc.

Chute (sensation d'une), ventre. Plumb.

Cœlialgie. *Ars.* *N-VOM.* *magn.*

Coliques. Voy. *Sect.* 1.

Colon sortant comme un **bourrelet.** *BELL.

Compression, ventre. Acon. ambr. ign. *n-vom*. puls. thui.

Congestion, ventre. *Ars.* bell. bry. *caps*. *carb-vg*. cham. *merc.*
*N-VOM. *puls*. rhus. *SULF. veratr.

Constrictive (douleur). *Bell.* carb-an. *chin*. *cocc*. *COLOC.
euphorb. mez. *plat*. plumb. sabad. thui.

— ombilic. Bell. plumb. verb.

— hypogastre. Bell. *cocc*.

Contractive (douleur). Amm. *bell*. calc. caus. *cham*. coloc. *hep.*
kal. kreos. laur. lyc. mang. *merc*. mosch. natr-m. *n-vom*.
phos. rhus. sabin. sass. *sulf*. thui.

— ombilic. Bell. *merc*. phos.

Contractions du ventre. Arg. con. ferr. *lach*. n-jugl. plumb. rhus.
sabad. sang.

Corps dur remuant dans le ventre (sensation d'un). Borax.

Côtés du ventre principalement affectés. *Asa. asar.* bell. *bry.*
calc. *carb-vg. caus. chin.* cocc. *ign.* led. lyc. natr. natr-m, n-vom.
rhus. staph. *sulf.* tarax. thui. zinc.

Coups. *Voy.* **Secousses.**

Crampes et douleurs crampoïdes. Amm. arg-n. *ars.* aur.
*BELL. berb. *bry*. *calc*. *camph*. carb-v. *cham*. chel. *chin.*
cocc. *COLOC. con. *cupr*. euphorb. *ferr*. graph. hep. *hyos. ign.*
iod. *IPEC. kal. lach. lyc. *magn*. *magn-m*. merc. mosch. *mur-*
ac. *N-VOM. petr. *phos*. phos-ac. *plat*. *PULS. rhab. rhus. sang.*
sec. sep. spong. *stann*. staph. stram. *sulf*. teucr. *valer.*
veratr.

— ombilic. Bell. calad. phos-ac. verb. zinc.

— téguments. Ferr. lyc. sabin. samb.

Cuisson. Hep. sulf-ac.

Déchirements, ventre. Alum. *ars.* bry. *CHAM. chinin. *cocc.*
colch. con. croton. cupr. dig. *lach*. *lyc*. magn-m. merc. mez.
n-mos. n-vom. phos. *puls*. rhus. samb. *sec*. squill. stram. sulf.
sulf-ac. tabac. verb. zinc.

Dureté. *Anac. *ARN. *ars. *calc. *CARB–VEG. chin. cupr. fer. *GRAPH. grat. *hyos. lach. magn-m. *merc. mez. *n-vom. natr. op. *petr. *PHOSPH. plumb. *puls. sep. *sil. spig. spong. sulf. stram. valer.

— **ombilic.** Bry. *merc. plumb. rhus.

Eau dans le ventre (**sensation** d'). Crot. *HELL. phos-ac.

Ébranlement, commotion des intestins, en marchant. Amm. mang. merc. n-vom. rhus.

— **hypogastre.** Graph. sep.

Éclater (douleurs comme si le ventre allait). *Carb-veg. mang. sep. valer.

Élancements, ventre. Alum. ang. bell. bry. calc. *cham. chin. *coloc. con. crot. cupr. dig. gran. grat. kal. kreos. *MERC. mez. *NATR. nitr. *nitr-ac. n-vom. oleand. phosph. phos-ac. *puls. rut. sang. *SEP. *spig. stann. *SULF. tar. verb. viol-tric. zinc.

— **côté.** Calc. crot. ign. natr. n-vom. plat. sabad. sass. tart.

— — **gauche.** Bell. hep. *natr. samb. sass. sep. sulf. tarax.

— **ombilic.** Acon. anac. asa. dulc. hyos. n-vom. plat. plumb. raph. sep. verb.

— **hypogastre.** Chel. chin. kal. samb. n-vom.

— **aines.** Bell. calc. carb-an. kal. lyc. merc. mur-ac. prun. rat. sep. stront. sulf-ac.

— **téguments.** Magn-m. rut. samb.

Élancements vers le **dehors**, côtés. Asa.

Enfantement (coliques comme pour l'). Asa. *CHAM. cin. iod. kal. kreos. natr-m. *PULS. sulf-ac.

Épigastre principalement affecté. Acon. amm. ant. arn. *bell. *BRY. calad. *calc. canth. caus. *cham. chel. *chin. cin. cocc. coloc. ign. *kal. *LYC. *merc. *N-VOM. phosph. plumb. *puls. rhus. staph. *SULF. m-arc.

Érysipèle au ventre. Graph.

Étranglement des intestins. *Acon. bry. *n-vom. *OP. *plumb. *SULF. *thui.

Excoriation dans les aines. N-vom.

Excoriation (**douleur** d'). *ARS. *asar. *BELL. calc. colch. *con. croton. *hyos. *ipec. *N-VOM. phosph. ran. stann. sulf.

— **téguments.** Ambr. bell. men.

Exostose à l'intérieur du bassin. Aur.

Extension du **ventre** (sensation d'). Ign. sep. valer.

— **aines.** Mgs-aus.

Faiblesse (sensation de). Borax. chlor. ign. oleand. phosph. staph. (Comp. **Vacuité, Mollesse.**)

Fermentation. Ang. gran. rhus. seneg. stram.

Flatuosités. Acon. ambr. amm. anac. *agn. als.* *ant. *arn. asa.
aur. *bell. *calc. calc-ph. caps. *CARB-V. *caus. *cep. *cham.
*CHIN. *colc. colch. coloc. *con. cupr. euphorb. *ferr.* *GRAPH.
grat. *hep. *IGN. *ipec. *kal. *lach. lact. laur. *lyc.* *merc. mez.
*millef. *natr. *natr-m. *nitr. *nitr-ac. n-jugl. *n-mos. *N-VOM.
*PHOSPH. *phos-ac. plumb. *PULS. rhab. rhod. rhus. seneg. *sil.
*SULF. tart. teuc. veratr. *zinc.* mgs-arc. mgs-aus.

— **abondantes (accumulation** de). *Ant. *arg. baryt. borax.
calc-ph. *CARB-VEG. *CHIN. cic. cist. *cocc. *ferr.* gran. *graph.
kal-bi. kal-ch. *LYC. *merc. natr-m. nitr-ac. *n-vom. phos-ac.
prun. *puls. rhus. sep. tart. *zinc.

— — **hypochondres.** Cham. lyc. n-vom.

— — **épigastre.** Graph. lyc. natr-m. n-vom. rhab.

— — **hypogastre.** Acon. chin. phosph. sulf-ac.

— — **aines.** Cham. lach.

— **(coliques** avec des). Voy. *Sect.* 1, **Coliques** flatulentes.

— **(Incarcération** de). Amb. aur. *calc. canth. *carb-a. *CARB-
VEG. *caus. *cep. *cham. *CHIN. chinin. °con. *GRAPH. guai. °hep.
*ign. *iod. *KAL. *lach. *LYC. mosch. *NATR. *NATR-M. *nitr.
*nitr-ac. *N-VOM. *PHOSPH. plumb. *prun.* *puls. rhab. rhod.
sep. *sil. stann. staph. *SULF. teuc. mgs-arc.

Flatuosités se **manifestant :**

— **acides** (par les). Carb-veg. *phos-ac.*

— **bu** (après avoir). *Chin. cocc. ferr.* *n-vom. veratr.

— **hystériques** (chez les femmes). Colch. *ign. puls.

— **matin** (le). Alum. asa. baryt. carb-an. caus. cham. *hep.* natr-m.
nitr-ac. *n-vom. phosph. rhod.

— **nuit** (la). Acon. ambr. aur. *carb-v. cocc. ferr. kal. merc. natr-
m. n-mosch. puls. *SULF.

— **repas** (après le). Voy. *Chap.* XIV, *Sect.* 3.

— **soir** (le). Nitr-ac. *puls.* zinc.

Flatuosités accompagnées de :

— **angoisse.** Cic. *n-vom.

— **frissonnements.** Mez.

— **humeur (mauvaise).** Cic.

— **nausées.** Grat.

— **respiration** gênée. *Carb-veg. mez. *PULS.

— **tête** (mal à la). Calc-ph.

Formication, téguments. Croton. magn-m.

Foulure (douleur de), aines. Euphorb.

Fouillement. Ars. bell. con. natr. rhus. rut. sabad. sang. seneg.
sep. spong. stann. sulf. valer.

Froid (sensation de), **ventre.** Alum. ambr. *ars. asa. bovis.
*calc. camph. caus. colch. hell. hydr. kal. kreos. laur. men.

meph. *petr. phosph. plumb. sabad. *suss.* sec. seneg. *sep. tart. m-arc.

Froid (Sensation de) :
— **téguments.** Ambr.

Gargouillement. *Voy.* **Bruit** dans le ventre.

Glandes Inguinales affectées. *Ars.* *AUR. berb. *calc. carb-veg. clem.* *dulc. graph.* *HEP. iod.* *MERC. natr. *nitr-ac. n-vom. phosph. phos-ac. *sil.* spong. *staph.* stram. *SULF. thui.* mgs.
— **douleur, endolorissement.** Ars. calc. graph. merc. thui. mgs.
— **dureté.** Clem. dulc.
— **gonflement.** *Ars.* *AUR. *calc. *carb-veg. *clem. *DULC. *graph.* *HEP. *iod.* *MERC. natr. *nitr-ac. n-vom. phosph.* phos-ac. *SIL. spong. *staph.* stram. *SULF. thui.*
— **inflammation, rougeur.** Dulc. *merc.* *sil.*
— **pulsation.** Berb.
— **suppuration.** Aur. *HEP. *MERC. *nitr-ac. phosph. *SULF.
— **tension.** Dulc.
— **traction.** Dulc. mez. thui.
— **tressaillements.** Clem.

Glandes du **mésentère** (souffrances des). *Voy. Sect.* 1, **Carreau.**

Gonflement hydropique. *Acon.* °agn. arg-n. *ARS. *asa. aur-m. *bry.* camph. cann. caus. *CHIN. cin. colch. cupr. dig. *dulc. euphorb.* *HELL. *iod.* *KAL. lact. led. lyc. *merc. °prun. puls. *sep. °squill. *SULF.
— — **enkysté.** Cann. chin.

Gonflement (sensation de), aines. Amm-m. ant.

Griffe (serrement comme par une). *Acon.* *BELL. bruc. carb-an. *coloc. hep. ipec. lyc. mosch. puls. sep. zinc. (*Comp.* **Contraction.**)

Grosseur du ventre. Ant. *ars. baryt. *bell. *CALC. caps. caus. chin. cin. *coloc. graph. iod. lach. lyc. mang. natr. *n-vom. *plat. puls. rhus. *SEP. staph. *SULF.
— **enfants scrofuleux** (chez les). *Ars. baryt. bell. *calc. chin. cin. lyc. *n-vom. puls. rhus. *SULF.
— **femmes âgées** (chez les). *Bell* calc. chin. coloc. n-vom. *plat. *SEP.
— — **en couches** (chez les). *Coloc. *SEP.
— **gras** (chez les **sujets**). Ant. *ars. baryt. *CALC. caps. lyc. puls. *sulf.*
— **jeunes filles** (chez les), à l'âge de puberté. Lach. puls.

Hernies. *Acon. alum. *amm-m. asar. *aur. carb-an. cep. cham. chin. clem. *cocc. coloc. gran. guai. lach. *lyc. *magn. nitr-ac.

*N-VOM. *op. petr. phosph.* prun. puls. *rhus.* *sil. spig. *staph.*
*SULF. *SULF-AC. thui. *veratr.* zinc. m-arc.

Hernies :
— **crurales.** N-vom.
— **incarcérées.** *ACON. ars. bell. cep. lach. *n-vom. *op. *SULF.
sulf-ac. veratr.
— **inguinales.** Alum. *AMM-M. asar. *AUR. carb-an. °*cham.* chin.
°*clem.* *COCC. °*coloc.* guai. lach. °*lyc.* *magn. *nitr-ac.* *N-VOM.
*op. *petr. *phosph.* prun. °sil. spig. °staph. *sulf.* °sulf-ac.* °veratr.
zinc. °mgs-arc.
— **ombilicales.** Gran. n-vom.
— **scrotales.** Magn-m. n-vom.
— **venteuses.** Amm. caps.
Horripilation, ventre. Coloc.
Hypogastre principalement affecté. *Ambr.* arn. *bell.* *bry.*
calc. caps. *carb-veg. caus. chin.* cocc. coloc. ign. kal. *lyc.* merc.
n-vom. phosph. *sep.* sil. spig. thui.
Indurations dans le ventre. Ars. calc. chin. lyc. plumb. (Comp.
Sect. 1, **Hépatite, Splénite,** etc.)
Inertie des **intestins.** Alum. camph. *carb-veg.* chin. kal. sass.
sulf.
Inflammation dans le ventre. Voy. *Sect.* 1, **Entérite, Hépa-
tite, Splénite,** etc.
Inquiétudes, ventre. Agar. kal. *puls.*
Insensibilité. Ars.
Malaise dans le ventre. Asa. aur. cist. cycl. ferr. mur-ac. natr.
natr-m. tart.
Masse dans le ventre (sensation d'une). Rhus. spig. *SULF.
tart.
— **ombilic.** Spig.
Meurtrissure du ventre. *Voy.* **Brisement.**
Mollesse dans le ventre, relâchement. Phosph. rhus.
— déjeuner (après le). Phosph.
Mouvements dans le ventre. Cann. carb-veg. chinin. *croc.* bell.
kal-h. lact. natr. phos-ac. puls. rat. rhus. *sabad.* sep. sulf. tarax.
thui.
— **eau** (comme par de l'). Hell. phos-ac.
Nombril (région du). Acon. amm-m. anac. *bell. bry. chin.* cin.
coloc. con. ign. ipec. *kreos.* n-mosch. n-vom. *phos-ac.* plat.
plumb. rhab. *rhus.* sep. *sulf.* sulf-ac. verb. *veratr.*
Ongles (douleur comme si la partie était saisie par les). *BELL.
Oppression (sensation d'). *Coff.* con. euphr. magn. mosch. seneg.
— **épigastre.** *Coff.* seneg.
— **hypogastre.** Con. magn.

Péritoine affecté. *Acon. bell. *bry.* cham. coff. coloc. *hyos.* *MERC. *n-vom.* rhus. sulf.

Pesanteur, ventre. Ambr. ars. asa. calc. carb-v. croc. ferr. *GRAPH. *hell. *kal. *lach.* lact. *lyc.* magn. mez. n-jugl. n-mosch. *N-VOM. op. *puls.* rhus. *sep. *sulf.*

Pierre. *Voy.* **Pression.**

Pincement. Agar. alum. *amm-m.* anac. *asa.* aur. baryt. *bell.* borax. bruc. bry. *calc. *carb-veg. *CHIN. cic. cocc. *COLOC.* croc. cycl. dig. dulc. *euphr.* graph. grat. guai. *hell. ign.* iod. ipec. lact. *LYC. magn. magn-m. men. *MERC. *natr-m. *NITR-AC. *N-VOM. oleand.* petr. phosph. plat. plumb. *puls. ran.* ran-sc. raph. rat. *rhus.* sabin. samb. *sil. spig.* squill. stann. *SULF. sulf-ac.* tabac. tarax. tart. teucr. valer. verb. zinc. mgs-aus.

— **côtés.** Asar. carb-veg. ign. lyc. mur-ac. rut.

— **épigastre.** Con. *puls.*

— **hypogastre.** Aur. *bell.* rut. sil.

— **ombilic.** Croton. dulc. mur-ac. plat. raph. verb.

— **téguments.** Samb.

Plénitude, ventre. Anac. *ant.* asar. camph. *carb-veg. *chin. *cocc.* con. *croc.* croton. lact. *lyc. *mur-ac.* n-jugl. *N-VOM. *puls.* raph. rhod. *SULF. tart. verb. mgs.

Points rouges sur le ventre. Sabad.

Pression, ventre. *Ambr. arg. *bell. bis.* *CALC. caps. *CARB-VEG. caus. *cham. *chin.* chinin. croton. *cupr. euphorb. euphr. *graph. grat.* ign. *kal. *lach. lyc.* mang. meph. *merc.* mez. *natr-m.* n-jugl. *N-VOM. op. par. *phosph. plat.* plumb. prun. puls. rhab. rhus. sabin. samb. seneg. *sep.* sil. *staph.* *SULF. tabac. tarax. tart.* teucr. veratr. *zinc.* mgs-arc. mgs-aus.

— **côté.** Asar. tarax. thui. zinc.

— — **gauche.** Sulf. tart.

— **épigastre.** Ambr. bry. caus. *cham. *lyc. *n-vom.* sulf. teuc.

— **ombilic.** Anac. *chin.* cocc. crot. gent. lach. men. ran-sc. raph. rhab. spig. tab. verb.

— **hypogastre.** Amb. arg. aur. bell. carb-v. caus. chin. cocc. colch. kal. natr-m. rut. sep. thui. valer.

Pression poussant **vers le bas.** Agn. *bell.* calc. cann. *cham.* clem. colch. euphorb. *graph.* ign. kal-h. *lach.* lyc. mez. *phosph.* rhus. *sulf.* teucr. m-arc.

— **aines** (dans les). *Bell.* calc. cann. *cham.* clem. *graph.* ign. kal-h. lyc. mez. *phosph.* rhus. *sulf.* teucr.

Pression vers le **dehors.** Anac. ang. asa. bell. colch. con. euphorb. ign. kal. lyc. phos-ac. prun. rhab. sulf. sulf-ac. zinc. m-arc.

— **aines.** *Bell.* cann. clem. con. ign. kal. lyc. mez. phos-ac. rhus. *sulf-ac.* m-arc.

Pression comme par une **pierre.** Bell. *calc. cocc. lact. *merc. *n-vom. sep. spig. *SULF. tart. verb.

Prurit, téguments. Arn. baryt. *bell. bovis. cann. con. euphorb. ign. kal. laur magn. merc. natr-m. natr. phos. puls. sep. spig. sulf.

Pulsations. Voy. Battements.

Pustules aux aines. Puls.

Ramollissement de la muqueuse. *Calc. kal-bi.

Rampait dans le ventre (sensation comme si quelque chose). Dulc.

Refroidir le ventre (disposition à se). Caus. nitr-ac.

Relâchement du ventre (**sensation** de). Lact. phos. rhus. m-arc. (Comp. **Vacuité, Faiblesse.**)

Remuait dans le ventre (sensation comme si quelque chose). Caps. sabad. sep. (Comp. **Vivant.**)

Rétraction du **ventre.** *Acon. baryt. chel. cupr. natr. plumb. puls. tabac.

— **ombilic.** *Acon. baryt. chel. natr. plumb. tabac.

Roideur du **côté gauche.** *Natr. natr-m.

Rongeantes (douleurs), **ventre.** *Ars. calc. cupr. dulc. oleand. plat. ruta.

— **hypogastre.** Seneg.

Rougeur écarlate du ventre. Rhus.

Sang au péritoine (**extravasation** de). Brom. lach.

Sautillement dans le ventre. *Croc.

Secousses, coups dans le ventre. Arn. cann. murex. plat. mgs-arc.

Sensibilité douloureuse du ventre. *ACON. bell. bov. canth. *cham. *coff. *coloc. cupr. hep. *HYOS. kal. lyc. *MERC. nitr-ac. *n-vom. phosph. puls. ran. squill. stram. *SULF.

— **épigastre.** *Merc. stann.

— **ombilic.** Chin. dulc. stront. veratr.

— **hypogastre.** Cycl. stann. verb.

— **aines.** Graph.

— **téguments.** Acon. *bell. bov. canth. *merc. *n-vom. *puls. tabac.

— **toucher** (au). Acon. *bell. bism. canth. cham. cycl. hyos. *MERC. *n-vom. *puls. stann. stram. *sulf. tabac. veratr.

Spasmes. Voy. Sect. 1, **Coliques** Spasmodiques. Crot.

Stagnation du sang dans le ventre. Bell. bry. dig. *n-vom. *puls. *sulf.

Taches sur le ventre. Bell. canth. lach. *PHOS. sabad. sep.

— **brunes.** *Sep.

— **jaunâtres.** Canth. *PHOS. *sep.

— **rouges.** Bell. lach. sabad. *sep.

Téguments du ventre principalement affectés. Ambr. bell. *bry.

calc. canth. chin. *coloc.* dros. lyc. *MERC. **n-vom.* plat. puls.
rhus. sep. staph. sulf. thui. veratr.

Tension, ventre. Ambr. baryt. bell. bry. calc. caps. carb-an.
*CARB-VEG. *caus.* **cham.* chin. *chinin.* colch. graph. kal. kal-bi.
hyos. kreos. lact. **lyc.* magn. magn-m. *MERC. mez. mosch.
natr-m. n-jugl. **n-mosch.* **n-vom.* par. *petr. phosph.* phos-ac.
plumb. **puls.* rhab. *rhod.* sec. *SIL. *spong. squill.* stram. stront.
sulf. staph. thui. **veratr.* **zinc.*

— **côtés.** Gent. gins. zinc.

— **épigastre.** **Bry.* **cham.* crot. **lyc.* **natr.* **n-vom.*

— **ombilic.** Chinin. croton. merc. **veratr.*

— **hypogastre.** Aur. chin.

— **aines.** Amm-m. croton. dig. merc. spig.

Térébration. Par. sabad. seneg. mgs-arc.

Torpeur du ventre (sensation de). Carb-v. **sang.*

Tournoiement dans le ventre. Caps. dig. gran. ign. lact. sep. sabad.

— **ombilic.** Gran. ign. ran.

Traction (douleur de). Acon. arg-n. **ars.* **bell.* caps. **cham.*
chin. cocc. gran. *lach.* led. lyc. magn. **magn-m.* natr-m. n-jugl.
**n-vom.* op. squill. staph. veratr.

— **côtés.** Camph. lyc. natr. par.

— **hypogastre.** Chin. valer.

— **aines.** Calc. kal. kal-h. plat. thui. valer.

— **téguments.** Seneg. valer.

Tranchées. Acon. *agar.* **alum.* amb. **ant.* arg. **ars.* baryt. bell.
bov. bry. **calc.* cham. *chel.* chinin. cic. *COLOC. **con.* crot. cupr.
cycl. dig. *HEP. *hyos.* ign. *lach.* lact. *laur.* led. **lyc.* magn.
**magn-m.* *MERC. mur-ac. **natr-m.* nitr. *NITR-AC. n-mosch.
**n-vom.* **petr.* **phos.* phos-ac. plumb. *PULS. ran-sc. *RHAB.
rhus. sass. **sec.* **sep.* **sil.* **spong.* stann. **staph.* *stront.* *SULF.
sulf-ac. tart.* val. **veratr.* verb. *viol-tric.* zinc. (*Comp.* **Coliques.)

— **côtés.** Arn. croton. mur-ac. par. rut.

— **épigastre.** Asar. calc. cham. lyc. **puls.*

— **ombilic.** Bov. calad. chin. croton. dulc. ign. ipec. kal-h. laur.
mang. mur-ac. n-vom. puls. raph. sass. spig. tart. verb.

— **hypogastre.** Ang. laur. sep. sil.

— **aines.** Carb-an. valer.

Tremblement dans le ventre. Ign.

Tressaillement, ventre. Ars. calc. fluor-ac. rhus. sulf-ac.

— **téguments.** Ang. guai. n-vom. ran-sc. sulf-ac.

Tympanite. Voy. *Sect.* 1.

Ulcération (douleur d'). Amm-m. arg-n. **bell.* cham. cic. cocc.
kreos. **nitr-ac.* ran. valer.

— **téguments.** Rhus.

Ulcération dans le ventre. Arg-n. *chin.* *cupr.* kal-bi. *NITR-AC.

Vacuité (sensation de), ventre. Ant. *cham.* *COCC.* *coloc.* euphorb.
guai. *lach.* merc. mur-ac. oleand. petr. phosph. sass. *SEP. stann.

Varices aux aines. Berb.

Vents (émission de). Agar. agn. arg-n. aur. bell. borax. bry.
canth. *carb-an.* *CARB-VEG. caus. *CHIN. *chinin.* dig. fluor-ac.
*GRAPH. *hell.* *kal.* lact. led. *lyc. *mang.* merc. nitr-ac. n-jugl.
oleand. *PHOSPH. phos-ac. *plumb.* *puls. stram. stront. sulf.
teucr. *veratr.* viol-tric.

— **difficile.** Calc-ph. *hep. *ign. *lyc. plat. *raph. *sil. veratr.

— **douloureuse.** *Arn.* con. graph. kal. natr-m. puls. mgs.

— **fréquente.** *Agar. agn. aur. bell. borax. bry. *canth.* *carb-an.*
*CARB-VEG. *caus. *CHIN. chinin. croton. dig. fluor-ac. gins. gran.
*GRAPH. *kal. lact. led. *lyc. *mang. merc. *nitr-ac. n-jugl.
oleand. *PHOSPH. phos-ac. *plumb.* ran. raph. rhod. *rhus. sass.
squill. staph. stram. stront. sulf. tart. teuc. *veratr. viol-tric. zinc.

— **nulle.** Kal. *lyc. natr. *raph. *sil.

— **violente.** Veratr.

Vents d'après leur **nature :**

— **aigre** (d'odeur). Arn. calc. cham. graph. hep. magn-c. merc.
natr. natr-m. rhab. sep. sulf.

— **ail** (d'odeur d'). Agar. agn. asa. mosch. phosph.

— **bruyants.** Caus. lach. merc. squill. teucr. zinc.

— **chauds.** *Acon. cham. phosph.* plumb. *staph. zinc.*

— **fétides.** Agar. *arn. ars.* asa. aur. *calc.* carb-an. *carb-veg.* caus.
*chin. chinin. croton. fluor-ac. *graph.* lact. petr. *plumb. puls.*
ran. rhod. *rhus. sass. senn. *sil.* spig. staph. stront. *sulf.*

— **froid.** Con.

— **inodores.** *Ambr.* bell. cann. *carb-veg.* coff. *lyc.* phosph. plat.

— **œufs pourris** (odeur d'). *Arn. *coff. natr. natr-m. *sulf. tart.
teuc.

— **putrides.** *Arn. ars. calad. *carb-veg. ign.* natr. *oleand. puls.
*sulf. zinc.

Vers (coliques comme par des). Voy. Sect. 1, **Helminthiase.**

Violentes douleurs. *Acon. *ARS. *bell. cham. *coff. *COLOC.
*cupr. nitr. *plumb.

— **côté** droit. Nitr.

Vivant (sensation de quelque chose de) dans le ventre. Cann.
*croc. kal-h. merc. n-vom. sabad. *thui.*

SECTION IV. — CONDITIONS
des Souffrances abdominales.

Nota. Les mots : *Foie, rate, ventre*, etc., indiquent les organes dont les souffrances s'aggravent ou se manifestent sous la condition placée en titre. — Lorsqu'il n'y a aucun organe particulier d'annoté, c'est le *ventre en général* qui est sous-entendu.

Acides (après avoir mangé des). Carb-veg. dros. *phos-ac.* staph.

Air (au grand). N-vom.

Appartement (dans l'). Kal-h.

Appuyant dessus (en), **hypochondres.** *Acon. *ign.* sabad. selen.

— **foie.** Berb. sabad. selen. tab.

— **rate.** *Ign.*

— **ventre.** Anac. bell. cin. *merc. *n-vom.* ran. samb. *sass.*

— **amélioration.** *Bell.*

Asseyant (en s'), ventre. Ruta.

Assis (en étant). Amm. *puls.* ruta.

Bâillant (en). Puls.

Baissant (en se), **hypochondres.** Alum.

— **diaphragme.** Lyc. natr.

— **foie.** Alum. clem. cocc. *kal. *lyc.*

— **rate.** Rhod.

— **hypogastre.** Alum. clem. *kal.* lyc. natr. rhod.

Bu (après avoir). Ambr. *ars.* bry. *chin.* croc. *ferr.* NATR. natr-m. nitr-ac. *N-VOM. *puls.* rhus. staph. *sulf.* teuc. *veratr.*

Café (après avoir pris du). *Ign. *n-vom.*

— **amélioration.** *Coloc.*

Chaleur extérieure (par la), **amélioration.** Alum. *ars.* baryt. gran. sil. meph.

Chantant (en), **téguments.** Puls.

Chaud (en buvant). Oleand.

Chaud (en mangeant). Kal.

Colère (après s'être mis en). *CHAM. *coloc.* staph. sulf.

Constipation (par). Con. sil.

Couché (en étant). *Phosph. *puls.*

— **amélioration.** *N-vom.*

Couché sur le côté (en étant). Magn-m. par. phosph.

— sur le **ventre, amélioration.** Amm. *CALC. phosph.

Couches (chez les **femmes en**). *Arn.* bell. bry. *CHAM. coloc. hyos. lach. *n-vom. *puls. *sep. veratr.

Courant d'air (par le). Mgs-aus.

Courbé (en étant assis), ventre. Tart.

— **amélioration.** Sulf.

Crier (douleurs qui forcent à). Cupr. viol-tric.

Debout (en se tenant). Rhab. thui.

Déjeuner (après le). Graph. n-vom. phosph.

Désespoir (douleurs qui portent au). Coff.

Eau (en buvant de l'). Croc. teucr.

— **amélioration.** Gran.

Eau-de-vie (par l'). Ign.

Enfants (chez les). *Acon. bell.* borax. *calc. caus.* *CHAM. cic.* *cin.* *coff.* iod. ipec. *n-mosch.* n-vom. *RHAB. sil. staph.* sulf.

Étendre (douleurs qui forcent à s'). Tart.

Éternuant (en). Bell. canth. cham.

Expirant (en). Dig. (*Comp.* en **Respirant.**)

Fâché (après s'être). Coloc. (*Comp. Sect.* 1, **Coliques.**)

Flatulents (par des **aliments**). *Bry.* calc. *CHIN.* kal. *lyc.* *petr.* puls. sep. *veratr.*

Fumant (en). Bor. ign.

— **amélioration.** Coloc.

Graisse (par l'usage de la). Carb-veg. *chin.* colch. natr-m. *PULS.*

Grossesse (pendant la). Arn. *bell. bry. cham.* hyos. lach. *n-vom.* *PULS.* *sep. veratr.*

Hémorrhoïdes (par les). *Carb-veg.* cham. *coloc. lach.* *N-VOM.* *PULS. sulf.*

Hypochondriaques (chez les sujets). *Chin.* cocc. coloc. *grat.* *natr.* *natr-m.* *N-VOM.* stann. *staph.* sulf.

Hystériques (chez les personnes). Ars. bell. bry. *cocc.* *IGN.* *ipec.* *magn-m. mosch.* *n-vom. stann.* stram. sulf. *valer.* veratr.

Inspirant (en). Asa. bry. selen.

Lait (après avoir pris du). Ang. bry. carb-veg. con. sulf-ac.

Levant de la position couchée (en se), **amélioration.** Arg.

Lit (au). *Voy.* **Matin, Nuit, Soir.**

Mangeant (en), après avoir **Mangé,** etc. Voy. *Chap.* XIV, *Sect.* 4, Souffrances pendant et après le **Repas.**

Marchant (en). Ambr. *arn.* *bell.* chin. ferr. hep. hyos. ign. lach. magn-m. *n-vom.* ran. rhod. selen. sep. sulf. thui. veratr. zinc.

— **foie.** Hep. magn-m. sep.

— **rate.** *Arn.* ign. lach. rhod. selen.

Marchant sur le **pavé** (en). *Con.*

Matin (le). *Alum.* ambr. amm-m. asa. *baryt.* bry. *calc. carb-an.* caus. *cham.* gran. hep. kreos. *natr-m.* *nitr-ac.* *N-VOM.* petr. *phosph.* ran-sc. rhod. sep. staph. m-arc.

Matin au lit (le). Acon. ambr. con. *nitr-ac.* *n-vom.* *phosph.* sep.

Matin au lever du soleil (le). Cham.

Midi (l'après-). Nitr.

Minuit (après). Ambr. **merc.*

Mouchant (en se). Canth.

Mouvement (par le), **hypochondres.** Sep. zinc.

— **foie.** Ang. *merc.* n-vom.

— **rate.** Ran.

— **ventre.** Ang. arn. **bell.* cocc. dig. ipec. kreos. **merc.* natr.
*n-vom. plumb. **puls.* ran. sep. stram. **thui.* zinc.

— amélioration. Coloc.

— **téguments.** Plumb.

Nuit (la). **Acon.* ambr. amm. amm-m. **arn.* *ARS. *aur. baryt.*
*BELL. **bry.* **calc.* carb-v. *CHAM. **chin.* cocc. dulc. *ferr.* gent.
**graph.* *HÉP. **ign.* kal. kreos. lyc. magn. **magn-m.* *MERC.
natr. nitr-ac. n-mos. **petr.* **phosph.* *plumb.* prun. *PULS. ran-sc.
*RHUS. **sep.* **sil.* *SULF. *sulf-ac.* tabac. veratr.

Pandiculations, le matin (pendant les). Rhus.

Penchant en avant (en se), foie. Cocc. (*Comp.* **Baissant.**)

— **ventre.** Bell. cocc. prun. verb.

Périodiques (douleurs). Ign. n-vom. sulf.

Pliant en deux (en se), **amélioration.** **Bell.* chel. coloc. grat.
**n-vom.* rhab. rhus. sabad. **sulf.*

Plomb (chez les ouvriers en). *Alum.* **arg-n.* **bell.* cham. *OP.
**plat.*

Pommes de terre (par les). Alum.

Pressant dessus (en). *Voy.* en **Appuyant.**

Quinquina (par l'abus du). **Ars.* °calc. **caps.* °lach. natr-m.
*N-VOM. °*puls.* *SULF.

Refroidissement (par un). Alum. *cham. chin. coloc.* dulc. *merc.*
nitr-ac. *n-vom.* veratr.

Refroidissement (comme par un). Coloc. croc. dig. meph. merc.
n-vom. sabin. samb. valer.

Règles en désordre (par les). **Bell.* carb-veg. *cham.* **cocc.* coff.
**n-vom.* *PULS. sec. **sulf.* zinc.

Reins (par un tour de). **Arn.* carb-v. lach. *RHUS.

Renvois (par des) **amélioration.** Baryt. lach.

Repas (pendant le). Voy. *Chap.* XIV, *Sect.* 3, Maux de *ventre pendant le* **Repas.**

Repas (après le). Voy. *Ibid.,* Maux *de ventre après le* **Repas.**

Repliant sur soi-même (en se). Acon.

— amélioration. *Bell.* chel. coloc. euphorb. graph. **n-vom.* rhus.
sabad. **sulf.*

Replier sur soi-même (douleurs qui forcent à se). **Bell.*
chel. coloc. grat. rhab. rhus. sabad.

Repos (dans le). Bovis. **puls.*

— **amélioration.** Ipec. **n-vom.*

Respirant (en), **hypochondres.** Asa.

— **foie.** Bry. selen.

— **rate.** Agar.

— **ventre.** Anac. arg. asa. *bry. dig.* hyos. kreos. magn. mang. mosch. ran-sc. *selen.* seneg. *sulf.*

Respirant profondément (en), **hypochondres.** Ran-sc.

— **ventre.** Mang. sulf.

Rétractant le ventre (en). Valer.

Riant (en). Ars. n-vom.

Selle (après la). Voy. *Chap. XVII.*

Serrant le ventre (en se) amélioration. Puls.

Soir (le), **ventre.** *Ambr. ant. arn.* bell. bry. calc. *caus. chin. con.* dulc. hep. ign. kal. *lach.* laur. *lyc. magn-c. magn-m. mang.* meph. *merc. mez. nitr-ac.* par. *phosph.* plat. *PULS. *ran.* rhus. seneg. *sep. stront.* sulf. *sulf-ac.* *valer. veratr. *zinc.*

— **amélioration.** Nitr.

Soir au lit (le). Par. *valer. zinc.

— **téguments.** Sabin.

Sucrées (par les choses). Ign. sulf.

Tabac (en fumant du). Bor. ign.

— **amélioration.** Coloc.

Toucher (au), **hypochondres.** Aur. cupr. dros. ran.

— **foie.** Agar. *bry. carb-an. *carb-v. *chin. clem. *lyc. magn-m. *n-vom. sep. valer.

— **ventre.** *Acon. *ASA. *ars. *bell. canth. *CARB-VG. cham. *cupr. cycl *hyos. *LYC. *MERC. nitr-ac. *N-VOM. *phosph. plumb. *puls. *RHUS. *SEP. *sil. stram. *SULF. tabac. terb. veratr.

Tour de reins (par un). *Arn. carb-v. lach. *RHUS.

Tour de reins (comme si on s'était donné un). Valer.

Tournant le corps (en), téguments. Ambr.

Toussant (en). Voy. *Chap. XXI.*

Veau (par le). Nitr.

Vents (en émettant des) **amélioration.** Arn. natr-m.

— **coliques.** Con.

Vers (par des). *Acon. *cic. *CIN. ferr. *hyos.* *MERC. n-mosch. n-vom. ruta. sabad. *sulf.

Vêtements (par la pression des). Amm-m. *BRY. *CALC. carb-veg. caus. coff. *hep. kreos. lach. *lyc. *N-VOM. *puls. *spig. spong *SULF.

Voiture (en allant en). Borax. carb-vg. hep. natr. sep.

SECTION V. — SYMPTOMES CONCOMITANTS
des Souffrances abdominales.

(*Voir* la note en tête de la *Sect.* 4, et *Comp.* celle des symptômes concomitants aux chapitres précédents.)

Accumulation d'eau dans la bouche. Amm.

Agitation. *Acon.* bell. *cham.* *cocc.* *coff.* *coloc.* ipec. *n-vom.*

Angoisse, inquiétude. *Acon.* *ARS.* *bell.* *CARB-VEG.* *cham.* cic. *cocc.* *coff.* coloc. cupr. hep. lyc. *merc.* mosch. n-vom. plat. *PHOSPH.* *puls.* rhus. sec. sep. sulf. sulf-ac. tart. *VERATR.*

Anus (contraction de l'). Verb.

Appétit (manque d'). Ant.

Céphalalgie. *Bell.* *carb-veg.* hyos. *n-vom.* phosph. *puls.*

Chaleur générale. Ars. *carb-veg.* *puls.*

Convulsions. *Cic.* *coff.* cupr. sec.

Constipation. *Alum.* *bell.* *bry.* *calc.* *carb-v.* *cocc.* *con.* *lyc.* *natr-m.* *N-VOM.* *OP.* *plumb.* *sec.* *sep.* *SIL.* *sulf.*

Cris. *Coff.* cupr. *hyos.* ipec. viol-tr.

Cuisses douloureuses. *Sec.*

Désespoir, exaltation. Coff.

Diarrhée, ou selles molles, liquides. Agar. *ambr.* amm. *ars.* *bell.* borax. bruc. *bry.* *CHAM.* chel. *coloc.* lach. *MERC.* natr. *n-vom.* petr. *phosph.* *PULS.* *rhab.* sabin. *spig.* stront. *SULF.* *tart.* *VERATR.* zinc.

Diarrhée (coliques **comme s'il allait s'établir une).** *Agar.* ang. baryt. dig. kal-ch. lach. meph. n-vom. oleand. sabin.

Étourdissement. *N-vom.*

Écoulement d'eau comme des pituites. *Bry.* *gran.*

Évanouissement. Ran-sc.

Exaspération. *Acon.* *coff.* ign. n-vom.

Face chaude. Hep. *merc.* n-vom.

— (**horripilation** à la). Coloc.

— **pâle.** Camu. *cham.* phosph. *puls.* *sec.*

— **rouge.** *Bell.* *cham.* *merc.* n-vom.

Faim canine. *Merc.*

Faiblesse (sensation de). *Ars.* *merc.* n-vom.

Flueurs blanches. *Voy.* **Leucorrhée.**

Frissons, frilosité. *Ars.* colch. *coloc.* daph. *ferr.* gran. *kal.* kreos. *magn.* *MERC.* mez. phosph. *PULS.* spig. stront.

Froid général. Ars. bovis. *coff.* meph. *sec.* *veratr.*

Hoquet. *Merc.*

Horripilation générale. Chin. ipec.

Humeur (mauvaise). Asa. cic. kreos.

Humeur hypochondriaque. Sulf.

Inquiétude. *Acon. bell. carb-veg. *cham. *coff. *coloc. mosch. tart.

Insomnie. Kreos.

Jactation. °Acon. bell. cham. *coff. *coloc. ipec.

Jambes (douleurs aux). *Coloc. cop. sec.

— **paralysie** (des). Carb-veg.

Joues rouges et chaudes. Merc.

Lassitude, faiblesse. N-vom.

Leucorrhée. Kreos. magn. *magn-m. *PULS. (Comp. *Chap. XX,* **Flueurs blanches** avec Coliques.)

Mains froides. *N-vom.

— **jaunes.** *Sil.

Mollets (crampes aux). *Coloc. *camph. *CUPR.

Nausées. Amm. *ant. *ARS. bell. chel. *cham. *cocc. *con. cycl. gran. grat. hep. *IPEC. kal-bi. mang. *natr-m. n-mos. *N-VOM. samb. stann. sulf. *tart. *veratr.

Ongles bleus. Sil.

Pieds froids. *N-vom.

Pleureuse (humeur). Carb-veg.

Poitrine (douleurs de). *Bell. caps. carb-veg. lach. lyc. n-vom. phosph. plumb. sulf.*

Rectum douloureux. *N-vom.

Refroidir (disposition à se). Caus. nitr-ac.

Reins (maux de). *Acon. alum. *amm. baryt. *bell. *calc. caus. *cham. kal. kreos. *magn-m. natr-s. *N-VOM. phosph. *PULS. *sec. *SULF.

Renvois. Bell. *carb-veg. grat. kal. kal-h. *merc. n-vom. rhod. *sec.

Respiration gênée, oppression, etc. Amm-m. arn. caps. *CARB-V. *chin. *cocc. ign. kal. kreos. lach. lyc. mez. mosch. prun. *PULS. rhod. staph. *sulf.

Rétention d'urine. *Voy.* **Urines** supprimées.

Selle (besoin d'aller à la). Anac. aur. baryt. bis. fer. *merc. petr. phos. sep. staph. verb. viol-tric.

Tête affectée. *Bell. *carb-veg. hyos. *n-vom. phosph. *puls.

— **chaude.** *Bell. *carb-veg.

— **veines enflées.** *Bell.

Soif. *Ars. chin. veratr.

Sommeil. Tart. n-vom.

Soupirs. *Coff. ign.

Sueur. Ars. cupr. *sec. veratr.

— **froide.** Ars. *sec. veratr.

Surexcitation nerveuse. *Acon.* bell. cham. *cocc.* *coff.* *coloc.* ipec. *n-vom.*

Travail (éloignement pour le). Tart.

Tremblement. Bovis. cupr. meph.

Urines abondantes. *Acon.* bell. lach. spig. veratr.

— **rares.** Arn. graph. kreos.

— **rouges.** Ant.

— **supprimées.** Arn. graph.

Uriner (besoin d'). *Acon.* ferr. kreos. meph.

Veines proéminentes. *Puls.*

Vessie (douleurs à la). *Acon.* lach. *n-vom.* prun.

Vomissements. Asar. *ARS.* bell. bry. *cham.* *cupr.* *hyos.* *IPEC.* lach. *N-VOM.* puls. *sec.* *TART.* *veratr.*

Vue (obscurcissement de la). Calc.

Yeux cernés. *Cham.* *cin.* merc. n-vom. *puls.*

Yeux souffrants (alternant avec). Euphr.

CHAPITRE XVII.

ÉVACUATIONS ALVINES. AVEC ANUS,

Rectum et Périnée.

SECTION I. — AVIS CLINIQUES.

ASCARIDES. — Voy. *Sect.* 1, même article, et *Chap.* XVI, **Helminthiase.**

BLENNORRHÉE du rectum. — Les médicaments qui paraissent le mieux convenir à cette affection sont : *Ant. bor. caps. dulc. lach. merc. phos. puls. sep. sulf.* — *Voy.* du reste, *Sect.* 2, **Écoulement** de mucosités par l'anus.

CHOLÉRA. Voy. *Chap.* XV.

CHUTE du rectum.—Les meilleurs médicaments sont : *Ign.n-vom. merc. sulf.*, et peut-être pourrait-on encore consulter, surtout pour détruire la disposition à cet inconvénient: *Ars.calc. lyc.rut. sep.* — Voy. encore *Sect.* 2, même article.

La chute du rectum chez les **Enfants** demande principalement : *Ign.* ou *n-vom.*

CONSTIPATION. — § 1. Les meilleurs médicaments sont : 1) *Bry. calc. cocc. lach. lyc. natr-m. n-vom. op. plumb. sep. sil. staph. sulf. veratr.* — 2) *Alum. bell. cann. canth. carb-veg. caus. con. graph. grat. kal. kreos. merc. nitr-ac. phosph. plat. puls. sass. stann. sulf-ac. zinc.* — 3) *Apr. cep. iat.*

§ 2. Pour faire cesser **Immédiatement** une constipation qui a duré plusieurs jours, on pourra consulter de préférence : *Bry. n-vom. op.*, ou encore : *Cann. lach. merc. plat. puls. sulf. mgs-arc.*

Pour la **Disposition** à la constipation, ou le **Resserrement du ventre**, on réussira souvent, surtout en n'administrant les doses qu'à de longs intervalles, par : *Bry. calc. caus. con. graph. grat. lach. lyc. sep. sulf.*

§ 3. En outre, la constipation chez les personnes qui mènent une vie **Sédentaire** demande le plus souvent : *Bry. n-vom. sulf.*, ou encore : *Lyc. op. plat.*

Celle chez les **Ivrognes** ou les personnes adonnées aux **boissons Spiritueuses** : *Calc. lach. n-vom. op. sulf.*

Celle qui se manifeste à la suite de **Diarrhées** ou de **Purgations** fréquentes : *N-vom. op.*, ou encore : *Ant. lach. ruta.*

Celle qui survient chez les **Vieillards**, alternant souvent avec diarrhée : *Ant. op. phos.*, ou encore : *Bry. lach. rhus.? ruta.*

Chez les **femmes Enceintes :** *N-vom. op. sep.*, ou encore : *Alum. bry. lyc.* — Et chez les femmes en **Couche :** *Ant. bry. n-vom. plat.*

Chez les **Enfants** à la mamelle : *Bry. n-vom. op.*, ou encore : *Alum. lyc. sulf. veratr.*

Celle qui se manifeste pendant les **Voyages** en voiture; *Plat.*, ou encore : *Alum. op.*

Celle qui est la suite d'un empoisonnement par le **Plomb :** *Alum. op. plat.*

Chez les **Gourmands :** *Als.*

§ 4. Du reste, on pourra consulter :

Bryonia, surtout en été, et chez les personnes sujettes aux rhumatismes, ou bien si la constipation a lieu à la suite d'un dérangement d'estomac, avec disposition frileuse, *congestion à la tête;* humeur irascible, laconisme; et en général chez les personnes d'un caractère irascible, colère.

Lachesis, dans beaucoup de cas de constipation opiniâtre, avec pression dans l'estomac et besoin de rendre des rapports, mais sans résultat.

Mercurius, si la constipation est accompagnée d'un mauvais goût dans la bouche, avec gencives douloureuses, cependant sans perte d'appétit. (Si, dans ce cas, *merc.* ne suffit pas, c'est *staph.* qu'il faudra consulter.)

Natrum mur., dans les cas les plus opiniâtres, et souvent même lorsque aucun des autres médicaments ne suffit, surtout si nul besoin d'aller à la selle ne se manifeste, et que les intestins paraissent totalement inactifs.

Nux vomica, non-seulement chez les personnes hypochondriaques, ou *sujettes aux hémorrhoïdes;* mais aussi si la constipation se manifeste à la suite d'un repas trop copieux, d'un dérangement d'estomac, et surtout s'il y a : Anorexie, nausées, ballonnement et tension du ventre, avec pression et pesanteur; chaleur surtout à la face; *congestion et mal à la tête;* inaptitude au travail, sommeil troublé, oppression, mauvaise humeur; *sensation comme si l'anus était rétréci, avec besoin fréquent et sans résultat.*

Opium, contre la même *sensation comme si l'anus était fermé,* mais sans besoin aussi fréquent que dans le cas précédent, avec pulsation et sensation d'un poids dans le ventre, gastralgie pressive, bouche sèche, anorexie, *congestion et mal à la tête, avec face rouge,* etc.

Platina, si, malgré tous ses efforts, le malade ne peut expulser que de petits morceaux, avec ténesme et fourmillement dans l'anus après la selle, horripilation avec sensation de faiblesse dans le ventre; douleur constrictive dans l'abdomen, avec pression et douleur d'estomac, et besoin sans résultat de rendre des rapports.

Pulsatilla, souvent dans le même cas où *n-vom.* serait indiqué, mais chez des personnes d'un caractère doux, froid et phlegmatique; ou si, après un dérangement d'estomac par des aliments gras, la constipation est accompagnée de morosité, avec laconisme et frissonnement.

Sepia, surtout chez le sexe féminin, ou chez les personnes sujettes aux rhumatismes, ainsi que dans beaucoup de cas où *n-vom.* ou *sulf.* seraient indiqués sans suffire.

Sulfur, dans la plupart des cas de constipation habituelle, surtout après l'usage de *n-vom.,* chez les personnes hypochondriaques, ou chez celles qui sont sujettes aux hémorrhoïdes; et principalement s'il y a *besoin fréquent non suivi d'effet,* avec flatuosités incarcérées, malaise, ballonnement du ventre, inaptitude aux travaux de tête, etc.

☞ Pour le reste des médicaments cités et de plus amples détails en général, *voy.* les **Symptômes,** *Sect.* 2, 3, 4, et consultez la *pathogénésie* des médicaments.

DIARRHÉE. — § 1. Les meilleurs médicaments sont, en général : 1) *Ars. cham. chin. dulc. fer. ipec. merc. puls. rhab. sec. sulf. veratr.* — 2) *Ant. bry. calc. caps. coloc. n-vom. phosph. phos-ac. rhus,* — ou même encore : 3) *Arn. bell. berb. carb-veg. cupr. graph. hep. hyos. lach. magn. nitr-ac. n-mos. petr. sep. veratr.* — 4) *Als. aps. benz-ac. cep. ox-ac. kalm. millef.*

§ 2. Les diarrhées **Sans douleurs** demandent principalement : *Fer.*, ou encore : *Chin. cin.*

Celles avec **Coliques :** *Ars. bry. cham. coloc. hep. merc. nitr
ac. puls. rhab. rhus. sulf. millef.*, etc.

Avec **Ténesme :** *Ars. caps. hep. ipec. lach. merc. n-vom. rhab.
rhus. sulf. millef.*, etc,

Avec **Vomissement :** *Ars. bell. ipec.*, ou encore : *Cham.
coloc. dulc. fer.*, etc. (Comp. *Chap.* XV, **Choléra.**)

Avec évacuation d'aliments **non digérés (Lientérie) :** *Chin.
fer.*, ou encore : *Ars. bry. n-vom. cep.*

Avec **Chute des Forces** (Diarrhées *débilitantes, colliquatives*) : *Ars. chin. ipec. veratr.*, ou encore : *N-mosch. phosph.
phos-ac. sec.*

§ 3. Pour les Diarrhées **Bilieuses, Muqueuses,** etc.,
voy. *Chap.* XV, à l'article **Gastroses,** les embarras *bilieux, muqueux*, etc.

Les Diarrhées **Chroniques** sont souvent guéries par : *Calc.
chin. fer. graph. hep. lach. nitr-ac. petr. phosph. phos-ac. sep.
sulf.*

Le **Relâchement du ventre** ou la disposition à avoir plusieurs selles par jour, trouve souvent son remède parmi : *Calc.
graph. kreos. natr-m. nitr-ac. phosph. sulf.*

§ 4. En outre, les diarrhées qui se manifestent à la suite d'un
Exanthème, tel que les morbilles, la scarlatine, la petite vérole, etc., demandent le plus souvent : *Ars. chin. merc. phos-ac.
puls. sulf.*

Celles qui sont occasionnées par un **Refroidissement :** *Bell.
bry. cham. dulc. merc. n-mosch. veratr.*, ou encore : *Caus. chin.
natr. n-vom. op. puls. sulf.*, — par un refroidissement en **Été,**
en **Automne** ou au **Printemps :** *Ars. dulc.*, ou bien : *Bry.
merc.*, — par des **Boissons froides :** *Ars. carb-veg. n-mosch.
puls.*

Celles qui sont la suite d'une **Émotion subite,** telle que
frayeur, joie subite : *Ant. coff. op. veratr.*, ou encore : *Acon.
puls.*, — d'une émotion **Déprimante,** telle que le **Chagrin :**
Ign., ou *phos-ac.*, — d'une **Contrariété** ou d'une **Colère :**
Cham., ou *coloc.*

Celles qui se manifestent par suite d'une **Indigestion** ou d'un
régime vicieux : *Ant. coff. ipec. puls. n-vom.*, — à la suite d'une
Débauche : *Carb-veg. n-vom.*, — par l'usage du **Lait :** *Bry.
sulf.*, ou encore : *Lyc. natr. sep.*, — par l'usage des **Acides** ou
des **Fruits :** *Ars. lach. puls.*, ou encore : *Chin.? rhod.?*

Celles qui sont causées par l'abus de **substances Médicamenteuses,** et particulièrement par celui du **Mercure :** *Hep.,*

ou bien : *Carb-veg. chin. nitr-ac.;* par l'abus de la **Magnésie :** *Puls. rhab.;* — par celui de la **Rhubarbe :** *Cham. merc. puls.,* ou encore : *Coloc. n-vom.;* — par l'abus du **Tabac :** *Cham. puls.*

§ 5. De plus, les diarrhées chez les **personnes Faibles** ou épuisées exigent de préférence : *Chin. fer. n-mosch. phosph. phos-ac. sec.*

Chez les personnes **Phthisiques :** *Calc. chin. fer. phosph.*

Chez les sujets **Scrofuleux :** *Calc. dulc. lyc. sep. sil. sulf.,* — ou encore : *Ars. baryt. chin.*

Chez les **Vieillards :** *Ant. bry. phosph. sec.*

Chez les **femmes Enceintes :** *Ant. dulc. hyos. lyc. petr. phos. sep. sulf.,* — et chez celles en **Couche :** *Ant. dulc. hyos. rhab.*

Chez les **Enfants :** *Ant. benz-ac. cham. fer. hyos. ipec. jalap. magn. merc. n-mos. rhab. sulf. sulf-ac.* — Pendant la **Dentition :** *Ars. calc. cham. coff. fer. ipec. magn. merc. sulf.*

§ 6. Enfin, quant aux indications que fournissent les **Symptômes,** on pourra consulter de préférence :

Arsenicum, si les évacuations sont *aqueuses* ou *muqueuses,* blanchâtres, verdâtres ou *brunâtres,* ayant lieu surtout *la nuit, après minuit,* ou vers le matin, ou bien *après avoir bu ou mangé;* avec tranchées, douleurs brûlantes ou déchirantes dans le ventre; *forte soif;* anorexie avec nausées ou même vomissement : *fort amaigrissement, grande faiblesse;* insomnie et anxiété la nuit; ballonnement du ventre; extrémités froides; face pâle avec joues creuses, yeux caves et cernés.

Chamomilla, contre diarrhées *aqueuses, bilieuses* ou *muqueuses, de couleur jaunâtre,* blanchâtre ou *verdâtre,* ressemblant à *des œufs brouillés;* ou évacuation de matières non digérées; borborygmes, anorexie, soif, langue chargée, coliques déchirantes ou tranchées, plénitude dans le creux de l'estomac; ventre ballonné, dur; renvois fréquents, avec envie de vomir ou même *vomissements bilieux;* amertume de la bouche; et, chez les enfants : cris, agitation, jactation, désir continuel d'être porté, etc.

China, si les évacuations sont abondantes, aqueuses, *brunâtres,* avec *matières non digérées;* les selles ayant lieu surtout *la nuit* ou immédiatement après *le repas;* avec coliques violentes, pressives, constrictives et crampoïdes, ou bien sans nulle douleur; grande faiblesse dans le ventre; borborygmes, rapports, douleurs brûlantes à l'anus; manque d'appétit, forte soif et chute générale des forces.

Dulcamara, s'il y a : Selles liquides, verdâtres ou *jaunâtres,* *muqueuses,* ou bilieuses ; *évacuations nocturnes;* avec coliques et tranchées, surtout dans la région ombilicale ; anorexie et *forte soif; nausées* ou même vomissement ; face pâle, grande lassitude et inquiétude.

Ferrum, si la diarrhée se manifeste principalement *la nuit,* ou *après avoir bu ou mangé,* avec *selles faciles* et *sans douleurs,* évacuation de matières aqueuses avec des aliments non digérés ; face pâle, amaigrissement, dureté et ballonnement du ventre, sans flatuosités ; soif, anorexie alternant avec boulimie; gastralgie pressive; douleurs crampoïdes dans le dos et dans l'anus.

Ipecacuanha, contre *diarrhées aqueuses* ou *muqueuses, de couleur jaunâtre,* blanchâtre ou verdâtre, avec nausées, envie de vomir ou même vomissement de mucosités jaunâtres, blanchâtres ou verdâtres ; coliques déchirantes ou tranchées, avec cris (chez les enfants), jactation et inquiétude; accumulation de salive dans la bouche; ventre ballonné; *faiblesse* avec envie continuelle de rester couché; face pâle avec yeux cernés; froid, humeur querelleuse et irascible.

Mercurius, si les selles ont principalement lieu *la nuit,* avec évacuations *aqueuses, muqueuses,* écumeuses, ou bien *bilieuses,* ou même *sanguinolentes, de couleur verdâtre,* blanchâtre ou jaunâtre; selles ressemblant à des œufs brouillés; ténesme fréquent, brûlement, prurit et excoriation à l'anus; *coliques et tranchées violentes;* pyrosis, nausées et rapports; *frissons et horripilation;* sueur froide, tremblement et grande lassitude.

Pulsatilla, contre *diarrhées muqueuses,* bilieuses ou aqueuses, de *couleur blanchâtre,* jaunâtre ou verdâtre, ou bien *qui changent de couleur;* évacuation de matières stercorales en forme de bouillie; ou selles liquides, fétides, avec excoriation de l'anus ; — en même temps : Amertume de la bouche; langue chargée d'un enduit blanc, nausées, envie de vomir, renvois désagréables, ou même vomissement muqueux, amer; coliques et tranchées, surtout la nuit.

Rhabarbarum, quand les évacuations ont *une odeur acide,* que les matières sont liquides, muqueuses, comme fermentées, avec face pâle, salivation, coliques, besoin fréquent d'aller à la selle et ténesme; — ou bien évacuations abondantes, avec vomissement et grande faiblesse; ou encore si, chez les enfants, la diarrhée est accompagnée de cris, avec agitation, jactation et rétraction des cuisses. (Si *rhab.* ne suffit pas, *cham.* achèvera souvent la guérison, surtout lorsque les douleurs sont très-violentes.)

Secale, si les évacuations ont lieu sans douleur, mais que les *malades soient très-faibles;* avec *selles aqueuses,* jaunâtres ou verdâtres, *s'évacuant promptement et avec beaucoup de violence*, souvent même involontairement ; évacuation de matières non digérées, coliques et tranchées, surtout la nuit ; langue chargée de mucosités ; goût pâteux, borborygmes fréquents et flatuosités abondantes, avec plénitude dans le ventre.

Sulfur, dans beaucoup de cas de diarrhée même des plus opiniâtres ; surtout si les *évacuations sont fréquentes*, principalement *la nuit*, avec *coliques*, *ténesme*, ballonnement du ventre, dyspnée, frissonnement et grande faiblesse ; *selles muqueuses*, ou aqueuses, écumeuses, ou putrides, de couleur *blanchâtre* ou verdâtre ; évacuation de matières non digérées, ou *acides*, ou même sanguinolentes ; renouvellement de la diarrhée au moindre refroidissement ; *amaigrissement*, etc.

§ 7. Parmi les autres médicaments cités, on pourra consulter ensuite :

Antimonium, contre diarrhée aqueuse, avec estomac dérangé ; langue chargée d'un enduit blanc, anorexie, renvois et nausées.

Bryonia, souvent pendant la chaleur de l'été, surtout si la diarrhée est la suite de boissons froides, ou si, à la suite d'une contrariété ou d'une colère, *cham.* n'a pas suffi.

Calcarea, souvent après *sulf.* dans les diarrhées chroniques, surtout chez les enfants scrofuleux, avec faiblesse, amaigrissement, face pâle et appétit prononcé.

Capsicum, contre diarrhées *muqueuses*, avec ténesme et brûlement à l'anus.

Colocynthis, contre *diarrhées bilieuses* ou aqueuses, avec coliques spasmodiques, violentes, et surtout si elles ont été causées par une contrariété ou une colère, et que *cham.* n'ait pas suffi contre cet état.

Nux vom., s'il y a des *évacuations fréquentes, mais peu abondantes* de matières aqueuses, *muqueuses*, blanchâtres ou verdâtres, avec coliques et ténesme.

Phosphorus, surtout contre des diarrhées chroniques, avec évacuations sans douleurs, mais avec diminution lente des forces.

Phosphori acid., contre des diarrhées aqueuses ou muqueuses, avec matières non digérées, ou avec évacuation involontaire des selles.

Rhus tox., contre les diarrhées qui se manifestent surtout *la nuit*, avec douleurs dans les membres, mal à la tête, et coliques s'aggravant chaque fois après avoir bu ou mangé.

§ 8. Pour le reste des médicaments cités, et de plus amples renseignements en général, *voy.* les **Symptômes.** *Sect.* 2, 3, 4.

et consultez la **Pathogénésie** des médicaments. — *Comparez* aussi, dans leurs chapitres respectifs, les articles : **Choléra. Dyssenterie, Gastroses, Vomissement,** etc.

DYSSENTERIE. — § 1. Les médicaments que l'on trouvera le plus souvent indiqués, sont : 1) *Acon. ars. merc. rhus. sulf.* — 2) *Bry. carb-veg. cham. chin. coloc. ipec. n-vom. puls.* — ou bien encore : 3) *Bell. caps. colch. dulc. gran.? hep. kreos.? lach. nitr-ac. n-mos. staph.* — 4) *Millef. ox-ac. kalm. als.*

Parmi ces médicaments, on pourra consulter de préférence :

Aconitum, si la Dyssenterie se manifeste par un temps chaud avec des nuits froides; avec douleurs rhumatismales dans la tête, la nuque et les épaules, ou avec frissons violents, forte chaleur et soif. (Si *acon.* ne suffit pas, *cham. merc. n-vom.* ou *puls.* conviendront souvent après.)

Arsenicum, si les selles deviennent putrides même avec évacuation involontaire, *grande faiblesse,* urines fétides, fétidité de la bouche, état de stupeur, avec apparition de taches rouges ou bleuâtres. (Si *ars.* ne suffit pas, *carb-veg.* convient souvent après, ou bien *n-vom.,* si l'état s'aggrave après l'usage de l'*ars.*)

Bryonia, souvent après *acon.,* surtout pendant la chaleur de l'été, et si c'est à la suite d'un refroidissement par des boissons froides que la dyssenterie s'est manifestée.

Carbo veget., si *ars.* ne suffit pas contre l'état de putridité, et surtout lorsque l'haleine du malade est froide, et qu'il se plaint de douleurs brûlantes. (Si après *carb-veg.* l'odeur putride des selles ne disparaissait pas, ce serait à *chin.* qu'il faudrait avoir recours.)

Chamomilla, souvent après *acon.,* surtout s'il y a forte chaleur avec soif, douleurs rhumatismales dans la tête et grande agitation.

China, si ni *ars.* ni *carb-veg.* ne suffisent contre l'état de putridité, ou bien contre la dyssenterie qui se manifeste dans les pays marécageux, surtout si la maladie prend un caractère intermittent.

Colocynthis, un des principaux médicaments contre la dyssenterie, après *merc.,* surtout s'il y a : Coliques crampoïdes forçant à se replier sur soi-même, avec grande agitation, évacuations de mucosités sanguinolentes, plénitude et pression dans le ventre, avec ballonnement comme par une tympanite; horripilations partant du ventre; langue chargée d'un enduit blanc.

Ipecacuanha, un des plus puissants médicaments dans les dyssenteries qui se manifestent *en automne,* surtout après l'usage précédent de l'*acon.,* ou s'il y a : Ténesme violent et coliques avec *évacuation d'abord de matières bilieuses*, puis de mucosités sanguinolentes. Si *ipec.* ne suffit pas, c'est souvent *coloc.* que l'on trouvera indiqué après.

Mercurius, médicament que, dans bien des cas, on trouvera presque spécifique, surtout s'il y a : Avant et encore plus *après les selles, ténesme violent,* comme si tous les intestins allaient sortir par les efforts, *efforts qui cependant ne font évacuer que du sang pur,* ou bien du sang mêlé de matières verdâtres, hachées, ressemblant à des œufs brouillés; pendant les selles, cris (chez les enfants), coliques violentes, *nausées*, rapports, *frissons et horripilation*, sueur froide à la face, grand épuisement et tremblement des membres.

Nux vomica, surtout s'il y a : *Petites selles fréquentes*, avec ténesme et *évacuations de mucosités sanguinolentes*, tranchées violentes dans la région ombilicale; forte chaleur et grande soif; — surtout après *acon.* ou *bry.*, contre les dyssenteries qui se manifestent pendant la chaleur de l'été, ou encore, s'il y a odeur putride des évacuations, et qu'*ars.* n'ait fait qu'aggraver cet état.

Pulsatilla, surtout si les évacuations ne contiennent presque que des mucosités striées de sang; avec goût pâteux de la bouche, langue chargée d'un enduit blanc, *envie de vomir* ou même *vomissements muqueux, frissons fréquents*, surtout vers le soir, dyspnée et humeur pleureuse.

Rhus, surtout si, dans une période avancée de la maladie, il y a évacuations nocturnes involontaires, sans coliques ni ténesme.

Sulfur, souvent dans les cas les plus désespérés, lorsque aucun des autres médicaments ne peut se rendre maître de la maladie, surtout s'il y a dyspnée; évacuation de *mucosités striées de sang ;* besoin excessivement fréquent d'aller à la selle; *ténesme violent, surtout la nuit;* — ou bien chez les personnes sujettes aux hémorrhoïdes.

☞ Pour le reste des médicaments cités, voyez-en la *pathogénésie*, et *Comp.* **Diarrhée.**

FISTULE au rectum. — Ce sont : *Calc. caus. sil. sulf. als.* qui méritent d'être consultés de préférence. — *Voy.*, du reste, *Chap.* II, **Ulcères** fistuleux.

FLUX CŒLIAQUE. — *Calc. millef. petr.*

HELMINTHIASE. — *Voy. Chap.* XVI.

HÉMORRHOIDES. — § 1. Les médicaments que l'on trouvera le plus souvent indiqués contre les affections hémorrhoïdales sont, en général : 1) *Acon. ant. ars. bell. calc. carb-veg. caps. cham. ign. mur-ac. n-vom. puls. sulf.*, — ou bien encore : 2) *Ambr.*

amm. amm-m. anac. berb.? caus. chin. coloc. gran. kal. lach. nitr-ac. petr. rhus. sep. als. millef. cep.

§ 2. Pour les **Coliques** causées par les hémorrhoïdes, ce sont principalement : *Carb-veg. coloc. lach. n-vom. puls. sulf.*

Pour le **Prurit** à l'anus : *Acon. n-vom. suif.*

Pour l'**Inflammation** des boutons hémorrhoïdaux : *Acon. cham. puls.*, ou encore : *Ars. mur-ac. n-vom. sulf.*

Pour les **Hémorrhagies** qui surviennent parfois : *Acon. bell. ipec.*, ou encore : *Calc. chin. sulf.*

Pour les **Anomalies** des affections hémorrhoïdales, et les souffrances par suite de la **Suppression d'un flux hémorrhoïdal** habituel : *N-vom. sulf.*, ou encore : *Calc. carb-veg.·puls.*

Pour les écoulements **Muqueux** (*hémorrhoïdes muqueuses*) : *Ant. caps. carb-veg. puls. sulf.*, ou encore : *Bor. ign. lach. merc.*

Enfin pour la **Disposition constitutionnelle** aux hémorrhoïdes : *N-vom. sulf.*, ou encore : *Calc. carb-veg. caus. graph. lach. petr.*, etc.

§ 5. Du reste, on pourra consulter de préférence :

Aconitum, s'il y a : Saignement des hémorrhoïdes, avec élancement et pression à l'anus, sensation de plénitude dans le ventre, avec tension, pression et coliques ; maux de reins comme si le dos ou le sacrum étaient brisés.

Antimonium, s'il y a : Sécrétion abondante de mucosités blanc jaunâtre, avec brûlement, fourmillement, prurit ou même gerçures à l'anus. (Convient souvent en l'alternant avec *puls.*)

Arsenicum, si le sang qui s'écoule est brûlant, avec douleurs brûlantes et lancinantes dans les boutons hémorrhoïdaux ; chaleur et agitation, avec brûlement dans les veines, ou grande faiblesse. (Convient parfois en l'alternant avec *carb-veg.*)

Belladona, contre des hémorrhoïdes saignantes, avec maux de reins violents, comme si le dos allait se briser. (Si *bellad.* ne suffit pas, c'est surtout à *hep.* qu'on devra avoir recours.)

Calcarea, souvent après l'usage de *sulf.*, lorsque ce médicament n'a pas suffi, ou que le malade en a déjà fait abus, surtout si les hémorrhoïdes saignent fréquemment, ou qu'un flux habituel chez des personnes pléthoriques ait été supprimé.

Capsicum, si les boutons sont très-gonflés, avec écoulement de sang ou de mucosités sanguinolentes par le rectum, douleurs brûlantes à l'anus ; tiraillement douloureux aux reins et dans le dos, avec tranchées.

Carbo veget., contre : Gonflement volumineux et bleuâtre des boutons, avec maux de reins lancinants, roideur du dos, brûlement et douleurs rhumatismales dans les membres ; constipation, avec selles brûlantes et écoulement de sang ; — congestion fréquente à la tête, avec saignement de nez, flatulence, inertie dans le ventre, etc., — ainsi que s'il y a sécrétion abondante de mucosités brûlantes par le rectum.

Chamomilla, contre : Hémorrhoïdes fluentes, avec douleurs compressives dans le ventre, besoin fréquent d'aller à la selle ; de temps en temps, diarrhée avec selles brûlantes et corrosives ; maux de reins déchirants, surtout la nuit ; — ou bien s'il y a crevasses douloureuses et ulcérées à l'anus.

Ignatia, s'il y a des élancements violents jusque profondément dans le rectum, prurit et fourmillement à l'anus, écoulement de sang en abondance, chute du rectum en allant à la selle ; ou douleur d'excoriation et de contraction dans le rectum, avec besoin fréquent mais sans résultat d'aller à la selle, et évacuation de mucosités sanguinolentes.

Muriatis acid., si les boutons hémorrhoïdaux sont enflammés, gonflés, rouge bleuâtre, avec gonflement de l'anus, douleurs d'excoriation, élancements violents et grande sensibilité au toucher.

Nux vom., tant contre les hémorrhoïdes aveugles et fluentes que contre les anomalies de cette affection, surtout chez les personnes qui mènent une vie sédentaire, ou qui ont fait abus du café ou de boissons spiritueuses, ainsi que chez les femmes enceintes, ou à la suite d'affections vermineuses, etc.; surtout s'il y a : Douleur lancinante, brûlante, ou prurit à l'anus ; élancements et secousses aux reins, avec *douleur de brisement, ne permettant pas de se redresser ; constipation fréquente, avec envie inutile d'aller à la selle et sensation comme si l'anus était fermé ou contracté ;* congestion fréquente au ventre et à la tête, avec ballonnement de l'épigastre et des hypochondres, tête pesante, inaptitude à la méditation et vertiges ; dysurie et strangurie ; écoulement de sang ou de mucosités par l'anus.

Sulfur, dans les mêmes circonstances que *n-vom.,* si ce médicament n'a pas suffi, et surtout si la constipation alterne parfois avec selles diarrhéiques de mucosités sanguinolentes ; sensation d'érosion à l'anus, avec prurit et élancements ; congestion fréquente à la tête ; palpitation de cœur ; excitation facile du système vasculaire ; pulsation par tout le corps, avec angoisse et pression, après la moindre émotion morale ; dyspepsie ; dysurie, suintement, brûlement et sortie fréquente des boutons hémorrhoïdaux. (C'est après *n-vom.* que *sulf.* convient le mieux ; souvent même on obtiendra par ces deux médicaments administrés alternativement, tout ce qu'on peut désirer pour la guérison des affections hémorrhoïdales chroniques.)

§ 4. ☞ Pour le reste des médicaments, voyez-en la **Pathogé-**

nésie, et *Comp.* les articles : **Coliques, Constipation, Congestion** abdominale, etc.

LIENTÉRIE. — *Voy.* **Diarrhée,** et comp. *Sect.* 3, **Matières** non digérées, rendues par les selles.

LOMBRICS. -- Voy. *Sect.* 2, même article, et comp. *Chap.* XVI, **Helminthiase.**

PARALYSIE du sphincter de l'anus. — Voy. *Sect.* 2, même mot.

PRURIGO. — Les médicaments qui méritent d'être consultés de préférence contre le prurigo à l'anus, ce sont : *Merc. nitr-ac. sep. sulf. thui.,* ou peut-être encore : *Baryt. calc. zinc.*

PRURIT à l'anus. — Pour le prurit qui tient à une éruption papuleuse connue sous le nom de **Prurigo,** *Voy.* ce mot.

Pour celui qui est produit par des **Ascarides,** voy. *Chap.* XVI, **Helminthiase.**

Pour celui qui est causé par des **Hémorrhoïdes,** les principaux médicaments sont : *Acon. n-vom. sulf.*

RHAGADES à l'anus. — Ce sont : *Arn.* et *graph.,* que jusqu'ici on a employés avec le plus de succès, mais peut-être que dans quelques cas on pourrait encore consulter : *Calc. cep. cham. hep. rhus. sass. sulf.,* etc. (Voy. *Chap.* II, **Rhagades.**)

TÉNIA. — Voy. *Sect.* 2, même mot, et *Chap.* XVI, **Helminthiase.**

SECTION II. — ÉVACUATIONS ALVINES.

Besoin fréquent d'aller à la selle. Ant. *ARN. ars. *baryt. bell. caus. chin. chin.   CON. croton. hyos. *ign. lact. *LACH. *lyc. magn. magn-m. *MERC. *MERC-C. natr. natr-m. nitr. nitr-ac. n-jugl. *N-VOM. *phos. plat. puls. ran-sc. raph. *RHAB. rhod. rhus. ruta. sabad. sass. sec. *SEP. *SIL. spig. *stann. staph. *SULF. tab. *THUI. zinc.

— **inutile,** sans résultat. Amb. anac. *arn. ars. asa. bell. bis. *calc. *CAPS. carb-an. carb-veg. *caus. chinin. *cocc. *CON. ferr. graph. grat. *IGN. *kal. kal-bi. *LACH. *LYC. magn. magn-m. *MERC. *MERC-C. *NATR. *NATR-M. *nitr-ac. *N-VOM. oleand. plumb. *puls. ran. *rhab. rut. sang. *SEP. *SIL. spig. *stann. *staph. *SULF. sulf-ac. tabac. *thui. veratr. viol-od. zinc.

Constipation. Agar. alum. *ambr. *amm. amm-m. *ant. aps. arg-n. *arn. *ars. aur. baryt. *bell. bov. *BRY. *calc. camph. *CANN. canth. *carb-v. *caus. cham. cep. *chin. cic. cocc. colch. coloc. *con. *crotal. cupr. *daph. eug. *graph. *grat. °guai. hep. hyos. iatr. *kal. *kal-bi. *kreos. *LACH. lact. laur. led. *LYC. magn-c. *magn-m. mang. men. *MERC. mosch. *natr-m. n-jugl. *N-VOM. *OP. phos. *PLAT. *plumb. *PULS. *rhus. °rut. sabad.

°sass. *selen*. *SEP. **sil*. squill. stann. **staph*. stram. *SULF. tab. ther. **thui*. **veratr*. viol-od. **zinc*. mgs. mgs-arc.

Constipation :
— **âgés** (chez les sujets). **Ant*. bry. lach. *OP. **phosph*. rhus. ruta. *sulf*.
— **alternant avec diarrhée.** *ANT. °ars. **bry*. iod. **lach*. natr-m. **n-vom*. op. *PHOSPH. **rhus*. **ruta*. sulf. tart.
— **anus fermé** (avec). *N-VOM. **sulf*.
— **appétit perdu** (avec). Ant. **n-vom*. puls. sulf.
— **ballonnement du ventre** (avec). Bell. *N-VOM. **sulf*.
— **besoin inutile** (avec). *N-VOM. **plat*. **sulf*.
— **céphalalgie** (avec). **Bry*. con. *N-VOM. *veratr*.
— **chaleur du corps** (avec). Cupr. valer.
— **coliques** (avec). Calc. kal-bi. **n-vom*. **plat*.
— **couches** (pendant les). Alum. *ant*. **bry*. *lyc*. *N-VOM. **op*. plat. sep.
— **estomac dérangé** (pour avoir eu l'). **Ant*. *BRY. **n-vom*. **puls*.
— **estomac douloureux** (avec). **Lach*. n-vom. **plat*.
— **été** (en). **Bry*. n-vom. rhus. sulf.
— **étranglement des intestins** (comme par). Bry. **n-vom*. *OP. plumb. sulf. **thui*.
— **face chaude** (avec). **N-vom*. op. sulf.
— **femmes** (chez les). Ant. *bry*. n-vom. **plat*. *SEP.
— **flatuosités incarcérées** (avec). **N-vom*. *SULF.
— **foie dur** (avec). Graph. n-vom.
— **frissons** (avec). **Bry*. **plat*. **puls*.
— **gencives affectées** (avec). **Merc*. n-vom. **staph*. sulf.
— **grossesse** (pendant la). *Alum*. ant. **bry*. *lyc*. *N-VOM. **op*. plat. *SEP.
— **habituelle.** Agn. asa. *BRY. *CALC. **caus*. **cocc*. **con*. daph. dulc. *GRAPH. *kal*. **lach*. **lyc*. magn. **natr-m*. nitr-ac. *N-VOM. *SEP. **sil*. staph. *SULF. **veratr*. **m-arc*.
— **hémorrhoïdales** (avec affections). *N-VOM. **sulf*.
— **hypochondriaques** (chez les sujets). *N-VOM. **sulf*.
— **inactivité des intestins** (par). **Alum*. anac. arn. *bry*. *carb-vg*. *CHIN. *cocc*. *graph*. **hep*. ign. **kal*. *lyc*. *magn-m*. *mur-ac*. *natr*. **natr-m*. n-mosch. *N-VOM. **op*. petr. rhod. ruta. sep. sil. **staph*. sulf. **thui*. *VERATR.
— **indigestion** (à la suite d'une). *Ant*. *BRY. *n-vom*. **puls*.
— **irascibles** (chez les gens). **Bry*. **n-vom*. sulf.
— **ivrognes** (chez les). *Calc*. **lach*. *N-VOM. op. *sulf*.
— **méditation difficile** (avec). **N-vom*. **puls*.
— **nourrissons** (chez les). Alum. **bry*. *lyc*. *N-VOM. **op*. sulf. veratr.

Constipation :

— **opiniâtre.** *BRY. caus. chinin. *graph. kal-bi. *LACH. *lyc. *natr-m. *N-VOM. *op. *PLUMB. sass. *sulf. thui. *VERATR. *m-arc.

— **plomb** (après l'usage du). Alum. *OP. *plat.

— **pollutions fréquentes** (avec). N-vom. *thui.

— **purgations** (après de fréquentes). Ant. lach. *n-vom. *OP. ruta.

— **rapports fréquents** (avec). *Lach. *plat.

— **rhumatismales** (avec affections). *Bry. *sep.

— **sédentaires** (chez les gens). *Bry. lyc. *N-VOM. op. plat. *sulf.

— **sueurs fréquentes** (avec). Bell.

— **voyage** (en). *Alum. op. *PLAT. *m-arc.

Couleur des selles :

— **argile** (d'). Calc. hep.

— **blanchâtre.** *ACON. *ant. *ars. asar. aur. bell. calc. *caus. *cham. *CHIN. *cin. colch. caps. dig. *hep. ign. iod. *ipec. lach. *MERC. natr-s. n-vom. petr. *PHOSPH. phos-ac. *PULS. rhus. spig. spong. *SULF. veratr.

— **blancs (avec flocons).** *Ars. *IPEC. squill. *VERATR.

— **blanches** (avec stries). Rhus.

— **brunâtre.** Amb. arg-n. arn. *ARS. asa. brom. camph. *CHIN. crot. dulc. kal-bi. magn. magn-m. merc. merc-c. raph. rhab. sabad. *sec. squill. *SULF. tart. *VERATR.

— **cendrée.** Asar. *dig.

— **claire.** Carb-veg. caus.

— **foncée.** Agar. gran. n-vom.

— **grisâtre.** Asar. aur. aur-m. *dig. *MERC. phos. *phos-ac. rhab.

— **jaunâtre.** Amb. *ARS. asa. aur-m. *calc. cann. *cham. *CHIN. *cocc. coloc. croton. *DULC. ign. *IPEC. magn-m. *MERC. natr. oleand. petr. phos. plumb. *puls. raph. rhus. stront. tab. tart.

— — (avec stries). Rhus.

— **luisante** comme par de la graisse. Brom. caus.

— **noire.** Anthr. *ARS. *camph. *chin. *cupr. *ipec. *MERC. op. phos. *squill. stram. sulf. sulf-ac. *veratr.

— **pâle.** Carb-veg. lyc.

— **verdâtre.** Amm-m. *ARS. aur-m. bell. borax. brom. canth. *CHAM. coloc. croton. cupr. *dulc. hep. *ipec. laur. magn. magn-m. *MERC. *merc-c. n-vom. *phos. *PULS. *raph. *sep. stann. *sulf. sulf-ac. tab. val. *veratr.

Diarrhée. *Acon. agar. als. alum. amb. *amm. *ant. aps. arg-n. *ARS. asa. °asar. baryt. bell. benz-ac. berb. borax. bovis. *bry. *calc. calc-ph. cann. *canth. carb-v. *caps. cep. *CHAM. chel. *CHIN. chinin. °cin. clem. cocc. °coff. colch. *coloc. *con. *cupr. dig. *DULC. eug. *ferr. graph. hell. hep. *hyosc. *iatr. *ign. iod. *IPEC.

kal. kal-bi. kalm. kreos. *lach. lact. *laur. led. magn. magn-m.
meph. *MERC. *MERC-C. millef. mur-ac. natr. *natr-m. *nitr.
*nitr-ac. *n-mos. *n-vom. op. op-ac. par. *petr. *phos. *phos-ac.
prun. *PULS. ran-sc. °ruph. *RHAB. *rhus. *ruta. sabad. sabin.
sass. *SEC. seneg. *sep. sil. *spig. spong. *squill. staph. *stann.
stram. stront. *SULF. sulf-ac. tabac. *tart. tong. valer. *VERATR.
zinc. mgs-aus.

Diarrhée :

— **colliquative.** *Voy.* **Débilitante.**

— **constipation (alternant avec).** *ANT. *bry. iod. *lach. lact.
natr-m. *n-vom. *op. *PHOSPH. *rhus. *ruta. tart.

— **débilitante.** Arg-n. *ars. bry. *CHIN. con. °dulc. *IPEC. *merc.
nitr. *n-mosch. *phosph. *phos-ac. rhab. *sec. sep. *sulf. *VE-
RATR.

— **douloureuse.** *ARS. carb-v. *merc. petr. plumb. *SEC. sulf.
veratr. (*Comp.* **Diarrhée avec** *coliques, ténesme,* etc.)

— **indolore.** *ARS. bar-m. *CHIN. cin clem. *ferr. *hyos. nitr.
*phos-ac. *PULS. *sulf. *VERATR. mgs.

— **dyssentérique.** Acon. *ARS. *bell. *bry. canth. *caps. *carb-v.
cham. chin. *colch. *coloc. dig. dulc. °gran. *hep. iod. *ipec. kal-
bi. kreos. lach. *MERC. *MERC-C. nitr-ac. n-mosch. *n-vom.
plumb. *puls. *RHUS. *staph. *SULF. (*Comp.* **Dyssenterie.**)

— **stercorale.** *ARS. *cham. brom. *cin. gran. hep. led. *merc.
mosch. *mur-ac. plumb. prun. *PULS. *rhab. spig. *SULF.

Diarrhée se manifestant :

— **acides** (après l'usage des). *Ant. brom. *bry. lach. *n-vom.
*STAPH.

— **âgés** (chez les sujets). *Ant. *ARS. *BRY. iod. *lach. natr-m.
*n-vom. op. *PHOSPH. *rhus. ruta, *SEC. tart.

— **air froid** (par l'). *Merc.

— **alternant avec constipation.** *ANT. ars. *bry. iod. *lach.
lact. natr-m. *n-vom. *op. *PHOSPH. *rhus. *ruta. tart.

— **bu** (après avoir). *Ars. *caps cin. *ferr. iod. n-vom. rhod.

— **froid** (après avoir eu). *ARS. *carb-veg. n-mosch. puls.

— **chagrin** (à la suite d'un). *Ign.* *phos-ac. staph.

— **chaud** (par un temps). *Ars. *bry. *carb-veg. dulc. *lach. *merc.
n-mosch. puls.

— **colère** (à la suite d'une). *CHAM. *coloc.

— **couches** (pendant les). *Ant. dulc. hyos. *rhab.

— **débauche nocturne** (à la suite d'une). *Carb-veg. *IPEC.
*n-vom.

— **débiles** (chez les sujets). *CHIN. *ferr. n-mosch. phosph. *phos-
ac. sec.

Diarrhée se manifestant :

— **dentition** (pendant la). Arg-n. *ars. *calc. *cham.* coff. ferr. ipec. magn. *MERC. rhab. *sulf.*

— **émotion morale** (à la suite d'une). Acon. ant. *CHAM. coff. *coloc. ign. op.* phos-ac. puls. *veratr.*

— **enfants** (chez les). *Ant. ars. *borax.* calc. *CHAM. coïf. *ferr.* hyos. *ipec. *magn. *MERC. n-mosch. rhab. *sulf. sulf-ac.*

— **été** (en). *ARS. *bry. carb-veg. *DULC. ipec. *lach. MERC. n-mosch. n-vom. puls.

— **exanthème** (à la suite d'un). *Ars. chin. merc. phos-ac. *PULS. sulf.

— **fraîcheur du soir** (par la). *Acon. *bry. *ipec. *MERC. n-vom.

— **frayeur** (à la suite d'une). Acon. ant. coff. *op.* puls. *VERATR.

— **fruits** (après l'usage des). *ARS. °chin. cist. lach. *PULS. rhod.

— **grossesse** (pendant la). *Ant. dulc. hyos. lyc. petr. *phosph. rhab. *SEP. *sulf.*

— **humide** (par un temps). *Lach.* rhod.

— **indigestion** (à la suite d'une). *Ant. ars. *bry. carb-veg.* chin. coff. *IPEC lach. lyc. natr. *n-vom. *PULS. sep. sulf.

— **joie immodérée** (à la suite d'une). *Acon.* ant. *COFF. *op.* puls. veratr.

— **jour et nuit.** Aur-m. sulf.

— **lait** (par l'usage du). *Bry. *lyc.* natr. sep. *SULF.

— **matin** (le). *Ars. *bry. cop. fluor-ac. n-vom.

— **mercure** (par l'abus du). Carb-veg. chin. *HEP. *nitr-ac. sulf.

— **nuit** (la). Anac. *arn. *ARS. aur. aur-m. borax. bry. canth. *caps. caus. *cham. chel. *CHIN. cin. *dulc. *FERR. fluor-ac. kal. lach. *MERC. mosch. *PULS. *rhus. *SULF. tabac. *veratr.

— **phthisiques** (chez les sujets). *Calc. chin. ferr. *PHOSPH.

— **printemps** (au). Ars. bry. *carb-veg. *DULC. *merc. n-mosch. puls. sulf.

— **refroidissement** (après un). Ars. *bell. *BRY. carb-veg. caus. *cham. chin. *DULC. *MERC. natr. *n-mosch. *n-vom. op. puls. *sulf. *veratr.

— **repas** (après le). Amm. *ars. borax. *CHIN. *coloc. *ferr. *lach. veratr.

— **rhubarbe** (après l'usage de la). *CHAM. coloc. *merc. n-vom. *puls.

— **scrofuleux** (chez les enfants). Ars. baryt. *CALC. chin. dulc. lyc. sep. *SIL. *sulf.

— **soir** (le). Caus. kal. lach. *merc.

— **sommeil** (pendant le). *Arn. mosch. puls. rhus.

— **sucreries** (par l'usage des). Arg-m.

Diarrhée se manifestant :
— **tabac** (par l'abus du). Cham. *PULS.
Diarrhée avec :
— **amaigrissement.** *Ars. ferr.
— **angoisse,** anxiété. Ant. lach. merc.
— **appétit** (perte de l'). *Ars. *cham. *chin. *dulc. *ferr. n-mos.
— **anus (excoriation** de l'). *Cham. *chin. *ferr. *MERC. *sass.
— **borborygmes.** Ars. *cham. *chin. ipec. *VERATR.
— **chaleur.** Merc.
— **céphalalgie.** Rhus.
— **coliques,** tranchées. Acon. *agar. alum. amm. amm-m. ang.
*ant. *ARS. °asa. °baryt. bor. bov. *BRY. °cann. *canth. caps.
*CHAM. *chin. *COLOC. con. dig. *dulc. euphorb. hell. *hep.
*ign. *ipec. kal. kal-h. lach. magn. *MERC. *merc. *mez. mosch.
natr. °natr-m. *n-vom. °petr. prun. puls. rat. *RHAB. *RHUS.
sang. sass. sil. °spig. staph. stram. *stront. *SULF. tart. tong.
°veratr. mgs-aus.
— **constipation** (alternant avec). *ANT. °ars. °bry. iod. *lach.
natr-m. °n-vom. PHOSPH. *rhus. *ruta. *sulf. tart.
— **cris** et pleurs chez les enfants. Carb-v. *CHAM. *ipec. *RHAB. *sulf.
— **dormir** (envie de). N-mos.
— **dos** (douleurs dans le). *Ferr.
— **dyspnée.** Sulf.
— **estomac** (douleurs d'). Bell. bry. *cham. *ferr.
— **face pâle.** *Ars. *dulc. *ferr. *ipec.
— **faiblesse.** *Ars. bry. *chin. con. merc. phos. rab. sec. sep. sulf.
*veratr.
— **faim canine.** *Ferr.
— **frissons.** Cast. cop. dig. *merc. *PULS. spig. *sulf.
— **horripilation.** Merc. puls.
— **inquiétude.** *Cham. *dulc. *ipec.
— **jactation.** *Cham. *ipec.
— **lassitude.** Ferr. kal.
— **membres** (douleurs dans les). Amm-m. rhus.
— **nausées.** *Ars. bell. *cham. gran. hell. *IPEC. lach. *merc.
*puls. veratr.
— **pyrosis.** *Merc.
- **reins** (maux de). Kal-h. n-vom. *puls.
— **renvois.** *Cham. *chin. con. dulc. *merc. *puls.
- **soif.** *Ars. *cham. *chin. *dulc. *ferr. magn.
— **sommeil.** N-mos.
— **sueur** froide à la face. *Merc.
— **ténesme.** *Ars. caps. hep. ipec. lach. *MERC. *MERC-C. *n-vom.
*rhab. rhus. *SULF.

Diarrhée avec :

— **tremblement.** *Merc.

— **urines** abondantes. Acon.

— **ventre tendu, ballonné.** *Ars. *cham. *ferr. graph. *ipec. sulf. veratr.

— **vomissements.** Ant. *ARS. asar. *bell. *cham. coloc. *cupr. dulc. eug. *iatr. *IPEC. kal-bi. lach. phosph. *puls. *rhab. seneg. stram. tart. *VERATR.

— **yeux enfoncés.** *Ars. *ipec.

Dureté des Selles. Voy. **Forme** et **Consistance** des selles.

Dyssenterie. Voy. Sect. 1.

Évacuation des selles :

— **abondante.** Ang. aur. chinin. croton. gran. ran. raph. teuc.

— — **(peu).** Alum. arg. *ars. bell. bry. calad. calc. *chin. *daph. eug. grat. hep. hyos. *lach. magn. magu-m. merc. merc-c. natr. natr-m. plat. rut. sabad. sass. seneg. sep. stann. staph. ther.

— **diarrhéique.** Voy. **Diarrhée.**

— **difficile.** Agn. *ALUM. *amm. *ANT. asa. *BARYT. *BRY. calc. *camph. *CARB-VEG. caus. *CHIN. chinin. *cocc. colch. grat. hep. *ign. *kal. kal-h. kreos. *lach. lact. *laur. lyc. *MAGN-M. mang. merc. mez. mur-ac. natr. *NATR-M. nitr. *nitr-ac. n-mos. *N-VOM. petr. phosph. phos-ac. plat. plumb. prun. puls. rhod. sass. sep. *SIL. staph. stront. *sulf. tarax. *thui. mgs-arc.

— **mieux pendant la station.** *Caus.

— — **molles** (des selles). Anac. carb-vg. *chin. croton. hep. n-mos. rhod.

— **fréquente.** Voy. **Plusieurs** fois par jour.

— **inaperçue.** Ars. colch. lach. phos-ac. puls. staph. veratr. mgs-aus.

— **insuffisante.** Acon. *alum. arg. *arn. *ars. baryt. bell. bry. calad. *CALC. caps. carb-veg. cham. *chin. colch. daph. euphr. *graph. hep. hyos. kal. *lach. lact. *lyc. magn. *magn-m. *merc. mez. *NATR. *N-VOM. par. petr. plat. ruta. sabad. sass. seneg. *sep. *sil. squill. stann. *staph. *SULF. ther. zinc.

— **intermittente.** Amb. calc. con. kal. natr-m. nitr-ac. phosph. sabad. *sulf. verb.

— — **tous les deux jours seulement.** Amb. calc. con. kal. natr-m. *sulf.

— **involontaire.** Acon. arg. *ARN. *ars. *BELL. *calc. *carb-veg. *CHIN. *cin. cop. dig. hydroc. *hyos. lach. laur. mur-ac. natr-m. oleand. *OP. *phosph. *phos-ac. puls. *thui. *SEC. sulf. tart. *veratr. zinc.

— — **dormant** (en). *ARN. mosch. puls. *rhus.

Évacuation :

— **involontaire** en **urinant.** Mur-ac.

— **jaillissante,** *Ars.* *IATR.* *ipec.* kal-bi. *sec.* *VERATR*.

— **lente.** *Voy.* **Tardive.**

— **petite.** Acon. arn. bell. caps. eug. lach. mez. n-vom.

— **plusieurs fois par jour.** Acon. amm-m. ang. *ars.* borax. *CALC.* carb-an. *chin.* chinin. cic. cinn. *coff.* croton. cycl. dros. *dulc.* *GRAPH.* mang. *mez.* *natr-m.* *NITR-AC.* par. *petr.* *PHOSPH.* *phos-ac.* ran. ran-sc. raph. sang. seneg. *sil.* *SULF.* *sulf-ac.*

— **tardive, lente.** Amm. asa. *carb-an.* *chin.* chinin. colch. hyos. lach. magn-m. nitr. n-mos. phosph. ran. ran-sc. *rhod.* *rhus.* sass. seneg. *SEP.* sil. spong. * *staph.* stront. sulf-ac.

Forme et Consistance des selles :

— **bouillie** (de). *Agar.* *anc.* *arn.* asa. *BELL.* brom. calad. *calc.* *chin.* chinin. *cin.* croton. cycl. eug. euphr. iod. *lach.* lact. mang. merc. *mez.* natr. par. *PHOSPH.* *phos-ac.* plat. *PULS.* *rhab.* *rhod.* selen. seneg. *sil.* *SULF.* sulf-ac. tab. *tart.* teucr. ther. valer.

— **crottes** de mouton (de). Brom. magn-m. plumb. rut. sep. verb.

— **dures (selles).** Acon. *agar.* agn. *alum.* *amm.* amm-m. *ANT.* asa. *BARYT.* bell. bovis. brom. *bry.* *CANC.* *camph.* canth. carb-an. *carb-veg.* caus. chel. chin. *coce.* *con.* crot. cycl. euphr. graph. *grat.* *guai.* hep. ign. iod. *kal.* kal-h. *LACH.* lact. *laur.* *LYC.* *mang-c.* *MAGN-M.* *MERC.* natr. *natr-m.* nitr. n-jugl. *N-VOM.* *petr.* phosph. phos-ac. *PLUMB.* prun. ran. *rhus.* rut. sabad. sass. sel. *sen.* *SEP.* *SIL.* spig. *spong.* squill. stann. *staph.* *stront.* *SULF.* *sulf-ac.* *thui.* veratr. verb. viol-tric. zinc. *mgs-arc.*

— **écumeuses.** *CALC.* *chin.* *coloc.* iod. lach. *magn.* *merc.* op. raph. *rhus.* *sulf.* sulf-ac.

— **fermentées.** *Ipec.* *RHAB.* sabad.

— **flocons blancs** (avec). *Ars.* *IPEC.* squill. *VERATR.*

— **gélatineuses.** Colch. hell. rhus. sep.

— **hachées,** ou comme des **œufs brouillés.** *CHAM.* chinin. *lach.* *merc.* n-mosch. *puls.* *RHUS.* sulf. sulf-ac. viol-tric.

— **liquides.** Ang. *ARN.* *ARS.* *calc.* cann. *carb-veg.* *CHIN.* *cic.* clem. croton. *IPEC.* lach. *meph.* mur-ac. nitr. n-jugl. oleand. *phosph.* *raph.* rhab. *SEC.* spig. staph. *VERATR.* zinc. mgs-aus.

— **mince (d'un moule).** Caus. *graph.* hyos. merc. *mur-ac.* natr. puls. sep. staph.

— **molles.** *Acon.* agn. *alum.* ambr. *amm.* amm-m. anac. baryt. borax. *calc.* cann. carb-veg. *caus.* *CHIN.* cinn. *cocc.* coff. crot.

graph. *guai. iod. *kal. lach. lact. laur. magn–m. mez. mur-ac.
natr. matr-m. nitr. nitr-ac. n-mos. oleand. *PHOSPH. phos-ac.
*PULS. ran–sc. rhod. ruta. sabin. *SEP. staph. *SULF. tabac. viol-
tric. *zinc. mgs-aus.

Forme et consistance des selles :

— **morceaux** (en petits). Amm. guai. magn-m. merc. phos-ac.
rut.

— **noueuses (selles).** *Alum. amm. °baryt. carb-an. calc. caus.
chel. graph. iod. kal. kal-bi. *LACH. lact. led. *MAGN–M. *mang.
merc. natr. *n-vom. *OP. *petr. plumb. prun. *sep. *SIL. spig.
stann. stront. *SULF. sulf-ac. thui. verb. viol-od.

— **œufs brouillés** (comme des). Voy. **Hachées.**

— **sablonneuses.** Eug.

— **volumineuses (trop).** Aur. *BRY. *CALC. graph. ign. *kal.
magn-m. merc. natr-n. *N-VOM. stann. sulf-ac. thui. veratr. *zinc.
*mgs-arc.

Lientérie. Voy. Sect. 1.

Matières rendues par les selles :

— **âcres, corrosives** (avec excoriation à l'anus). Ant. *ARS.
* cham. *chin. dulc. *ferr. ign. kal. lach. *MERC. *n-vom. phosph.
*PULS. sass. *sulf. *veratr.

— **aqueuses.** *Acon. ant. arn. *ARS. bell. bis. *calc. CHAM. *CHIN.
croton. *dig. dulc. *FERR. *hell. hyos. *IATR. *IPEC. lach.
*merc. mur-ac. *natr-m. n-vom. *petr. *PHOSPH. *PHOS-AC.
PULS. ran-sc. *rhus. *SEC. stront. *sulf. sulf-ac. tart. *VERATR.

— **argile** (comme de l'). Calc.

— **bilieuses.** *ARS. asar. *CHAM. *CHIN. *cin. *coloc. croton. *dulc.
*ipec. *MERC. *merc-c. °n-vom. *phosph. *PULS. *sulf. °veratr.
zinc.

— **brûlantes.** *Ars. *lach. *merc.

— **brûlées** (comme). Bry.

— **corrosives.** Voy. **Acres.**

— **digérées (non).** Arn. *ars. °asar. *bry. calc. *cham. *CHIN.
con. *ferr. *ipec. *lach. *men. merc. nitr-ac. n-mos. °n-vom.
*oleand. *phosph. phos-ac. raph. rhab. rhus. sang. sil. squill. *sulf.
*veratr.

— — **nuit** (la) *CHIN. *ferr.

— **fils, comme des cheveux** (avec des). Selen.

— **gélatineuses.** Colc. hell. rhus. sep.

— **membranes** (avec fausses). Canth. colch.

— **mucosités mêlées de sang.** Arn. *ARS. caps. carb-veg. cupr.
*daph. dros. dulc. graph. *HEP *ign. iod. *ipec. lach. magn-m.
*MERC. *MERC-C. *n-vom. petr. *puls. raph. *rhus. sabad. sil.
*SULF. sulf-ac.

Matières :

— **muqueuses.** Amm. *ang.* arn. **ars.* asar. bar-m, *BELL. *borax.* brom. canth. **caps.* **carb-veg.* cast. **cham.* chel. chen. *CHIN. colch. *coloc.* croton. dig. **dulc.* *ferr.* gran. *graph.* grat. *hell.* **hep.* hyos. **ign.* iod. **ipec,* laur. *MERC. natr-m. nitr-ac. **n-vom.* **petr.* *PHOSPH. **phos-ac,* *PULS. *rhab.* rhod. **rhus.* **ruta.* **sec.* **sep.* spig. *squill. stann.* *SULF. sulf-ac. tabac. **tart.*

— **poix (comme du goudron ou de la).** **Ipec.* **lach.* **merc.* **n-vom.* sass.

— **purulentes.** **Arn. bell. calc.* cal-ph. **canth,* iod. *kal.* *LACH. *MERC. *NITR-AC. *puls. sep.* **sil. sulf.*

— **sablonneuses.** Arg.

— **sang** (enduites de). Con. magn-m. n-vom. squill. thui.

— **sanguinolentes.** Arg-n. arn. *ARS. *asar. bry. calc. canth. caps. carb-veg.* **chin.* colch. coloc. cupr. daph. *dros.* ferr. hep. *IPEC. kal-bi. kreos. lach. *lyc.* *MERC. *MERC-C. natr. nitr. *nitr-ac.* n-mos. **n-vom.* petr. *phosph.* plumb. *PULS. *RHUS. **sep. sil.* *SULF. *sulf-ac. tart.* valer. veratr.

— **sanguinolentes muqueuses.** *Voy.* **Mucosités** mêlées de sang.

— **sèches.** Arg. hep. kreos. mang. nitr-ac phosph. stann. sulf. zinc.

— **vers** (avec des). *Voy.* **Vers.**

— **visqueuses.** *ARS. °*caus.* *LACH. merc. plumb. sass.

Odeur des selles :

— **aigre.** Arn. *CALC. cham. coloc. **graph.* *HEP. **magn.* **merc.* natr. *RHAB. sep. **sulf.*

— **cadavéreuse.** Bism. brom. **carb-veg.* sil. stram.

— **fétide.** *ARS. asa. brom. bry. **calc.* calc-ph. *CARB-VEG. **cham.* *CHIN. chinin. cocc. coloc. eug. ferr. graph. **guai.* ipec. lach. lyc. **merc merc-c.* **natr.* **nitr-ac.* n-mos. *N-VOM. op. par. phos-ac. plumb. **puls.* ran-sc. rhab. sec. **sep.* *SIL. *squill.* *SULF. *sulf-ac.* tabac. teuer.

— **moisi** (de). Coloc.

— **putride.** *ARS. bism. brom. bry. *CARB-VEG. cham. *CHIN. cocc. coloc. graph. ipec. lyc. **merc.* **natr.* **nitr-ac.* **n-mos.* N-VOM. par. **puls.* sec. **sep.* **sil.* squill. stram. *SULF. sulf-ac.

Resserrement du ventre. Agn. asa. BRY. *CALC. **caus.* **cocc.* **con.* daph. dulc. **graph.* kal. *LYC. magn. **natr-m.* nitr-ac. *N-VOM. **sil.* staph. *SULF. **veratr.* **mgs-arc.* (*Comp.* **Constipation** et **Évacuation** intermittente.)

Ténesme. Voy. *Sect.* 5.

SECTION III. — CONDITIONS DES SELLES

et des Symptômes de l'Anus.

Acides (après avoir mangé des), **Diarrhée.** *Ant.* brom. *bry.* lach. *n-vom.* *STAPH.

Assis (en étant), **Douleurs** à l'anus. Amm. amm–m. phosph. ther.

Bu (après avoir), **Diarrhée.** *Ars.* *caps.* cin. *ferr.* iod. n-vom. rhod.

Chaud (par un temps), **Diarrhée.** *Ars.* *bry.* *carb-veg.* dulc. *lach.* *merc.* n-mosch. puls.

Cheval (en montant à). **Écorchure** suivie d'ampoules. Carb–an.

Dormant (en), **Évacuation** alvine, *Arn.* mosch. *puls.* rhus.

Érections (pendant les), **Douleurs** au périnée. Alum.

Fraicheur du soir (à la), **Diarrhée.** *Merc.*

Fruits (après avoir mangé des), **Diarrhée.** *ARS. °chin. cist. lach. *PULS. rhod. veratr.

Humide (par un temps), **Diarrhée.** *Lach,* rhod.

Jour et nuit, **Diarrhée.** Sulf. aur-m.

Lait (après l'usage du), **Diarrhée.** *Bry.* *lyc.* natr. sep. *SULF.

Marchant (en), **Douleur** au périnée. Amm–m. caus.

Matin (le), **Diarrhée.** *Ars.* *bry.* cop. fluor-ac. n-vom.

Méditant (en), **Douleurs** à l'anus. N-vom. caus.

Mouvement et la marche (pendant le), **Besoin** d'aller à la selle. Rhab.

Nuit (la), **Besoin** d'aller à la selle. Merc. puls.

— **diarrhée.** Anac. *arn.* *ARS. aur. aur-m. borax. bry. canth. *caps. caus. *cham. chel. *CHIN. cin. *dulc. *FERR. fluor–ac. grat. kal. lach. *MERC. *mosch.* *PULS. *rhus. *SULF. tab. *veratr.

— **douleurs** à l'anus. Amm.

— **évacuation** involontaire des selles. *Arn. *puls. rhus.

— **ténesme.** Merc.

Refroidissement (après un), **Diarrhée.** *Bell. *BRY. carb-vg. *cham. chin. *DULC. *MERC. natr. *n-mos. *n-vom. op. puls. *sulf. *veratr.

Repas (après le), **Douleurs** à l'anus. Lyc.

— **diarrhée.** Amm. *ars. borax. *CHIN. coloc. *ferr. *lach. veratr.

Soir (le), **Douleur** à l'anus. Iod. plat.

— **diarrhée.** Caus. kal. lach. *merc.

SECTION IV. — SYMPTOMES CONCOMITANTS
des Selles.

Abattement après la selle. *Calc.* nitr-ac. phos.

Aines (douleurs dans les), **pendant** la selle. Laur.

Angoisse, anxiété. Cact. lach. merc.

— **avant** la selle. Amb. baryt. caus. **kal.*

— **pendant** la selle. Veratr.

— **après** la selle. Caus.

Anus contracté pendant la selle. Thui.

Anus douloureux, avant la selle. Carb-an. carb-veg. merc. oleand. phosph. spong.

— **pendant** la selle. Acon. ang. ant. *ARS. baryt. bry. calc. *CAPS. *carb-veg.* caus. chel. **chin.* **cocc.* croton. dulc. euphorb. grat. hell. *hep.* ipec. lach. laur. *MERC. **merc-c.* mur-ac. natr. **natr-m.* nitr. *nitr-ac.* **n-vom.* op. **puls.* rhus. sass. selen. sep. sil. spig. spong. staph. stront. *SULF. tab. thui.

— **après** la selle. Alum. caps. caus. grat. hep. ign. ipec. kal. lach. lyc. merc. mez. natr. natr-m. oleand. petr. phosph. phos-ac. plat. rhab. seneg. stront. sulf. tab. tart. teucr. mgs.

Anthropophobie, avant la selle. Ambr.

Bâillements, avant la selle. Cast. lyc. **sulf. *veratr.*

Brisement, après la selle. **Calc.* coloc.

Brûlement à l'anus, **pendant** la selle. **Chin.* lach. **merc. *puls.*

Chaleur au rectum **pendant** la selle. Con.

Chute du rectum. *Voy.* **Rectum.**

Cœur (palpitations de), **pendant** la selle. Tart.

— **après** la selle. Caus. con.

Coliques, Tranchées, Maux de Ventre, etc.

— **avant** la selle. *Agar.* alum amm. amm-m. ars. **asar.* baryt. bry. caps. carb-veg. cinn. dig. dulc. eug. hell. *MERC. nitr-ac. petr. puls. rat. **rhab.* rhus. sang. stann. sulf. tabac. tart. thui. **veratr.* viol-tric. mgs-arc. mgs-aus.

— **pendant** la selle. Agar. ang. **ant.* *ARS. *borax.* bovis. *bry.* cann. *carb-veg. cham.* con. dulc. dros. eug. euphorb. hell. *IGN. ind. lach. mang. magn. *MERC. **merc-c. *natr-m.* nitr. **n-vom. *rhab.* sass. selen. sep. **spig.* *SULF. **veratr.* zinc. (*Comp.* **Diarrhée** avec coliques. *Sect.* 2.)

— **après** la selle. Amb. agar. amm. arg. bov. canth. carb-veg. puls. rhab. staph. veratr. zinc.

Congestion à la tête, **après** la selle. Lach.

Constriction de l'anus **pendant** la selle. Lach.

Contraction de l'anus. Ign. thui.

Dos (douleurs au) **pendant** la selle. Puls.

Douleurs. *Voy* **Anus, Rectum, Coliques,** etc.

Écoulement de **Mucosités, pendant** la selle. Alum. *colch.* *KAL.* lach. lyc. magn-m. *MERC.* *MERC-C.* *N-VOM.* °*petr.* sel. spig. *SULF.* *tart.* (*Comp.* **Matières** muqueuses, *Sect.* 2.)

— **après** la selle. *Asar.* *merc.* phosph. selen.

Écoulement de **Sang, pendant** la selle. Alum. amb. *amm.* amm-m. *anac.* *ARS.* *asar.* calc. *CARB-VEG.* casc. *caus.* *con.* kal. lyc. *MERC.* *MERC-C.* mur-ac. natr-m. *N-VOM.* *petr.* *PHOSPH.* plat. prun. puls. rut. *sass.* selen. *SEP.* sulf-ac. (Comp. *Sect.* 5, **Hémorrhoïdes,** et *Sect.* 2, **Matières** san-guinolentes.)

— **après** la selle. Alum. lyc. sabin. selen.

Érections, avant la selle. Thui.

— **pendant** la selle. Ign.

Estomac (douleurs d'), pendant la selle. Agar.

Évanouissement, pendant la selle. Sass.

Excoriation de l'anus. *MERC.* *puls.*

Faiblesse, pendant la selle. *Ars.* *ipec.* *veratr.*

— **après** la selle. Chin. con. lach.

Flatuosités, avant la selle. Caps. carb-an. cast. chen. spong. tart. viol-tric. (*Comp.* **Vents.**)

Frissonnement, avant la selle. Baryt. dig. mez. *MERC.* *puls.* *rhab.* veratr.

— **après** la selle. Mez.

Hémorrhoïdes sortantes, pendant la selle. Alum. *calc.* phos-ac. rhus.

Hémorrhoïdes douloureuses. Amm. caps. graph. rhus. magn.

— **pendant** la selle. Caps. rhus.

— **après** la selle. Amm. graph. mgs.

Horripilation, avant la selle. Mez.

— **pendant** la selle. Rhab. veratr.

— **après** la selle. Mez. plat.

Irritabilité avant la selle. *Calc.*

Lassitude après la selle. *Calc.* coloc.

Mucosités. *Voy.* **Écoulement** de mucosités.

Nausées, avant la selle. Acon. gran. rhus.

— **après** la selle. Acon.

— **pendant** la selle. Hell. *merc.* *prun.*

Palpitation. *Voy.* **Cœur.**

Prostatique (écoulement de liqueur), pendant et après la selle. Voy. *Chap.* XIX.

Prurit à l'anus, **pendant** la selle. Merc. sil. sulf.

— **après** la selle. Teucr.

Prurit au rectum, **pendant** la selle. Sil. sulf.

Pulsation, battement à l'anus, **après** la selle. Lach.

Reins (maux de), **pendant** la selle. Carb–an. kal-h. *puls* rut.

Rectum (**chute** du), **pendant** la selle. Ant. ars. *asar*. calc. canth. dulc. gran. *ign*. *lach*. magn. *merc*. mez. mur–ac. natr-m. nitr. nitr–ac. *N-VOM*. *rut*. sep. *sulf*.

— **après** la selle. Merc.

Rectum douloureux, avant la selle. N-vom. puls.

— **pendant** la selle. *ARS. *asar*. *calc. *caus. con. *coloc*. gran. grat. *ign*. lach. mang. *MERC. *merc-c. mur-ac. natr. *natr-m. n-vom. *PULS. *rut*. sil. *SULF. sulf-ac.

— **après** la selle. Asar. grat. kal. natr. natr-m. n-vom. petr. phosph. *puls*. seneg. (*Comp*. **Anus,** et les douleurs en particulier, *Sect*. 5.)

Sang. *Voy*. **Écoulement** de sang.

Surexcitation après la selle. Nitr-ac.

Ténesme, avant la selle. Merc. rhab.

— **pendant** la selle. *Acon. *ARS. *bell*. *brom*. calc. *colch. croton. cupr. euphorb. grat. hell. hep. ipec. lach. *laur. *MERC. *MERC-C. natr. nitr. nitr–ac. *N-VOM. op. *RHUS. selen. sep. spong. SULF. tabac.

— **après** la selle. Caps. *ipec. *MERC. phosph. phos-ac. *plat. *rhab. sulf. tabac.

Tremblement, avant la selle. Merc.

— **après** la selle. Con.

Urine (**émission** d'), **après** la selle. Voyez *Chap*. XVIII.

Ventre (ballonnement du), **pendant** la selle. Lyc.

Ventre (**douleurs** de). *Voy*. **Coliques.**

Ventre (faiblesse du), **pendant** la selle. *Plat.

Ventre (**rétraction** du), **pendant** la selle. Agar.

Vents (**émission de**), **pendant** la selle. *Agar*. asa. bor. *calc-ph. ferr. sabin. squill. staph. viol-tric. mgs.

— **après** la selle. Con.

— **avant** la selle. Tart.

— **pendant** la selle. Arg. (*Comp*. **Diarrhée** avec vomissements.)

— **après** la selle. Eug.

SECTION V. — SYMPTOMES DE L'ANUS,
du Rectum et du Périnée.

Ardeur. *Voy*. **Chaleur.**

Arrachement (douleur d'), anus. Aur-m. calc.

Ascarides. *ACON. als. asar. *calc. *chin. cin. croton. cupr.
*FERR. *graph. *iatr. *IGN. magn. *MERC. millef. *n-vom
*phosph. plat. spig. spong. squill. *SULF. *teucr. valer.

Battements, pulsations, anus. Crot. grat. lach. rhod.

— **rectum.** Natr-m.

Béant (anus continuellement). *Phosph.

Boutons hémorrhoïdaux. *Voy.* **Hémorrhoïdes.**

Brûlement, anus. Amm. alum. ang. ant. *ARS. aur-m. baryt.
bry. calc. *caps. carb-an. *CARB-VEG. cast. *chin. *cocc. colch.
euphorb. gran. graph. iod. kal. lach. lact. laur. *MERC. mur-ac.
natr. natr-m. n-jugl. n-vom. nitr-ac. op oleand. puls. sass. *sep.
staph. stront. *SULF. thui. veratr. zinc.

— **fesses** (entre les). Gran. thui.

— **rectum** (dans le). *Ars. *calc. canth. carb-an. con. gran. grat.
kal. mur-ac. natr. *natr-m. nitr-ac. n-vom. petr. phos. *puls.
*sep. sulf. sulf-ac. tart.

Chaleur au **rectum.** Chinin. con.

Chute du **rectum.** Ant. *ars. *asar. calc. canth. croton. colch.
dulc. *IGN. lach. lyc. magn-m. *MERC. mez. mur-ac. natr-m.
*n-vom. nitr. nitr-ac. plumb. *rut. sep. *SULF. ther. mgs.

— **selle** (pendant la). Ant. ars. asar. calc. canth. dulc. *ign. kal-
bi. lach. magn-m. *merc. mez. mur-ac. natr-m. nitr. nitr-ac.
*N-VOM. ruta. sep. *sulf.

— **urinant** (en). Mur-ac.

Condylomes à l'anus. *Nitr-ac. *thui.

Congestion à l'anus. Sep. sulf-ac.

Constrictives (douleurs). Mez. natr-m. *n-vom. thui. mgs-
aus.

Contraction (douleurs de). Ang. borax. croton. ign. mang.
plumb. sec. thui.

— **perinée.** Sep.

— **rectum.** Amm. borax. calc. coloc. *n-vom. sep.

Crampoïdes (douleurs), rectum. Kreos. prun.

Crevasses. *Voy.* **Rhagades.**

Cuisson, anus. *Amm ant. *ars. caus. dulc. graph. hep. ign.
mur-ac. n-jugl. n-vom. phos-ac. *puls. sass. spong. veratr. zinc.
mgs.

— **rectum.** Amm. ars. grat. ign. lyc. mur-ac. natr-m. n-vom.
phos-ac. puls.

Dartres, anus. Natr-m.

— **périnée.** Petr.

Déchirements, anus. Aur. colch. kal. natr-m. phos-ac. zinc.

— **rectum.** Chin. kal. natr-m. phos-ac. rut. sabad. sep. thui.

Douleurs au rectum. Acon. caus. con. n-vom. sen.

Écorchure facile, suivie d'ampoules, en montant à cheval. Carb-an.

Écoulement de mucosités hors le temps des selles. Alum. *ant. ars. *asar. bor. *CHIN. *colch. *GRAPH. *kal. lach. *MERC. *n-vom. *petr. *PHOSPH. *puls. *rhus. sabin. *SEP. spig. sulf. *tart.

— **sang** (de). *AMM. *anac. ant. asar. borax. calc. *CARB-VEG. *caus. *con. ign. *lach. lyc. *MERC. *merc-c. mur-ac. natr-m. *n-vom. *petr. *PHOS. plat. puls. °sass. sabin. *SEP. stram. °thui. valer. zinc. (*Comp.* **Hémorrhoïdes.**)

— **sanguinolentes** et sanieuses (de matières). Natr-m.

Élancements, anus. Acon. aur. borax. *carb-an. carb-veg. chin. con. croc. croton. gran. grat. ign. kal. magn. merc. *natr-m. n-vom. *phosph. plat. *puls. ruta. *SEP. sil. spong. sulf. zinc.

- **périnée.** Alum. natr.

— **rectum.** Borax. carb-an. chin. ferr. gran. ign. kal. lyc. magn. *natr-m. n-vom. *phosph. plat. *puls. ruta. *SEP. sil. sulf. tart.

Éruption, anus. Calc. kal. lyc.

Excoriation, anus. Amm. ars. baryt. calc. *carb-an. carb-vg. ferr. *hep. kal. *merc. natr-m. nitr-ac. n-vom. phosph. sep. *SULF. zinc.

— **fesses** (entre les). Calc. natr-m. sep.

— **périnée.** Carb-veg. rhod.

Excoriation (douleurs d'), anus. *Amm. ant. *ars. caus. dulc. graph. hep. ign. kal-bi. mur-ac. n-jugl. n-vom. phos-ac. *puls. sass. spong. veratr. zinc. mgs.

— **rectum.** Amm. ars. grat. ign. lyc. mur-ac. n-vom. phos-ac. puls.

Fermé (sensation comme si l'anus était). Lach. plumb. mgs.

Fissures. *Ign. graph. *IGN. *SULF.

Fistule, rectum. Voy. *Sect.* I.

Formication, titillation, etc., **anus.** Agar. ambr. chin. colch. croc. *gran.* ign. natr. n-vom plat. rhus. sabin. sep. spig. teuc. zinc.

— **rectum.** Calc. ferr. n-vom. rhus. sabad. sep. spig. spong. tart.

Furoncle, périnée. Ant.

Gerçures. *Voy.* **Rhagades.**

Gonflement, anus. Graph. hep. n-vom. sulf.

Hémorrhoïdes, anus. Als. alum. *ambr. *amm. *anac. *ant. *ARS. arn. *baryt. borax. brom. *CALC. caps. carb-an. *CARB-VEG. *caus. cep. *coloc. cupr. ferr. *gran. *kal. *lach. lact. *lyc.

millef. *mur-ac. natr-m. *nitr-ac. *N-VOM. *phosph. *plumb.
*PULS. *SULF. sulf-ac.

Hémorrhoïdes :
— **bleuâtres.** *Carb-veg. *mur-ac.
— **brûlantes.** Ant. ars. *calc. carb-an. lach. sulf-ac.
— **coliques** (avec). *Carb-vg. coloc. lach. *n-vom. *puls. *SULF.
— **cuisantes.** Amm. puls. mgs.
— **douloureuses.** Alum. *anac *ARS. brom. *carb-veg. caus. cham.
coloc. *graph. *natr-m. n-vom. sabin. stront.
— **enflammées.** *Acon. *ARS. *cham. *mur-ac. *N-VOM. *PULS.
*sulf.
— **excoriation** (avec douleur d'). Graph. mur-ac. phos. puls.
rhus.
— **formication** (avec). Ant.
— **gercées.** *Cham. caus.
— **gonflées.** Agn. baryt. *calc. *carb-an. *CARB-VEG. caus. coloc.
ferr. *graph. kal. lach. *mur-ac. nitr-ac. *N-VOM. phosph.
phos-ac. *PULS. *sulf.
— **incisives** (avec douleurs). Lach.
— **lancinantes.** Ars. baryt. kal. natr-m. sulf-ac.
— **muqueuses.** Ant. *borax. caps. carb-vg. ign. lach. merc. *puls.
sulf.
— **pruriantes.** *ACON. ars. graph. *n-vom. *SULF. sulf-ac.
— **rectum** (dans le). Ars. *CALC. *caus. *coloc. hep. *lach. *lyc.
*N-VOM. *phosph. phos-ac. *sep. sil. stront.
— **saignantes.** *ACON. amm. ant. aur. aur-m. *BELL. borax. *calc.
carb-veg. *chin. cupr. ferr. *IPEC. kal. lach. *merc. mur-ac.
nitr-ac. *PHOSPH. *puls. *sep. *sulf.
— **sortantes.** *Calc. *caus. hep. lyc. merc. phos. phos-ac. puls.
rat. rhus. *sep. sulf.
— **suintantes.** Alum. amm. baryt. caus. natr-m. sep. sulf.
sulf-ac.
— **supprimées.** Calc. carb-veg. *N-VOM. puls. *sulf.
— **ulcérées.** Cham. *n-vom. *PULS.
— **volumineuses.** Voy. **Gonflées.**
Humidité. Voy. **Suintement.**
Incisives (douleurs), **anus.** Aur-s. caus. kal. laur. natr. staph.
— **rectum.** Caus. lyc. mang. natr.
Inertie, inactivité du rectum. *Alum. anac. arn. bry. camph.
carb-veg. *CHIN. cocc. croton. graph. *hep. ign. *kal. lyc. magn-
m. mur-ac. natr. natr-m. n-mos. *N-VOM. op. petr. rhod. rut.
sep. sil. staph. sulf. *thui. *VERATR.
Lancinantes (douleurs). Voy. **Élancements.**
Lombrics. *ACON. als. baryt. bell. °calc. °cham. chin. *cic. *CIN.

graph. °*hyos.* iatr. kal. **lyc.* magn. *MERC. millef. natr-m. °*n-vom.*
°*rhus.* °*rut.* *SABAD. **sil.* **spig.* **sulf.*

Mucosités. *Voy.* **Écoulement** de mucosités.

Noir (rectum). Merc.

Occlusion, anus. Lach. *N-VOM. plumb. mgs.

Ouvert. *Voy.* **Béant.**

Paralysie, anus. Acon. bell. coloc. hyos. laur.

— **canal** intestinal. Phos.

Pincement, rectum. *Sabad.*

Pression, anus. Acon. ant. baryt. chel. chin. crot. cycl. lach.
laur. nitr. n-jugl. **n-vom.* phos. puls. seneg. spig. staph. verb.
zinc.

— **périnée.** Alum. cycl. n-vom.

— **rectum.** Arn. chin. croton. **n-vom.* phos. seneg.

Prurit, anus. *ACON. **alum.* **ambr.* **amm.* **anac.* ant. BARYT.
bor. *CALC. **carb-veg.* **caus.* colch. **croc.* ferr. graph. gran.
grat. **ign.* **kal.* **lyc.* *MERC. mur-ac. natr. *NITR-AC. **n-vom.*
**phos.* phos-ac. plat. rhus. **sep.* **sil.* spig. spong. *SULF. **teucr.*
**thui.* **zinc.*

— **périnée.** Agn. gran. n-vom. petr.

— **rectum.** Ambr. borax. calc. chinin. ferr. *gran.* nitr-ac. **n-vom.*
phos. phos-ac. rhus. **sep.* **sil.* spig. **sulf.*

Rétraction, anus. Plumb.

Rétrécissement du **rectum** (sensation de). Natr-m. **n-vom.*

Rhagades, anus. **Agn.* graph. *IGN. *SULF.

Rongement, anus. Ang. spong.

Sang. *Voy.* **Écoulement** de sang.

Spasmes, anus. Colch.

— **rectum.** Calc. lyc. phos

Sueur, périnée. Hep.

Suintement. Baryt. carb-an. carb-v. nitr-ac.

— **périnée.** Carb-an. carb-v.

— **rectum.** **Anac.* carb-veg. **sep.*

Ténesme, épreintes, serrement, etc. **Acon.* **als.* *ARS. **bell.* **calc.*
*CAPS. chinin. **colch.* croton. euphorb. gran. grat. **hep.* **ipec.*
**lach.* lact. **laur.* *MERC. *MERC-C. natr. nitr. **nitr-ac.* *N-VOM.
op. ox-ac. phos. phos-ac. plat. *RHAB. **rhus.* selen. seneg. **sep.*
spong. *SULF. tabac. zinc.

Ténia. **Calc.* carb-an. **carb-veg.* **graph.* °*ign.* kal. **magn-m.*
*MERC. natr. **n-vom.* phos. *PETR. plat. **puls.* **sabad.* **sil.*
°*spig.* stann. *SULF.

Tension, anus. Lyc. sep.

Térébration, rectum. Valer.

Tiraillements, anus et périnée. Cycl. lact.

Tiraillements :
— **rectum.** Kreos. mang. rhod.
Ulcération (douleurs d'), anus et périnée. Cycl.
Ulcère, anus. Kal.
Vermineux (symptômes). *Voy.* **Ascarides, Lombrics, Ténia,** et Comp. *Chap.* XVI, **Helminthiase.**

CHAPITRE XVIII.

AFFECTIONS DES VOIES URINAIRES.

SECTION 1. — AVIS CLINIQUES.

ALBUMINURIE. *Apis. ferr. ars. colch.*
BLENNORRHÉE de la **Vessie.** — *Voyez* **Catarrhe** de la Vessie.
BLENNORRHÉE de l'**Urèthre.** — *Voyez* **Gonorrhée.**
CALCULS et **Gravelle.** — Les médicaments les plus efficaces sont eu général : 1) *Lyc. sass.* — 2) *Ant. rut. sep. sil. zinc.* — 3) Alum. ambr. amm. arn. canth. chin. lach. natr-m. nitr-ac. n-mosch. thui. uva.

Ce sont surtout : *Cann. sass. uva.* lycop., qui ont été employés avec succès contre les **Calculs dans la vessie** ou la *pierre.* — Peut-être encore : *Millef. cep. ox-ac.*

Pour les Calculs **rénaux,** on a administré avec le plus de succès : *Lyc. sass,* et peut-être pourrait-on consulter encore : *Millef. ox-ac. cep. ant. calc. phosph. rut. zinc.*

Pour les Calculs dans les **urèthres :** *cep. benz-ac.*
CATARRHE de la Vessie. — Les meilleurs médicaments sont, suivant les circonstances : 1) *Dulc. puls. sulf.,* — ou encore : 2) *Cepa. millef.* — 3) *Ant. calc. con. kal. n-vom. phos.* — *Voy.* aussi **Cystite** et **Dysurie.**
CYSTITE ou **Inflammation de la vessie.** — Les médicaments parmi lesquels on trouvera le plus souvent un remède efficace contre cette maladie, sont : 1) *Acon. apis. camph. cann. canth. dig. n-vom. puls.,* — ou encore : 2) *Calc. graph. hyos. kal. lyc. mez. sep. sulf.*

Aconitum est surtout indiqué, s'il y a forte fièvre avec soif; envie pressante et fréquente d'uriner, avec émission nulle ou de quelques gouttes seulement d'une urine foncée, rouge et trouble, ou même *sanguinolente;* sensibilité douloureuse de la région vésicale, surtout au toucher, avec aggravation des douleurs en urinant.

Camphora, si la maladie est la suite de *l'abus des cantharides,* soit sous la forme de vésicatoire, soit de toute autre manière; ou bien, s'il y a rétention d'urine complète, ou émission lente des urines en jet mince, avec brûlement dans l'urèthre et dans la vessie.

Cannabis, souvent après *acon.,* surtout s'il y a rétention d'urine complète; ou bien si le besoin d'uriner se manifeste surtout la nuit, avec douleurs brûlantes en urinant; ou émission goutte à goutte d'une urine sanguinolente.

Cantharis, s'il y a : Besoin violent d'uriner, sans résultat, ou avec émission de quelques gouttes seulement d'une urine saturée; douleurs lancinantes et brûlantes dans la région vésicale, surtout avant et après l'émission des urines; ou bien douleurs incisives depuis les reins jusque dans la vessie; ventre ballonné et sensible au toucher surtout dans la région vésicale.

Digitalis, lorsque c'est principalement le col de la vessie qui est affecté, et qu'il y a rétention d'urine avec douleur constrictive dans la vessie, ou besoin fréquent et pénible d'uriner, avec émission de quelques gouttes seulement d'une urine rouge foncée et trouble.

Dulcamara, surtout dans les affections chroniques de la vessie, s'il y a besoin continuel d'uriner, avec sensation douloureuse d'une affluence vers la région vésicale et l'urèthre; émission goutte à goutte d'une urine qui *dépose un sédiment muqueux,* ou qui est mêlée de corpuscules sanguinolents. (Après *dulc.* convient parfois *kal.* ou *phosph.*)

Nux vom., s'il y a : besoin fréquent d'uriner, avec douleurs violentes pendant et après l'émission d'une urine rare et qui parfois ne sort même que goutte à goutte; douleur brûlante dans l'urèthre, dans la vessie, ou bien dans les reins; douleur contractive dans l'urèthre après avoir uriné; — surtout si le malade a fait abus des boissons spiritueuses, ou que le mal soit lié à des affections hémorrhoïdales.

Pulsatilla, si le besoin d'uriner est accompagné de douleurs pressives, brûlantes et incisives dans la région vésicale; avec chaleur et rougeur de cette partie, et souvent avec rétention complète des urines; ou émission rare, douloureuse, d'une urine chargée de mucosités; ou émission d'urines sanguinolentes, avec sédiment purulent.

Sulfur, dans beaucoup de cas des plus opiniâtres, ou lorsque aucun des médicaments précédents ne suffit entièrement, et surtout si les urines sont mêlées de mucosités ou de sang, avec *brûlement dans l'urèthre en urinant.* (Après *sulf.* convient souvent *calc*, surtout si le mal est la suite de la suppression des hémorrhoïdes; et si *calc.* ne suffit pas contre les douleurs brûlantes, on pourra consulter *ars.* ou *carb-veg.*)

Pour le reste des médicaments cités, voyez-en la **Pathogénésie** et les **Symptômes**, *Sect.* 2, 3, 4, 5. — *Comp.* aussi **Dysurie, Hématurie, Ischurie** et **Néphrite.**

DIABÈTE. — On a principalement recommandé : *Carb-veg. led. natr-m. phos-ac.,* mais ce n'est que sur ce dernier médicament que nous possédons quatre observations de la guérison d'une espèce de dysurie se caractérisant par des *urines laiteuses,* telles qu'on les rencontre parfois, alternant avec les urines aqueuses et incolores, dans quelques cas de diabète sucré.

Peut-être que dans d'autres cas on pourrait aussi consulter : *Aur. bar-m. carb-veg. con. magn-c. meph. merc. mur-ac. nitr-ac. phosph. sulf.*

DYSURIE, Strangurie, etc. — Les meilleurs médicaments contre ces irritations des voies urinaires sont en général : 1) *Acon. cann. canth. dulc. mgs-aus. merc. n-vom. puls. sulf.;* — ou encore : 2) *Aps. arn. ars. aur. bell.? calc. colch. con. dig. hyos. kal. n-mosch. phosph. sass. staph.*

Si ces souffrances sont la suite d'un **Refroidissement,** on pourra consulter de préférence : *Acon. bell. dulc.,* ou encore : *Merc. n-vom. puls.* — Après un refroidissement dans l'**Eau,** surtout : *Puls. sass.,* ou même : *Calc.* ou *sulf.*

Après l'abus des **Boissons spiritueuses :** *N-vom.,* ou même: *Puls. sulf.*

Après l'abus de **Cantharides :** *Camph.,* ou encore : *Acon. puls.*

Chez les personnes sujettes aux **Hémorrhoïdes,** ou après la **Suppression** d'un flux hémorrhoïdal habituel : *N-vom. puls. sulf.,* ou encore : *Acon. ars. calc. carb-veg. lach. merc.*

Chez les **Femmes enceintes ou mal réglées :** *Cocc. phos-ac. puls.,* ou encore : *Con. n-vom. sulf.*

Chez les **Enfants :** *Acon. bell. merc. n-vom. puls.,* et si c'est par suite d'une **Chute** ou d'un coup sur le dos ou sur le ventre : *Arn.* — Après une **Frayeur :** *Acon.*

☞ *Voy.* pour les détails, **Cystite** et **Néphrite,** et *Comp.* **Ischurie.**

ÉPAISSISSEMENT de la vessie. — Ce sont : *Dulc. merc. puls.* et *sulf.* qui paraissent mériter d'être pris en considération dans le traitement de cette affection. — *Voy.* aussi **Catarrhe** de la vessie et **Cystite.**

FISTULE urinaire. — Ce sont : *Ars. calc. carb-an. sil. sulf.*, qui méritent d'être consultés de préférence.

GONORRHÉE. — § 1. Le médicament principal dans la période **inflammatoire,** est *cann.* administré matin et soir à la dose d'une goutte (teinture mère), ou bien à la dose de 3 à 6 globules, 3ᵉ, 6ᵉ ou 9ᵉ atténuation, dissous dans 9 onces d'eau et pris par cuillerées à bouche, matin et soir.

Dans la plupart des cas on obtiendra par ce procédé, au bout de quelques jours, une diminution assez sensible des symptômes inflammatoires, sans avoir besoin d'autre médicament, surtout *si l'on peut obtenir du malade de garder un repos complet*, repos qui presque toujours est la condition *sine qua non* d'une prompte guérison.

§ 2. Les symptômes inflammatoires ayant disparu, ce sera souvent par *merc.* (3ᵉ trituration) ou par *sulf.*, ou bien en alternant ces deux médicaments, qu'on parviendra à opérer la guérison complète. — *Merc.* est surtout indiqué si l'écoulement est verdâtre et puriforme, tandis que *sulf.* convient plutôt contre un écoulement séreux, blanchâtre.

Il y a cependant aussi des cas où il faudra avoir recours à d'autres médicaments, tels que *canth.*, si l'inflammation est violente avec *ischurie, priapisme, érections douloureuses*, etc., et que *cann.* ne suffise pas contre cet état; ou bien *petros.*, si la *strangurie* qui survient quelquefois ne veut céder ni à *cann.*, ni à *merc.*, ni à *sulf.*

§ 3. Pour les gonorrhées **Secondaires,** surtout lorsqu'elles ont été traitées par le *baume de Copahu* ou le *poivre de Cubèbe* à fortes doses, on trouvera souvent le plus convenables : *Sulf.* ou *merc.*, ou bien : *Caps. fer. natr-m. nitr-ac. n-vom. sep. thui.* — *Caps.* est surtout indiqué, si l'écoulement est blanchâtre, épais comme de la crème, avec brûlement en urinant; et si *caps.* ne suffit pas, ce sera souvent *fer.* ou *n-vom.* qui fera disparaître le reste. — Dans quelques cas encore : *Als. benz-ac. millef.*

§ 4. S'il y a en même temps **Condylomes** aux parties génitales, il faudra employer de préférence : *Nitr-ac. thui.* ou *cinn.*, quoique assez souvent on réussisse aussi, tant contre la gonorrhée que contre les condylomes, en administrant alternativement : *Merc.* et *sulf.*

Dans le cas de complication de **Gonorrhée** et de **Chancres,** il faudra avoir immédiatement recours à *merc.*, n'importe que la gonorrhée soit secondaire ou primitive.

§ 5. Outre les médicaments cités, on a encore recommandé : *Agn. als. aps. benz-ac. con. cop. cub. dulc. hep. led. lyc. merc-c. mez. millef. petr. sabin. sel.*

Quant aux affections par suite de la **Suppression** de l'écoulement, telles que **Rhumatisme** articulaire, **Orchite, Ophthalmie,** etc., voyez ces affections dans leurs chapitres respectifs.

HÉMATURIE. — Les médicaments que l'on trouvera le plus souvent indiqués, sont : *Arn. ars. cann. canth. chin. ipec. lyc. merc. mez. mill. puls.*, ou encore : *Calc. con. sulf.* — *Comparez* aussi **Cystite** et **Dysurie,** ainsi que *Sect. 3,* **Écoulement** de sang par l'urèthre.

HÉMORRHOIDES de la vessie. — On pourra consulter de préférence : *N-vom. puls. sulf.;* ou encore : *Acon. ars. calc. carb-veg. graph. lach. merc. sab.* — *Comp.* aussi **Dysurie.**

INCONTINENCE d'urine.— L'incontinence d'urine **Paralytique** demande surtout : *Cic. mgs-aus.*, ou peut-être encore : *Acon. ars. bell. caus.? dulc. hyos. lach. laur. magn.? natr-m.? millef.? petr.? zinc.?* (Comp. *Sect. 5,* **Paralysie** de la vessie, et *Sect. 2,* **Émission** involontaire des urines.)

Contre l'incontinence d'urine **Spasmodique,** on trouvera souvent indiqués : *Bell. caus. cin. con. hyos. ign. magn. natr-m. puls. rhus.*, ou encore : *Baryt. bry. lach. lyc. merc. nitr-ac. rut. spong. sulf.* (Comp. *Sect. 5,* **Spasmes** et **Ténesme** de la vessie.)

L'incontinence d'urine **Nocturne** (*Pissement au lit*) trouve le plus souvent son remède parmi : 1) *Bell. caus. cin. puls. rhus. sep. sil. sulf.;* — ou bien : 2) *Acon. amm. arn. ars. bry. calc. carb-veg. cham. chin. con. graph. hep. mgs-aus. merc. natr. natr-m. op. petr. rut. stram.*

Voyez aussi, *Sect. 2,* **Émission** involontaire des urines.

ISCHURIE. — Les médicaments les plus efficaces sont en général: 1) *Arn. canth. lyc. n-vom. op. puls. stram.* — 2) *Acon. aur. camph. con. dig. hep. hyos. lach. laur. plumb. rhus. rut. sulf. veratr.* — 3) *Aps. millef. cep.*

Contre la rétention d'urine **Spasmodique,** on pourra consulter de préférence : *N-vom. op. puls.*, ou peut-être encore : *Aur. canth. con. dig. hyos. lach. rhus. veratr.* — (Comp. **Dysurie,** ainsi que, *Sect. 5,* **Spasmes** et **Ténesme** de la vessie.)

Contre l'Ischurie **Inflammatoire,** principalement : *Acon. cann. canth. n-vom. puls.*, etc. (Comp. **Cystite** et **Dysurie.**)

Contre l'Insomnie **Paralytique :** *Ars. dulc. hyos.*, etc. (Comp. *Sect. 5.* **Paralysie** de la vessie.)

LITHIASIE. — *Voy.* **Calculs.**

NÉPHRITE et **NÉPHRALGIE.** — Les médicaments que jusqu'ici on a employés avec le plus de succès, sont : *Bell. cann. canth. n-vom. puls.* — Peut-être pourrait-on aussi consulter : *Als. alum. benz-ac. cep. berb. colch. hep. lyc. sass.* millef.

Belladona est surtout indiqué, s'il y a douleurs lancinantes

dans les reins s'étendant le long de l'urèthre jusque dans la vessie, avec aggravation périodique, grande angoisse et coliques. (Si
bell. ne suffit pas, *hep.* sera souvent convenable.)

Cannabis, s'il y a douleur tractive depuis les reins jusqu'au
pubis, avec grande anxiété et malaise.

Cantharis, si les douleurs sont lancinantes, déchirantes et incisives, avec émission douloureuse seulement de quelques gouttes
d'urine, ou ischurie complète; ou bien si les urines sont mêlées de
sang.

Nux vom., si le mal est occasionné par la suppression des hémorrhoïdes ou par une congestion abdominale, avec tension, ballonnement et pression dans la région des reins.

Pulsatilla, si la maladie se manifeste avec aménorrhée ou des
règles trop peu abondantes, chez des personnes délicates, d'un
tempérament doux et phlegmatique, ou bien s'il y a urines sanguinolentes avec sédiment purulent.

☞ *Comp.* aussi : **Cystite, Dysurie, Hématurie** et **Ischurie.**

PARALYSIE de la vessie. — *Voy. Sect.* 5.

POLYPE de la vessie. — Il n'y a jusqu'ici qu'une seule observation
sur la guérison de cette affection par l'homœopathie. Ce fut *Calc.*
qui la guérit. — Peut-être que parfois on trouverait aussi *staph.*
de quelque utilité.

RÉTENTION d'urine. — Comp. *Sect.* 5, même mot, et *Voy.* **Ischurie.**

RÉTRÉCISSEMENT de l'urèthre. — Contre les rétrécissements
Organiques par des **Callosités**, on pourra consulter de préférence : 1) *Clem. dig. dulc. petr. puls. rhus. sulf.;* — et peut-être
encore : 2) *Camph. carb-veg. canth. cic. merc. phosph. spong.;* —
ou même : 3) *Arn.? calc.? con.? graph.? lyc.? magn-m.? sil.?*

Contre les rétrécissements **Spasmodiques,** on trouvera souvent suffisants : 1) *Canth. n-vom. puls.* — 2) *Bell. camph. cic.
cocc.*

STRANGURIE. — *Voy.* **Dysurie** et **Strangurie,** ainsi que,
Sect. 2, **Émission** des urines goutte à goutte.

URÉTHRITE. — *Voy.* **Gonorrhée.**

SECTION II. — URINES.

Besoin fréquent d'uriner. *ACON. alum. amb. amm. ant. arn.
arg. asar. *baryt.* *BELL. berb. borax. *bovis.* *BRY. calc-ph. cann.
*CANTH. *caps. carb-a. *CARB-V. *CAUS. chin. chinin. chlor. *cic.*
cin. *cocc.* *colch. con. *cop.* croton. *dig. dros. *dulc.* euphorb.

*GRAPH. *guai. hell. hydroc. hyos. °ign. *kal. kreos. lach. lact.
led. *LYC. magn. magn-m. mang. men. meph. merc. mur-ac.
natr. natr-m. nitr. nitr-ac. n-jugl. *N-VOM. par. petr. phos.
*PHOS-AC. *PULS. *RHUS. *ruta. sabad. *SABIN. samb. sang.
*SASS. sec. *sep. sil. spig. *spong. *SQUILL. stann. *STAPH.
stram. *SULF. tar. tart. thui. verb. viol-tr. (Comparez **Émission** fréquente.)

Besoin fréquent d'uriner :
— **abondantes** (avec urines). *Alum. *ARN. ars. *baryt. *BELL.
*CARB-AN. chinin. chlor. cin. colch. croton. cycl. *hell. hydroc.
kal-h. *KREOS. *lach. lact. merc. *mur-ac. *natr. *NATR-M.
*nitr. n-jugl. raph. *rhus. samb. spig. spong. squill. *stann. tar.
thui. verb. viol-tr. (Comp. **Émission fréquente, abondante.**)
— **peu abondantes,** rares (avec urines). Amm. ang. ant. brom.
*CANN. *carb-veg. caus. cupr. *DIG. dros. enphorb. fluor-ac. hell.
hyos. kal. lach. led. magn-m. men. *merc. nitr-ac. n-jugl.
*N-VOM. petr. phos. phos-ac. *PULS. raph. *rhus. *RUT. sabad.
sabin. sass. sil. *SPONG. *STAPH. *sulf. tart. *veratr. (Comparez
Émission rare et fréquente.)
— **sans résultat.** Acon. arn. borax. camph. *CANTH. caps. *caus.
cham. chin. coloc. cop. *DIG. hell. hyos. kal. lyc. merc. morph.
*N-VOM. *petr. phosph. phos-ac. plumb. *PULS. *sass. *sep. sil.
*SULF. veratr.
— **jour et nuit.** Carb-v. kal. kal-h. magn-m. merc. natr. natr-m..
n-jugl. sass.
— **nuit** (la). *Alum. *amm. *arn. *ARS. baryt. *BELL. bry. *calc.
calc-ph. *caus. cin. cupr. dros. *graph. hep. kreos. lach. magn-c.
*mgs-aus. meph. merc. *NATR-M. *n-vom. op. *PULS. *rhus. rut.
sabin. samb. sang. *SEP. *SIL. spig. *squill. stram. *SULF. tart.
thui. (Comp. **Émission** la nuit.)

Couleur des urines :
— **argile** (d'). Anac. berb. corall. ferr. sabad. sass. sulf-ac. zinc.
— **blanche,** blanchâtre. Alum. amm. arn. aur. bell. berb. cann.
canth. carb-veg. caus. chin. *CIN. °con. cycl. dulc. hep. iod.
*MERC. mur-ac. natr-m. nitr-ac. phosph. *PHOS-AC. sec. rhus.
sulf.
— **blanc de lait.** Aur. berb. *carb-veg. dulc. iod. mur-ac.
*PHOS-AC.
— **blanc trouble.** Cann. chin. °con. cycl. rhus.
— **brique** (de). Voy. **Sédiment** couleur de **brique.**
— **brune.** Acon. ambr. ant. *arn. ars. asa. *bell. *BRY. calc. caus.
colch. dig. *dros. kreos. *lach. lact. merc. nitr-ac. petr. *phosph.
prun. puls. *sulf. sulf-ac. tart.
— **brun foncé.** Caus. colch. dig. nitr-ac. petr. puls. tart.

Couleur des urines :

— **citron** (jaune-). *Voy.* **Jaune** clair.

— **claire.** Ant. chinin. colch. coloc. dulc. euphr. ign. lach. magn. natr-m. nitr. n-jugl. sang. (*Comp.* **Jaune,** etc.)

— **foncée, rouge, saturée.** *ACON. ant. *arn.* ars. *bell. *BRY. calc.* calc-ph. *canth.* caps. *carb-veg.* chin. *COLCH. croton. *dig. dros.* eug. graph. *hell. hep.* iod. *ipec. kal. lach.* lyc. *merc.* natr. nitr-ac. *N-VOM. op. *phosph.* petr. *puls.* rhus. *selen. *sep.* squill. *staph.* stront. *sulf. *tart.* veratr. ings-arc. (*Comparez* **Brun, rouge,** etc.)

— **jaune.** *Agar. *ambr.* amm. ang. *ant. *arn.* aur. *bell.* berb. *canth. carb-veg. *cham. *chin. colch.* croton. daph. hydroc. *hyos. ign. *ipec. *lach.* lact. *led. magn-m.* natr. *nitr.* prun. raph. *rhab. samb. *sass. spong. veratr. *zinc.*

— **jaune foncé,** comme des œufs pourris. Daph.

— **lait** (blanc de). Aur. berb. *carb-veg. dulc.* iod. mur-ac. *PHOS-AC.

— **marron.** Kreos.

— **noirâtre.** Colch.

— **orangée.** *Voy.* **Jaune** clair.

— **pâle, incolore, claire,** urine aqueuse, spastique. Alum. arn. *aur. bell. berb. canth. caus. chel. *chinin.* colch. *COCC. *coloc. *con.* croton. dig. hep. hydroc. ign. magn-c. *mur-ac.* natr-m. *nitr.* n-jugl. n-vom. *phosph. *phos-ac.* plat. *PULS. raph. rhus. sang. sass. sec. sep. *staph.* stram. stront. *sulf.* sulf-ac.

— **rouge, rougeâtre.** *ACON. amm-m. *ant. *arn.* aur. aur-m. *bell.* berb. *BRY. calc. *camph.* cann. *canth.* caps. *CARB-VEG. caus. *chin.* chinin. *COLC. con. daph. *dig. dros.* dulc. ferr. grat. hell. *hep.* ipec. kal. lach. *MERC. *N-VOM. petr. plat. *phosph. plumb. *puls.* rhab. sass. *selen. *sep.* SQUILL. *staph. *SULF. sulf-ac. tabac. *tart. *veratr.*

— **rouge foncé.** Ant. *benz-ac. *carb-v.* cupr. hep. *merc. *sulf. sulf-ac. tart.

— **rouge de sang.** Bell. *calc.* carb-v. *coff.* croton. hep. merc. petr. rhus. *sep.* sulf-ac.

— **verdâtre.** *Ars.* aur. *camph.* chin. iod. *kal.* magn-c. *rhab. rhod. *rut.* seneg. *veratr.*

Diabète. Voy. *Sect.* 1.

Émission d'urine :

— **abondante,** chaque fois. *Acon. *alum. *ambr.* amm. ang. ant. *arg.* ars. *baryt.* bell. bism. calc-ph. *canth.* carb-an. *CARB-V. caus. chel. chlor. cin. coff. colch. *coloc.* cycl. *DAPH. euphr. ferr. *guai.* hep. hyos. ign. iod. kal-hdr. *KREOS. lach. *LED. *MERC. *MUR-AC. *natr.* NATR-M. *nitr. *oleand.* phosph. *PHOS-

AC. *PULS. *rhus. rut. sabin. *samb. sass. seneg. *spig. *squill.
*SULF. valer. *verb.

Émission d'urines :

— **excessive.** Kreos. merc. mur-ac. natr.

— **difficile.** Ars. *bell. calc-ph. cann. canth. con. dig. euphorb.
magn-m. n-jugl. *n-mosch. plumb. ran. sec.

— **diminuée** (sécrétion moins abondante). Acon. alum. ambr. arn.
*BELL. bry. *cann. *CANTH. *carb. veg. caus. chinin. *COLCH.
coloc. *DIG. dulc. fluor-ac. *graph. grat. *HELL. hep. *HYOS.
*IOD. ipec. kal. kreos. *laur. led. *merc. mez. nitr-ac. *N-VOM.
*op. par. phosph. *PLUMB. puls. *rhus. *rut. sass. *SEC. sel.
seneg. squill. stann. *staph. *stram. stront sulf. sulf-ac.
*VERATR.

— **douloureuse.** Ars. bar-m. bell. calc-ph. camph. *CANN. *CANTH.
caus. colch. con. *dulc. *nitr-ac. *N-VOM. *n-mos. op. plumb.
*PULS. ran. stann. *stann. *sulf. zinc.

— **fréquente.** Amm. anac *arg. ant. °aur. *BARYT. bar-m.
*BELL. bis. borax. bovis *BRY. *calc. calc-ph. caust. *CAUS. chel.
coff. cupr. daph. euphr. ign. iod. *KAL. KREOS. *LACH. led.
*LYC. *MERC. mur-ac. *NITR. n-jugl. *N-VOM. *OLEAND. petr.
phosph. *PHOS–AC. plat. plumb. *PULS. *RHUS. *rut. sang.
*sass. *SIL. spig. *SQUILL. stann. *STAPH. *sulf. val. *veratr.
zinc.

— **goutte à goutte.** Arn. *bell. camph. *cann. *CANTH. caps.
caus. clem. colch. con. cop. dros. *DULC. euphorb. graph. magn.
merc. n-jugl. n-mos. *N-VOM. petr. plumb. prun. *puls. rhus.
sabin. sec. spig. staph. stram. *SULF, *mgs-aus.

— **interrompue.** Carb-an. *caus. *clem. *con. *dulc. kal. magn-
aus. phos-ac. puls. sulf. thui. zinc.

— **involontaire.** Acon. *arn. ars. bar-m. *BELL. bry. carb-an.
*carb-v. *caus. cham. cic. *CIN. con. dig. dulc. graph. *hep.
hydroc. *HYOS. ign. kreos. lach. laur. lyc. magn-c. merc. *natr-m.
n-jugl. petr. *PULS. *rhus. *rut. *SEP. sil. spig. stram. *SULF.
tart. veratr. *zinc. *mgs-aus.

— **jet éparpillé.** *Cann. canth. rhus.

— **jet faible.** Calc-ph. cham. hell. merc. mgs-aus.

— **jet intermittent.** Clem. con. puls. sulf.

— **jet plus fort.** Agn.

— **jet mince.** Camph. canth. chin. graph. merc. prun. puls. samb.
spong. staph. sulf.

— **lente.** Camph. chin. merc-ac. plat. raph.

— **nocturne.** *Alum. *amm. amm-m. anac. *arn. *ARS. baryt.
*bell. borax. bovis. bry. *calc. carb-an. carb-v. *caus. *coff. con.
cupr. daph. dig. dros. *graph. hep. iod. lach. lact. magn-m.

magn-s. *merc.* natr. *NATR-M. petr. phos-ac. *n-vom. op. *PULS. rat. *rhus. ruta.* sabin. sang. sass. *SEP. *SIL. spig. *squill. stram.* *SULF. sulf-ac. tart. thui. *mgs-aus.*

Émission d'urine :

—**nocturne involontaire (pissement au lit).** *Acon.* amm. arn. *ars.* *BELL. bry. calc. *carb-veg.* *caus.* cham. chin. *CIN. con. graph. hep. merc. natr-m. n-jugl. op. petr. *PULS. *rhus. ruta.* seneg. *sep. *sil. stram. *sulf. mgs-aus.*

— — **premier sommeil** (dans le). *Sep.*

— **petite quantité** (en), **peu à la fois.** *Acon.* agar. amm. anac. ang. ant. aur. aur-m. *BELL bry. CANN. *CANTH. *carb-veg.* caus. chel. *COLCH. cupr. *DIG. dros. euphorb. *hell. *HYOS. *IOD. kal. lach. *laur.* led. magn-m. men. *merc.* natr. nitr-ac. *N-VOM. *op.* petr. phos. phos-ac. *PLUMB. *PULS. rhus.* *RUT. sabad. sabin. sass. *SEC. sil. *STAPH. tart.* *VERATR. (Comp. **Besoin** fréquent avec émission peu abondante.)

— **rare.** *Acon.* agar. *arn.* *ars.* *aur.* *BELL. *bry. camph.* *CANTH. chin. *colch.* fluor-ac. hep. *hyos.* *LAUR. *MERC. *n-vom. *op. *plumb. prun. puls. rut.* *SEC. stann. *stram. stront. sulf.*

— **supprimée.** *Acon.* alum. ars. aur. *bell. bism. *CANTH. colch. dig. graph. hell. *hyos. *iod. *LAUR. n-vom. *op. *plumb. rut. sass. *SEC. *stram. sulf. *VERATR.

Flux d'urine. *Acon.* bar-m. bell. cann. dig. *hyos.* merc. squill. *stram. *veratr.*

Incontinence d'urine. Voy. *Sect.* 1.

Ischurie. Voy. *Sect.* 1.

Odeur des urines :
— **acide.** *Ambr.* calc. graph. *merc.* natr. nitr-ac. petr.
— **âcre.** Asa. borax. calc.
— **ammoniacale.** Asa. carb-veg. chinin. iod. mosch. nitr-ac. petr. phosph. stront.
— **chat** (d'urine de). *Borax.* viol-tr.
— **fétide.** Amb. *ars.* benz-ac. *borax.* calc. *carb-an.* *CARB-VEG. coloc. *cupr.* daph. *dulc.* *guai.* kreos. *merc.* natr.* *NITR-AC. petr. phos.* phos-ac. *puls.* rhod. *seneg.* stram. *sulf. viol-tr.*
— **forte.** Chinin. dros.
— **violette** (de). Lact. n-mos.

Pissement au lit. Voy. *Sect* 1, **Incontinence** d'urine.

Rétention d'urine. *Acon.* *arn.* *aur.* *bell.* °camph. *CANN. con. *canth. cycl. dig. dulc. hep. hydroc. hyos. lach. laur. *lyc. *N-VOM. *op. plumb. prun. *PULS. rhus. rut. sabin.* stann. *stram. *sulf. veratr. *zinc. (Comp. Sect. 1, **Ischurie.**)

Rétention d'urine :

— **douloureuse.** Acon. arn. *aur. *canth. *puls.

Sédiment dans les urines. Acon. alum. *ambr. amm. amm-m. ant. *ANT. *ars. baryt. bar-m. bell. *bry. calc. *camph. cann. *canth. caps. carb-an. carb-vg. caus. *cham. *CHIN. chinin. *colch. *coloc. *con. daph. dig. *DULC. euphorb. graph. hyos. iod. ipec. kal. kreos. *lach. laur. *LYC. mang. *MERC. mez. *NATR-M. nitr. *nitr-ac. n-mosch. n-vom. oleand. op. petr. *PHOSPH. *PHOS-AC. *PULS. rhus. ruta. *SASS. sec. selen. *SANG. *SEP. *sil. spong. *SQUILL. *SULF. sulf-ac. tart. thui. *valer. *zinc.

— **abondant.** Bell.

— **argile** (couleur d'). Amm-m. chinin. sass. sep. sulf. sulf-ac. zinc.

— **blanc.** Alum. baryt. bell. berb. calc. colc. dulc. graph. hep. kreos. murex. nitr-ac. petr. phos. phos-ac. prun. rhus. sep. spig. spong, sulf. zinc.

— **bleuâtre.** Prun.

— **brique** (couleur de). Voy. **Rouge.**

— **brunâtre.** Ambr. lach.

— **corpuscules** rouges. Ant.

— **cristaux** (de). Chinin.

— **épais.** Alum. bell. *camph. hydroc. laur. merc. phos-ac. spong. *sulf.

— **farineux,** crayeux, etc. Berb. calc. chin. graph. merc. natr-m. phos-ac. sulf. tart.

— **filaments.** Cann. canth. croton. merc. mez. nitr-ac. seneg. tart.

— **floconneux.** Aspar. cann. cham. croton. merc. mez. nitr-ac. sass. seneg. tart. zinc.

— **gélatineux.** Berb. coloc. *phos-ac. *puls.

— **grains** rouges. Chinin. selen.

— **gras, huileux.** Calc. chinin. hep. iod. par. petr. phos. puls.

- **gravelle.** Ambr. canth. chinin. *LYC. natr-m. nitr-ac. *PULS. ruta *SASS. selen. *sep. sil. *ZINC. (Comp. **Sable.**)

— **gravier** (de). *Sass. zinc.

— **grisâtre.** Berb. con. hyos. spong.

— **jaunâtre.** Amm. *baryt. canth. *cham. *chin. chinin. *cupr. *lach. *lyc. *phos. *sil. *spong. *sulf-ac. *zinc.

— **levain** de bière (comme du). Raph.

— **muqueux.** Ant. *ars. aur. berb. calc. cant. carb-veg. coloc. con. crot. *dulc. hep. *merc. natr. *natr-m. nitr-ac. n-vom. *puls. sass. seneg. sulf.

— **nuageux.** *Ambr. ant. *bry. carb-v. *caus. chin. grat. hydroc.

kal. lach. *merc. *nitr. par. *petr. phos-ac. plat. rat. rhod. sass. *seneg. *thui.

Sédiment :

— **odeur** forte (d'). Chinin. fluor-ac.

— **purulent.** Cann. canth. clem. lyc. n-vom. puls. sep.

— **rouge, rougeâtre, couleur de brique.** Acon. alum. ambr. amm. *ARN. bell. herb. camph. *canth. *CHIN. chinin. daph. graph. hydroc. ipec. laur. kreos. *lach. *LYC. mez. *natr-m. nitr. nitr-ac. n-vom. op. par. plat. *PHOS. *PULS. selen. *sep. sil. *squill. sulf. tart. *valer.

— **rouge** de sang (couleur). Amm.

— **sablonneux.** Alum. ambr. amm. ant. *calc. *cann. canth. chin. chinin. lach. *LYC. natr-m. nitr-ac. n-mosch. *n-vom. *petr. *phosph. puls. *SASS. *sep. *sil. thui. *ZINC.

— **sanguinolent.** Acon. cann. canth. dulc. lyc. phos-ac. puls. *sep. *sulf-ac.

— **terreux.** Mang.

— **trouble.** Con. croton. rhus. zinc.

— **violet.** Mang. puls.

Strangurie. Voy. Sect. 1, Dysurie et strangurie.

Ténesme urinaire. Arn. calc. *cann. *canth. caps. colch. lach. *merc. mur-ac. *n-vom. plumb. prun. *puls. sabad. sass. sil. viol-tric.

Urines selon leur nature :

— **âcres,** corrosives. Arn. *BORAX. calc. *cann. *caus. graph. *hep. iod. kal. kreos. laur. *MERC. natr-m. phos. prun. *PULS. rhus. sang. tart. thui. veratr.

— **aqueuses, claires.** Voy. **Couleurs pâles.**

— **brûlantes.** Acon. ars. camph. cann. caps. carb-an. dig. dulc. kreos. lact. lyc. merc. phos. sec.

— **cristaux** (avec). Chin. croton.

— **chaudes.** Acon. ars. bry. calc-ph. canth. cham. colch. dig. hep. lact. merc. nitr-ac. n-vom. phos-ac. sec. squill.

— **déposant** un sédiment. Voy. **Sédiment.**

— **écumeuses.** Chinin. croton. lach. laur. lyc. seneg. spong.

Urines :

— **enflammées.** Bell. colch. croton. kal. par. plumb. sass. tart.

— **épaisses.** Camph. carb-v. *con. dulc. n-vom. plumb. sabad. sulf-ac.

— **épaississent** (qui s'). Coloc. seneg.

— **froides.** Agar. nitr-ac.

— **gélatineuses.** Voy. **Sédiment gélatineux.**

— **jumenteuses.** Voy. **Troubles.**

Urines :
— **laiteuses.** Aur. herb. *carb-veg.* chinin. dulc. iod. *PHOS-AC.
(*Comp.* **Couleur** blanche, **Urines** troubles.)
— **muqueuses.** *Voy.* **Sédiment muqueux.**
— **nuageuses.** *Ambr.* ant. *bry.* carb-veg. *caus.* chin. croton.
kal. lach. *merc.* *nitr.* *petr.* *phos-ac.* rhod. sass. *sang.* *thui.*
— **pellicule** (qui forment une). Croton. iod. par. phos. *puls.*
sulf.
— **purulentes.** Cann. canth. clem. lyc. n-vom. puls. sabin. sep.
— **sablonneuses.** Alum. amm. ambr. ant. *calc.* *cann.* canth.
chin. chinin. lach. *LYC.* natr-m. nitr-ac. n-mosch. *n-vom.* *petr.*
phosph. *PULS.* *SASS.* *sep.* *sil.* thui. ZINC.
— **sanguinolentes.** Ambr. *ARN.* *ars.* herb. *calc. camph.* *CANN.*
canth. *caps.* *chin. con.* hep. *IPEC.* *lyc.* *merc. mez. n-vom. op.*
PHOSPH. *PULS.* sass. *sec. sep. squill. sulf.* tart. thui. *zinc.*
(*Comp.* **Écoulement sanguinolent,** *Sect.* 5.)
— **troubles en sortant.** Alum. *ambr.* anac. ars. *bell.* camph.
cann. carb-an. carb-veg. cham. *chin.* chinin. *cin.* *con. croton.*
cupr. cycl. *dulc..* hep. *ign.* ipec. kreos. *lach.* *merc.* mosch. natr.
phos. plumb. *puls.* raph. *rhus.* *sabad.* sass. *sep.* sulf. tart. veratr. viol-tric.
— **troubles** (qui **deviennent**). Ang. aur. *bry. caus. cham.* chinin.
cin. dulc. *graph.* grat. *hep.* meph. *merc.* mez. *phos-ac.* plat. rat.
rhus. seneg. sulf. sulf-ac. zinc.
— **visqueuses.** *Arg. canth.* coloc. cupr. dulc. kreos. phos-ac.

SECTION III. — CONDITIONS

des Symptômes des Urines.

Assis (en étant), Émission involontaire des urines. Puls.
Café (après avoir pris du), Besoin pressant. Ign.
Debout (en étant), Émission involontaire. Bell.
Jour et nuit, Besoin pressant. Carb-v. kal. kal-h. magn-m. *merc.*
natr. natr-m. n-jugl. sass.
— **émission** involontaire. Caus.
Levant des fardeaux (en). Besoin d'uriner. Bry.
Lit (pissement au). *Voy.* la **Nuit,** Émission ; et *Sect.* 1, **Inconti-
nence** d'urine.
Matin (le), Besoin d'uriner. Amb.
Marchant (en), Émission involontaire. Arn. bry. caus. *natr-m.*
puls. ruta. *zinc.*
— **Douleurs** dans les reins. Alum.

Midi (après), Besoin d'uriner. Bell.

Nuit (la), Besoin pressant, etc. Amm. ars. *graph. kreos. lach. magn. *n-vom. rhus. sabin. spig. tart. thui. (*Comp.* les suivants.)

— **émission** d'urine. *Alum.* *amm. *amm-m. anac. arg-n. *arn. *ARS. baryt. *bell. borax. bovis. bry. *calc. carb-an. carb-v. caus. cin. coff. con. °cupr. °daph. dig. °dros. *graph. hep. iod. °lach. magn-m. merc. natr. *NATR-M. nic. *n-vom. op. petr. phos-ac. *PULS. rat. *rhus. ruta. sabin. sass. *SEP. *SIL. spig. *squill. stram *SULG. sulf-ac. tart. thui. *mgs-aus.

— **émission involontaire, pissement** au lit. Acon. amm. *arn. ars. *BELL. bry. calc. carb-v. *caus. cham. chin. *CIN. con. graph. °hep. merc. natr. natr-m. op. petr. *PULS. *rhus. *ruta. seneg. *sep. *sil. stram. *sulf. mgs-aus.

— — **premier sommeil** (dans le). ~Sep.

Repos (dans le), Émission involontaire. Rhus.

Selle (après la), Émission d'urine. Lach. sel.

Soir (le), Besoin pressant ou fréquent. Am-c. bell. sabad.

Toussant (en), Émission involontaire. Ant. caps. *caus. colch. kreos. *natr-m. phosph. puls. staph. *squill. sulf. veratr. *zinc.

SECTION IV. — SYMPTÔMES CONCOMITANTS

des Urines.

Amaigrissement, avec flux d'urines. Merc.

Angoisse pendant le besoin d'uriner. Acon. carb-v. cham. dig. graph. phos-ac.

Aines (douleurs dans les), pendant le *besoin.* Fluor-ac. rhod.

Besoin d'uriner après l'émission des urines. Rut. staph. zinc.

Brûlement dans le ventre pendant le besoin d'uriner. Lach.

Brûlement dans l'**urèthre, avant** l'émission des urines. Bry. *cann.* cop.

— **pendant** l'émission. Alum. *ars. berb. *calc. camph. *CANN. canth. caps. caus. cham. clem. colch. cupr. dig. ign. kal. lach. magn. *MERC. *natr. nitr-ac. n-mos. *phosph. *phos-ac. prun puls. rhab. sabad. sabin. sass. *seneg. spig. staph. *SULF. sulf-ac. thui. veratr. viol-tric. zinc.

— **après** l'émission. Berb. brom. *calc. *cann. con. merc. natr. puls. seneg. teuc. thui. zinc.

Brûlement dans la **vessie** pendant l'émission. N-vom. rhab.

Céphalalgie (avec), flux d'urine. Veratr.

Chaleur (avec), besoin fréquent. Phos-ac.

Coccyx (douleur au), pendant l'émission. Graph.

Coliques (avec), besoin d'uriner. Puls.

— flux d'urines. Acon. veratr.

Constipation (avec), flux d'urines. Veratr.

Contractives (douleurs) dans l'urèthre, pendant l'émission. Dig.

— après l'émission. Chinin.

Cordon spermatique (douleur au), pendant l'émission. Bell. clem.

Crampoïdes (douleurs) dans la vessie, après l'émission. *Puls.*

Cuisses (douleurs dans les), en urinant. *Berb.*

Cuisson dans l'urèthre, **avant** l'émission. Cop.

-- **pendant** l'émission. Bovis canth. *carb-veg.* clem. *IGN. lyc. magn. nitr-ac. n-vom. *phosph.* *SEP.

— **après** l'émission. Borax. chinin. cop.

Déchirement dans l'urètre pendant l'émission. N-vom. sulf.

Diarrhée et sueur, avec flux d'urines. Acon.

Écoulement de sang, après l'émission. Hep. zinc.

Élancements dans l'urèthre **pendant** l'émission. Calc-ph. cupr. cycl. merc. seneg. sulf. thui.

— **après** l'émission. Con. merc.

Estomac (douleurs d') pendant l'émission. Laur.

Face pâle, avec besoin fréquent d'uriner. Phos-ac.

Faiblesse, lassitude (avec), flux d'urines. Calc-ph.

— avant et après. N-vom.

Faim (avec), flux d'urines. Bell. veratr.

Gland (douleur au) pendant l'émission. Acon. anac.

— après l'émission. Anac.

Hanches (brûlement dans les) avant l'émission. Dulc.

Horripilation après l'émission. Eug. plat.

Incisives (douleurs) dans l'urèthre, **avant** l'émission. Bry. canth. dig.

— **pendant** l'émission. *Ant.* bell. *canth.* *CON. n-mos. *phos-ac.* sulf.

— **après** l'émission. Canth. *dig.*

Mucosités en urinant. Calc. merc.

Nausées, faim, céphalalgie, constipation et coryza, avec flux d'urine. Veratr.

Nausées, avant l'émission. Dig.

— **après** l'émission. Cast. dig.

Périnée (douleurs au) avec besoin d'uriner. Tart.

Pression sur la vessie, **avant** l'émission. Ang. chin. con.

— **pendant** l'émission. Asar. hep. veratr.

— **après** l'émission. Asar. berb. chin. rut.

Prurit dans l'urèthre **avant** l'émission. Cop. n-vom.

— **pendant** l'émission. *Lyc.* n-vom.

— **après** l'émission. Cop. *lyc.* n-vom.

Reins (douleurs dans les), pendant l'émission. *Berb.* rhab.

— **pendant** le besoin. Lach. puls.

Selles involontaires pendant l'émission. Mur-ac.

Soif (avec), flux d'urines. Bell. cast. veratr.

Spasmes de la vessie pendant et après l'émission. Asa.

Ténesme de l'urèthre **pendant** l'émission. Ang. arg. colch. rhus.

— **après** l'émission. Ang. squill.

Vent (en expulsant un), Urines involontaires. Puls. sulf.

Vessie (douleur à la), pendant l'**émission.** Tart.

— pendant le **besoin** d'uriner. Hell. puls. rhod. rut. sulf-ac.

Vomir (envie de), après l'émission. Cast.

Vue plus distincte après l'émission. Eug.

Vulve (douleurs à la), pendant l'émission. Thui.

SECTION V. — SYMPTÔMES DES ORGANES URINAIRES.

Balle roulant dans l'urèthre (sensation d'une). Lach.

Brûlement, ardeur, urèthre. Ambr. ant. ars. berb. bry. calc. *CANN. clem.* colch. crot. cupr. kal. lact. *merc.* natr. nitr-ac. par. petr. phosph. phos-ac. raph. *sep. staph.* *SULF. thui.

— **vessie.** Acon. berb. colch. lach. rhab. sep.

— **reins** (dans les). Bell. hep.

Calculs. Voy. *Sect.* 1.

Catarrhe de la vessie. Voy. *Sect.* 1.

Col de la vessie particulièrement affecté. *Acon.* alum. arn. ars. *camph.* *CANN.* *CANTH.* caps. cocc. *dig.* guai. ign. *lyc.* *n-vom.* petr. plumb. *puls.* ruta. sep. stann. *sulf.* sulf-ac.

Constriction, vessie. Caps. phos-ac. puls. sass. (*Comp.* **Spasmes.**)

Corps étranger dans les reins (douleur comme par un). N-vom.

Contractions, urèthre et reins. Clem. — **Vessie.** Berb.

Crampoïdes (douleurs), **vessie.** Berb. prun. — **Reins** (dans les). Sulf.

Cuisson, urèthre. Berb. baryt. natr. phosph. sep. teuc.

Déchirements, urèthre. Colch. natr. rut. sulf.

Diabète. Voy. *Sect.* 1.

Dysurie. Voy. *Sect.* 1.

Écoulement par l'urèthre. Agar. *agn.* ant. arg-n. calc. *CANN. canth. *caps. °dulc. ferr. gran. °hep. *MERC. mez. *natr–m. nitr–ac.* n-vom. *puls. *sass. *sulf. *thui. (*Comp.* **Gonorrhée.**)

— **aqueux.** *CANN. *merc. *merc-c.*

— **blanchâtre.** *Caps. *merc.*

— **épais.** *MERC. *merc-c.*

— **jaunâtre.** *Agn. *CANN. cop. *merc. natr-m. *thui.*

— **muqueux.** Agar. agn. ant. arg-n. calc. *cann. canth. *CAPS. *DULC. ferr. gran. *hep. *merc. mez. *natr-m. nitr-ac.* n-vom. *PULS. sass. *sulf. thui.*

— **purulent.** *CANN. *canth. *caps. clem. con. ipec. *MERC. *merc-c. nitr-ac. n-vom. sabin. *sass. sulf. thui.*

— **sanguinolent.** Amm. *ant. *arn. *ars. *calc. *CANN. *CANTH. caps. caus. *chin. *con. euphorb. hep. *ipec. *lyc. *merc. *mez. *n-vom. phosph. plumb. *PULS. sep. *sulf. tart. zinc. (Comparez *Sect.* 2, **Urines sanguinolentes,** ainsi que *Sect.* 1, **Hématurie.**)

Élancements, urèthre. Berb. bry. calc-ph. cann. *canth. caps. con. cupr. gran. *lach. lyc. mang. *merc. merc-c. par. petr. sep. sulf. tart. thui. viol-tric.

— **vessie.** *Berb. canth. lyc. sulf. tart.*

— **reins.** Acon. bell. berb. canth. chin. croton. dig. hep. kal. nitr. phos-ac. ran-sc. valer. zinc.

Endolorissement de la région vésicale au toucher. Canth. puls.

Épaississement, vessie. *Dulc.*

Excoriation (douleur d'), **urèthre.** Berb. cop. lach. mez. prun. teuc. — **Reins.** Zinc.

Faiblesse, vessie. Alum. magn-m. rhab.

Formication, urèthre. Petros.

Gonflement de l'**urèthre.** *Arg-n.* cop. gran. led. nitr-ac. rhus.

— **col** de la vessie (région du). *Puls.*

Gonorrhée. Voy. *Sect.* 1.

Goutte qui coule dans l'urèthre (sensation d'une). Lact. thui.

Hémorrhoïdes de la vessie. Voy. *Sect.* 1.

Incisives (douleurs), **urèthre.** *Ant.* berb. canth. caps. colch. con. *dig.* gran. *lach.* lyc. *merc. *phos-ac. sep. zinc.

— **vessie.** Berb. canth. caps. kal. lach. *lyc.* mang. terb.

— **reins** (dans les). Canth. clem. merc. n-mos.

Inflammation. Voy. *Sect.* 1, **Cystite, Néphrite, Uréthrite.**

Mucosités. *Voy.* **Écoulement** de mucosités.

Occlusion (sensation d'), vessie. Op. seneg.

Paralysie, vessie. Acon. *ars.* bell. cic. *dulc. *hyos. lach. laur. mgs-aus. (*Comp. Sect.* 1, même article.)

Pierre. Voy. *Sect.* 1, **Calculs.**

Pincement, urèthre et vessie. Lyc.

Plénitude (sensation de), vessie. Calad.

Polype, vessie. *CALC. con. merc. phosph. puls. sil. *staph.* thui.

Pression, urèthre. Colch. puls. teucr.

— **reins.** Kal. ran-sc. thui. zinc.

— **vessie.** Acon. arn. aur. berb. chin. colch. *con. *lach.* lact. *NITR-AC. puls. rhus. rut. sass. *sep. *squill.* tart. zinc.

Prurit, urèthre. Sulf. thui.

Pulsations, vessie et reins. Canth.

— **urèthre.** Canth. merc.

Pus. *Voy.* **Écoulement de pus.**

Reins (*renes*) particulièrement affectés. Acon. agar. arg-n. *alum.* ambr. amm. ant. *bell.* calc. *cann.* *CANTH. carb-an. chin. colch. hep. lach. *LYC. merc. natr-m. nitr-ac. n-mosch. *n-vom.* petr. *phosph.* *PULS. rhab. ruta. *SASS. sep. sil. sulf. thui.

Relâchement, vessie. Mur-ac.

Rétrécissement de l'urèthre. Voy. *Sect.* 1.

Rétrécissement (sensation de). Bry. dig. graph.

Sang. *Voy.* **Écoulement** de sang.

Sensibilité douloureuse, reins. Alum. cann. cocc. colch. n-vom. plumb.

Spasmes, vessie. Asa. caps. phos-ac. sass. sep. (*Comp.* **Constriction.)**

Suppuration, urèthre, reins et vessie. *Canth.* kal-bi. *puls.

Ténesme de la vessie. Acon. arn. calc. *canth.* caps. *cham.* colch. lach. *merc.* mur-ac. *n-vom.* plumb. prun. *puls.* sabad. sass. sil. viol-tric.

Tension, urèthre. Phosph. — **Vessie.** Tart.

Torpeur, insensibilité, urèthre. Magn-m.

Tractions, urèthre. Colch. petros. puls. zinc.

— **reins.** Clem. n-mos.

— **vessie.** Berb. rhod.

Tressaillement, urèthre. Natr. phosph. — **Reins.** Canth.

Tumeur dans l'urèthre (petite). Lach.

Ulcères dans la vessie. Ran.

Urèthre particulièrement affectée. Acon. *arg-n.* bell. *CANN. *CANTH. *caps.* *clem.* cop. dig. dulc. ferr. hep. led. lyc. *MERC. *merc-c.* mez. *natr-m. nitr-ac.* n-vom. petr. *puls.* rhus. sabin. selen. *sep.* *sulf.* thui.

Ver dans la vessie (mouvement comme par un). Bell.

Vessie particulièrement affectée. *Acon.* ant. *ars.* asa. bell. borax. *calc. camph. cann* *CANTH. caps. carb-veg. cic. clem. con. *dig.*

*dulc. *graph. hell. hyos. kal. lach. laur. lyc. *merc. mez. *n-vom,
phosph. *phos-ac. *PULS. sass. sep. *SULF. m-aus.

CHAPITRE XIX.

AFFECTIONS DES PARTIES VIRILES.

SECTION I. — AVIS CLINIQUES.

BALANITE. — Voy. *Sect.* 2, **Inflammation** du gland, et *Comparez* **Balanorrhée, Syphilis, Gonorrhée,** etc.

BALANORRHÉE ou **Gonorrhée bâtarde.** — Si cette affection est de nature *syphilitique* ou *sycosique*, ce sont, suivant les circonstances, *merc. nitr-ac.* ou *thui.* qui méritent la préférence.

Dans tous les autres cas, on trouvera souvent d'une grande utilité : *N-vom. sep. sulf.*, ou encore : *Cin. merc. mez. nitr-ac. thui.* — *Comp.* aussi *Sect.* 2, **Sécrétion** abondante du smegma.

CHANCRES. — Voy. *Chap.* 11, **Syphilis.**

CONDYLOMES. — Voy. *Ibid.* **Sycose.**

DARTRES aux parties génitales. — *Voy.* **Prurigo** et **Herpes.**

ÉRYSIPÈLE au scrotum. — *Voy.* **Orchite.**

GONORRHÉE. — Voy. *Chap.* XVIII, **GONORRHÉE bâtarde,** — *Voy.* **Balanite.**

HÉMATOCÈLE. — Si ce mal est causé par une **Contusion,** un **Coup** ou toute autre lésion mécanique, c'est *arn.* qui mérite la préférence. Cependant dans quelques cas, on pourrait peut-être consulter aussi : *Puls.* ou *zinc.*, ou même encore : *N-vom. puls. sulf.* — *Comp.* **Orchite.**

HERNIE SCROTALE. — Ce sont : *Magn-m.* et *n-vom.* que jusqu'ici on a employés avec le plus de succès.

HERPES PRÆPUTIALIS. — Les meilleurs médicaments sont, suivant *Schrœn : Aur. hep. nitr. phos-ac.* — Encore pourra-t-on consulter : *Dulc. sep. sulf.*

HYDROCÈLE. — Les médicaments que jusqu'ici on a employés avec le plus de succès, sont : *Graph. puls. sil. rhod. sulf. tabac.*

Pour l'hydrocèle chez les personnes **scrofuleuses** on a particulièrement recommandé : *Sil.*

☞ *Voy.* aussi *Sect.* 2, **Gonflement** hydropique.

IMPUISSANCE. — Ce sont : *Baryt. calad. cann. con. lyc. mosch. mur-ac. natr-m. sulf.* qui, jusqu'à présent, se sont montrés les plus efficaces. — Peut-être pourrait-on, dans quelques cas, consulter aussi : *Chin. graph. hyos. lach. n-mosch. mgs-aus. petrol.* — *Voy.* aussi *Sect.* 1, **Impuissance, Érections, Éjaculation,** etc.

LASCIVETÉ et exaltation de l'appétit vénérien. — L'exaltation maladive de l'appétit vénérien trouve souvent son remède parmi : *Canth. chin. graph. lyc. natr-m. n-vom. phosph. puls. sil. sulf. veratr. zinc.,* ou encore parmi : *Carb-veg. hyos. kal. lach. majoran. mosch. natr. op. plat. plumb. rhus. ruta. staph.*

Si, avec cette exaltation, il y a affluence excessive d'**Idées lascives,** on devra donner la préférence à : *Canth. chin. graph. lach. majoran. mosch. op. staph. veratr.*

S'il y a **Érections** fréquentes : *Canth. natr. natr-m. n-vom. phosph. puls. rhus.*

MASTURBATION. — Le médicament principal pour **ôter** le **Goût de ce vice** est *sulf.,* administré en une seule dose pour plusieurs semaines et suivi alors de *calc.* — Dans quelques cas particuliers, on pourra cependant aussi consulter : *Chin. cocc. merc. natr-m. phosph.,* ou peut-être encore : *Ant. carb-veg. plat. puls.*

Les **Suites fâcheuses** de cette mauvaise habitude demandent dans la plupart des cas : *Chin. n-vom. phos-ac.* ou *staph.,* surtout si ces suites se sont manifestées promptement, à la manière des maladies aiguës, ou bien si elles sont plutôt le résultat d'un épuisement prompt par des excès, que celui d'une longue habitude.

Mais si ces médicaments ne suffisent pas, ou que les suites se soient manifestées d'une manière lente et chronique, les médicaments les plus convenables seront : *N-vom. sulf. calc.,* administrés l'un après l'autre, en une seule dose et à de longs intervalles.

Outre ces médicaments, on pourra, dans quelques cas, consulter aussi : *Cocc. merc. phosph.,* ou encore : *Ant. carb-veg. plat. puls.*

ORCHITE. — Les meilleurs médicaments sont, en général : 1) *Arn. aur. clem. nitr-ac. puls.,* — ou bien encore : 2) *Ars. con. lyc. merc. natr. n-vom. spong. staph. zinc.* — 3) *ox-ac. millef.*

Pour l'orchite à la suite d'une **Contusion,** ce sont principalement : *Arn. puls.,* ou encore : *Con.? zinc.?*

A la suite d'une **Gonorrhée** supprimée : *Puls.,* ou encore : *Aur. clem. merc. nitr-ac.*

A la suite d'une métastase de la **Parotite :** *Merc. puls.,* ou *n-vom.*

L'inflammation **Érysipélateuse** du scrotum, telle qu'on la rencontre quelquefois chez les **Ramoneurs,** paraît demander de préférence *Ars.* ou *merc.*

L'induration chronique des testicules trouve souvent son remède parmi : *Agn. arg. aur. bar-m. clem. con. graph. lyc. rhod. sulf.*

PHIMOSIS, Paraphimosis et inflammation du prépuce. — Si le mal est dû à un **vice Syphilitique,** le médicament principal est *merc.* ou bien : *Nitr-ac.* ou *thui.*

Dans les autres cas, on pourra consulter :

Arnica, si l'inflammation est produite par le frottement ou par quelque autre cause mécanique. Si, dans ce cas, l'inflammation est violente, on fera bien de faire précéder *arn.* par une dose d'*acon.;* et si ensuite *arnica* ne suffit pas, ce sera à *rhus* qu'on devra avoir recours.

Si c'est par **Malpropreté** que le mal a été produit, ce seront *acon.* ou *merc.* que, dans la plupart des cas, on trouvera efficaces.

A la suite du contact de plantes **Vénéneuses** dont le suc aurait été communiqué aux parties par la main : *Acon. bell.* ou *bry.*

S'il y a **Suppuration :** *Merc.* ou *caps.* ou *hep.,* et si ensuite il reste des **Indurations :** *Lach.*

Dans le cas où la **Gangrène** serait à redouter : *Ars.* ou *lach.?*

Chez les **Petits enfants :** *Acon.* ou *merc.,* ou bien, si ces deux médicaments ne suffisent pas : *Calc.*

POLLUTIONS. — *Voy.* **Spermatorrhée.**

PRIAPISME. — Les médicaments qui paraissent mériter d'être consultés de préférence, sont : *Canth. coloc. graph. natr. natr-m. n-vom. phosph. plat. puls. rhus. sil.* — *Voy.* aussi *Sect.* 3, **Érections.**

PROSTATITE. — Ce sont : *Puls.* et *thui.* que jusqu'ici on a employés avec le plus de succès. — Peut-être encore : *Benz-ac.*

PRURIGO. — Le **Prurigo scrotalis** demande de préférence : *Dulc. nitr-ac. rhod. sulf.,* ou encore : *Ambr. cocc. petr. thui.*

SARCOCÈLE. — C'est parmi : *Agn. aur. clem. graph. lyc. rhod. sulf.* qu'on trouvera le plus souvent un remède contre cette affection, si toutefois le mal n'est pas déjà trop avancé pour se guérir par la résolution.

SATYRIASIS. — Le médicament qui paraît le plus propre est : *Canth.* — *Voy.* aussi **Lasciveté,** et *Sect.* 3, l'article **Appétit** vénérien.

SPERMATORRHÉE et **Pollutions.** — Pour la **Spermatorrhée proprement dite,** ou l'écoulement de sperme sans érections, il n'existe point encore de médicament approuvé par l'expérience. Mais on pourrait peut-être consulter : 1) *Canth. graph. phos-ac. puls. sel. sep. sulf.;* — ou encore : 2) *Bell. calad. con. mosch. n-vom. sabad.?*

Pour l'écoulement **Prostatique,** c'est parmi : *Calc. hep. phos-ac. sep. sil. sulf.* que peut-être on trouvera le plus souvent un remède qui puisse convenir. (*Voy.* aussi *Sect.* 3, **Écoulement** de liqueur prostatique.)

Les **Pollutions** nocturnes sont souvent assez promptement arrêtées par *Carb-veg. caus. chin. con. kal. lyc. nitr-ac. petr. phosph. phos-ac. puls. sep. sulf.* — Pour celles qui se manifestent à la suite d'**Excès sexuels,** tels que la **Masturbation,** etc., ce sont surtout : *Chin. phosph. phos-ac. puls. sep. sulf.* (*Voyez* aussi *Sect.* 3, **Pollutions.**)

SYCOSE. — Voy. *Chap.* I.

SYPHILIS. — Voy. *Ibid.*

SECTION II. — SYMPTOMES

des organes sexuels de l'Homme.

Affluence vers les parties génitales (sensation d'). Asa. coloc.

Amincissement du scrotum. Lach.

Battements, ·pulsations dans le **cordon** spermatique. Amm-m.

— **gland** (au). Rhod.

— **verge** (à la). Cop.

Boutons aux parties. Graph. kal. lyc. sil.

Brisement (douleur de) aux parties génitales. Arn. (*Comparez* **Meurtrissure.**)

— **testicules** (aux). Con.

— **verge** (à la). Arn.

Brûlement aux parties génitales. Bovis.

— **cordon** spermatique (au). Berb. mgs.

— **gland** (au). Ars. berb. croton. gran. n-vom. tart. viol-tric.

— **prépuce** (au). Ars. calc. merc. n-vom. sulf.

— **scrotum** (au). Euphr. gran.

— **testicules** (dans les). Berb. plat. staph.

— **velue** (à la partie). Gran.

— **verge** (dans la). Gran. merc.

— **vésicules** spermatiques (aux). Ambr. mgs.

Chaleur (sensation de) des parties génitales. Sulf-ac.

Chancres. *Voy.* **Ulcères.**

Condylomes. Als. *calc.* °*euphr.* **lyc. millef.* *NITR-AC. *n-vom.* °*phos-ac. sabin.* **sass. staph. sulf. thui.*

— **crête de coq** (en forme de). *Lyc.* **nitr-ac.* *THUI.

— **douloureux.** Euphr. sabin.

— **plats.** Merc. **nitr-ac. sass.* sulf. *THUI.

— **pruriteux.** Euphr. thui.

— **saignants.** THUI. m-aus.

— **secs.** N-vom. *sass.* sulf. *THUI.

— **suintants.** **Nitr-ac.* *THUI.

Contraction dans le **cordon** spermatique. Alum. berb. n-vom.

— **testicules** (dans les). Alum. merc. n-vom. plumb.

Crampoïdes (douleurs), aux parties génitales. Graph.

— **testicules** (dans les). Spong.

Crevasses. *Voy.* **Gerçures, Rhagades.**

Croûtes au prépuce. Caus. nitr-ac.

Cuisson entre les cuisses. Hep.

— — **cordon** spermatique (au). Berb.

— **gland** (au). Berb. n-vom.

— **prépuce** (au). N-vom. puls.

— **scrotum** (au). Ran-sc.

— **testicules** (dans les). Berb.

Dartres aux parties génitales. *Aur.* caus. **dulc. *hep.* merc. natr-m. **nitr-ac. *petr. *phos-ac,* sass. *sep.* sil. *sulf.*

— **cuisses** (entre les). Natr-m. **petr.*

— **prépuce** (au). *Aur. *caus.* dulc. **hep. merc. *nitr-ac.* phos-ac. sass. **sep.* sil. *sulf.*

— **scrotum** (au). Calc. natr-m. **petr.*

Déchirement, douleur vive, traction au **cordon** spermatique. Bell. colch. puls.

— **gland** (au). Euphorb. kal.

— **testicules** (aux). Euphorb. puls. staph. mgs-aus.

— **verge** (à la). Calc. mez. mgs-aus.

Dureté du **cordon spermatique.** Phos-ac. spong.

— **prépuce** (du). °*Lach.* **merc.* °*sulf.*

— **prostate** (de la). Iod.

— **testicules** (des). **Agn.* arg. *aur.* bar-m. *CLEM. *iod. *MERC.* n-vom. **rhod. spong. sulf.* (*Comp.* **Induration.**)

Ecoulement de sperme. Voy. *Sect. 3.*

Elancements au **cordon spermatique.** Amm-m. arn. berb. grat. n-vom. sulf. thui.

— **gland** (au). Acon. ars. euphorb. euphr. ferr. lyc. *merc.* n-vom. rhod. sabin. sulf.

— **prépuce** (au). Ars. euphr. merc. puls.

— **scrotum** (au). Ferr. merc. sulf. thui.

— **testicules** (dans les). Arn. bell. berb. caus. merc. n-vom. rhod. staph. sulf.

— **verge** (à la). Merc. mez. sulf. thui. viol-tric.

Endolorissement des **testicules.** Acon. alum. *amm.* clem. con. *natr. phosph. *phos-ac. *rhod.* seneg. *SEP.* sil. **spong. zinc.*

Épaississement de la peau du **scrotum.** Clem. *rhus.*

— **prépuce** (du). Lach. *MERC. *sulf.*

— **épididyme.** Sulf.

Erotiques (Accès). Acon. ant. fluor-ac. hyos. op. stram. veratr.

Eruptions aux parties génitales. Aur. bry. calad. cann. *caus. dulc.* *graph.* hep. lach. lyc. merc. natr-m. *nitr-ac.* *petr.* phos-ac. *rhus. sass. *sep.* sil. sulf. tart.

— **cuisses** (entre les). Calc. natr-m. *petr.*

— **gland** (au). Bry. calad. cinn. lach. lyc. *petr.* rhus. sep.

— **prépuce** (au). *Aur.* *caus. dulc.* graph. *hep.* merc. *nitr-ac.* phos-ac. rhus. sass. *sep. sil. sulf.*

— **scrotum** (au). Calc. cann. *graph. natr-m.* *petr.* phos-ac. *rhus.*

— **velue** (à la partie). Kal-bi. lach. sil.

— **verge** (à la). Graph. *phos-ac.*

Etranglement au **cordon spermatique** (sensation d'). N-vom.

— **testicules** (dans les). Amm. ign. n-vom. plumb. spong. mgs-aus.

Excitation des parties génitales. Aur. carb-v. cocc. coff. graph. lyc. natr-m. phosph. plat. sil. sulf.

— **appétit vénérien** (de l'). Voy. *Sect. 3,* **Appétit** vénérien.

Excoriation. Alum. ambr. *amm.* arn. ars. aur. baryt. calad. calc. *CARB-VEG. *CAUS. *CHAM. chin. coff. *GRAPH. *hep.* hyos. ign. iod. *lyc.* meph. *MERC. *natr.* natr-m. nitr-ac. N-VOM. *petr.* phosph. plumb. *rhod.* *SEP. *SULF. veratr. zinc.

— **cuisses** (entre les). Ars. aur. baryt. *CAUS. chin. coff. *GRAPH. *hep. iod. *lyc.* merc. *natr.* natr-m. nitr-ac. petr. phosph. *rhod.* *SULF. ,

— **gland** (au). Natr.

— **prépuce** (au). Alum. calad. ign. mur-ac. natr. n-vom. *sil.* veratr.

— **scrotum** (au). Arn. natr. petr. plumb. *sulf.*

Excoriation (douleur d'.) Ambr. arn. borax. cann. cham. cic. coff. ferr. hep. kal. kreos. lach. *n-vom.* phos-ac. puls. ran-sc. rhod. *rhus.* sabin. teuc. *zinc.*

— **gland** (au). Lach. n-vom. sabin.

— **prépuce** (au). Cham. n-vom. puls.

— **scrotum** (au). Berb. con. phos-ac. zinc.

— **verge** (à la). Arn. borax. cann. cic.

Faiblesse des parties génitales. Agn. berb. hep. mang. sep. *sulf.*

— après l'évacuation des selles ou l'émission des urines. Calc-ph.

Fétidité. *Voy.* **Odeur.**

Flaccidité des parties génitales. *Agn.* calad. hell.

— **verge** (de la). *Merc.* prun.

Formication, chatouillement aux parties génitales. Mosch. selen.

— **gland** (au). Merc. spig. tart.

— **prépuce** (au). Merc. phos-ac.

Formication :

— **scrotum** (au). Acon. selen.

— **testicules** (dans les). Euphr. merc.

Froid des parties génitales. *Agn.* cann. caps.

— **gland** (du). Berb.

— **prépuce** (au) Berb. sulf.

— **scrotum** (du). Caps. merc.

— **verge** (de la). Merc. sulf.

Gangrène des parties génitales. Ars. canth. laur. rhus.

Gerçures. *Voy.* **Rhagades.**

Gland affecté. *Alum.* ars. cann. canth. carb-vg. *caus.* *chin.* lach. led. *lyc.* *MERC* mez. *natr.* *natr-m.* *NITR-AC.* *n-vom.* petr. phos. phos-ac. rhod. rhus. sabin. *sep.* sil. staph. sulf. *THUI.*

Gonflement des parties génitales. Ars. lyc. plumb.

— **cordon** spermatique (du). Berb. cann. chin. kal. nitr-ac. phosph. phos-ac. *puls.* spong.

— **épididyme** (de l'). Sulf.

— **gland** (du). Ars. *CANN.* merc. natr. rhus. spig. thui.

— **prépuce** (du). Calad. cann. cinn. graph. MERC. natr. nitr-ac. rhus. sil. *SULF.* thui. viol-tric.

— **frein** (du). Sabin.

— **prostate** (de la). Cann. *PULS.* °thui.

— **scrotum** (du). Arn. phos-ac. plumb. puls. rhus. samb. sep.

— **testicules** (des). °*Agn.* *arn.* *ars.* *AUR.* bar-m. borax. cann. canth. °chin. *CLEM.* °con. °dig. *IOD.* *kal.* °lyc. °merc. mez. millef. *natr.* *nitr-ac.* *N-VOM.* ol-an. phos-ac. *PULS.* *RHOD.* *spong.* staph. sulf. *zinc.* mgs. mgs-aus.

— **verge** (de la). Arn. cann. cinn. cupr. merc. plumb.

— — (sur le dos). Sabin.

— — vaisseaux lymphatiques (des). Lact. merc.

Gonorrhée. Voy. *Chap. XVIII, Sect.* 1.

Hernie scrotale. Lach. *magn-m.* *N-VOM.*

Horripilation au scrotum. Zinc.

Hydrocèle. Voy. *Sect.* 1.

Incisives (douleurs), au gland. Lyc.

Induration des testicules. Voy. *Sect.* 1, **Sarcocèle,** et *Comparez* **Dureté.**

Inflammation des parties génitales. *Acon.* ars. *calc.* cann. canth. con. *merc.* *natr.* natr-m. nitr-ac. *n-vam.* phos-ac. *plumb.* *puls.* sep. *spong.* *staph.* *thui.* m-aus.

— **cordon** spermatique (du). N-vom. *puls.*

— **gland** (du). Arn. ars. *CANN.* cupr. led. *merc.* natr. rhus. sass.

— **prépuce** (du). Calc. cann. *merc.* natr. nitr-ac. sulf.

Inflammation :

— **prostate** (de la). *Agn.* aur. *cann.* canth. *iod.* *merc.* * PULS. spong. sulf. *thui.*

— **scrotum** (du). *Ars.* phos-ac. plumb.

— **testicules** (des). *AUR.* *clem.* *con.* *lyc.* *MERC.* natr. *nitr-ac.* *n-vom.* * PULS. *staph.* *zinc.*

— **verge** (de la). Cann. merc. plumb.

— — vaisseaux lymphatiques (des). Merc.

Irritabilité. *Voy.* **Excitation.**

Meurtrissure (douleur de contusion ou de) au scrotum. Acon. kal.

— **testicules** (dans les). Agar. calc. dig. natr. rhod.

Nodosité au gland. Bell.

Odeur fétide des parties génitales. Natr-m. sass. sulf.

Pesanteur des testicules. Amm. natr. ox-ac.

Phimosis, Voy. *Sect.* 1.

Poils (chute des) aux parties génitales. *Bell. hell. natr.* *NATR-M. nitr-ac.* *rhus.* sass. *selen.*

Pollutions. Voy. *Sect.* 3.

Prépuce affecté. Ars. *cann.* caus. chin. ign. lach. lyc. *MERC. mez.* *NITR-AC. n-vom. *PHOS-AC. rhus. sep. *sil.* *SULF. thui.

Pression dans le **cordon spermatique.** Berb. spong. sulf.

— **testicules** (dans les). Aur. berb. bis. calc. cann. carb-veg. caus. ign. lach. natr. puls. sabad. spong. squill. staph. sulf.

— **verge** (dans la). Viol-tric.

Prurit aux **parties** génitales. Agar. amb. ang. eug. ign. magn-m. natr. nitr-ac. selen. sep.

— **cordon** spermatique (au). Mang.

— **cuisses** (entre les). Carb-v. natr. petr.

— **gland** (au). Ars. cann. euphr. ferr. mang. merc. n-vom. sil.

— **poils** (dans les). Agar. carb-an. carb-vg. *kal.* kal-bi. sulf.

— **prépuce** (au). Acon. ars. cann. caus. euphorb. euphr. merc. nitr-ac. n-vom. puls. sil. viol-tric.

— **scrotum** (au). Caus. cocc. ferr. kal. magn-m. meph. *petr.* prun. puls. rhod. sel. sil. staph.

— **testicules** (dans les). Merc. n-vom.

Prurit aux parties. *Agar. ambr. amm.* ang. *CALC. cann. canth. carb-vg. caus.* cocc. coff. *CON.* eugen. *phosph.* hep. *ign.* *KAL. kreos. lyc. *magn-m.* *MERC. natr-m. *nitr-ac. n-vom. *PETR. puls. *SEP. *SIL. *SULF. thui.

Pulsations dans la verge. *Voy.* **Battements.**

Pustules à la verge. Bovis.

Racornissement du scrotum. Berb. *rhod.* ther. zinc.

— **verge.** *Cerb.*

Roideur de la verge. *Voy.* **Érections.**

Relâchement des testicules. Calc. *chin.* *NITR-AC. puls. *sulf.*

Rétraction des **testicules.** Bell. berb. croton. euphr. n-vom. plumb. *puls.* rhod. *thui.* *ZINC. mgs-aus.

— **prépuce** (du). Bell. coloc. n-vom. prun. sulf. mgs.

— — après le coït. Calad.

— **verge.** *Berb.*

Rétrécissement du **prépuce** (Phimosis). *CANN. *MERC. *nitr-ac.* rhus. sabin. *sep.* *SULF. *thui.*

Rhagades au **prépuce.** Merc. *sulf.*

Rongement aux testicules. Plat. phos-ac.

Rouges (taches). *Voy.* **Taches** rouges.

Rougeur entre les **cuisses.** Petr.

— **gland** (au). Ars. calad. cann. crot. *merc.* sabin. sass.

— **prépuce** (au). Calc. cann. cinn. merc. sil. sulf.

— **scrotum** (au). Arn. merc. petr. puls.

— **verge** (à la). Cann.

Rougeur. *Voy.* aussi **Inflammation.**

Scrotum principalement affecté. Ambr. ant. *arn.* *ars.* baryt. *calc.* cann. *carb-vg.* caus. chin. *cham.* con. *graph.* hep. *kal.* lyc. merc. *natr-m.* *PETR. *phos-ac.* plat. *plumb.* *puls.* rhod. *RHUS. samb. sep. *sil.* staph. *SULF. *THUI. zinc.

Sécheresse du **gland.** Calad.

— **prépuce** (du). Alum. calad. ign. mur-ac. natr. n-vom. *sil.* veratr.

Secousses dans les testicules. Mgs-aus. (*Comp.* **Tressaillement.**)

Sécrétion abondante du **smegma.** Alum. caus. *cinn.* lach. lyc. *MERC. *mez.* natr. natr-m. *NITR-AC. *n-vom.* *sep.* sulf. *THUI.

Sensibilité des parties génitales. Cocc. veratr.

Sensibilité douloureuse du prépuce. Sabin.

— **testicules** (des). Arn. asa. aur. cann. cocc. ign. ox-ac. phos-ac. sep. tart. zinc. mgs.

Sueur aux parties génitales. Calad. merc. *sep.* *sulf.* thui.

— — nuit (la). Bell.

— **cuisses** (entre les). *Cinn.* hep.

— **scrotum** (au). Daph. ign. natr. rhod. sep. *sil.* thui.

Suintement entre les cuisses. *Baryt.* carb-vg. *hep.* *petr.*

— **gland** (au). Alum. caus. *cinn.* lach. *MERC. *mez.* natr. natr-m. *NITR-AC. *n-vom.* *sep.* *sulf.* *THUI.

— **scrotum** (au). Carb-veg. *PETR. *sil.* *sulf.* *thui.*

Suppuration entre le gland et le prépuce, **Gonorrhée bâtarde.** Alum. caus. *cinn.* lach. lyc. *MERC. *mez.* natr. natr-m. *NITR-AC. *n-vom.* *sep.* sulf. *THUI.

Sycose. *Voy.* **Condylomes** et *Chap.* II, *Sect.* 1.

Syphilis. Voy. *Chap.* II, *Sect.* 1.

Taches rouges sur le **gland.** Arn. carb-v. *lach.* sil.

— **prépuce** (au). Rhus. nitr-ac.

— **verge** (à la). Calc.

Tension aux parties genitales. Graph.

Testicules affectés de préférence. *Agn.* *ALUM.* amm. *arn.* ars. *AUR.* calc. *carb-vg.* caus. chin. cocc. *con.* graph. *ign.* *iod.* kal. *lyc.* *MERC.* *natr.* natr-m. *NITR-AC.* *n-vom.* phosph. phos-ac. plumb. *PULS.* *rhod.* rhus. *sep.* sil. spig. *spong.* *staph.* *sulf.* thui. *zinc.*

Tiraillement, traction, au cordon spermatique. Agn. berb. clem. croton. lact. mang. *merc.* nitr-ac. *N-VOM.* *puls.* zinc.

— **gland** (au). Gran. iod. kal. lact. lyc.

— **testicules** (dans les). Agar. amm. berb. chin. clem. cocc. *merc.* natr. nitr-ac. *PULS.* *rhod.* staph. *thui.* veratr. *zinc.*

— **verge.** Gran. kal. lact. ran-sc. rhod. mgs-aus.

Torpeur des parties génitales (sensation de). Ambr. berb.

Tournoiement dans les testicules. Sabad.

Tressaillement dans le cordon spermatique. Mang. plumb.

— **verge** (à la). Mez.

Ulcération (douleur d'), au prépuce. *Ign.*

Ulcères au **gland.** *MERC.* *nitr-ac.* *sep.* *sulf.*

— **prépuce** (au). Caus. *hep.* *MERC.* *nitr-ac.* n-jugl. °sep. *thui.*

Verge particulièrement affectée. *Alum.* ambr. ant. arn. ars. bovis. bry. *calc.* *CANN.* *CANTH.* *caps.* carb-an. *carb-vg.* caus. chin. clem. *con.* *graph.* hep. ign. *kal.* *lyc.* *MERC.* mez. natr. natr-m. *nitr-ac.* *N-VOM.* *phosph.* phos-ac, *PULS.* sabin. *SEP.* sil. *STAPH.* *SULF.* *ZINC.*

SECTION III. — FONCTIONS GÉNITALES

de l'Homme.

Appétit vénérien exalté. Acon. *agar.* agn. *alum* amm. arn. *ant.* *aur.* bov. *calc.* *cann.* *CANTH.* carb-v. caus. *chin.* cinn. cocc. *coff.* dig. ferr. fluor-ac. gran. *hyos.* *graph.* ign. iod. *kal.* *lach.* laur. *lyc.* mang. men. *MERC.* *mosch.* *natr.* *NATR-M.* nitr. nitr-ac. *N-VOM.* *op.* par. *phosph.* *plat.* plumb. *puls.* *rhus.* *sabin.* sass. sen. sep. *sil.* stann. *staph.* stram. *SULF.* *veratr.* zinc. *mgs-arc.*

— **érections fréquentes** (avec). Cann. *CANTH.* *coloc.* graph. ign. kal. *natr.* *NATR-M.* *nitr-ac.* *N-VOM.* op. *phosph.* phos-ac. plat. *puls.* *rhus.* *sil.* staph. thui.

Appétit vénérien :
— **facile à exciter.** Kal. lyc. n-vom. phosph.
— **faiblesse de la faculté** (avec). Agar. amm. graph. ign. men.
selen.
— **fureur** (avec). Agn. *CANTH. hyos. *major. *MERC. * natr-m.
*N-VOM. phosph. stram. *sulf. veratr.
— **immodérément.** *Alum. *CANTH. coloc. dig. ferr. *graph.
*hyos. kal. *lyc. *major. *MERC. *natr. *NATR-M. *N-VOM. op.
*phosph. *plat. plumb. *puls. *rhus. sabin. seneg. sep. *sil. spig.
staph.) *stram. *SULF. *veratr.
— **lasciveté** (avec). Ant. *CALC. *canth. *CARB-V. *CHIN. con. ign.
lach. *major. mosch. natr-m. nitr-ac. *op. *PHOSPH. *puls. sass.
*sep. sil. spig. stann. stram. veratr. zinc. mgs-arc.
Appétit vénérien nul. Agn. alum. *amm. bor. *calc. camph.
carb-an. chinin. ferr. *GRAPH. hell. °hep. ign. *KAL. *LYC. mur-
ac. natr-m. *NITR-AC. n-mos. phos-ac. sil. sulf. mgs.
Appétit vénérien (diminution de l'). Acon. baryt. bell. berb.
chinin. fluor-ac. lact. magn. op. petr. sabad. spong. teuc.
Coït (répugnance pour le). Agn. cann. chlor. clem. *kal. *lyc.
phosph. rhod. mgs.
Coït (mal par le) : Agar. alum. bovis. calc. carb-vg. chin. graph.
kal. merc. natr. n-vom. phos-ac. puls. selen. sep. staph.   .
— **colique** venteuse. Graph.
— **éjaculation** incomplète. Voy. **Éjaculation.**
— **jouissance** (absence de). Anac. calad. plat.
— — excessive. Calc-ph.
— **périnée** (douleur au). Alum.
— **urèthre** (douleur dans l'). Berb.
— **sommeil.** Baryt. lyc.
— **verge** flasque. N-vom.
Coït (après le) :
— **bouche** sèche. N-vom.
— **brûlement** dans le dos. Magn-m.
— **chaleur** générale. N-vom.
— **courbature** dans les membres. Sil.
— **faiblesse.** *Agar. calc. con. *kal. lyc. *petr. sel. sep.
— **humeur** (mauvaise). Sil.
— **irritabilité** nerveuse. Petr.
— **lassitude.** Voy. **Fatigue, faiblesse.**
— **nausées.** Mosch.
— **odontalgie.** Daph.
— **pollutions.** Natr-m.
— **prépuce** (rétraction du). Calad.
— **soif.** Eug.

Coït (après le) :

— **sueur.** *Agar.* eug. natr.

— **tête** embarrassée. Baryt. calc.

— **urèthre** (douleurs dans l'). Canth.

— **vertige.** Bovis.

— **vomissement.** Mosch.

— **vue** (faiblesse de la). Kal.

Écoulement de liqueur **prostatique.** *Alum.* anac. ars. bell. *calc.* con. daph. dig. eug. euphorb. *hep.* lyc. natr. NITR-AC. n-mos. °*petr.* *PHOS-AC.* °*plat.* puls. selen. *sep.* *sil.* spig. staph. *STAPH.* tab. thui. zinc.

— **émotion** (après chaque). Con.

— **flaccidité** de la verge (avec). Aur. bell.

— **selle** (pendant la). Agn. *alum.* amm. anac. calc. carb-v. caus. con. *hep.* natr. *PHOS-AC. selen. *sep.* *sil.* staph. *SULF.

— **urinant** (en). Anac. calc. hep. lach. natr. sep. sulf.

Écoulement de **sperme.** Canth.

— **selle** (pendant la). Phos-ac.

Éjaculation pendant le coït :

— **(absence d').** Calad. eug. graph. °*kal.* °*lach.* lyc.

— **énergie** (sans). °*Calc.* con. natr-m. °*phos.* sulf-ac.

— **insuffisante.** Agar. plumb.

— **prompte** (trop) Berb. brom. calad. carb-veg. con. lyc. °*phos.* plat. sel. sulf. °*zinc.*

— **tardive** (trop). °*Calc.* eug. fluor-ac. °*lach.* lyc. zinc.

Érections. Agn. amm-m. anac. arn. *cann.* *CANTH.* *chin.* *coloc.* dig. euphrob. ferr. gins. *GRAPH.* *ign.* kal kreos. lact. led. magn-m. *merc.* *natr.* *NATR-M.* *nitr-ac.* n-jugl. *N-VOM.* *op.* *PHOS.* *phos-ac.* *plat.* plumb. *PULS.* ran. *rhus.* sen. *sep.* *SIL.* staph. tabac. tarax. *thui.* viol-tric. *zinc.* mgs. *mgs-arc.*

— **absentes.** *AGN.* °*caus.* *CON.* *GRAPH.* *hep.* *KAL.* *lach.* *lyc.* °*magn.* nitr-ac. n-mos. puls. rhod. spong. teuc.

— — matin (le). *Graph.*

— **courte** durée (de trop). Calc. *con.* mgs-aus.

— **désir** vénérien (sans). Amb. cann. eug. fluor-ac. lach. *phos-ac.* sabad. spig. mgs.

— **douloureuses.** Alum. borax. *CANN.* *CANTH.* hep. ign. kal. lact. merc. mosch. natr. nitr-ac. *N-VOM.* puls. sabad. seneg. *thui.*

— **faciles** à provoquer (par trop). Lyc. n-vom. phos. sabin.

— **faibles** (trop). Agar. baryt. hep. *lyc.* selen. sulf.

— **fortes** (trop). Canth. kreos. phos. puls. sabin. tar. *zinc.* mgs-arc. (*Comp.* **Priapisme.**)

— **insuffisantes.** Con. mgs-aus.

Erections :

— **matin** (le). Amb. brom. caps. lact. *n*-vom*. phos. thui.

— **nuit** (la). Alum. *aur*. *canth*. fluor-ac. *merc*. *natr*. *natr-m*. nitr-ac. plat. plumb. *puls*. rhus. staph. *thui*. *zinc*.

— **odontalgie** (pendant l'). Daph.

— **selle** (avec besoin d'aller à la). Thui.

— **selle** (pendant la). Ign.

— **soir** (le). Cinn. phos.

Faiblesse des fonctions génitales. *Baryt*. *calad*. *calc*. ign. n-mos. sep. sil. sulf. (*Comp*. **Impuissance**.)

Impuissance. *Agn*. *baryt*. *CALAD*. *calc*. camph. *CANN*. *caps*. caus. *chin*. chlor. *coloc*. *con*. eug. graph. hyos. *ign*. *lach*. *LYC* *mosch*. *mur-ac*. *NATR-M*. *n-mos*. op. petr. plumb. *selen*. sep. stram. *SULF*. *mgs-aus*.

— **refroidissement** (après un). °Mosch.

Lasciveté. *CALC*. *canth*. *CARB-VEG*. *CHIN*. con. *graph*. ign. *lach*. *major*. mosch. *natr-m*. nitr-ac. *PHOSPH*. *puls*. sass. *sep*. sil. *stann*. *stram*. *veratr*. zinc. m-arc.

Pollutions. Alum. *amm*. *anac*. ant. arg. ars. *aur*. bar-m. *bell*. bis. brom. *calc*. carb-an. *CARB-VEG*. *caus*. *chin*. *CON*. *dig*. *ferr*. *kal*. lact. *led*. *LYC*. *natr*. natr-m. *nitr-ac*. *N-VOM*. op. par. *petr*. petros. *phosph*. *PHOR-AC*. *PULS*. ran. ran-sc. rut. sang. *SEP*. *sil*. *SULF*. tarax. *thui*. verb. viol-od. viol-tric. *zinc*. m-arc. m-aus.

— **absentes.** °Calc. °kal. lach. °lyc.

— **flaccidité** de la verge (avec). Bell. calad. con. mosch. n-vom. sabad. selen.

— **fréquentes.** *Amm*. bovis. calc. carb-an. *CARB-VEG*. *caus*. *CHIN*. *CON*. dig. ferr. *KAL*. *LYC*. magn. natr. natr-m. *nitr-ac*. n-vom. op. *petr*. *PHOSPH*. *PHOS-AC*. plumb. *puls*. sass. *sep*. °stann. staph. *sulf*. mgs-arc.

— — (par trop). *Carb-v*. *chin*. *con*. *kal*. *lyc*. nitr-ac. *phos*.

— **douloureuses.** Calc. clem. mosch.

— **jour** (le), trop faciles à provoquer. Canth. *graph*. lach.

— **méridienne** (pendant la). Alum. carb-an. caus. clem. merc. *staph*. *SULF*. ther.

— **sanguinolentes.** Caus. led. merc.

— **aggravation** des souffrances. Alum.

— **constipation.** Thui.

— **érections.** Grat.

— **faiblesse.** *Carb-an*. *chin*. *kal*. lach. *lyc*. °n-vom. *phos-ac*. sep.

— **froid** aux extrémités. N-vom.

— **malaise.** Sep. viol-od.

Pollutions suivies de :
— **inquiétude.** Carb-an.
— **sueur.** Lach.
— **tête** embarrassée. Bov. calc.
— — comme si un côté du cerveau était paralysé. Sil.
— **vue** (faiblesse de la). Kal.
Priapisme. Voy. *Sect.* 1.
Répugnance pour le coït. *Voy.* **Coït.**
Répugnance pour l'autre sexe. Amm.
Sperme (nature du) :
— **aqueux.** Sulf.
— **odeur** pénétrante (d'une). Lach.
— **sanguinolent.** Caus. led. merc.

CHAPITRE XX.

AFFECTIONS DES FEMMES ET DES ENFANTS.

SECTION I. — AVIS CLINIQUES.
(Sur les Maladies des Femmes.)

Nota. Pour de plus amples renseignements sur tous les articles de ce chapitre, *voy.* notre ouvrage sur les **Maladies des Femmes,** Paris, 1855.

ACCOUCHEMENT. — § 1. Les meilleurs médicaments pour favoriser le **travail de l'enfantement** sont, en général : 1) *Cham. coff. n-mos. n-vom. op. puls. sec.,* — ou encore : 2) *Acon. bell. calc.*

§ 2. Pour les **Vaines** douleurs ou les douleurs **Spasmodiques,** on trouvera plus souvent convenables : *Coff. n-vom.,* ou encore : *Bell. cham. n-mos. puls.*

Coffea convient surtout si les douleurs sont par trop violentes allant jusqu'à porter au désespoir, et si, dans ce cas, *coff.* ne suffit pas, *acon* rendra souvent de grands services.

Nux vom. est indiqué si les douleurs se manifestent sans qu'en même temps le véritable travail de l'enfantement ait lieu, et surtout si ces douleurs sont accompagnées d'un besoin continuel d'aller à la selle ou d'uriner.

Si, dans ce cas, *n-vom.* ne suffit pas, on devra consulter de préférence : *Cham.* ou *bell.,* ou bien *N-mos.* ou *puls.*

§ 3. Pour l'**Absence** des douleurs d'enfantement, les meilleurs médicaments sont : *Op. puls. sec.*

Opium convient surtout si, chez des femmes vigoureuses et pléthoriques, *les douleurs ont été subitement arrêtées, soit par une* *frayeur*, soit par toute autre influence fâcheuse, avec congestion cérébrale, face rouge et bouffie, et même état soporeux.

Pulsatilla, si, chez les femmes d'une constitution assez bonne, les douleurs tardent à s'établir, et surtout *s'il y a douleurs spasmodiques*, ou bien si l'absence des douleurs dépend plutôt d'une inactivité de l'utérus que d'une faiblesse générale.

Secale est indispensable si l'absence des douleurs se manifeste *chez les personnes d'une constitution faible* et *cachectique*, ou chez des femmes *épuisées par de fortes pertes de sang*, soit qu'il y ait en même temps douleurs spasmodiques, soit qu'aucune sorte de douleur ne se manifeste. Mais quelque bon que soit ce médicament dans le cas désigné, il est tout aussi équivoque que dans la plupart des autres, et peut entraîner les suites les plus fâcheuses s'il est employé à tort.

§ 4. Si, après l'expulsion du fœtus, les *Contractions* pour la **Délivrance** tardent à avoir lieu, avec **Adhérence du placenta,** ce sont *puls.* et *sec.* qui, employés avec les précautions indiquées plus haut, suffisent, dans la plupart des cas, à amener une prompte terminaison du travail de l'accouchement. — Si *puls.*, dans le cas où il paraîtrait indiqué, ne suffisait pas, ou qu'il y ait forte congestion à la tête, avec face rouge, yeux brillants, grande sécheresse de la peau ou du vagin, grande angoisse et inquiétude, ce serait *bell.* qui mériterait la préférence.

§ 5. Lorsque les douleurs consécutives sont **par trop vives** ou de **trop longue durée**, les meilleurs médicaments sont : *Arn. cham. coff.*, ou encore : *Calc. n-vom. puls.*

§ 6. En outre, pour les **Convulsions** ou les spasmes qui surviennent parfois pendant la parturition, on trouvera le plus souvent convenables : *Hyos. ign.*, ou encore : *Bell. cham. cic.*

Contre la **Lésion des Parties** par suite d'un accouchement laborieux : *Arn.*

Contre les **Hémorrhagies** qui surviendraient : *Croc. plat. millef.*, ou encore : *Bell. cham. ferr. subin.*

☞ *Voy.* aussi : **Couches.**

AGALACTIE ou **Manque de lait.** — *Voy.* **Allaitement.**

ALLAITEMENT. — § 1. Les principaux médicaments qui peuvent trouver application pendant cet acte, sont en général : 1) *Bell. calc. cham. merc. puls. sep. sil.* — 2) *Acon. bry. carb-veg. chin. con. dulc. kal. n-vom. phosph. phos-ac. rhab. rhus. staph. zinc.* — 3) *Ars. borax. carb-an. cin. graph. ign. ipec. lach. lyc. natr-m. samb. stann.*

§ 2. De ces médicaments, on trouvera d'abord souvent convenables contre l'**Agalactie** ou le **Manque de lait :** 1) *Agn. calc.*

caus. dulc. puls. rhus. zinc. — 2) *Acon. bell. bry. cham. chin. cocc. iod. merc. n-mosch. sep. sulf. millef.*

Ce manque de lait est-il la suite d'un **Manque d'énergie** vitale, on devra accorder la préférence à : *Calc. caus. puls. rhus.*

Mais si, au contraire, la sécrétion laiteuse est empêchée par un **Excès de vitalité** dans les seins, avec tension, rougeur et pulsation dans les parties, et qu'en même temps la fièvre de lait soit trop forte, ce seront : *Acon. bry. cham.*, ou bien : *Bell.* ou *merc.* que, dans la plupart des cas, on trouvera indiqués.

Outre ces médicaments, on a encore recommandé contre le manque de lait : *Agn. chin. cocc. iod. n-mos. sep. sulf. zinc.*

§ 3. La **Fièvre de Lait**, si toutefois elle requiert le secours de l'art, demande principalement : *Acon.* ou *coff.*, administrés alternativement.

Si ces deux médicaments ne suffisaient pas, ce seraient : *Bell. bry.* ou *rhus.* qu'on devrait consulter de préférence.

Souvent aussi *arn.* peut se trouver convenable surtout si, par suite d'un accouchement laborieux, les parties génitales sont fortement irritées.

§ 4. Quant à la **Suppression** du lait, si elle a lieu par suite d'une forte **Émotion,** les meilleurs médicaments seront : *Bry. cham. coff.*

A la suite d'un **Refroidissement** : *Bell. cham. dulc. puls.*, ou encore : *Acon. merc. sulf.*

Et s'il y a **Métastase** sur les organes abdominaux : *Bell. bry. puls. rhus.*

Les **Suites Chroniques** d'une suppression de lait réclament souvent de préférence : *Rhus.*, ou peut-être encore : *Calc. dulc. lach.? merc. puls. sulf.*

Si le **lait** est **Mauvais,** trop clair, ou qu'il répugne à l'enfant, il suffira souvent d'administrer à la mère : *Cin. merc.* ou *sil.* — Peut-être que dans quelques cas on trouvera aussi convenables : *Bor.* ou *lach.*, surtout si le lait se caille promptement.

Silicea convient particulièrement si l'enfant vomit après avoir teté.

§ 5. Enfin, quant au **Sevrage,** *puls.* est le meilleur médicament pour faire cesser la sécrétion du lait, ou pour éviter les souffrances qui, parfois, en sont la conséquence. Souvent, cependant, on trouvera aussi d'une grande utilité : *Bell. bry. calc.*

Contre l'**Écoulement** du lait hors le temps de l'allaitement, le meilleur médicament est *calc.*, surtout si les seins sont constamment engorgés de lait. Peut-être trouvera-t-on parfois aussi convenables : *Bell. bor. bry.* ou *rhus.*

Voy. aussi : **Mamelles.**

AMÉNORRHÉE, Aménie, Ménochésie, Suppression des règles, et souffrances à la suite de ces désordres. — § 1. Les meilleurs médicaments contre l'absence totale ou le flux trop peu abondant des règles, sont, en général : 1) *Puls. sep. sulf.,* — ou bien : 2) *Acon. als. bry. con. dulc. graph. kal. lyc. sil.* — 3) *Amm. aps. ars. baryt. bell. benz-ac. calc. caus. cham. cocc. cupr. fer. natr-m. phosph.,* — ou même encore : 4) *Bovis. chin. iod. millef. merc. n-mos. op. plat. rhod. sabin. staph. stram. valer. veratr. zinc.*

§ 2. Pour l'**Aménie** chez les jeunes filles, ce sont surtout : *Puls. sulf.,* ou bien : *Caus. cocc. graph. kal. natr-m. petr. sep. veratr.*

Pour la **Suppression** des règles à la suite d'un **Refroidissement :** *N-mos. puls.,* ou encore : *Bell.? dulc. sep. sulf.* — A la suite d'une **Frayeur** ou autre **Émotion subite :** *Acon. lyc.,* ou encore : *Coff. op. veratr.*

Si les règles ne sont pas encore entièrement supprimées, mais seulement **trop faibles (Ménochésie),** on trouvera souvent convenables : *Calc. caus. con. graph. kal. lyc. magn. natr-m. phosph. puls. sil. sulf. veratr. zinc.*

En outre, si ces affections se manifestent chez des **personnes Pléthoriques :** *Acon. bell. bry. n-vom. op. plat. sabin. sulf.*

Chez des **personnes Faibles,** épuisées ou cachectiques : *Ar s . chin. con. graph. iod. natr-m. puls. sep. sulf.*

§ 3. Quant aux affections qui se manifestent à la suite de ces désordres, ou aux **Symptômes** accessoires qui les accompagnent, on pourra consulter de préférence :

Aconitum, s'il y a : Congestion fréquente à la tête ou à la poitrine, palpitation du cœur ; céphalalgie pressive, pulsative ou lancinante ; rougeur de la face ; pouls plein et dur ; chaleur fréquente, avec soif ; humeur irascible, etc., surtout chez les jeunes filles qui mènent une vie sédentaire.

Arsenicum, s'il y a : Grande faiblesse ; face pâle, décolorée, avec yeux cernés ; appétence prononcée pour les choses acides, le café ou l'eau-de-vie ; grande lasciveté, flueurs blanches corrosives ; accès fréquents de défaillance.

Bryonia, si l'aménorrhée est accompagnée d'un fort éréthisme du système vasculaire ; congestion fréquente à la tête ou à la poitrine, avec saignement de nez ou avec toux sèche ; froid et frissonnement fréquent, alternant parfois avec chaleur sèche et ardente ; constipation, gastralgie pressive ou coliques.

Calcarea, s'il y a : Congestion fréquente à la tête, avec vertiges, douleurs brûlantes au front ou céphalalgie pulsative, pressive ou gravative ; bourdonnement d'oreilles ; gastralgie pressive, avec plénitude dans les hypochondres, et impossibilité de supporter aucun vêtement serré ; coliques et tranchées avec douleurs jusque dans les cuisses, se manifestant surtout à l'époque où les règles devraient paraître ; grande fatigue et lourdeur dans tout le corps, surtout dans les jambes.

Causticum, s'il y a : Symptômes hystériques, tranchées, maux de reins, spasmes abdominaux et teint jaunâtre.

China, s'il y a : Face pâle, avec yeux cernés ; céphalalgie pressive, principalement la nuit ; gastralgie pressive, surtout après avoir mangé ; dyspepsie ; amaigrissement : grande faiblesse, avec lassitude et pesanteur dans les jambes ; insomnie, ou sommeil agité, avec rêves anxieux et fatigants ; — ou bien : spasmes abdominaux ou pulmonaires ; congestion à la tête avec pulsation des carotides ; nymphomanie ; surexcitation nerveuse, avec grande sensibilité au moindre bruit, etc.

Cocculus, si à l'époque où les règles devraient paraître il se manifeste des spasmes abdominaux hystériques, avec pression à la poitrine, oppression, inquiétude et angoisse, tristesse, soupirs, gémissements et grande faiblesse qui ne permet presque pas de parler ; ou bien s'il y a écoulement de sang, mais que ce sang soit noir et qu'il ne s'en écoule que quelques gouttes, avec beaucoup de souffrances nerveuses.

Conium, s'il y a symptômes hystériques et chlorotiques, mamelles flasques et desséchées, ou bien dures et douloureuses ; grande fatigue et faiblesse nerveuse et hystérique, avec rires ou pleurs involontaires, grand accablement après la moindre promenade ; anxiété et tristesse ; spasmes abdominaux, avec tension du ventre et douleurs lancinantes ; flueurs blanches, etc.

Cuprum, s'il y a congestion à la tête ; céphalalgie pressive dans le vertex ; face et yeux rouges, ou bien face pâle avec yeux cernés ; nausées fréquentes avec vomissement ; spasmes abdominaux ou convulsions dans les membres avec cris ; palpitation de cœur et crampes de poitrine.

Ferrum, surtout lorsqu'il y a : *Grande fatigue et faiblesse* avec tremblement des membres ; amaigrissement, *grande disposition à rester couché ou assis ;* congestion de sang à la tête, avec douleurs pulsatives, bruissement, bourdonnement et picotement dans le cerveau ; face pâle et terreuse, avec yeux cernés ; ou rougeur ardente de la face avec yeux rouges ; pression dans l'estomac et dans la tête ; gonflement œdémateux de la face, des mains et des pieds ; grande lassitude dans les jambes, et autres souffrances chlorotiques.

Graphites, si les règles apparaissent bien quelquefois, mais qu'elles soient trop pâles et qu'elles cessent bientôt de nouveau ;

surtout lorsqu'en même temps il y a des *dartres à la peau* ou de fréquentes *éruptions érysipélateuses;* céphalalgie hystérique; nausées; douleurs de poitrine; grande faiblesse; tranchées et spasmes hystériques; flueurs blanches et stérilité; disposition aux hémorrhoïdes.

Iodium, lorsqu'il y a : Palpitations de cœur fréquentes; pâleur du visage, alternant quelquefois avec forte rougeur, essoufflement en montant, grande fatigue et faiblesse, surtout dans les jambes, avec autres souffrances chlorotiques.

Kali carb., un des remèdes les plus puissants contre l'aménorrhée et l'aménie, surtout s'il y a : Gêne de la respiration; palpitations de cœur; disposition à des éruptions érysipélateuses, et pâleur du visage, alternant souvent avec forte rougeur.

Lycopodium, lorsqu'il y a : Symptômes chlorotiques, grande *disposition à la tristesse, à la mélancolie* et aux pleurs; céphalalgie hystérique; vomissements aigres et aigreurs dans la bouche; gonflement des pieds, douleurs au dos, maux de reins et coliques, accès de défaillance; flueurs blanches; gonflement et pression à l'épigastre, et douleurs tractives ou tensives par tout le ventre.

Mercurius, contre l'aménorrhée avec congestion à la tête, accompagnée de chaleur sèche et de bouillonnement de sang; flueurs blanches; gonflement œdémateux des mains et des pieds, ou de la face; face pâle et d'un teint maladif, *grande fatigue et faiblesse,* avec tremblement et bouillonnement de sang après le moindre travail; caractère irritable; humeur triste ou acariâtre et contrariante.

Natrum, lorsqu'il y a : Maux de tête fréquents, *souffrances hystériques* ou chlorotiques; *disposition à la tristesse,* avec apathie; grande faiblesse de corps et d'esprit, avec lourdeur dans les membres et horreur du mouvement; disposition à se fâcher et à s'emporter facilement.

Nux mosch., contre la *suppression des règles* avec spasmes et autres souffrances hystériques, disposition au sommeil et à la défaillance, grande fatigue et faiblesse, avec accablement général après le moindre effort; maux de reins; pituites d'estomac fréquentes; humeur changeante.

Opium, contre la *suppression des règles* avec congestion à la tête, qui semble trop pesante; rougeur et chaleur de la face; somnolence; mouvements convulsifs.

Pulsatilla, un des premiers remèdes contre l'*aménorrhée, surtout lorsqu'elle a été produite par les effets de l'humidité* ou *par suite d'un froid humide;* ou qu'elle est accompagnée de fréquents accès de *céphalalgie semi-latérale, avec douleurs lancinantes* jusque dans la face et les dents; maux de tête au front,

avec pression sur le sommet; *teint pâle*, vertiges, avec bourdonnement d'oreilles; *odontalgie lancinante, avec douleurs qui changent subitement de côté;* catarrhe nasal fréquent; dyspnée, essoufflement et étouffement après le moindre mouvement; *palpitation
de cœur; froid aux mains et aux pieds,* alternant souvent avec
chaleur subite; *disposition aux diarrhées muqueuses; flueurs
blanches;* maux de reins; pesanteur pressive dans le ventre; gastralgie avec *nausées, envie de vomir et vomissement;* frissons continuels, avec bâillement et pandiculations; grande fatigue, surtout
dans les jambes, *gonflement des pieds,* surtout chez les femmes
avec des cheveux blonds, yeux bleus, éphélides à la face, *caractère
doux et disposition à la tristesse et aux pleurs.*

Sabina, si, surtout chez les personnes auparavant abondamment réglées, l'écoulement menstruel est remplacé par des flueurs
blanches épaisses et très-fétides.

Sepia, presque aussi important que *puls.*, contre l'aménorrhée
avec flueurs blanches, ou lorsqu'il y a : Accès fréquents de *céphalalgie hystérique* ou de *migraine; odontalgie,* avec trop grande
sensibilité des nerfs des dents; constitution délicate; peau délicate et sensible; *teint décoloré,* ou *taches sales à la face;* faiblesse
nerveuse et grande disposition à la transpiration; frissons fréquents alternant avec chaleur; *disposition à la mélancolie et à la
tristesse, avec pleurs;* catarrhe nasal fréquent, surtout après s'être
mouillé; douleurs de brisure dans les membres; coliques fréquentes et maux de reins.

Sulfur, s'il y a : *Céphalalgie pressive et tensive,* surtout *dans
l'occiput, jusque dans la nuque,* ou douleurs pulsatives dans la
tête, avec congestion, chaleur, fouillement, brisement et *bourdonnement dans le cerveau;* face pâle et maladive, avec yeux cernés et
taches rouges aux joues; *boutons au front et autour de la bouche;
appétit dévorant,* avec amaigrissement général; renvois aigres et
brûlants; *pression, plénitude et pesanteur dans l'estomac, aux
hypochondres et dans le ventre,* disposition aux hémorrhoïdes;
selles diarrhéiques muqueuses; constipation, avec selles dures et
envie fréquente, mais sans résultat, d'y aller; spasmes abdominaux; *flueurs blanches,* prurit aux parties génitales; accès hystériques et symptômes chlorotiques; engourdissement facile des
membres; *dyspnée; maux de reins;* accès de défaillance; grande
disposition à s'enrhumer; faiblesse nerveuse, avec grande *fatigue,
surtout dans les jambes,* et *grand accablement après avoir parlé;*
moral irritable et disposé à se fâcher, ou triste et mélancolique,
avec pleurs fréquents.

Veratrum, contre l'aménorrhée avec céphalalgie nerveuse,
souffrances hystériques; face pâle, terreuse; nausées fréquentes,

avec vomissement, froideur des mains, des pieds ou du nez; grande faiblesse avec accès de défaillance; excitation de l'appétit vénérien.

Voy. aussi **Chlorose, Dysménorrhée, Ménosposie,** etc., et consultez, pour de plus amples détails, la pathogénésie entière des médicaments cités.

AVORTEMENT. — § 1. Les meilleurs médicaments, tant contre la disposition à cet accident que contre ses prodromes et ses suites, sont, en général : 1) *Bell. calc. carb-v. cham. croc. fer. ipec. lyc. n-vom. sabin. sec. sep. sil. sulf. zinc.,* — ou même encore : 2) *Asar. bry. cann. canth. chin. croc. cyc. hyos. n-mos. plumb. puls. ruta.*

§ 2. Pour la **Disposition** à l'avortement, les principaux médicaments sont : *Calc. carb-v. fer. lyc. sabin. sep. sulf. zinc.,* ou peut-être encore : *Asar. cann. cocc. kreos. n-mos. plumb. puls. ruta. sil.*

Calcarea est surtout indiqué chez les *personnes pléthoriques,* ayant les règles trop abondantes et trop hâtives, avec disposition à la leucorrhée, endolorissement des mamelles, congestion fréquente à la tête, coliques, maux de reins, et varices aux parties génitales.

Carbo veg., si les règles sont ordinairement trop pâles, ou bien trop hâtives et trop abondantes, avec varices aux parties génitales; maux de reins et maux de tête fréquents, spasmes abdominaux, etc.

Ferrum, surtout chez les femmes chlorotiques, sujettes à des flueurs blanches, avec aménorrhée; ou bien chez les femmes pléthoriques, avec grande activité du système vasculaire, face rouge, pouls plein et fort, règles trop hâtives et trop abondantes.

Lycopodium, si les règles sont ordinairement trop abondantes et de trop longue durée, avec prurit, brûlement et varices aux parties génitales, grande sécheresse du vagin, disposition à la mélancolie, avec tristesse et pleurs; flueurs blanches; céphalalgie fréquente, maux de reins, accès de défaillance, etc.

Sabina, chez les personnes *pléthoriques,* ayant les règles trop abondantes et de trop longue durée, et surtout si l'avortement a ordinairement lieu dans le troisième mois de la grossesse.

Sepia, s'il y a *flueurs blanches,* avec érosion, éruption et prurit aux parties; règles trop faibles ou trop hâtives, avec pleurs, mélancolie, céphalalgie et odontalgie; accès fréquents de migraine; *constitution faible, peau délicate et sensible;* teint sale, avec taches brunâtres ou jaunâtres à la face; *taille élancée;* faiblesse nerveuse et transpiration facile; coliques fréquentes et grande disposition à des catarrhes nasaux.

Sulfur, si *les règles sont trop hâtives et trop abondantes,* ou bien trop faibles et trop tardives, avec *flueurs blanches*, prurit, brûlement et érosions aux parties génitales ; éruptions ou dartres à la peau ; dispositions aux hémorrhoïdes, à des catarrhes ou autres écoulements muqueux ; faiblesse nerveuse, avec anorexie ; grande fatigue, surtout dans les jambes ; céphalalgie fréquente, avec douleur pressive et congestion de sang à la tête, etc.

☞ *Comp.* aussi **Aménorrhée** et **Dysménorrhée.**

§ 3. Quant aux **Prodromes** de l'avortement, les médicaments à l'aide desquels on réussira le plus souvent à le prévenir, sont : *Arn. bell. bry. cham. hyos. ipec. millef. n-vom. sabin. sec.*, ou peut-être encore : *Cann. chin. cin. cocc. n-mos. plat. puls. rhus. ruta.*

Arnica est surtout indiqué, si, à la suite d'un **Coup**, d'une **Commotion**, ou de toute autre **Lésion mécanique,** il se manifeste des douleurs d'enfantement, avec écoulement de sang ou de mucosités séreuses.

Belladona, s'il y a : Douleurs violentes, pressives ou tensives, occupant tout le ventre, avec sensation de constriction ou de ballonnement, maux de reins comme s'ils étaient brisés, sensation d'affluence vers les parties génitales, avec ou sans écoulement de sang.

Bryonia, s'il y a : Douleurs violentes, avec constipation opiniâtre, congestion à la tête, bouche sèche et soif, surtout si *n-vom.* n'a pas suffi contre cet état.

Chamomilla, lorsqu'il y a : *Tranchées violentes depuis les reins jusqu'à l'hypogastre*, avec *envie fréquente d'uriner* ou *d'aller à la selle;* écoulement de sang par le vagin, avec sortie de caillots ; lourdeur dans tout le corps ; bâillements fréquents ; froid et frissons ; grande agitation et mouvements convulsifs des membres.

Hyoscyamus : s'il y a alternativement *spasmes cloniques* et *toniques*, avec perte de connaissance et écoulement d'un sang rouge clair, surtout pendant les convulsions.

Ipecacuanha, s'il y a les mêmes spasmes que ceux qui indiquent *hyos.*, mais *sans perte de connaissance*, et surtout si ces spasmes sont accompagnés de tranchées autour du nombril, avec affluence pressive vers les parties génitales et écoulement de sang. — Si *ipec.* ne suffit pas dans ce cas, ce sera *plat.* que l'on trouvera indiqué, ou bien *cin.*

Nux vomica, s'il y a : Constipation opiniâtre, avec congestion de sang à la matrice, et surtout si la malade a fait abus de boissons irritantes ou échauffantes, telles que le vin, le café, etc.

Sabina, surtout si les prodromes de l'avortement se manifestent dans la première période de la grossesse, ou lorsqu'il y a, n'importe à quelle période : Douleurs tractives et pressives depuis les reins jusque dans les parties génitales; écoulement de sang par le vagin; ventre flasque, souple et abaissé; envie continuelle d'aller à la selle et diarrhée, ou envie de vomir, ou même vomissement de tout ce qui entre dans l'estomac; fièvre avec frissons et chaleur.

Secale, surtout chez des personnes faibles, épuisées et cachectiques; disposées à des hémorrhagies passives, à des affections spasmodiques, etc., ou bien s'il y a manque d'énergie vitale dans la matrice, ou lésions organiques de cet organe.

§ 4. Pour les suites de l'avortement, telles que **Métrorrhagie, Métrite,** etc. *Voy.* ces articles.

CANCER de la **Matrice** et des **Seins.** — *Voy.* **Mamelles** et **Matrice.**

CHLOROSE. Les meilleurs médicaments contre les souffrances chlorotiques sont : 1) *Con. puls. sep. sulf.* — 2) *Bell. calc. cocc. ferr. lyc. nitr-ac. plat.* — 3) *Chin. dig. graph. hell. ign. kal. natr-m. n-vom. phosph. plumb. spig. staph. valer.* — 4) *Als. ars. carb-veg. caus. graph. millef. phos-ac. sabin. sulf-ac. zinc.*

☞ Pour les détails, *Comp.* **Aménorrhée, Dysménorrhée,** etc.

CHUTE de la matrice ou du vagin. — Ce sont : *Aur. bell. n-vom. sep.*, que jusqu'ici on a employés avec le plus de succès. Peut-être pourrait-on aussi consulter, en cas de besoin : *Ang. calc. gran.? kreos. merc. n-mos.? stann.?*

Pour la chute de la matrice, ce sont particulièrement : *Aur. bell. calc. n-vom. sep. stann.* — Et peut-être avant tout : *Ang.*

Pour celle du vagin : *Kreos. merc. n-vom.*

COLIQUES MENSTRUELES. — *Voy.* **Dysménorrhée.**

COUCHES. — Les médicaments que l'on trouvera le plus souvent indiqués contre les diverses souffrances et affections des **Femmes en couches,** sont en général :

Pour les **Douleurs consécutives** trop vives ou de trop longue durée : *Arn. cham. coff.*, ou encore : *Calc. n-vom. puls.* (*Voy.* **Accouchement.**) Pour la **Fièvre de Lait :** *Acon. coff.*; ou encore : *Arn. bell. bry. rhus.*; — pour le **Manque** de lait : *Calc. caust. puls.*, ou encore : *Acon. bell. bry. cham.*; — pour la **Suppression** du lait : *Acon. bell. bry. calc. cham. coff. merc. puls. rhus. sulf.*; — pour l'**Écoulement** du lait, les souffrances à la suite du **Sevrage :** *Bell. bry. calc. puls.* (*Voy.* **Allaitement.**)

Pour l'**Excoriation** des mamelons : *Arn. sulf.*, ou encore : *Calc. cham. ign. puls.* — Pour l'**Inflammation** ou l'**Ulcération** des mamelles : *Bell. bry. merc. phos. sil. sulf.* (*Comp.* **Mamelles.**)

Pour la **Suppression des lochies :** *Coloc. hyos. millef. n-vom. plat. sec. veratr. zinc.* — Pour les **Lochies trop abondantes** ou de trop **longue durée :** *Bry. calc. croc. hep. millef. plat. puls. rhus. sec.* (Comp. *Sect.* 3, même mot.)

Pour la **Tumeur blanche :** *Ars. bell. rhus.*; ou enc e :**Cep. acon. ars. calc. iod. lach. n-vom. puls. sil. sulf.*

Pour la **Fièvre puerpérale :** *Acon. bell. bry. cham. n-vom. rhus*; ou encore : *Coff. coloc. hyos. ipec. merc. puls. veratr.* (Voy. plus bas, **Fièvre puerpérale.**)

Pour les **affections Morales** des femmes en couche : *Aps. bell. nitrigl. plat. puls. veratr. zinc.* (Comp. aussi **Nymphomanie.**)

Pour les **Convulsions,** l'**Éclampsie,** etc. : *Cyc. hyos. ign. plat.*; ou encore : *Bell. stram.* (Comp. *Chap.* I, **Spasmes.**)

Pour la **Faiblesse :** *Calc. kal.*; ou bien : *Chin. sulf.*; ou encore : *N-vom. phos-ac. veratr.* (Comp. *Chap.* I. **Faiblesse.**)

Pour l'**Insomnie :** *Coff.*

Pour les **Coliques :** *Bry. cham.*; ou encore : *Arn. bell. hyos. lach. n-vom. puls. sep. veratr.* (Voy. *Chap.* XVI, **Coliques.**)

Pour la **Diarrhée :** *Ant. dulc. hyos. rhab.* (Comp. *Chapitre* XVII, **Diarrhée.**)

Pour la **Constipation :** *Bry. n-vom. op.* ou *plat.* (Comp. *Chap.* XVII, **Constipation.**)

Pour la **chute des Cheveux :** *Calc. lyc. natr-m. sulf.* (Comp. *Chap.* VI, **Alopécie.**)

DYSMÉNIE. — *Voy.* **Dysménorrhée.**

DYSMÉNORRHÉE, Dysménie, Coliques Menstruelles et autres souffrances par suite de désordres dans la menstruation. — § 1. Les meilleurs médicaments contre ces souffrances sont, en général : 1) *Bell. bry. cals. cham. cocc. coff. graph. ign. n-vom. phos. plat. puls. sec. sep. sulf. veratr.,* — ou encore : 2) *Amm. carb-v. caus. cupr. kreos. lach magn. magn-m. merc. natr-m. n-mos. petr. sil. zinc.*; — ou bien : 3) *Baryt. borax. chel. con. phos-ac. sabin. stram. tabac.*

§ 2. Si ces souffrances se manifestent chez les **Jeunes filles** à l'époque où les règles devraient paraître, on pourra consulter de préférence : *Puls. sulf.*; ou encore : *Caus. cocc. graph. kal. natr-m. sep. veratr.*

Chez les **Femmes** qui ont les règles trop **Faibles,** trop **Tardives** ou de trop **Courte durée :** *Calc. caus. con. graph. kal. lyc. magn. natr. phos. puls. sil. sulf. veratr. zinc.*

Chez celles qui les ont trop **Abondantes,** trop **Hâtives,** ou de trop **Longue durée :** *Acon. bell. bry. calc. cham. ign. ipec. magn-m. natr-m. n-vom. phos. plat. sec. sep. sil. sulf. veratr.*

Chez les femmes dans l'**Age critique :** 1) *Lach. nitrigl. puls.* ou encore : 2) *Caus. cocc. con. graph. kal. lyc. natr-m. rut. sep. sulf.* — Lorsqu'il y a **Affections mentales :** *Hipp.*

§ 3 En outre, les **Spasmes** à l'époque des règles demandent de pr rence : *Cocc. cupr. ign. plat. puls.;* ou encore : *Con. chin. graph. magn-m. n-vom. sulf.,* etc. (Voy. *Sect.* 4.)

Les **Coliques :** *Bell. calc. cham. cocc. coff. n-vom. phos. plat. puls. sec. sep. sulf.,* etc. (Voy. *Sect.* 4.)

Et s'il y a **Leucorrhée,** soit à l'époque, soit hors le temps des règles, on trouvera souvent convenables : *Puls. sep. sulf.,* ou bien encore : *Amm. calc. carb-v. caus. cocc. con. magn. magn-m. merc. n-vom. petr.* (*Comp.* **Leucorrhée.**)

§ 4. En général, on pourra consulter de préférence :

Belladona, si les règles sont précédées de coliques, avec grande fatigue, anorexie, obscurcissement de la vue, ou accompagnées de sueur nocturne à la poitrine, avec bâillement fréquent, frissonnement, coliques; angoisse de cœur, soif ardente, maux de reins et douleurs crampoïdes au dos; surtout si les douleurs sont pressives comme si tout allait sortir par les parties génitales, avec lourdeur dans le ventre comme par une pierre; engourdissement des jambes en étant assis, et pression sur le rectum, comme pour aller à la selle; ou bien s'il y a : Congestion à la poitrine ou à la tête, avec douleur pulsative, chaleur de la tête, rougeur et bouffissure de la face, surtout chez les jeunes personnes pléthoriques.

Bryonia, s'il y a : Congestion à la poitrine ou à la tête, avec toux courte ou saignement du nez fréquent; flueurs blanches, douleurs rhumatismales dans les membres; gastralgie pressive ou brûlante; pression et plénitude à l'épigastre, froid ou frissonnement fréquent; constipation.

Calcarea, s'il y a congestion à la tête avec étourdissement et vertiges; ou céphalalgie déchirante, térébrante, aggravée par chaque émotion morale, ainsi qu'à chaque changement de temps; *flueurs blanches;* tranchées, douleurs au dos et maux de reins spasmodiques; coliques violentes; anorexie; souffrances asthmatiques; mal aux dents; nausées, ou même vomissement.

Chamomilla, si, après les règles abondantes et trop hâtives, il y a coliques violentes avec grande sensibilité du ventre au toucher, comme si en dedans tout était ulcéré; maux de reins et spasmes abdominaux des plus douloureux, avec selles diarrhéiques verdâtres ou aqueuses, nausées, renvois, envie de vomir, langue chargé d'un enduit jaunâtre, et amertume de la bouche; et surtout si le sang est de couleur foncée, avec caillots, et qu'il y ait en outre des accès d'évanouissement, avec soif, froideur des membres et face pâle et défaite.

Cocculus, si les règles sont trop hâtives, *avec spasmes abdominaux*, ou peu abondantes, avec flueurs blanches dans les intervalles, ou s'il ne s'écoule même que quelques gouttes d'un sang noir, coagulé, avec *coliques pressives*, flatuosités, *nausées jusqu'à la défaillance; faiblesse paralytique*, oppression et *crampes de poitrine*, anxiété et mouvements convulsifs des membres ; ou bien si, au lieu des règles, il y a leucorrhée incarnate entremêlée de sérosités sanguinolentes et purulentes.

Coffea, s'il y a *coliques excessivement douloureuses* et tellement violentes qu'elles portent jusqu'au désespoir; surtout si le sang coule en abondance, avec forte sécrétion muqueuse, prurit voluptueux et excitation immodérée des parties génitales.

Graphites, si les règles ne reviennent qu'avec peine, et, qu'après avoir enfin paru, elles soient encore trop faibles et de trop courte durée, avec écoulement d'un sang épais et noir, ou bien séreux et pâle ; surtout si, en même temps, il y a : *Tranchées* et *spasmes abdominaux*, céphalalgie pressive, nausées, douleurs de poitrine, catarrhe bronchique ou nasal ; grande faiblesse, douleurs rhumatismales dans les membres; gonflement œdémateux des pieds et des jambes ; *éruption de dartres*, ou odontalgie avec gonflement de la joue.

Ignatia, si les règles sont trop hâtives et trop abondantes, avec écoulement d'un sang noir mêlé de caillots; *coliques spasmodiques*, contractives ; céphalalgie gravative, photophobie, anxiété, battement de cœur et grande faiblesse jusqu'à la défaillance.

Nux vom., si les règles sont trop abondantes, *trop hâtives* et *de trop longue durée*, et qu'elles soient *précédées de douleurs tractives dans les muscles de la nuque;* ou bien s'il y a : *Crampes de la matrice*, avec douleurs pressives dans l'hypogastre jusque dans les cuisses; *nausées avec défaillances surtout le matin;* grande fatigue, frissons, douleurs rhumatismales dans les membres; maux de reins comme si tout y était brisé; constipation avec envie inutile d'aller à la selle; envie fréquente d'uriner avec ténesme de la vessie; sensation de ballonnement, comme si le ventre allait éclater; *congestion de sang à la tête avec vertiges* et céphalalgie pressive; humeur irascible et colère, ou bien *inquiète et inconsolable*.

Phosphorus, si les règles sont trop faibles, précédées de flueurs blanches, avec envie de pleurer, et accompagnées de coliques et de tranchées comme par des couteaux, avec maux de reins et vomissement de bile, de mucosités et d'aliments; ou bien si les règles *sont en retard*, mais qu'elles soient *d'autant plus abondantes et de plus longue durée*, avec grande faiblesse, yeux cernés, amaigrissement et inquiétude; ou avec céphalalgie lancinante, membres comme brisés, battement de cœur, crachement de sang, frissons, gonflement des gencives ou de la joue.

Platina, surtout lorsque les règles sont *trop abondantes, de trop longue durée*, ou trop hâtives, avec écoulement d'un sang noir et muqueux; flueurs blanches avant ou après l'époque; *coliques spasmodiques*, avec *pression douloureuse sur les parties génitales*; envie fréquente d'uriner, constipation ou selles dures, tranchées, anorexie, accès fréquents de vertiges ou *d'angoisse avec inquiétude et pleurs; écoulement d'un sang noir et épais*; insomnie la nuit; haleine courte et caractère susceptible.

Pulsatilla, dans la plupart des cas de dysménorrhée et de coliques menstruelles, surtout si les *règles sont trop tardives*, avec écoulement d'un *sang noir et coagulé*, ou bien pâle et séreux; ou s'il y a : *Coliques, spasmes abdominaux*, douleurs hépatiques, gastralgie, *maux de reins, nausées et envie de vomir*, ou même *vomissements aigres ou muqueux*; migraine, vertiges, *frissons avec pâleur de la face*, ténesme de l'anus ou de la vessie; *flueurs blanches, humeur pleureuse*, ou angoisse, tristesse, mélancolie.

Secale, si les règles sont trop abondantes ou de trop longue durée, avec coliques déchirantes et incisives, *froideur des extrémités*, pâleur de la face, sueur froide, *grande faiblesse*, pouls petit et presque supprimé.

Sepia, si les règles sont *trop abondantes* ou bien trop faibles, *avec leucorrhée*, coliques spasmodiques et pression sur les parties, céphalalgie, *courbature des membres*, odontalgie et mélancolie.

Sulfur, surtout si les règles sont trop *hâtives* ou trop *abondantes*, ou bien trop faibles avec écoulement d'un sang trop pâle; ou s'il y avait, pendant ou après l'époque : *Coliques, spasmes abdominaux, céphalalgie, congestion à la tête et épistaxis, maux de reins*, grande inquiétude et agitation, odontalgie et pyrosis, gastralgie, prurit aux parties et *flueurs blanches, souffrances asthmatiques*, toux, ou même convulsions épileptiques.

☞ Pour le reste des médicaments cités et de plus amples détails en général, *Voy*. les **Symptômes**, *Sect*. 2, 3, 4, et consultez la **Pathogénésie** de ces médicaments. — *Comp*. aussi : **Aménorrhée, Métrorrhagie, Métralgie, Coliques, Flueurs blanches,** etc.

FIÈVRE DE LAIT. *Voy*. **Allaitement.**

FIÈVRE PUERPÉRALE. — Les meilleurs médicaments sont, en général : 1) *Acon. bell. bry. cham. coff. coloc. n-vom. rhus*. — ou encore : 2) *Arn. ars. hyos. ipec. lam. merc. plat. puls. sec. stram. veratr.*

Parmi ces médicaments, on pourra consulter de préférence :

Aconitum, si la fièvre est violente, avec chaleur sèche et ardente, soif ardente de boissons froides, face rouge et chaude, respiration courte, oppressée et gémissante ; ventre ballonné, avec grande sensibilité au toucher et tranchées périodiques par tout le ventre ; lochies rares, sanguinolentes et fétides. (Après *Acon.*, convient souvent *bell.* ou *bry.*)

Belladona, s'il y a : Ballonnement météoristique du ventre, avec douleurs lancinantes et fouillantes, ou coliques *violentes, spasmodiques, comme si une partie des intestins était saisie par des ongles,* ou bien *pression pénible sur les parties génitales, comme si tout allait sortir par là ; grande sensibilité du ventre au toucher ;* frissons dans quelques parties, avec chaleur simultanée dans d'autres, ou bien *chaleur ardente,* surtout à la tête ou au visage, avec *face et yeux rouges ;* céphalalgie pressive au front, avec pulsation des carotides ; bouche sèche, avec langue rouge et soif ; *dysphagie avec spasmes à la gorge ;* insomnie avec agitation et jactation, somnolence soporeuse, *délires furibonds ou autres symptômes cérébraux ; lochies peu abondantes,* séreuses et muqueuses, ou *métrorrhagie* avec écoulement d'un sang coagulé et fétide ; mamelles gonflées et enflammées, ou flasques et vides de lait ; constipation ou selles diarrhéiques, muqueuses. (Si *bell.* ne suffit pas, c'est souvent par *hyos.* qu'on réussira.)

Bryonia, si le ventre est ballonné et *excessivement sensible au toucher,* et au moindre mouvement soit de tout le corps, soit seulement des muscles abdominaux, *avec constipation ;* douleurs lancinantes dans le ventre, aggravées par la pression ; forte fièvre avec chaleur ardente par tout le corps, et soif ardente de boissons froides, caractère irascible, avec *appréhension, crainte de l'avenir et grande inquiétude sur son état.*

Chamomilla, si les mamelles sont flasques et vides, avec métastase du lait sur les organes abdominaux et diarrhée blanchâtre ; *lochies par trop abondantes ;* ventre ballonné et très-sensible au toucher ; coliques comme des douleurs d'enfantement ; chaleur universelle, avec face rouge, forte soif ; *exacerbation nocturne* et sueur après ; *grande agitation ;* impatience et *surexcitation nerveuse,* surtout si la fièvre est la suite d'une colère ou d'un refroidissement.

Coffea, s'il y a forte surexcitation nerveuse, avec trop grande sensibilité à la moindre douleur.

Colocynthis, si *cham.* n'a pas suffi contre la fièvre puerpérale à la suite d'une forte indignation, et surtout s'il y a : Délires alternant avec sommeil soporeux, tête chaude, face rouge, yeux brillants, chaleur sèche, pouls dur, plein et accéléré.

Nux vomica, si les lochies ont subitement disparu, avec sensation de pesanteur et brûlement dans les parties génitales et le ventre; ou bien si elles sont trop abondantes, avec maux de reins violents, dysurie et brûlement en urinant; *constipation;* nausées, *envie de vomir* ou *même vomissement; face rouge;* douleurs rhumatismales ou crampoïdes dans les cuisses et les jambes, avec engourdissement de ces parties; tête entreprise ou *céphalalgie pressive* ou pulsative, *avec vertiges,* obscurcissement des yeux, *tintement d'oreilles et accès de défaillance.*

Rhus est presque indispensable, lorsque le système nerveux est affecté dès l'abord, que la moindre contrariété aggrave les symptômes et que les lochies blanches redeviennent sanguinolentes avec sortie de caillots.

FLUEURS BLANCHES. *Voy.* **Leucorrhée.**

GROSSESSE. — Les médicaments que, dans les diverses affections des femmes enceintes, on trouvera le plus souvent indiqués, sont, en général :

Pour les **Convulsions** et les **Spasmes** : *Bell. cham. cic. hyos. ign.,* ou encore : *Cocc. ipec. mosch. plat. stram. veratr.* (Voyez *Chap.* 1, **Spasmes.**)

Pour les **Affections morales :** *Bell. puls.,* ou encore : *Acon. cupr. lach. merc. plat. stram. veratr.* (Comp. *Chap.* V, **Aliénation mentale.**)

Pour la **Céphalalgie :** *Bell. bry. cocc. millef. n-vom. puls. plat. veratr.,* ou encore : *Acon. calc. magn. sep. sulf.* (Comparez *Chap.* VI, **Céphalalgie.**)

Pour les **Taches** jaunâtres ou brunâtres à la **Face :** *Sep.*

Pour les **Maux de dents :** *Magn. n-mosch. n-vom. puls.,* ou encore : *Alum. bell. calc. hyos. rhus. staph.* (Comparez *Chap.* IX, **Odontalgie.**)

Pour la **Boulimie :** *Magn-m. natr-m. n-vom. petr. sep.* (Comparez *Chap.* XIV, **Boulimie.**)

Pour la **Dyspepsie,** les **Nausées,** les **Vomissements,** etc. : *Con. ipec. n-vom. puls.,* ou encore : *Acon. ars. ferr. iatr. kreos. lach. magn-m. natr-m. n-mosch. ox-ac. petr. phosph. sep. veratr.* (Comp. *Chap.* XV, **Dyspepsie** et **Vomissement.**)

Pour les **Maux de ventre :** *Ars. bry. cham. n-vom. puls. sep.,* ou encore : *Bell. hyos. lach. veratr.* (Comparez *Chap.* XIV, **Coliques.**)

Pour la **Constipation :** *Bry. n-vom.,* ou encore : *Alum. lyc. op. sep.* (Comp. *Chap.* XVII, même mot.)

Pour la **Diarrhée :** *Ant. phosph. sep. sulf.*, ou encore : *Dulc. hyos. lyc. petr.* (Comp. *Chap.* XVII, même mot.)

Pour la **Dysurie** et la **Strangurie :** *Cocc. phos–ac. puls.*, ou encore : *Con. n–vom. sulf.*

Pour les **Varices :** *Lyc.*

HYDATIDES. *Voy.* **Matrice.**

HYSTÉRIE. — Les meilleurs médicaments contre les affections hystériques sont, en général : 1) *Agn. aur. bell. calc. caus. cic. cocc. con. grat. ign. lach. mosch. n–mosch. n–vom. phosph. plat. puls. sep. sil. stram. sulf. veratr.*, — ou encore : 2) *Anac. aps. ars. asa. bry. cham. chin. iod. natr–m. nitr–ac. stann. staph. stram. valer. viol– od.*

☞ Pour les détails, *voy.* et *comp.*, dans leurs chapitres respectifs, les diverses affections, telles que **Céphalalgie, Coliques, Défaillance,** etc., **Hystériques.**

LAIT. — *Voy.* **Allaitement.**

LEUCORRHÉE ou **Flueurs blanches.** — Les médicaments les plus puissants sont : *Calc. puls. sep. sulf.*, ou encore : *Acon. agn. alum. amm. ars. bov. cann. carb–veg. caus. chin. cocc. con. iod. magn. magn–m. mez. millef. natr. natr–m. n–vom. petr. sabin. stann.*

Pour les détails sur le choix, voy. *Sect.* 3, **Leucorrhée,** et *Comp.* **Aménorrhée, Dysménorrhée.** etc.

LOCHIES. — *Voy.* **Couches.**

MAMELLES et **Mamelons.** — § 1. Les meilleurs médicaments contre l'**Excoriation** des mamelons sont : *Arn. sulf.*, ou encore : *Calc. cham. ign. millef. puls.*

Chamomilla convient surtout si les mamelons sont fortement enflammés ou même ulcérés, si toutefois la malade n'a pas déjà fait abus de ce médicament. Dans ce dernier cas, ce serait *ign.* ou *puls.* qu'on trouverait préférable, ou peut-être encore : *Merc.* ou *sil.*

Dans tous les autres cas de simple excoriation, *arn.* mérite d'être employé en premier lieu; et, si ce médicament ne suffisait pas, il faudrait avoir recours à *sulf.* ou à *calc.*

Outre ces médicaments, on pourrait ensuite encore consulter : *Caus. graph. lyc. merc. n–vom. sep. sil.*

§ 2. Pour l'**Inflammation** des **mamelles,** les médicaments les plus puissants sont : *Bell. bry. carb–an. hep. merc. phosph. sil. sulf.* (Comp. *Sect.* 4.)

Belladona est surtout indiquée, si les seins sont gonflés et durs, avec *douleurs lancinantes* ou déchirantes et rougeur érysipélateuse qui émane d'un point central et se répand en forme de rayons. (C'est souvent en alternant avec *bry.*, qu'il faut administrer ce médicament.)

Bryonia, lorsque les seins sont durs, roides et engorgés de lait, avec *douleurs tensives* ou lancinantes dans la tumeur et chaleur brûlante à l'extérieur; surtout s'il s'y joint des mouvements fébriles, avec chaleur, surexcitation du système vasculaire, etc. (Si *bryon.* ne suffit pas, c'est à *bell.* qu'il faudra avoir recours.)

Hepar, si, malgré l'administration de *bell. bry. merc.*, la suppuration commence à s'établir.

Mercurius, lorsque ni *bry.* ni *bell.* ne suffisent contre l'inflammation érysipélateuse, et qu'il reste constamment des parties dures et douloureuses dans le sein.

Phosphorus, lorsque *hep.* ne suffit pas à prévenir la suppuration, ou qu'il y a *déjà ulcération complète des mamelles*, et même ulcères fistuleux, avec bords durs et calleux; ou bien s'il s'y joint des sueurs ou des diarrhées colliquatives, avec toux suspecte, chaleur fébrile le soir, rougeur circonscrite des joues, et autres symptômes d'une fièvre hectique.

Silicea, si *phosph.* ne suffit pas contre la suppuration des mamelles, avec ulcères fistuleux et les symptómes d'une fièvre hectique.

§ 3. Quant aux affections **Squirrheuses** et **Carcinomateuses** des mamelles, les meilleurs médicaments contre l'**Induration** des glandes mammaires et les **Nodosités,** sont : *Apis. bell. calc-oxal. carb-an. con. sil.;* ou encore : *Clem. coloc. graph. lyc. merc. nitr-ac. phosph. puls. sep. sulf.* — Si le mal est la suite d'une **Contusion,** ce seront : *Arn. carb-an. con.*, qui mériteront la préférence. (Comp. *Sect.* 4, **Induration** et **Nodosités.**)

Pour le **Cancer** au sein, on pourra consulter de préférence : *Ars. clem. sil.*, ou peut-être encore : *Bell. con. hep.? kreos.?*

☞ *Voy.* aussi, pour les mamelles et les mamelons en général, les **Symptômes,** *Sect.* 5.

MATRICE (Affections de la). — § 1. Les meilleurs médicaments pour les affections de la matrice sont, en général : *Bell. cham. cocc. con. hyos. ign. magn. magn-m. n-vom. plat. puls. sep. sulf.*, ou bien encore : *Bry. caus. mosch. natr-m. n-mosch. stann. stram. veratr.*, etc. (*Comp.* **Hystérie.**)

§ 2. Pour les **Spasmes utérins** (*Crampes de la matrice, Métralgie* ou *Hystéralgie*), les meilleurs médicaments sont : *Cocc. con. ign. magn. magn-m.*, ou bien encore : *Als. bell. bry. cham. caus. hyos. natr-m. n-vom. plat.? sep. stann.*, etc. (*Comp.* **Coliques menstruelles** et **Spasmes hystériques.**)

Pour la **Chute** de la matrice, on a jusqu'ici employé avec le plus de succès : *Aur. bell. calc. n-vom. sep. stann.*, et peut-être pourrait-on encore consulter : *Benz-ac. gran.? kreos.? merc.? n-mosch.?*

Pour l'**Inflammation** de la matrice, *voy.* **Métrite.**

Le **Gonflement** de la matrice (*Grosseur du ventre*), chez les femmes âgées, ou à la suite de plusieurs grossesses, demande de préférence : *Sep.*, ou encore : *Bell.? calc.? chin.? n-vom.? plat.?* et pour le **Ballonnement** de cet organe par des *gaz*, on pourra consulter de préférence : *Phosph.*, ou peut-être encore : *Lyc.*

Pour les **Hydatides** et les **Môles**, il n'y a pas encore d'observation suffisante pour indiquer les médicaments avec un peu de sûreté ; mais il n'est pas impossible que contre les **Môles** on trouve parfois efficace **Bell.* ou *canth.*

Contre les **Polypes** de la matrice, on a principalement recommandé : *Staph.*, et dans quelques cas, on pourra aussi consulter : *Calc.*

Contre les **Ulcères** et **Érosions phagédéniques** à l'utérus ou au col de la matrice, on trouvera souvent d'un grand secours : 1) *Nitr-ac. thui.* — 2) *Ars. bell. chin. cocc. merc. sep.*

La **Putréfaction** de la matrice, telle que, chez des femmes d'une constitution maladive, elle arrive parfois après l'accouchement, c'est *sec.* qui mérite d'être consulté de préférence.

§ 3. Pour le **Squirrhe** et les affections **Carcinomateuses** de la matrice, les principaux médicaments sont : 1) *Carb-an. graph. kreos.* — 2) *Ars. aur. bell. chin. cic. clem. cocc. con. dulc. iod. magn-m. merc. nitr-ac. sep. sil. staph. thui.*

S'il n'y a qu'**Induration**, on pourra consulter de préférence : 1) *Carb-an.* — 2) *Aur. bell. chin. magn-m. sep. staph.* — 3) *Clem. cocc. con. phosph. rhus.*

Contre le **Cancer ouvert** on a obtenu jusqu'ici le plus par : 1) *Graph. kreos.*, — outre lesquels on pourrait peut-être consulter encore : 2) *Carb-an.* — 3) *Ars. bell. chin. clem. merc. sep. sil.* — 4) *Calc. carb-veg. lach. phosph. sabin. staph. thui.*

Belladona convient souvent lorsqu'il y a *métrorrhagies fréquentes* avec affluence pressive vers les parties, fortes douleurs sacrales et surexcitation extraordinaire du système nerveux.

Conium, quand il y a douleurs *lancinantes*, avec *souffrances semblables à celles de la grossesse*, telles que nausées fréquentes, vomissements et différentes *envies*.

Graphites, lorsqu'il y a : *Vagin très-chaud et douloureux ;* engorgement des vaisseaux lymphatiques et des follicules muqueux ; col de la matrice dur, gonflé et plein d'excroissances fongueuses ; grande pesanteur dans le ventre en se levant, et avec exacerbation des douleurs et péril de défaillance ; règles tardives, avec aggravation des douleurs au début et avant leur apparition ; sang menstruel noir, en caillots, fétide ; élancements qui, comme des coups électriques, traversent les cuisses et le bas-ventre ; douleurs *brûlantes* et *pongitives* ; constipation ; face terreuse ; humeur triste et inquiète.

Kreosotum, quand il y a : Élancements, comme des coups électriques du ventre, dans les cuisses ; gonflement des grandes lèvres avec *prurit dans le vagin* ; sang menstruel foncé, coagulé, suivi d'un écoulement ichoreux et corrosif ; pression sur les parties.

MÉNOCHÉSIE, ou règles trop faibles. — *Voy.* **Aménorrhée** et **Dysménorrhée.**

MÉNOPOSE, ou *Age critique des femmes* — Les médicaments qui répondent le mieux aux souffrances qui arrivent à cette époque, sont : *Lach. cocc. con. puls. ruta. sep. sulf.* — *Lachesis* est même presque spécifique pour les affections de cette époque.

☞ Pour les détails de ces affections, *Comp.* les articles : **Aménorrhée, Dysménorrhée, Mamelles, Matrice, Métrorrhagie,** etc.

MÉNORRHAGIE, ou règles trop abondantes. — *Voy.* **Métrorrhagie,** et *Comp.* **Dysménorrhée.**

MENSTRUATION. — *Voyez* **Aménorrhée, Dysménorrhée, Métrorrhagie.**

MÉTRALGIE, ou Crampes de la matrice. — *Voyez.* **Matrice.**

MÉTRITE. — Les médicaments que l'on trouvera le plus souvent indiqués sont : *Acon. bell. cham. coff. merc. n-vom.* ; et peut-être que, dans quelques cas, on pourrait encore consulter : *Aps. bry. canth. chin. ign. lach. plat. puls. rhus. sec.*

Aconitum convient toujours au début du traitement, s'il y a forte fièvre inflammatoire, surtout lorsque la maladie a été causée par une frayeur pendant les couches ou à l'époque des règles, ou si la malade a fait abus de la chamomille.

Belladona, surtout si l'inflammation a eu lieu à la suite des couches, avec suppression des lochies ou adhérence du placenta ; ou bien s'il y a : pesanteur, traction et pression dans l'hypogastre, comme si tout allait sortir par les parties génitales, avec élancements brûlants, maux de reins, comme s'ils allaient se briser, et douleurs lancinantes dans l'articulation coxo-fémorale, ne permettant ni le toucher ni le mouvement.

Chamomilla, surtout si l'inflammation est la suite d'une vive contrariété ou d'une colère après l'accouchement, avec sécrétion abondante des lochies et écoulement d'un sang noir mêlé de caillots. Lorsque l'abus de la *chamomille* a contribué à la maladie, les meilleurs médicaments sont : *Acon. ign. n-vom. puls.*

Coffea, si l'affection est due à l'influence d'une joie vive, subite, surtout pendant les règles ou les couches.

Mercurius, lorsque les douleurs dans la matrice sont lancinantes, pressives ou térébrantes, et surtout si, en même temps, il y a peu de chaleur, mais sueurs fréquentes ou frissons.

Nux vom., s'il y a douleurs pressives, violentes, dans l'hypogastre, s'aggravant par la pression et le toucher; maux de reins violents; constipations ou selles dures; ischurie, dysurie ou strangurie; gonflement de l'orifice de la matrice, avec douleur de meurtrissure et élancements dans le bas-ventre; aggravation de l'état, le matin.

Pour la **Métrite** épidémique : *Apis*.

☞ *Voy*. aussi **Fièvre puerpérale**, et *Comp*. à l'article **Matrice** les autres affections de cet organe.

MÉTRORRHAGIE et **Ménorrhagie**. — § 1. Les meilleurs médicaments contre le **Flux trop copieux**, ainsi que contre les **Hémorrhagies hors le temps** des règles, sont en général : 1) *Arn. bell. bry. cham. chin. cinnam. croc. fer. hyos. ipec. millef. plat. puls. sabin. sec. sep.*, — ou bien encore : 2) *Acon. aps. arn. calc. carb-a. ign. magn-m. natr-m. n-vom. phos. sil. sulf. veratr.*, — ou bien : 3) *Als. cannab. iod. rat. rut.*

§ 2. Si ces affections se manifestent chez des personnes vigoureuses et **Pléthoriques (Hémorrhagies actives)**, on devra consulter de préférence : *Acon. bell. bry. calc. cham. ferr. n-vom. plat. sabin. sulf.*, ou peut-être encore : *Arn. croc. hyos. ign. ipec. phos. sil. veratr.*

Chez des personnes **Faibles**, épuisées et cachectiques (**Hémorrhagies passives**) : *Chin. croc. puls. sec. sep. sulf.*; ou peut-être encore : *Carb-v. n-vom. ipec. phos. ruta.? veratr.*

Si les métrorrhagies ne viennent qu'à l'époque des règles, ou que celles-ci soient seulement **trop abondantes (Ménorrhagie)**, on trouvera souvent convenables : *Acon. bell. bry. calc. cham. ign. ipec. magn-m. natr-m. n-vom. phos. plat. sec. sep. sil. sulf. veratr.*

Pour les métrorrhagies qui surviennent pendant la **Grossesse**, après l'**Accouchement** ou à la suite d'une **Fausse couche**, les médicaments les plus propres sont : *Bell. cham. croc. fer. plat., sabin.*; ou encore : *Arn. bry. cinnam. hyos. ipec.*

Pour celles qui se manifestent à l'**Age critique :** *Puls.*; ou encore : *Lach.?*

§ 3. En général, on pourra consulter de préférence :

Arnica, si la métrorrhagie a lieu par suite d'un tour de reins ou d'un faux pas, ou de tout autre effort, surtout chez les femmes enceintes, et que *cinnam.* n'ait pas suffi.

Belladona, si le sang n'est ni trop clair ni trop foncé; mais s'il y a douleurs violentes, pressives et tensives dans le ventre, avec sensation de constriction, ou d'écartement, pression pénible sur les parties génitales, comme si tout allait sortir par là, et maux de reins comme si tout le sacrum était brisé.

Bryonia, souvent après *croc.*, si ce médicament a fait du bien, sans cependant entièrement suffire, ou s'il y a écoulement abondant d'un sang rouge foncé, avec violents maux de reins pressifs. céphalalgie expansive dans les tempes, pression violente dans le ventre, nausées, vertiges et accès de défaillance.

Chamomilla, s'il y a écoulement d'un sang rouge foncé ou noir, fétide et mêlé de caillots, sortant par saccades; avec coliques, comme les douleurs d'enfantement, forte soif, froideur des extrémités, pâleur de la face, grande faiblesse, et même accès de défaillance, avec obscurcissement de la vue et bourdonnement d'oreilles.

China, surtout si l'écoulement de sang a lieu par saccades, avec douleurs crampoïdes dans la matrice, tranchées, envie fréquente d'uriner, et tension pénible dans le ventre, ou bien chez les personnes qui ont déjà perdu beaucoup de sang, *et même dans les cas les plus graves*, avec pesanteur de la tête, vertiges, émoussement des sens, somnolence, accès de défaillance, froideur des membres, pâleur de la face ou couleur bleuâtre du visage et des mains, avec secousses convulsives traversant le corps.

Cinnamomum, surtout chez les femmes enceintes ou en couche, et principalement si la perte a lieu par suite d'un tour de reins, d'un faux pas ou d'un effort corporel quelconque. (Si *cinnam.* ne suffit pas, il faut avoir recours à *arn.*)

Crocus, surtout si le sang est *noir*, *visqueux*, mêlé de *caillots*, et que *cham. chin. ferr.* n'aient pas suffi, ou bien s'il y a *sautillement* et *rotation dans le ventre comme par une boule ou quelque chose de vivant*; teint jaunâtre et terreux; grande faiblesse avec vertiges, vue trouble et accès de défaillance, tristesse et grande anxiété et inquiétude.

Hyoscyamus, s'il y a douleurs comme celles de l'enfantement, avec douleurs tractives dans les lombes, aux reins et dans les membres; chaleur par tout le corps, avec pouls plein et accéléré, gonflement des veines aux mains ou à la face, grande inquiétude; vivacité exaltée, tremblement par tout le corps; ou engourdissement de la vue; délire, soubresaut des tendons ou tressaillements convulsifs alternant avec roideur tétanique des membres.

Ferrum, s'il y a écoulement abondant d'un sang partie liquide, partie noir et coagulé, avec maux de reins et coliques comme celles de l'enfantement; fort éréthisme du système vasculaire, avec céphalalgie, vertige, face rouge ardent, pouls plein et dur. (Après *ferr.* convient parfois *chin.*)

Ipecacuanha, surtout chez les femmes enceintes, ou après l'accouchement, avec écoulement abondant ou continu d'un sang liquide et rouge clair, tranchées dans la région ombilicale, forte pression sur la matrice et le rectum, avec frissons et froid; chaleur à la tête, grande faiblesse, pâleur à la face, nausées, et besoin continuel d'être couché.

Platina, si le sang est épais et foncé, sans précisément être mêlé de caillots, avec maux de reins tractifs se propageant jusque dans les aines, et provoquant la sensation comme si toutes les parties internes étaient tirées en bas, ou s'il y a force surexcitation des parties génitales et de l'appétit vénérien.

Pulsatilla, si l'écoulement de sang s'arrête par intervalles, revenant bientôt après avec une violence redoublée, ou si le sang est noir, mêlé d'une grande masse de caillots, avec douleurs comme celles de l'enfantement, surtout chez les femmes enceintes, ainsi que chez celles dans l'âge critique, ou après l'accouchement, avec adhérence du placenta.

Sabina, surtout après l'accouchement, ou à la suite d'une fausse couche, avec écoulement d'un sang noir, foncé, mêlé de caillots, douleurs abdominales et maux de reins comme dans l'enfantement; grande faiblesse; *douleurs rhumatismales dans les membres et dans la tête.*

Secale, surtout après l'accouchement, ou à la suite d'une fausse couche, ou *chez des personnes faibles, épuisées et cachettiques;* avec extrémités froides, face pâle ou teint terreux, pouls petit et presque supprimé, moral inquiet avec crainte de la mort.

Sepia, surtout si, en même temps, il y a induration au col de la matrice, avec coliques spasmodiques, pression douloureuse sur les parties génitales, et élancements passagers traversant ces parties.

MOLES. — *Voy.* **Matrice.**

NYMPHOMANIE. — Ce sont : *Plat.* et *veratr.*, que jusqu'ici on a employés avec le plus de succès. Peut-être pourrait-on aussi consulter : *Bell. canth.? chin. cinnam.? grat. hyos. lach.? n-vom. zinc. (Comp.* aussi : *Chap.* XIX, **Lasciveté.**)

OOPHORITE ou Inflammation de l'ovaire. — Les médicaments qui paraissent le mieux convenir contre cette maladie, sont : *Aps. bry.* — 2) *Bell. lach. merc.;* ou encore : *Acon.? ars.? ambr.? ant.? canth.? chin.? staph.?* — **Hydrops ovarii :** 1) *Apis. Dulc. sabin.*

Dans un cas d'**Induration** et d'**Ulcération** de l'ovaire, rapporté par Hering, *lach.* a été d'une influence des plus importantes, en changeant l'ensemble des symptômes d'une manière tellement favorable, que *plat.*, administré après (et qui avant *lach.* avait été sans effet), suffit à achever la guérison.

Dans un autre cas très-grave d'**Induration** chronique de l'ovaire gauche, avec **Inflammation** récente, où les trois médecins qui auparavant avaient traité la malade d'après l'ancienne méthode, ne lui avaient plus donné que vingt-quatre heures à vivre, nous avons obtenu nous-même, dans les vingt-quatre heures, un succès plus qu'inattendu d'une seule cuillerée d'une solution aqueuse de *con.*, 30° glob. 3, au point qu'après la troisième répétition de cette dose de deux jours en deux jours, la malade était en état de quitter le lit, et de faire, au bout de quinze jours, plus d'une lieue pour aller au marché. Mais l'**Induration** de l'ovaire *resta telle quelle pour son volume*, et la malade, tout en l'ayant constamment gardée, se porte aujourd'hui encore, après plusieurs années, parfaitement bien pour le reste de sa santé.

Encore a-t-on recommandé : *Apis. bovis. graph.*

POLYPES de la matrice. — *Voy.* **Matrice.**

PUTRÉFACTION de l'utérus. — *Voy. Ibid.*

SEVRAGE. — *Voy.* **Allaitement.**

STÉRILITÉ. — Les médicaments qui jusqu'ici se sont montrés plus aptes à favoriser la conception, sont : *Als. aps. bor. calc. cann. merc. millef. phos.*

Outre ces médicaments, on a encore recommandé pour les femmes stériles qui ont les **Règles trop faibles** : *Amm.*

Pour celles qui les ont **trop abondantes** ou trop hâtives : *Calc. merc. sulf. sulf-ac.*

Si les règles sont **Tardives** : *Caus. graph.*, et si elles sont supprimées : *Con.*

Voy. aussi : *Sect.* 3, **Stérilité.**

SQUIRRHE de la matrice ou des seins. — *Voy.* **Mamelles** et **Matrice.**

SECTION II. — SYMPTOMES

des parties sexuelles de la Femme.

Nota Les articles suivants ne sont qu'un court abrégé du **Répertoire beaucoup plus complet** que nous avons donné dans notre ouvrage sur les **Maladies des femmes.** Paris, 1855.

Affluence. *Voy.* **Pression.**

Aphthes. Carb-v.

Ardeur. *Voy*. **Chaleur.**

Ballonnement de la matrice comme par des gaz. Mgs-arc.

Boule hystérique. Lach. plumb.

Brûlement aux parties génitales. Amb. amm. berb. bry. carb-v. cham. kal. lyc. merc. n-vom. sulf. thui.

Cancer à l'utérus. Voy. *Sect*. 1, **Matrice.**

Chaleur. Merc. n-vom. sep.

Chute de la matrice. *Voy*. aussi *Sect*. 1.

Coliques comme si les règles allaient s'établir. *Voyez* **Pression,** etc.

Congestion de sang. *BELL. *bry. *chin. croc. *hep. merc. *n-vom. plat. sabin. *sec. sulf.

Contractives (douleurs). *Ign. *n-vom. sabin. sep. thui.

Crampes de la matrice. Caus. *cic. *COCC. *con. *IGN. *magn-m. natr-m. *n-vom. plat. °puls. sep. stann. (Comp. *Sect*. 1, **Matrice.**)

Crampoïdes (douleurs). Ign. kreos. n-vom. thui.

Cuisson. Cham. ferr. kreos. staph. thui.

Dartres. °Dulc. °petr.

Déchirement. Phos.

Difformité du col de la matrice. *Natr.

Élancements. Bell. calc. cann. kal. kreos. *lyc. merc. murex. nitr-ac. phos. rhus. *sep. staph. thui.

Enfantement (douleurs comme celles de l'). Asa. *cham. cin. iod. kal. kreos. natr-m. puls. sulf-ac.

Éruptions. Ang. bry. caus. con. *dulc. *MERC. natr-m. n-vom. *petr. *SEP. sulf. tart.

Excoriation entre les cuisses. Amm. *carb-vg. *CAUS. *GRAPH. hep. kreos. lyc. natr. nitr-ac. petr. rhod. *sulf. *SEP.

— **vulve** (à la). *Amb. amm*. caus. *CARB-V. graph. hep. lyc. meph. *merc*. natr. nitr-ac. petr. *sep. sulf. thui. (*Comp.* **Leucorrhée** rongeante.)

Excoriation (douleur d'). Amb. berb. ferr. rhus. thui.

Extension (sensation d'). Murex.

Fièvre de lait. Voy. *Sect*. 1, **Allaitement.**

Fièvre puerpérale. Voy. *Sect*. 1.

Formication voluptueuse. *Plat.*

Fouillement. Con.

Gonflement de la matrice. *Ang*. canth. n-vom. sec.

— **lèvres** (des grandes). Amm. *aps*. bry. *carb-veg. lach meph. sec. *SEP. thui.

— **ovaires** (des). *Graph. *lach. *aps.

— **vagin** (du). Kal-bi. *merc.

— **vulve** (de la). Amm. ang. *bell. bry. canth. °carb-veg. lach. meph. *merc. *N-VOM. sec. *sep. thui.

Indurations squirrheuses. Voy. *Sect.* 1, **Matrice.**

Incisives (douleurs) à l'orifice de la matrice. Murex. puls.

Inflammation de la **matrice.** Voy. *Sect.* 1, **Matrice.**

— **lèvres** (des). Acon. bell. °*calc.* *MERC. *n-vom.* *sep.* sulf.

— **ovaires** (des). Voy. *Sect.* 1, **Oophorite.**

— **vagin** (du). *Merc.*

Lèvres de la vulve affectées. Agar. alum. ambr. *amm.* aps. baryt. *bry.* *CALC. canth. carb-veg. caus. *CON. dulc. *graph.* hep. *kal.* kreos. lyc. magn. meph. *merc.* natr. *NATR-M. nitr-ac. *n-vom.* phosph. puls. *SEP. *SIL. *staph.* *sulf.* *thui.*

Matrice affectée. Arn. asa. *BELL. *bry.* calc. carb-an. carb-vg. *caus.* *cham.* chin. *cocc.* coff. *CON. *croc.* *fer.* *GRAPH. *hyos.* *ign.* ipec. *kal.* *KREOS. *magn.* *magn-m.* mosch. natr. natr-m. n-mosch. *N-VOM. *op.* phos-ac. *PLAT. *PULS. *rhus.* *sabin.* *SEC. *SEP. *stann.* *stram.* sulf. *thui.* *veratr.*

Menstruation. *Voy.* **Règles,** *Sect.* 3.

Meurtrissure (douleur de) dans les parties internes. Bar-m.

Môles (sortie de). Canth.

Ovaires affectés. *Acon. ambr. ant.* *APS. *ars. asa. aur.* *BELL. *BRY. *CANTH. *carb-an.* carb-vg. chel. *CHIN. coloc. *con.* *dulc.* graph. ign. kal. *lach.* lyc. *MERC. *mez.* nitr-ac. n-vom. *PLAT. *ran.* ran-sc. *sabin. sec. sep. *staph.* sulf. *THUI. zinc.

Pesanteur (sensation de). Murex. n-vom.

Plénitude (sensation de). Chin.

Polypes. Voy. *Sect.* 1.

Pression, compression, etc. Calc. ign. mang. sabin.

Pression sur les parties (sensation d'affluence). *Aps.* asa. *BELL. *calc.* *CHAM. *CHIN. *chinin.* con. croc. graph. *ipec.* kal. magn. mosch. mur-ac. *NATR. natr-m. *n-vom.* *plat.* rat. sep. *SULF. thui. zinc.

— comme si la **menstruation** allait s'établir. Cin. croc. magn. mosch. mur-ac.

Prurit. Ambr. amm. *ang.* *CALC. *CARB-V. coff. *CON. °*kal.* kreos. lach. lyc. merc. *NATR-M. nitr-ac. petr. *SEP. *sil.* staph. *SULF. thui.

— **voluptueux.** Coff. kreos. plat.

Pulsatives (douleurs). Merc. murex.

Pustules noires à la vulve. Bry.

Putréfaction de l'utérus. Voy. *Sect.* 1, **Matrice.**

Règles. Voy. *Sect.* 3.

Rongement. Kal. lyc.

Rougeur de la vulve. Calc. merc. (*Comp.* **Inflammation.**)

Sang (congestion de). *BELL. *bry.* °*chin.* croc. °*hep.* merc. °*n-vom.* plat. sabin. *sec.* °*sulf.*

Sang (écoulement, etc., de). Voy. *Sect. 3.*

Sécheresse du vagin. °*Bell.* °*lyc.*

Sécheresse (**sensation** de) dans la matrice. Murex.

Sensibilité. Coff. merc. sec. staph. zinc.

Sensibilité douloureuse. Merc. n-vom. staph.

Tiraillements. Mosch.

— dans la matrice. *Puls.*

Ulcères. *Graph.* *nitr-ac.* *SEP. *thui.*

— au **col** de la matrice. Ars. bell. chin. *cocc.* merc. *NITR-AC.
sep. *THUI.

Varices à la vulve. Calc. carb-veg. lyc. n-vom. zinc.

Vents (émission de) par le vagin. Brom. lyc. sang.

Verrues à l'orifice de la matrice. Sec. thui.

Voluptueux (prurit, formication). Coff. plat.

Vagin particulièrement affecté. Alum. *ars.* *bell. canth.* caps.
carb-vg. cham. *chin.* *CON. *ferr.* graph. hyos. *kal.* kreos. *lyc.*
*MERC. mur-ac. *natr.* nitr-ac. *n-vom.* phosph. plat. *puls. rhus.*
sabin. sep. sil. stann. *staph.* *SULF. *thui.*

SECTION III. — FONCTIONS SEXUELLES

de la Femme.

Appétit vénérien excité. Ars. *BELL. canth. *chin.* cinn. °*coff.*
fluor-ac. grat. kreos. lach. mosch. n-vom. *PLAT. sulf-ac.
*VERATR. zinc. (Comp. *Chap.* XIX, même mot, et *Sect.* 1, **Nymphomanie.**)

— **diminué.** Baryt. bell. caus. chlor. fluor-ac. kal. natr-m. petr.
(Comp. *Chap.* XIX, même mot, et répugnance pour le **Coït.**)

Avortement. Asar. *BELL.. *calc.* cann. canth. *carb-v.* *CHAM.
°*chin.* *croc.* *ferr.* *IPEC. lach. °*lyc.* °*n-mos.* *n-vom.* *PLAT.
plumb. °*rut.* *SABIN. *SEC. *sep.* *sil.* *sulf.* *zinc.* (Comparez
Sect. 1, même mot.)

Coït (**disposition** au). Kreos. murex. sulf-ac.

— **douleurs** (avec). Berb. *ferr.* kreos.

— (**gonflement** des parties après le). Kreos.

— (**jouissance** nulle ou tardive dans le). Berb. *ferr.*

— (**nodosités** au col de la matrice, après le). Kreos.

— (**répugnance** pour le). *Caus.* chlor. kal. natr-m. petr.

Conception facile. Merc. natr.

Douleurs d'enfantement. Voy. *Sect.* 1, **Accouchement.**

Leucorrhée. *Acon.* °*agn.* *ALUM. *amb.* *amm.* °*anac.* *ars.* bell.

bor. bovis. *CALC. cann. *carb-an. *carb-v. *caus. *chin.* cinn.
*COCC. coff. *CON. °dros. *graph. hep.* °iod. *kal. *kreos.* °lach.
*lyc. *magn. *magn-m.* mang. *MERC. *mez.* millef. *natr.*
natr-m. nic. nitr. *nitr-ac. *n-vom. *petr. *phos.* phos-ac. plumb.
*PULS. *rut. *sabin. *SEP. *sil. *stann. *sulf-ac.* thui. viol-tric.
zinc.

Leucorrhée :

— **àcre,** corrosive, rongeante. *Alum. *amm.* anac. ant. *ARS.
°borax.* bovis. canth. *carb-veg.* *CHAM.* chin. *CON. ferr. fluor-ac.
ign. iod. kal-h. *KREOS.* lyc. *merc* *natr-m.* nitr-ac. *PHOSPH.
phos-ac. prun. *PULS. *ran.* °rut. *SEP. sil.* *SULF. sulf-ac.*
(*Comp.* **Brûlante** et **Cuisante.**)

— **affaiblissante.** Stann.

— **aqueuse, séreuse.** *Alum. amm. carb-an. carb-veg.* chin.
°graph. magn. magn-m.* merc. mez. murex. *PULS.* sep. *sil. sulf.*
tart.

— **blanche.** *CALC. graph. *kreos.* magn. *merc.* natr-m. nitr.
*PULS. *sil.* sulf.

— **blanc d'œuf** (comme du). Amm-m. borax. bovis. mez. petr.
plat.

— **bleuàtres** (avec masses). *Ambr.*

— **brûlante.** *Alum. amm. *calc.* °carb-an.* canth. con. fluor-ac.
kal. *kreos. puls. sulf-ac.* (*Comp.* **Cuisante.**)

— **brunàtre.** Amm-m. cocc. nitr-ac.

— **chair** (couleur de). Alum. °cocc. nitr-ac. tabac.

— **corrosive.** *Voy.* **Acre.**

— **cuisante.** Alum. ant. carb-an. cham. °con. hep. °lach. lam.
magn. merc. °phos. sulf.

— **douloureuse.** Sep.

— **épaisse.** Amb. *ars. borax. carb-v.* con. magn-m. murex. *natr.
natr-m.* *PULS.* sabin. *sep.* zinc.

— **fétide.** Caps. *kreos. *natr.* nitr-ac. *n-vom.* sabin. sep.

— **jaune.** Acon. *ars. carb-an. carb-v. cham.* fluor-ac. gran. *kal.
kreos.* lyc. merc. *natr.* *n-vom. phos-ac. sabin.* *SEP.* °stann. sulf.

— **jaune** (qui teint en). Carb-an. *n-vom. prun.

— **laiteuse.** Amm. *CALC. carb-veg. con. fer. lyc. phosph. *PULS.
sabin. sep. °sil. sulf-ac.

— **muqueuse.** Ambr. amm. amm-m. carb-veg. chin. *cocc.* con.
dict. *lach. magn. merc. mez. °natr. natr-m. nitr-ac. n-vom.
phos. *PULS. °sass.* seneg. sep. *stann.* sulf. tart. thui. zinc.

— **nocturne.** Ambr. caus.

— **pruriante.** Alum. anac. °calc. cham. chin. con. ferr. kal. °lach.
merc. phosph. phos-ac. sabin. sep. sil. sulf.

— **puriforme.** Chin. cocc. con. ign. *merc.* nitr-ac. sep.

Leucorrhée :

— **putride.** °*Natr.* nitr-ac. sep.

— **roidissant** le linge. Alum. nitr.

— **rongeante.** Iod. **kreos.* lyc. nitr-ac. phos-ac. ran. °*rut.* (*Comparez* **Cuisant, Acre, Corrosive.**)

— **rougeâtre.** Lyc. nitr-ac. sep.

— **saccades** (par). °*Calc.* °sil.

— **sanguinolente.** Baryt. calc. carb-veg. **chin.* **cocc.* con. kreos. murex. nitr-ac. sep. sulf-ac. tart.

— **séreuse.** *Voy.* **Aqueuse.**

— **transparente.** Natr-m. **stann.* sulf-ac.

— **verdâtre.** Carb-veg. lach. merc. murex. natr-m. nitr-ac. sep.

— **vésicules** (qui fait venir des). °*Phos.*

— **visqueuse.** Acon.

Leucorrhée coulant :

— **coït** (après le). Natr.

— **mouvement** (pendant la marche ou le). Magn.

— **nuit** (la). Amb. caus.

— **urinant** (en). Amm-m. calc. **carb-veg.* **sil.*

Leucorrhée se manifestant :

— **avant** les règles. Alum. °*baryt.* *CALC. **carb-v.* **chin.* graph. kreos. *LACH. **phosph.* puls. ruta. sep. sulf. zinc

— **pendant** les règles. **Alum.* chin. chinin. cocc. graph. lach. puls. zinc.

— **après** les règles. **Alum.* cocc. graph. kreos. merc. nitr-ac. phos-ac. **puls.* **ruta.* **sabin.* sil. sulf.

— **après** la **cessation** des règles. °*Sabin.* ruta.

— **ballonnement** du ventre. Amm-m. graph. sep.

— **céphalalgie.** Natr-m.

— **coliques.** Alum. amm-m. bell. *caus. con.* dros. **ign.* kal. °*lyc.* **magn.* *MAGN-M. merc. natr. natr-m. *puls.* sep. sil. *sulf. zinc.*

— **courbature** des jambes. **Magn.*

— **diarrhée.** Natr-m.

— **douleurs** d'enfantement. Dros.

Leucorrhée avec :

— **élancements** aux parties. Sep.

— **face jaune.** Chin. ferr. **natr-m.* **sep.*

— **face pâle.** **Ars.* graph. kreos. *PULS. **sep.*

— **faiblesse.** Baryt. **kreos.*

— **fatigue,** lassitude. Alum.

— **reins** (maux de). Baryt. caus. con. graph. kal. kreos. **magn-m.* nitr.

— **rêves** lascifs. Petr.

— **tremblement.** Alum.

Lochies anormales. Bell. brom. bry. calc. *carb-an.* *chin. coloc. con. croc. °hep. hyos. n-vom. *plat. *puls. *rhus. *SEC. veratr. zinc.

— **fétides.** °Bell. *CARB-AN. *sec.

— **fortes** (trop). Brom. °bry. *CALC. °con. °croc. *hep. *millef. *PLAT. *puls. *rhus. *sec.

— **longue** durée (de trop). *Sec.

— **sanguinolentes** (qui redeviennent). *Rhus. sec.

— **séreuses.** *Carb-an.

— **supprimées** ou rares. Bell. *coloc. hyos. *n-vom. °plat. *PULS. sec. °veratr. zinc.

Nymphomanie. Voy. *Sect.* 1.

Règles selon leur **apparition :**

— **hâtives** (trop). Alum. *amb. *AMM. *amm-m.* arn. ars. asa. asar. bar-m. *bell. borax. bovis.* brom. *bry.* *CALC. *canth. carb-an.* *CARB-V. *cham.* chinin. °cin. cocc. coloc. con. °croc. fluor-ac. gran. grat. °ign. iod. *IPEC. *KAL. *KREOS. lact. *laur. led. lyc. magn. magn-m.* mang. *mosch.* mur-ac. natr. *natr-m. nitr. *nitr-ac.* n-jugl. *N-VOM. par. *petr.* *PHOSPH. *PLAT. *prun.* *puls. rhod. *RHUS. *rut.* *SABIN. sang. sec. *SEP. *sil. spong. staph. *sulf. *SULF-AC. veratr. zinc. mgs. *mgs-aus.*

— **tardives** (en retard). *Amm.* *CAUS. chel. cic. *con. *cupr. °dros. *DULC. *graph. °hep. ign. *iod. *kal. °lach. *lyc. *magn. *NATR-M. *phosph.* *puls. sabad. sass. *sep. *sil. stront. *SULF. tab. zinc.

Règles selon leur **Durée** et intensité :

— **abondantes** (trop). *Acon. agar. alum. amm. *ars. *bell. *borax. bry.* bovis. *CALC. *canth.* *carb-v. caus. cham. chel. *chin. °cin. °croc. cupr. dulc. *ferr. gran. hyos. °ign. *ipec. kal-h. *kreos. laur, led. °LYC. *magn-m.* merc. *mosch.* *natr-m. nitr. *nitr-ac.* *n-vom. *PHOSPH. *PLAT. prun. rhod. rhus. °rut. sabad. *SABIN. *samb. *SEC. *sep.* *SIL. spong. stann. *stram. *sulf. sulf-ac.* tab. veratr. mgs. *mgs-aus.*

— **courte durée** (de trop). *Alum.* *amm. *BARYT. *dulc. *graph.* *LACH. *natr-m. phosph.* plat. *puls. ruta. *sulf.*

— **faibles** (trop). *Alum. °amm. asa. *BARYT. berb. *carb-v. *caus. °cocc. *CON. croton. °ferr. *GRAPH. *kal. *LACH. *lyc. magn.* merc. *NATR-M. *n-vom.* *PHOSPH. *puls.* *rut. sabad. sass. °sep. *sil. staph. sulf. thui. mgs-arc.

— **interrompues** (qui ne coulent que la nuit). Bovis.

— **longue durée** (de trop). *Acon.* asar. *chin. cupr.* grat. *kreos.* *LYC. *natr-m. *N-VOM. *PHOSPH. *PLAT. °puls. rat. rhus. sabad. °sec. *sil. *SULF-AC. mgs.

— **supprimées, aménorrhée.** *Acon. °agn. °als. °alum. °amm.

°aps. °ars. °baryt. °bell. benz-ac. *BRY. *calc. °caus. °cham.
*chin. °cocc. *CON. °cupr. dros. dulc. °ferr. *graph. hyos. iod.
*kal. °lach. *LYC. magn. magn-m. merc. °mez. *natr-m. °nitr-ac.
n-mos. op. °phosph. plat. *PULS. rhod. sabin. sec. *SEP. *sil.
staph. stram. *SULF. valer. veratr. zinc. mgs-arc.

Sang (Écoulement de), hors le temps des règles. Ambr. arn.
*bell. bovis. bry. calc. cham. chin. *cocc. coff. *croc. hep.
magn-m. merc. n-vom. petr. *phosph. prun. rhus. sep. stram.

— **enceintes** (chez les femmes). *Cocc. kal. *phosph. rhus.

— **lune** (à la nouvelle ou pleine). *Croc.

— **nourrices** (chez les). Rhus. sil.

Sang (nature du) pendant et hors l'époque des règles :

— **acidulée** (d'odeur). Sulf.

— **âcre.** *Voy.* **Corrosif.**

— **aqueux.** *Voy.* **Pâle.**

— **brûlant.** Sil.

— **caillots** (en). Amm. *bell. caus. *CHAM. *chin. cocc. ferr. hyos.
ign. *ipec. magn. magn-m. nitr-ac. plat. puls. rhus. sabin. stram
stront.

— **chair** (couleur de). Stront.

— **corrosif, âcre, rongeant.** Amm. carb-veg. kal. natr. nitr.
sass. sil. sulf.

— **épais** (trop). *Arn.* carb-veg. *croc. *cupr. fluor-ac. magn. nitr.
n-mos. *plat. *PULS. sulf.

— **fétide.** *Bell* bry. carb-an. carb-veg. caus. cham. *croc. kal.
phosph. *sabin.* sil.

— **muqueux.** °Cocc. puls. sulf-ac.

— **noir, foncé.** Amm. *ant.* asar. *bell. *bry. canth. *CHAM. *chin.
*CROC. *ferr.* ign. kreos. lach. magn. magn-m. *nitr. nitr-ac.
n-mosch. *n-vom. plat. *PULS. selen. sep. *sulf. stram.

— **pâle, aqueux.** Ars. *bell. *calc. *CARB-VEG. cocc. con. *ferr.
*GRAPH. hell. kal. *lyc. natr-m. *nitr-ac. n-vom. phosph. *plat.
plumb. prun. *PULS. sep. spig. *sulf. tart.

— **poix** (comme de la). Magn.

— **pruriant.** Petr.

— **rouge vif.** *Bell.* brom. calc. carb-veg. dulc. ferr. *hyos. *ipec.
nitr-ac. sabin. sulf.

— **saccades** coulant (par). Cham. puls. sabin.

— **visqueux.** *Croc. magn-m.

Sang (perte de), Métrorrhagie. *Acon. als. ant. aps. arg-n. *arn.
*BELL. *bry. *calc. *cham. *CHIN. cinn. cocc. coff. cop. *croc.
*ferr. *hyos. ign. iod. *ipec. kreos. merc. *millef. lyc. natr.
n-mosch. *PLAT. *puls. rat. *SABIN. sang. *sep. *sil. squill.
*stram. sulf. sulf-ac. mgs-aus. (Comp. *Sect.* 1, **Métrorrhagie.**)

Stérilité. *Agn.* als. *amm.* als. *BORAX. *CALC. *CANN. *caus.* cic. *con. croc. dulc. ferr. *graph.* hyos. *MERC. *millef.* natr. *natr-m.* *PHOSPH. plat. ruta. sep. *sulf. sulf-ac.* (Comp. *Sect.* 1, même mot.)

SECTION IV. — SYMPTOMES CONCOMITANTS

des Règles.

Abattement, pendant les règles. Berb.

Affluence, pression sur les parties génitales (sensation d'), **avant** les règles. Plat.

— **pendant** les règles. *Amm.*bell. bor. *con. *lach.* mosch. nitr-ac. n-mos. plat. sep.

— **après** les règles. Chin.

Aigreurs dans la bouche, pendant les règles. Lyc.

Air abattu. Berb.

Angoisse, anxiété, **avant** les règles. *Cocc.* merc. per. *stann.*

— **pendant** les règles. Bell. ign. merc.

— **après** les règles. Phosph.

Anorexie, avant les règles. Bell.

Anus (douleurs à l'), pendant les règles. Berb.

— (**écoulement** de sang par l'), pendant les règles. Amm–m. graph.

Asthmatiques (souffrances). *Cocc.* graph. lach. puls. sep. sulf.

Bâillements, avant les règles. Puls.

— **pendant** les règles. Bell.

Ballonnement du ventre :

— **avant** les règles. Kreos.

— **pendant** les règles. Alum. berb. hep. *zinc.*

Besoin pressant d'aller à la selle, **pendant** les règles. Puls.

Bleuâtre (face). *Voy.* **Face,** etc.

Bouffissure de la face, pendant les règles. Chin.

Bouillonnement de sang, **avant** les règles. Cupr. merc.

— **pendant** les règles. Alum.

Boulimie, avant les règles. Magn.

Bourdonnement d'oreilles, **avant** les règles. Ferr.

— **pendant** les règles. Borax. kreos. veratr.

Brisement au début des règles. Lach.

— **pendant** les règles. Ambr. con. spong. stram.

Catarrhe bronchique, pendant les règles. *Graph.*

Cauchemar, avant les règles. Sulf-ac.

Céphalalgie, avant les règles. Alum. brom. calc. *carb-v. cupr.* ferr. *lach.* natr-m. puls. *sulf.* veratr.

— **pendant** les règles. Alum. berb. bor. *calc. carb-v. cupr. graph.*

ign. *KREOS. *lach. laur. *lyc. magn-c. magn-m. natr. *natr-m.
*n-vom. phosph. °plat. puls. sep. .*sulf. veratr.
— **après** les règles. Lach. natr-m. puls.
Chaleur avant les règles. °Merc.
Chaleur à la tête, avant les règles. Con.
— **pendant** les règles. Calc. ign.
Coliques, tranchées, etc., **avant** les règles. Alum. amm. *baryt.
*bell. *calc. caus. *cham. cocc. lach. nitr. *plat. *puls. sep. *sulf.
— **au début** des règles. Graph. lyc. phosph.
— **pendant** les règles. °Agn. *alum. °amm. *amm-m. baryt. *bell.
°calc. carb-v. caus. *cham. *chin. *cocc. coff. *con. °croc. gran.
*graph. °ign. kreos. °lach. laur. lyc. magn. merc. natr. *n-vom.
*phosph. *plat. *puls. sass. *sec. *sep. °sil. stann. stram. sulf.
sulf-ac. °zinc.
— **après** les règles. Lach. *puls.
Congestion. Voy. **Sang.**
Connaissance (perte de) pendant les règles. Chin.
Constipation pendant les règles. Kreos.
Convulsions, Spasmes, **pendant** les règles. Sec.
Convulsions des yeux. Voy. **Yeux.**
Coryza pendant les règles. Graph.
Couchée (besoin de rester) pendant les règles. Amm.
Crampes de la matrice, **pendant** les règles. Hyosc.
— **après** les règles. Chin.
Crampes de **poitrine, avant** les règles. Lach.
— **pendant** les règles. Chin.
Dégoût de la vie, pendant les règles. Berb.
Dents agacées pendant les règles. *Merc.
Diarrhée. Alum. amm. caus. *graph. magn. *sil. *veratr.
— **avant** les règles. *Sil.
— **au début** des règles. *Veratr.
— **pendant** les règles. Amm-m. *veratr.
— **après** les règles. Lach.
Divagation, délire :
— **pendant** les règles. Hyos. lyc.
Dos (douleurs dans le). Comp. **Reins.**
— **avant** les règles. Ars. spong.
— **au début** des règles. Phosph.
— **pendant** les règles. °Amm. amm-m. bell. caus. lyc. *phosph.
Douleurs dans les **membres.** Bry. °con. graph. *phosph. *sep.
spong. veratr.
— **avant** les règles. Alum.
— **pendant** les règles. Alum. ars. canth. croc. magn. natr.
Douleurs d'enfantement, avant les règles. Plat.

Dyscéée pendant les règles. *Kreos.

Élancements aux parties génitales, **pendant** les règles. Sulf-ac.

Enrouement pendant les règles. Graph.

Epilepsie (attaque d'), pendant les règles. Sulf.

Epistaxis, avant les règles. Lach. sulf. veratr.

— **pendant** les règles. Sulf.

— avec **suppression** des règles. *Bry.

Eruption entre les cuisses pendant les règles. Kal.

Estomac (douleurs d'), **avant** les règles. °*Lach.* n-vom. °*puls.* sulf.

— **pendant** les règles. Borax. sass.

Evanouissement pendant les règles. Berb. ign. *n-vom.*

Excoriation aux parties génitales, **avant** les règles. Sep.

— **pendant** les règles. Bovis. kal. sass.

Face bleuàtre après les règles. Veratr.

— **bouffie** pendant les règles. Chin.

— **chaude.** Alum.

— **jaunàtre,** avec leucorrhée. Natr-m.

— — pendant les règles. Caus.

— **pâle** avant les règles. *Puls.

— — pendant les règles. *Magn. magn-m. *puls.

— — après les règles. Puls.

Faiblesse. Brom. caus. graph. ign. magn. n-vom. puls. sep.

— **avant** les règles. *Cocc.

— **pendant** les règles. Graph. iod. magn. magn-m. phosph.

— **après** les règles. Iod. phosph. °*plat.*

Fermentation dans le ventre **pendant** les règles. Phosph.

Fièvre pendant les règles. Phosph.

Flatuosités pendant les règles. Kreos.

— **avant.** °*Cocc.*

Foie. *Voy* Douleurs **Hépatiques.**

Frayeur facile, avant les règles. Calc.

Frissonnement, avant les règles. Calc. lyc. *puls.*

— **au début** des règles. Veratr.

— **pendant** les règles. Bell. kreos. magn. n-vom. *phosph. *puls.

— **après** les règles. *Puls.*

Fureur, au début des règles. Acon.

Gastralgie, avant, pendant ou après les règles. *Puls. *sulf.

Gastriques (affections), pendant les règles. *Amm. caps. *carb-vg.* hyos. *lyc.* magn. *N-VOM. phosph. *PULS. *sulf. *veratr.

Gémissement et sanglots après les règles. Stram.

Gencives (affections des), **avant** les règles. Baryt.

— **pendant** les règles. *Merc. phosph.

Gonflement. *Voy.* les parties affectées.

Goût salé pendant les règles. **Merc.*

Grincement des dents après les règles. Veratr.

Hémorrhoïdes, pendant les règles. **Lach.* phosph. **puls.*

— **après** les règles. **Cocc. *puls.*

Hépatiques (douleurs), **avant** les règles. Con. n-mos. *°puls.*

— **pendant** les règles. Phos-ac. puls.

Humeur (mauvaise), pendant les règles. Berb.

Inquiétude, agitation, **avant** les règles. Con. kreos. sulf.

— **pendant** les règles. Plat. sulf.

Irritabilité, irascibilité, avant les règles. Kreos. natr-m.

Jambes bleues par des varices pendant les règles. Amb.

Jambes brisées, au début des règles. Lach.

— **pendant** les règles. Ambr. con. spong. stram.

Jambes douloureuses pendant les règles. Ambr. con. spong. stram.

Jambes (lassitude dans les), **pendant** les règles. Sulf. zinc.

— **après** les règles et les flueurs blanches. Kreos.

Jambes lourdes, avant les règles. Baryt.

— **pendant** les règles. Zinc.

Joue gonflée pendant les règles. Graph. phosph. sep.

Langue sèche, brûlante, avec taches foncées, pendant les règles. *°Merc.*

Lassitude, fatigue, **pendant** les règles. Calc. ign. n-vom.

— **après** les règles. Alum.

Lèvres gonflées pendant les règles. Phosph.

Loquacité pendant les règles. Stram.

Mamelles douloureuses, **avant** les règles. **Con.*

Mélancolie, avant les règles. Caus. *°lyc. *natr-m.* stann.

— **pendant** les règles. *Natr-m.* sep.

Membres douloureux, pendant les règles. Berb. bry. *graph.* n-mos. n-vom. *sep.*

Miliaire, avant les règles. *°Dulc.*

Moral affecté. Acon. cham. *°cocc.* hyos. *°lyc. *natr-m. *puls.* stram. veratr.

Nausées, avant les règles. *°Cocc.* puls.

— **au début** des règles. Veratr.

— **pendant** les règles. **Amm.* borax. calc. *caps. carb-veg.* graph. hyos. **lyc.* magn. **n-vom.* phosph. **puls.* sulf. **veratr.*

— **après** les règles. Puls.

Nez (prurit au) après les règles. Sulf.

Odeur lascive du corps pendant les règles. Stram.

Odontalgie, avant les règles. **Baryt.* sulf.

— **pendant** les règles. *Amm.* *CALC. *CARB-VEG. *CHAM. *graph. kal. *lach. laur. *magn.* natr-m. phosph. **sep.* sulf-ac.

Odontalgie :

— **après** les règles. Calc.

Pâle (vue). Tous les objets ont un aspect pâle, **pendant** les règles. Sil.

Pâle (face). *Voy.* **Face.**

Palpitations de cœur. Alum. cupr. ign. *IOD. nitr-ac. phosph. sep. *spong.

— **avant** les règles. Cupr. iod. spong.

— **pendant** les règles. Alum. ign. iod. phosph.

— **après** les règles. Iod.

Parties génitales douloureuses, avant les règles. Chin. plat.

— **pendant** les règles. Amm. bell. *berb.* con. nitr-ac. n-mos. plat. puls. sil. sulf-ac.

— **après** les règles. Chin. kreos.

Parties génitales excoriées :

— **avant** les règles. Sep.

— **après** les règles. Sil.

Parties génitales pruriteuses, avant les règles. °*Sulf.*

Pandiculations avant les règles. Puls.

Photophobie pendant les règles. Ign.

Pieds douloureux pendant les règles. Amm.

Pieds enflés, pendant les règles. Graph. lyc.

Pituites de l'estomac **avant** les règles. °*Puls.*

Pleurs, avant les règles. °*Con.* °*phosph.*

— **pendant** les règles. °*Lyc.* °*plat.*

Points de côté avant, pendant ou après les règles. Puls.

Poitrine (crampes de) pendant ou après les règles. Chin. *cocc. *lach.*

Poitrine (douleurs de) au début des règles. Lach.

— **pendant** les règles. Berb. *graph.* puls.

Pyrosis avant les règles. Sulf.

Reins (maux de). Amm. amm-m. *calc.* caus. graph. kal. *lach.* magn-c. magn-m. n-vom. phosph. plat. *puls.* sep. *sulf.*

— **avant** les règles. Amm. baryt. brom. caus. lach. magn. nitr. n-mos. puls.

— **au début** des règles. Asar. *lach.*

— **pendant** les règles. Amm. amm-m. berb. bor. *calc.* carb-veg. cast. gran. kreos. *lach.* lyc. magn. magn-m. *natr.* nitr. phosph. prun. *puls.* sass. *sulf.*

— **après** les règles. Puls.

— avec **suppression** des règles. Ars.

Renvois avant les règles. Kreos. °*lach.* magn. °*puls.*

Rêves abondants, avant ou pendant les règles. Alum.

Rêves anxieux. Con.

Rire (envie de), pendant les règles. Hyosc.

Sang (**bouillonnement** de), **avant** les règles. Cupr. *merc.*

Sang à la tète (congestion de), **avant** les règles. Merc.

— **pendant** les règles. Calc. *caus.* chin. con. iod. merc. phosph. veratr.

Sang (**expectoration** de) pendant les règles. *Phos.*

Sang par l'anus (écoulement de), pendant les règles. Amm-m. graph.

Sanglots et **gémissements** après les règles. Stram.

Seins douloureux avant les règles. Calc. con. sang.

Seins gonflés avant les règles. Calc.

Soif, pendant les règles. Bell. veratr.

Sommeil agité pendant les règles. Alum. kal.

Spasmes hystériques. *Acon.* bry. *CHAM.* chin. *COCC.* *coff.* con. *CUPR.* graph. hyos. *IGN.* kreos. °*lach.* magn-m. natr–m. n-vom. *plat.* *puls*

Spasmes abdominaux, avant les règles. Carb-v. *cham.* *cocc.* hyos *puls.* *sulf.*

— **au début** des règles. Zinc.

— **pendant** les règles. *COCC.* *con. cupr. *chin. *graph. *IGN* magn-m. natr-m. nitr-ac. n-vom. *PLAT. *puls. *sep. *sulf. *zinc.*

Sueur pendant les règles. Hyos.

— — au dos. Kreos.

— — à la poitrine. Bell. kreos.

Sueur nocturne, avant les règles. Veratr.

— **pendant** les règles. Bell.

Ténesme à l'anus avant, pendant ou après les règles. Puls.

Toux avant les règles. Sulf.

Tremblement pendant les règles. Hyos.

Tressaillements pendant les règles. Chin.

Tristesse avant les règles. Lyc.

— **au début** des règles. Natr-m.

— **pendant** les règles. Amm.

Ulcères envenimés pendant les règles. °*Graph.*

Ulcères saignants, avant les règles. Phosph.

Urèthre (écoulement par l') avant les règles. Lach.

Urine (**flux d'**) pendant les règles. Hyosc.

Uriner (**besoin fréquent** d'), **avant** les règles. °Phosph. *puls*

— **pendant** les règles. Puls. sass.

— **après** les règles. Puls.

Varices gonflées pendant les règles. Ambr.

Ventre (**douleurs** au). *Voy.* **Coliques, Spasmes.**

Ventre ballonné. *Voy.* **Ballonnement.**

Ventre (**pesanteur** du) avant les règles. Puls.

Vertiges, avant les règles. Calc. *lach. *puls. veratr.

— **pendant** les règles. Veratr.

— **après** les règles. Puls.

Vomir (envie de), pendant les règles. Veratr.

Vomissements, avant les règles. Kreos. *puls.

— **au début** des règles. Phosph.

— **pendant** les règles. Amm. *amm-m. *carb-v. lyc. *puls.

— **après** les règles. Borax. puls.

Vue trouble avant les règles. Bell.

Yeux cernés après les règles. Phosph.

— **convulsés** pendant les règles. Chin.

— **souffrants.** Calc. magn. merc. puls. sil. sulf.

SECTION V. — SYMPTÔMES DES SEINS.

Abcès aux seins. *Hep. *phosph. *SIL. (Comp. *Sect.* 1, **Mamelles.**)

Atrophie des **seins.** Con. iod. nitr-ac.

— **mamelons** (des). Sass.

Brûlement aux seins. Phosph.

— **mamelons** (aux). Cic. graph. sulf.

Cancer aux seins. Voy. *Sect.* 1, **Mamelles.**

Crevasses. *Caus. graph. *sulf.

Croûtes aux mamelons. *Lyc.

Dartres aux seins. *Caus.* dulc.

Douleurs aux seins. Murex. phosph. rhab.

— — en allaitant. Borax.

— **mamelons** (aux). Graph. sulf.

Élancements dans les seins. Con. kreos. graph. iod. murex. natr-m. phosph. rhab. sang. *sep.

Éruptions aux mamelons. Graph.

Érysipèle aux seins. *Carb-an.* *cham. *phosph. sulf. (Comparez *Sect.* 1, **Mamelles.**)

Excoriation des **mamelons.** *ARN. *calc. °caus. *cham. °graph. *ign. °lyc. °merc. °millef. °n-vom. *puls. sang. °sep. °sil. *SULF. (Comparez *Sect.* 1, **Mamelles.**)

Excoriation (douleur d') aux mamelons. Caus. n-vom. sang. *zinc.

Flaccidité, mollesse des seins. Cham. con. iod. nitr-ac.

Formication aux seins. Sabin.

Gerçures aux mamelons. °Caus.

Gonflement des **seins.** *BELL. *BRY. calc. con. *graph. °hep. lyc.
*merc. merc-c. *phosph. *puls. sabin. sil. sulf. (Comp. Section 1,
Mamelles.)

— mamelons (des). Lyc. merc.

Horripilation aux seins. Dig.

Induration des **mamelons.** Agar. *bry. sulf.

— seins (des). Arn. *bell. *bry. *CARB-AN. *cham. clem. coloc.
*CON. *graph. lyc. merc. °nitr-ac. *phosph. °puls. sep. *SIL. *sulf.

Inflammation des seins. *BELL. *BRY. carb-an. carb-veg. con.
*hep. merc. *phosph. *sil. *SULF. (Comp. Sect. 1. **Mamelles.**)

— mamelons (des). Calc. phosph. *sil. sulf.

Lait altéré, chez les nourrices. Bell. *borax. carb-an. *CHAM. ipec.
lach. merc. n-vom. puls. *rhab. samb.

— **augmenté, trop abondant.** *Acon. asa. *BELL. *BRY. *calc.
chin. con. iod. n-vom. phosph. *PULS. *rhus. stram.

— **diminué, manquant.** *Agn. bell. bry. *calc. cham. chel. chin.
*DULC. phosph. puls. rhus. samb. sec. sep. sulf. *zinc.

Nodosités dans les seins. *Bell. *bry. *CARB-AN. *cham. clem.
°coloc. *CON. *graph. iod. lyc. merc. °nitr-ac. n-vom. *phosph.
°puls. sep. *SIL. *sulf.

Petitesse excessive des seins. N-mosch.

Prurit aux seins. *Alum. con.

— mamelons (aux). Agar. petr. *sulf.

Rhumatismales (douleurs) aux seins. Bry.

Saignement des **mamelons.** Sep. *sulf.

Sensibilité des **seins.** *Graph.

— mamelons (des). °Graph. rhab. sang. zinc.

Squames, furfures, aux seins. Petr.

Suppuration des **seins.** Kreos. *merc. *phosph. *SIL. *sulf.

— mamelons (des). *Cham. *MERC. *sil.

Tiraillements dans les seins. Kreos.

Ulcération des seins. Kreos. *merc. *phosph. *sil. *sulf.

— **fistuleuse.** °Phosph. °sil.

— mamelons (des). *Cham. *MERC. *sil.

Ulcères, Voy. **Suppuration.**

Vésicules sur les mamelons. *Graph.

SECTION VI. — MALADIES DES ENFANTS,
principalement des nouveau-nés.

AVIS CLINIQUES.

AIGREURS. — Les meilleurs médicaments contre les vomissements et les diarrhées aigres des enfants sont : Cham. rhab., ou
encore : Bell. calc. sulf. (Comp. **Diarrhée.**)

APHTHES. — Le médicament qui mérite presque toujours d'être employé en premier lieu, est : *Merc.*, puis au bout de 6 ou 7 jours, *sulf.* — Souvent on trouvera aussi convenables : *Borax.* ou *sulf-ac.*

ASPHYXIE. — Le meilleur médicament à employer de concert avec les moyens mécaniques, est *tart.* 1° trit., gr. 1, dissous dans 8 onces d'eau et administré soit en forme de lavement, soit en introduisant tous les quarts d'heure quelques gouttes de cette eau dans la bouche de l'enfant.

Si, au bout d'une demi-heure, il n'y a encore aucun changement favorable dans l'état de l'enfant, on devra avoir recours à *op.* si la face est *bleuâtre*, et à *chin.* si elle est pâle.

Lorsque l'enfant commence à respirer, et qu'il est revenu à la vie, on peut donner *acon.*, si auparavant sa face a été rouge ou bleuâtre, ou encore *chin.*, si elle a été pâle.

ASTHME. — Les accès d'asthme chez les petits enfants, avec spasmes, suffocation et face bleuâtre, cèdent dans la plupart des cas à *ipec.*, — et s'ils viennent pendant le sommeil, avec cris, toux sèche, sourde, et anxiété, à *samb.* — *Voy.* aussi, *Chap.* XXII, **Asthme thymique** et **Asthme de Millar.**

Outre ces deux espèces d'**Asthmes,** il y en a encore une autre se caractérisant par un ballonnement dur et tendu des hypochondres et du creux de l'estomac, avec haleine courte, essoufflement, anxiété, agitation et jactation, cris et rétraction des cuisses. C'est *cham.* qui est le médicament spécifique contre cet état.

ATROPHIE. — Voy. *Chap.* I.

BÉGAYEMENT des enfants. — Ce sont principalement *Bell. euphr. merc. sulf.* qui favorisent le plus souvent la guérison de cet inconvénient, si toutefois on ne néglige pas en même temps les exercices mécaniques convenables.

CARREAU. — Voy. *Chap.* I, **Atrophie** des enfants.

CLAUDICATION spontanée. — Le médicament que dans presque tous les cas on peut administrer le premier, est *merc.* suivi de *bell.*, ou employé alternativement avec ce médicament.

Si ces deux médicaments ne suffisent pas, *rhus* méritera la préférence, et après celui-ci on pourra avoir recours à *calc.* ou *coloc.*, suivant les circonstances.

☞ *Voy.* aussi, *Chap.* XXV, **Coxarthrocace.**

COLIQUES des enfants. — Les meilleurs médicaments sont, en général : 1) *Borax. cham. cin. ipec. jalap. n-mos. rhab. senn.*, ou encore : 2) *Acon. bell. calc. caus. cic. coff. sil. staph.*

☞ Pour les détails, *voy.* **Cris, Diarrhée** et **Vers.**

CONSTIPATION des nouveau-nés. — Les médicaments les plus efficaces, et que dans la plupart des cas on peut administrer à l'instant même, sont : *Bry. n-vom. op.*

Si ces médicaments ne suffisent pas, on pourra, suivant les circonstances et les symptômes que présentera l'état de la nourrice, choisir pour celle-ci, parmi : *Alum. lyc. sulf. veratr.*

CONVULSIONS, *Voy.* **Spasmes.**

CORYZA. — Les petits enfants sont souvent affectés d'une espèce de *Coryza*, ou plutôt d'une espèce d'**Obturation** du nez, qui les empêche de respirer en tetant. Le médicament qui, dans la plupart des cas, mérite la préférence, est *n-vom.*, ou bien *samb.*, si *n-vom.* ne suffit point.

Souvent aussi on peut réussir par *cham.*, si l'obturation est accompagnée d'un écoulement d'eau par le nez ; ou bien par *Carb-v.* si elle s'aggrave le soir ; ou encore par *dulc.*, si l'aggravation a lieu au grand air.

CRIS des nouveau-nés. — Si les enfants crient continuellement **sans cause appréciable**, c'est souvent *bell.* qui sera indiqué de préférence, ou bien : *cham.* — Si l'enfant crie parce que la **tête** ou l'**oreille** lui fait mal, c'est *cham.* qu'il faut employer en premier lieu, et si ce médicament ne suffit pas, *bell.*

Si l'enfant a des **coliques,** et qu'en criant il se replie sur lui-même, avec rétraction des cuisses, le meilleur médicament est *cham.* si la face de l'enfant est rouge, ou *bell.* si elle est pâle. S'il y a en même temps **selles diarrhéiques**, d'une odeur acide, avec ténesme, *rhab.* sera préférable. Si aucun de ces trois médicaments ne suffit, on pourra encore consulter : *Bor. jalap. ipec. senn.*

Dans le cas où l'enfant ou bien sa nourrice aurait déjà fait **abus de la camomille,** *Bor. ign. puls.* seraient à consulter.

Lorsque les enfants sont **très-agités,** avec insomnie et chaleur fébrile, *coff.* ou *acon.* méritent la préférence.

CROUP. — Voy. *Chap.* XXI.

CROUTE DE LAIT. — Voy. *Chap.* X.

DENTITION. — Les meilleurs médicaments contre les souffrances par suite de cet acte, sont en général : *Acon. bell. bor. calc. cham. coff. ign. merc. sulf.*, ou encore : *Ars. cin. fer. magn-m. n-vom. stann.*

L'**Insomnie** demande principalement : *Coff.*, ou encore : *Acon. bor. cham.*

Les souffrances **Fébriles :** *Acon. cham. coff. n-vom.*, ou bien encore : *Bell. bor. sil.*

L'**Agitation** et la **Surexcitation** nerveuse : *Coff.*, ou bien : *Acon. bell. bor. cham.*

La **Constipation :** *Bry. magn-m. n-vom.*

La **Diarrhée** : *Merc. sulf.*, ou encore : *Ars. calc. cham. coff. fer. ipec. magn.*

La **Toux** sèche et spasmodique : *Cham. cin. n-vom.*

Les **Spasmes** ou **Convulsions** : *Bell. cham. cin. ign.*, ou encore : *Calc. stann. sulf.*

Si les dents tardent outre mesure à percer, *sulf.* ou *calc.* faciliteront dans la plupart des cas le travail de la nature.

☞ *Voy.* du reste, pour les affections citées ci-dessus, les articles correspondants dans ce même chapitre.

DIARRHÉE. — § 1. Les diarrhées des enfants par suite d'**Aigreurs** dans les voies digestives, avec coliques et souvent même avec cris, demandent de préférence *rhab.*, surtout s'il y a en même temps ténesme, ou que, malgré la plus grande propreté, tout l'enfant a une odeur aigre.

Si, dans ce cas, *rhab.* ne suffit pas, que les coliques soient violentes et la face rouge, *cham.* sera préférable, ou bien *bell.*, si la face de l'enfant est pâle.

Si, au contraire, il y a peu de douleurs, mais grande faiblesse, avec ballonnement du ventre, et que surtout *bell. cham. rhab.* n'aient pas suffi, *sulf.* sera souvent d'une grande utilité.

§ 2. Les diarrhées des enfants qui se manifestent dans la **Chaleur de l'été** cèdent dans la plupart des cas à quelques doses d'*ipec.*, ou bien à *n-vom.*, si *ipec.* ne suffit point.

Si, malgré cela, ces diarrhées reviennent par chaque temps un peu **Chaud**, il faudrait avoir recours à *bry.*, ou à *carb-v.*, si *bryon.* ne réussissait pas entièrement.

Si, au contraire, la diarrhée se renouvelle chaque fois que le temps se **Rafraichit**, *dulc.* sera le meilleur médicament, ou bien *ant.* si la langue est chargée d'un enduit blanc.

Souvent aussi *ars.* sera d'une grande utilité, surtout lorsque l'enfant maigrit beaucoup, qu'il devient très-faible, pâle et languissant.

§ 3. Outre ces médicaments, on a encore recommandé contre les diarrhées des enfants en général : *Fer. hep. ipec. jalap. magn. merc. n-vom. sulf-ac.* — *Voy.*, du reste, aussi les articles : **Aigreurs, Atrophie, Dentition, Gastrose, Vers**, etc., et *Comp.* chap. XVII, **Diarrhée** et **Dyssenterie**.

ÉCLAMPSIE. — *Voy.* **Spasmes.**

EXCORIATION des enfants. — Le meilleur médicament à employer en premier lieu est *cham.*, si toutefois l'enfant (ou bien sa nourrice) n'a pas fait précédemment abus de la tisane de camomille. Dans ce dernier cas, ce seraient *bor. ign.* ou *puls.*, qu'il faudrait consulter de préférence.

Si *cham.* ne suffit pas, on pourra avoir recours à *bor.* ou a *carb-v.;* ou bien à *merc.,* si la peau de l'enfant a une teinte jaunâtre, et que les parties affectées soient comme à vif, l'excoriation se montrant même jusque derrière les oreilles.

Si aucun des médicaments précédents ne suffit, *sulf.* sera souvent d'une grande utilité, ainsi que *sil.,* si *sulf.* ne réussissait pas entièrement.

En outre, on a encore recommandé : *Caus. graph. lyc. sep.*

FAIBLESSE musculaire des enfants. — Les meilleurs médicaments pour les enfants qui tardent à marcher à cause d'une faiblesse dans les muscles, sont : *Bell. calc. caus. sil. sulf.,* ou encore : *Pin.* — *Voy.* aussi *Chap.* I, **Scrofules, Rachitisme.**

FIÈVRES. — Les fièvres des enfants demandent dans la plupart des cas : *Acon. cham.* ou *coff.,* et souvent aussi on trouvera d'une grande utilité : *Bell. bor. ign. merc. n-vom.*

Aconitum est surtout indiqué, s'il y a : Forte chaleur, avec soif, insomnie, ou sommeil agité avec réveil fréquent en sursaut, avec anxiété, pleurs, exaspération et humeur inconsolable.

Chamomilla, s'il y a : Chaleur brûlante et rougeur de la peau, avec envie de boire fréquemment; grande agitation, surtout la nuit, avec jactation, anxiété, gémissement et soupirs; rougeur de la face ou seulement (de l'une) des joues; sueur chaude à la tête, même dans les cheveux; respiration courte, rapide et anxieuse, avec râle muqueux; toux courte, sèche et haletante, ou tressaillements convulsifs des membres.

Coffea, si la fièvre est moins forte, mais qu'il y ait grande surexcitation nerveuse avec insomnie, ou sommeil agité avec réveil fréquent en sursaut, humeur tantôt trop gaie, tantôt trop disposée aux pleurs.

☞ Pour le reste des médicaments cités, *Comp.* Chap. IV, **Fièvres,** etc,

GASTROSE ou **Embarras gastrique** des enfants. — Les meilleurs médicaments sont en général : *Bell. cham. ipec. merc. n-vom., puls.,* ou encore: *Baryt. calc. hyos. lyc. magn. rhab. sulf.*

S'il y a des **Aigreurs,** soit vomissements, soit diarrhée aigres, on pourra consulter de préférence : *Bell. cham. rhab.,* ou encore : *Calc. magn. n-vom. puls.*

Si l'état gastrique est la suite d'une **Indigestion,** le meilleur médicament contre le vomissement est *ipec.,* surtout s'il y a en même temps diarrhée; ou *puls.,* si *ipec.* ne suffit pas. S'il n'y a que diarrhée sans vomissement, mais avec évacuation d'aliments non digérés, ou que l'enfant soit déjà affaibli par des purgatifs, *chin.* méritera la préférence. — S'il y a au contraire seulement vomissement, avec constipation, c'est à *n-vom.* qu'il faudra avoir recours.

Quant à la **Dyspepsie** chronique de quelques enfants, ou la faiblesse de l'estomac qui fait que la moindre faute de régime provoque des indigestions : *Baryt. calc. ipec. merc. n-vom. puls. sulf.* seront souvent d'une grande utilité.

HERNIES. — Les hernies **Ombilicales** des enfants cèdent le plus souvent à *n-vom.* — Pour les hernies **Inguinales,** on trouvera souvent utiles : *Aur. cham. n-vom. sulf. veratr.,* pourvu qu'on n'administre ces médicaments que chacun en une seule dose et à de longs intervalles l'un de l'autre.

HYDROCÉPHALE. — Voy. *Chap.* VI.

ICTÈRE. — Dans la plupart des cas on réussira par quelques doses de *merc.,* ou bien par *chin.,* si *merc.* ne suffisait pas entièrement.

INCONTINENCE d'urine. — Voy. *Chap.* XVIII.

INDIGESTION. — *Voy.* **Gastroses.**

INSOMNIE des nouveau-nés. — Si la nourrice de l'enfant ne fait pas ordinairement abus du café, on réussira souvent par *coff.;* dans le cas contraire, ou si *coff.* ne suffit pas, *op.* sera souvent très-utile, surtout si l'enfant a la face rouge.

Si l'enfant est tourmenté par des coliques, avec cris, il faudra consulter de préférence : *Cham.,* ou bien *jalap.,* ou *rhab.*

S'il y a en même temps grande agitation avec chaleur fébrile, et que *coff.* ne suffise pas, *acon* sera souvent employé avec beaucoup de succès.

Si l'insomnie se manifeste après le **Sevrage,** ou que l'enfant crie pendant des heures et des journées entières sans fermer l'œil et sans cause appréciable, *bell.* sera le meilleur médicament.

☞ *Voy.* du reste aussi : **Cris.**

ISCHURIE. — Les meilleurs médicaments sont : *Camph.,* ou si ce médicament ne suffit pas : *Acon.* ou *puls.* (Comp. *Chap.* XVIII, **Ischurie** et **Dysurie.**)

MILIAIRE des nourrissons. — Dans la plupart des cas, on réussira par quelques doses d'*acon.;* sinon *cham.* serait à consulter, et si ce médicament ne suffisait pas non plus, il faudrait avoir recours à *sulf.*

OPHTHALMIE des nouveau-nés. — Les meilleurs médicaments sont : *Acon. cham. dulc. merc.,* ou bien : *Bell. bry. calc. n-vom. puls. sulf.* (Comp., du reste *Chap.* XVIII, **Ophthalmie.**)

PISSEMENT AU LIT. — Voy. *Chap.* XVIII, **Incontinence** d'urines,

RACHITISME. — Voy. *Chap.* I.

SCROFULES. — Voy. *Ibid.*

SPASMES et **Convulsions.** — Les meilleurs médicaments contre les spasmes des petits enfants, sont, en général : *Bell. cham. cin.*

coff. ign. ipec. merc. op., ou encore : *Acon. caus. cupr. lach. n-vom. stann. sulf.*

Belladona est surtout indiquée si les accès se terminent par un état soporeux ou qu'ils alternent avec cet état ; ou bien si les enfants se réveillent subitement comme par une frayeur, avec yeux hagards, regard anxieux et fixes, comme s'ils avaient peur de quelque chose ; pupilles dilatées ; roideur tétanique et frigidité de tout le corps, avec mains et front brûlants ; ou bien si les enfants pissent fréquemment au lit.

Chamomilla, s'il y a tressaillements convulsifs des bras et des jambes, avec mouvements involontaires de la tête, suivis d'un état d'assoupissement avec yeux à demi ouverts et perte de connaissance ; rougeur de l'une des joues avec pâleur de l'autre, gémissement et envie fréquente de boire. (Si *cham.* ne suffisait pas contre cet état, il faudra consulter *bell.*)

Cina, surtout chez les enfants qui ont des vers ou qui pissent fréquemment au lit, avec crampes de poitrine, mouvements convulsifs des membres, ventre ballonné et dur, prurit fréquent au nez, toux sèche semblable à la coqueluche, etc.

Coffea, surtout chez des enfants chétifs, débiles, et qui sont souvent affectés de ces convulsions, sans autres accidents.

Ignatia, dans la plupart des cas au début de la maladie ou du traitement, surtout lorsqu'on ignore si ce sont les dents ou des vers, etc., qui sont la cause des accès, ou si les spasmes reviennent tous les jours à la même heure, avec tressaillements de quelques membres ou de quelques muscles seulement ; accès fréquents de chaleur ou de sueur soit pendant, soit après les spasmes ; sommeil léger avec réveil en sursaut ; cris perçants et tremblement de tout le corps. (Après *ign.* convient souvent *cham.*)

Ipecacuanha, si les enfants ont l'haleine courte hors le temps des accès, avec nausées, vomiturition, ou vomissement et diarrhée, avec pandiculation spasmodique et fréquente.

Mercurius, si le ventre est dur et ballonné, avec renvois fréquents et salivation, ou avec chaleur, sueur et grande faiblesse après les accès.

Opium, surtout si les accès sont la suite d'une frayeur, ou qu'il y ait : Tremblement par tout le corps, jactation des bras et des jambes, cris perçants pendant les accès, ou bien état soporeux avec perte de connaissance, ballonnement du ventre, constipation et ischurie.

☞ *Voy.* aussi *Chap.* I, **Spasmes.**

VERS. — *Voy. Chap.* XVI, **Helminthiase.**

CHAPITRE XXI.

AFFECTIONS DU LARYNX

et des Bronches.

SECTION I. — AVIS CLINIQUES.

APHONIE. — *Voy*. Enrouement.

BRONCHITE. — *Voy*. Catarrhe bronchique.

CATARRHE BRONCHIQUE ou **Pulmonaire: Bronchite** ou **Rhume de Poitrine.** — § 1. Les médicaments que l'on trouvera le plus souvent indiqués, sont : 1) *Acon. bell. bry. cep. cham. merc. n-vom. puls. rhus. sulf.* — 2) *Arn. ars. calc. caps. carb-veg. caus. chin. cin. dros. dulc. euphr. hep. hyos. ign. ipec. lach. ox-ac. phos. phos-ac. sep. sil. spig. squill. stann. staph. veratr. verb.* — 3) *Baryt. cann. con. fer. lyc. magn. mang. natr. natr-m. petr. sabad. sep. spong. squill. stram. tart.*

§ 2. Dans le catarrhe **Ordinaire,** avec toux et fièvres légères, on réussira le plus souvent par : *Cham. merc. n-vom. puls. rhus. sulf.*

Si la **Toux** est forte et **Sèche,** les médicaments les plus convenables seront *Bell. bry. cham. ign. n-vom. sulf.*, ou encore : *Acon. caps. cin. dros. hep. hyos. lach. lyc. merc. natr-m. phos. rhus. spong*, etc. (*Voy.* **Toux.**)

Si elle devient **Spasmodique :** *Bell. bry. carb-v. cin. dros. hep. hyos. ipec. merc. n-vom. puls. sulf*, etc. (*Voy.* **Toux.**)

Si elle devient **Grasse,** avec expectoration abondante : *Bry. carb-v. dulc. euphr. merc. puls. sulf. tart.*, ou encore : *Calc. caus. lyc. sen. sep. sil. stann.*, etc. (*Voy.* **Toux.**)

S'il y a **Enrouement** avec le catarrhe : *Cep. cham. dulc. merc. n-vom. puls. rhus. samb. sulf.*, ou encore : *Ars. calc. carb-v. dros. mang. natr. phos. tart.* (*Comp.* **Enrouement.**)

S'il y a **Coryza fluent :** *Ars. dulc. euphr. ign. lach. merc. puls. sulf.*, etc. (*Comp. Chap.* IX, **Coryza.**)

§ 3. Dans le cas où le catarrhe prendrait un caractère **Inflammatoire** bien prononcé (**Bronchite aiguë** *proprement dite*), on devrait consulter de préférence : *Acon. bell. bry. cham. dros. phos. spong.*, ou encore : *Ars. brom.? chlor.? hep. lyc. merc. n-vom. puls. squill. sulf.*

Dans le catarrhe **Épidémique** ou la **Grippe,** on trouvera le plus souvent indiqué : *Acon. ars. bell. caus. merc. n-vom.*, ou encore : *Arn. bry. camph. chin. hep. ipec. phos. puls. sabad. sen. sil. spig. squill. veratr.* (*Comp.* **Grippe.**)

Contre le **Catarrhe suffocant :** *Ars. carb-v. chin. ipec. lach. op.*, ou encore : *Baryt. camph. graph. puls. samb. tart.* (Comp. **Asthme.**)

Enfin, dans les catarrhes **Chroniques,** on pourra consulter de préférence : *Ars. bry. calc. carb-v. caus. dulc. iod. lach. lyc. mang. natr. natr-m. petr. phos. phos-ac. sil. stann. staph. sulf.*

§ 4. En outre, les affections **Catarrhales** à la suite de la **Rougeole** (*Morbilles*), demandent le plus souvent : *Bry. carb-v. cham. dros. hyos. ign. n-vom.*, ou encore : *Acon. bell. cin. coff. dulc. sep.*

Celles qui se manifestent chez les **Personnes âgées :** *Baryt. carb-v. con. hyos. kreos. phos. stann. sulf.*

Chez les **Enfants :** *Acon. bell. cham. cin. coff. dros. hep. ign. ipec. sulf.* — Chez les enfants **Scrofuleux,** surtout : *Bell. calc.* — Chez des enfants très-**Gras** : *Ipec.* ou *calc.*

§ 5. Enfin, quel que soit le nom que mérite la nuance des catarrhes bronchiques ou pulmonaires, on pourra consulter de préférence :

Aconitum, s'il y a : Chaleur fébrile ardente, avec pouls plein, inflammatoire ; voix rauque, enrouée ; sensibilité douloureuse de la partie affectée, avec exacerbation de la douleur en respirant, en toussant et en parlant ; *toux courte, sèche,* avec *besoin continuel de tousser,* à cause d'un chatouillement pénible au larynx ou dans les bronches ; respiration gênée, avec tension, douleur d'excoriation ; ou *élancements dans la poitrine* en toussant et en respirant ; toux plus forte ; plus rauque et plus creuse la nuit, mais plus courte et plus haletante le jour ; soif, insomnie ou sommeil agité, avec jactation ; mal de tête brûlant, face et yeux rouges ; ou bien si la toux est convulsive et croassante, avec expectoration peu abondante de mucosités blanchâtres et sanguinolentes.

Belladona, s'il y a : Toux sèche, avec mal à la gorge ; coryza, forte fièvre l'après-midi et le soir, peau sèche et brûlante, désir fréquent de boissons froides, sans cependant boire beaucoup ; entêtement et méchanceté chez les enfants, et respiration rapide en dormant ; — ou bien : *Toux spasmodique qui ne laisse pas le temps de respirer ;* toux fatigante, ébranlante, excitée par un chatouillement insupportable au larynx, comme s'il y avait là un corps étranger ou qu'on eût avalé de la poussière ; ou bien toux sèche, courte, ou creuse et aboyante ; apparition de la toux *la nuit,* ou après midi, ou *le soir au lit,* et même pendant le sommeil, avec renouvellement au moindre mouvement ; en toussant, douleur de brisement à la nuque, ou céphalalgie expansive comme si le front allait éclater ; douleurs rhumatismales dans la poitrine ; élancements au sternum ou dans les hypochondres ; râle muqueux dans la poitrine : rougeur de la face et mal à la tête ; enrouement et mucosités dans la poitrine ; éternument fréquent, surtout vers la fin d'une quinte de toux.

Bryonia, contre : Toux sèche ou grasse, excitée par un chatouillement dans la gorge ; ou bien : *Toux crampoïde, suffocante,* surtout après minuit ou après avoir bu ou mangé, *avec vomissement des aliments,* toux avec *expectoration jaunâtre,* ou avec crachement de mucosités sales, rougeâtres ou bien sanguinolentes ; *en toussant, élancements dans le côté,* ou douleurs dans la poitrine et dans la tête, comme si ces parties allaient se briser ; forte disposition à transpirer, enrouement, râle muqueux, et endolorissement du larynx, aggravé en fumant du tabac.

Chamomilla : Accumulation de mucosités tenaces dans la gorge, *toux sèche produite par une titillation continuelle dans le larynx et la poitrine* et s'aggravant en parlant ; ou toux le soir et le matin, ou *la nuit au lit,* continuant même pendant le sommeil, et étant accompagnée parfois d'accès de suffocation ; expectoration de mucosités amères, peu abondantes, le matin ; surtout aussi, lorsque la toux est provoquée par la colère, chez des enfants méchants, après avoir crié ou pleuré ; — ou s'il y a enrouement avec coryza, sécheresse et brûlement dans la gorge et soif ; fièvre vers le soir ; mauvaise humeur, taciturnité, laconisme, irascibilité et maussaderie.

Mercurius : *Voix rauque, enrouée,* avec brûlement et chatouillement dans le larynx ; *disposition à la transpiration, qui cependant ne soulage point ;* aggravation par le moindre courant d'air ; ou bien : *Toux sèche, ébranlante* et *fatigante,* surtout le soir ou *la nuit,* même pendant le sommeil, excitée par un *chatouillement* et une *sensation* de sécheresse dans les bronches ; toux avec douleurs lancinantes dans la poitrine ; ou avec vomituration et envie de vomir ; saignement de nez (chez les enfants), douleurs dans la tête ou la poitrine, comme si ces parties allaient éclater, expectoration de sang, coryza fluent, enrouement et diarrhée muqueuse.

Nux vomica, s'il y a : *Toux rauque, sèche et profonde,* excitée par sécheresse de la gorge, avec tension et douleur dans le larynx et les bronches ; *enrouement et érosion douloureuse de la gorge,* surtout le *matin* ou le soir au lit ; *accumulation dans la gorge de mucosités tenaces* qu'il est impossible de détacher ; coryza sec avec sécheresse de la bouche, chaleur et rougeur des joues, frissonnement ou frissons alternant avec chaleur ; constipation, mal de tête gravatif au front, mauvaise humeur, irascibilité, opiniâtreté et méchanceté; — ou s'il y a : *Toux convulsive*, fatigante et ébranlante, excitée par un chatouillement dans la gorge, se manifestant surtout *le matin* ou *la nuit*, au lit, ou *après le dîner*, et étant provoquée par le mouvement, la méditation, la lecture; avec oppression nocturne, ou avec *mal à la tête comme si le crâne allait éclater, sensation de meurtrissure dans l'épigastre et douleurs dans les hypochondres, en toussant;* ou bien toux avec vomissement ou avec saignement par le nez et la bouche.

Pulsatilla, s'il y a : Enrouement avec extinction presque complète de la voix; élancement ou érosion dans la gorge et au palais; coryza avec écoulement de matières jaunâtres, verdâtres et fétides; toux grasse avec douleur de poitrine: frissonnement avec adipsie; ou bien : Toux d'abord sèche, suivie de toux grasse avec expectoration abondante de matières salées, amères, jaunâtres ou blanchâtres, ou même de mucosités sanguinolentes; ou *toux ébranlante*, se manifestant surtout *le soir* ou *la nuit, au lit, s'aggravant étant couché; avec envie de vomir, vomissement, sensation d'étouffement* comme par la vapeur du soufre, et râle muqueux; en toussant, ventre douloureux, comme s'il était brisé, ou secousses douloureuses dans le bras, l'épaule ou le dos, ou émission involontaire d'urine.

Rhus toxic., s'il y a : Enrouement avec âpreté, érosion de la gorge, éternument fréquent, accumulation de mucosités abondantes dans le nez sans coryza, mais avec gêne de la respiration; ou s'il y a : Toux nocturne, courte et sèche, excitée par un chatouillement dans les bronches, avec inquiétude et haleine courte, surtout le soir et avant minuit, secousses douloureuses dans la tête et la poitrine, ou tension ou élancements dans la poitrine, douleur d'estomac, élancements dans les lombes; surtout si la toux s'aggrave par l'air froid et s'améliore par la chaleur et le mouvement; ou si la toux se manifeste *le matin, après le réveil,* ou le soir, avec amertume de la bouche, ou avec vomissement des aliments.

Sulfur, s'il y a : Enrouement avec extinction presque complète de la voix, âpreté et grattement dans la gorge, accumulation de mucosités dans les bronches, coryza fluent, toux, sensation d'érosion dans la poitrine et frissonnement, avec aggravation de l'état par un temps froid et humide; ou bien : *Toux sèche,* parfois même fatigante et ébranlante, *avec vomiturition,* vomissement et constriction crampoïde de la poitrine, se manifestant surtout *le soir* ou *la nuit, dans la position couchée,* ainsi que le matin ou après le repas; — ou encore s'il y a : *Toux grasse,* avec *expectoration abondante de mucosités épaisses, blanchâtres* ou jaunâtres, parfois seulement le jour, avec toux sèche la nuit ; — ou toux opiniâtre, sèche, excitée par un chatouillement dans la gorge : en toussant, élancements dans la poitrine ou dans la tête, étourdissement et obscurcissement de la vue ; sensation de plénitude de la poitrine, avec oppression, râle muqueux, battement de cœur et orthophnée.

§ 6. Parmi les autres médicaments cités, on pourra ensuite consulter :

Arnica, contre toux sèche ou grasse, excitée par un chatouillement dans le larynx, se manifestant, surtout le matin, pendant le sommeil, avec pleurs et cris, ou bien après avoir crié ou pleuré (chez les enfants) ; ou toux grasse, avec impossibilité d'expectorer les mucosités que la toux a détachées, surtout si en même temps il y a : Céphalalgie pressive et crampoïde comme si le cerveau était contracté ; élancements dans la poitrine ; maux de reins et douleurs rhumatismales dans les membres ; saignement fréquent par le nez ou la bouche, ou même expectoration de sang.

Arsenicum, s'il y a : Toux grasse, avec expectoration difficile et *mucosités tenaces dans le larynx et les bronches ;* ou bien *toux sèche,* ébranlante et fatigante, surtout *le soir après s'être couché,* ou *la nuit,* se renouvelant après avoir bu, ainsi qu'à l'air libre et froid ; *forte dyspnée,* ou même *accès de suffocation,* surtout le soir au lit : grande lassitude et faiblesse ; enrouement et *coryza avec écoulement de mucosités corrosives ;* céphalalgie rhumatismale avec douleurs violentes ; exacerbation de l'état général la nuit et après le repas.

Calcarea, surtout contre : Enrouement fréquent et opiniâtre ; accumulation de mucosités tenaces dans le larynx et les bronches ; toux sèche, violente, excitée par un chatouillement dans la gorge, *comme s'il y avait du duvet dans le larynx,* se manifestant surtout le soir au lit, ou *la nuit,* pendant le sommeil ; toux grasse, avec râle muqueux, ou avec *expectoration épaisse, jaunâtre et fétide,* douleurs et élancements dans le côté et la poitrine ; grande lassitude avec inquiétude sur sa santé.

Capsicum : Enrouement et *toux sèche, plus forte* le soir et la nuit, parfois avec envie de vomir, *douleurs rhumatismales erratiques,* céphalalgie comme si le crâne allait éclater ; douleurs pressives dans la gorge et l'oreille ; élancement dans la poitrine ou le dos, ou pression sur la vessie avec élancements dans cet organe ; coryza avec obturation du nez et chatouillement ou fourmillement dans les narines.

Carbo veg., s'il y a : *Enrouement opiniâtre,* et raucité de la voix, surtout *le matin* ou *le soir,* s'aggravant par une conversation prolongée ou par un temps froid et humide ; ou *toux crampoïde,* de plusieurs quintes par jour, ou seulement le soir, ou bien toux avec expectoration abondante de mucosités verdâtres ; douleurs rhumatismales à la poitrine ou dans les membres ; douleur d'ulcération, ou fourmillement, grattement et chatouillement dans le larynx.

Causticum, s'il y a : *Toux violente et ébranlante,* surtout *la nuit,* avec douleur dans la gorge et la tête, *enrouement, raucité et voix faible* ; râle muqueux : *douleur d'érosion dans le larynx et la poitrine* ; coryza fluent avec mal à la tête ; peu d'appétit, nausées et vomissement des aliments ; douleurs rhumatismales dans les membres et aux pommettes ; frissons à chaque mouvement ; chaleur la nuit, avec palpitation de cœur, grande fatigue dans les jambes, exacerbation de l'état au grand air ; émission involontaire d'urines en toussant.

China, s'il y a : Enrouement, parole indistincte et voix basse, à cause de mucosités adhérentes au larynx ; toux sèche, comme produite par la vapeur du soufre ; ou toux convulsive, suffocante, nocturne, avec vomissement bilieux et expectoration difficile de mucosités visqueuses ou blanchâtres, ou même sanguinolentes ; excitation à la toux, en riant, en parlant, en respirant, et même en buvant ou en mangeant.

Cina, surtout chez les enfants, si la toux est sèche ou l'expectoration très-rare, avec sursaut en dormant, manque d'haleine. gémissements, face pâle ou toussotement rauque chaque soir, surtout chez des enfants atteints d'affections vermineuses, ou si, en même temps, il y a coryza fluent avec chaleur brûlante dans les narines et éternument violent et douloureux forçant à crier.

Drosera : Fort enrouement, avec voix basse et sourde ; sécheresse, âpreté et grattement dans le larynx, avec accumulation de mucosités jaunâtres, grisâtres ou verdâtres ; *toux sèche, spasmodique,* fatigante et ébranlante, se manifestant principalement *la nuit,* ou *le soir au lit,* et souvent avec *vomiturition* ou *vomissement des aliments, saignement par le nez ou la bouche,* et accès de suffocation ; toux qui est provoquée par le rire ou les pleurs, les émotions morales, le chant, la fumée du tabac et les boissons.

Dulcamara, contre toux grasse, surtout après un refroidissement, avec enrouement ou avec expectoration de sang ; ou toux haletante, aboyante, comme la coqueluche, excitée par la respiration profonde.

Euphrasia, contre toux avec coryza violent, qui affecte en même temps les yeux : toux seulement le jour, avec expectoration difficile, ou seulement le matin, *avec expectoration abondante* et gêne de la respiration.

Hepar, lorsque le larynx et la trachée sont en même temps fortement affectés, avec toux sèche, rauque et creuse, avant ou après laquelle les enfants crient, pleurent ou gémissent, et qui est provoquée par les boissons.

Hyoscyamus, si la toux est sèche, plus forte *la nuit, et surtout dans la position couchée,* s'améliorant quand le malade se redresse, avec chatouillement dans le larynx ou les bronches ; ou *toux spasmodique,* avec rougeur de la face et vomissement de mucosités.

Ignatia, si la toux est sèche et rauque, avec coryza fluent, mal à la tête et voix faible ; ou toux courte, comme s'il y avait du duvet, ou de la vapeur de soufre dans la gorge, s'aggravant à force de tousser jusqu'à devenir ébranlante et spasmodique ; surtout chez les personnes qui ont éprouvé beaucoup de chagrin ; ou si l'état catarrhal s'aggrave après le repas, le soir après s'être couché et le matin après s'être levé.

Ipecacuanha, surtout chez les enfants, s'ils manquent pour ainsi dire de suffoquer à cause de mucosités dans les bronches, avec râle muqueux ; ou toux spasmodique, suffocante, avec face bleuâtre et roideur convulsive du corps ; contraction et chatouillement dans le larynx ; toux sèche ou avec expectoration rare de mucosités nauséabondes, envie de vomir et vomissement de glaires, ou avec saignement par le nez et la bouche.

Lachesis, s'il y a : Toux catarrhale avec coryza, douleurs lancinantes dans la tête, roideur de la nuque et affections pulmonaires ; *enrouement continuel, avec sensation de mucosités adhérentes dans la gorge ;* toux surtout *la nuit, en dormant,* ou le soir au lit, ou bien *chaque fois après avoir dormi,* excitée par un chatouillement dans le larynx ou *par la plus légère pression du gosier ;* aggravation de la toux après le repas, ainsi qu'en se redressant de la position couchée ; en toussant, douleurs dans la gorge, les yeux, les oreilles et la tête.

Phosphorus, surtout s'il y a : Enrouement avec toux, fièvre et moral tellement affecté que le malade craint de mourir ; voix rauque ou entièrement éteinte ; sensibilité douloureuse du larynx ; *toux sèche,* produite par une titillation dans la gorge, avec *élancement dans le larynx* et douleur d'excoriation dans la poitrine ; besoin de tousser en riant, en buvant, en lisant à haute voix ou en se promenant au grand air : ou bien toux sèche avec expectoration de mucosités visqueuses ou sanguinolentes.

Phosphori acid., s'il y a : Fort enrouement, toux grasse, produite par une titillation dans le creux de l'estomac ou la fossette du cou ; toux sèche le soir, le matin avec expectoration blanchâtre ou jaunâtre, ou même puriforme ; douleurs pressives dans la poitrine.

Sepia, surtout contre : *Toux avec expectoration abondante de mucosités,* généralement putrides ou d'un *goût salé,* jaunes, verdâtres ou puriformes, ou même sanguinolentes ; souvent seulement *le matin,* ou le soir, avec râle muqueux, faiblesse et douleur d'excoriation dans la poitrine, ou toux sèche, spasmodique, comme la coqueluche, surtout *la nuit* ou le *soir au lit ;* avec cris, étouffements, nausées, vomiturition et vomissements bilieux ; surtout chez les sujets scrofuleux, affectés de dartres ou d'érythèmes dans les articulations.

Silicea, principalement contre toux opiniâtre, avec expectoration abondante de mucosités transparentes ou puriformes ; ou toux ébranlante, violente, avec douleur dans la gorge et le ventre, ou bien toux suffocante, nocturne.

Squilla, surtout dans les catarrhes chroniques, se caractérisant par la sécrétion abondante de mucosités blanchâtres et visqueuses, s'expectorant tantôt facilement, tantôt seulement avec de grands efforts.

Stannum, surtout s'il y a : Expectoration abondante de mucosités *verdâtres* ou *jaunâtres,* d'un goût *douceâtre ou salé ;* ou bien toux sèche, violente, ébranlante, surtout le soir au lit jusqu'à minuit, ou plus forte le matin, et parfois même avec vomiturition et vomissement des aliments.

Staphys., surtout s'il y a toux, avec expectoration de mucosités jaunâtres, visqueuses ou puriformes, surtout la nuit, avec douleur d'ulcération dans la poitrine, ou même expectoration de sang.

Veratrum, surtout si la toux est creuse et profonde, comme provenant des dernières ramifications des bronches ou même du ventre ; avec tranchées, salivation, face bleuâtre, émission involontaire d'urine, douleur violente dans le côté, dyspnée et grande faiblesse ; ou avec élancements vers l'anneau inguinal, comme si une descente allait avoir lieu.

Verbascum, surtout chez les enfants, s'il y a toux sèche et rauque, se manifestant de préférence le soir et la nuit, pendant le sommeil, sans réveiller le malade.

§ 7. Pour le reste des médicaments cités et de plus amples détails sur les précédents, voyez-en la *Pathogénésie.* — *Comparez* aussi les autres articles de ce chapitre.

CATARRHE suffocant. — *Voyez* **Catarrhe bronchique** et **Asthme suffocant.**

COQUELUCHE. — § 1. Les médicaments que jusqu'ici on a employés avec le plus de succès contre cette maladie, sont, en général : 1) *Acon. arn. bell. carb-v. cin. cupr. dulc. hep. ipec. merc. n-vom. puls. veratr.,* — ainsi que : 2) *Bry. cham. con. iod. lact.*

led. sep. sulf. tart., — et peut-être pourrait-on encore consulter, dans quelques cas : 3) *Anac. ars. fer. lach. nitr-ac. samb.*

§ 2. Dans la **Première** période de la coqueluche, la période **Irritative**, les médicaments à l'aide desquels on parviendra le plus souvent à faire cesser la maladie dès le début, sont : *Acon. carb-v. dulc. ipec. n-vom. puls.*

Aconitum est surtout indiqué, si, dès le début, la toux est sèche et sibilante, avec fièvre, ou si les enfants se plaignent de douleurs brûlantes dans le larynx ou les bronches.

Carbo veg., si, malgré l'emploi des médicaments cités ci-dessus (*acon. dulc. ipec. n-vom. puls.*), la toux menace de passer à la seconde période, ou bien si elle se manifeste dès l'abord comme *toux convulsive*, apparaissant surtout le soir, ou avant minuit, avec rougeur du pharynx, mal à la gorge en avalant, yeux larmoyants, ou élancements dans la tête, douleurs dans la poitrine et la gorge; ou bien s'il y a éruptions à la tête ou au corps.

Dulcamara, si, dès l'abord, la toux est grasse, avec expectoration facile, et enrouement, et surtout si elle s'est manifestée à la suite d'un refroidissement.

Ipecacuanha, si, dès le début, la toux est accompagnée de grande angoisse, avec péril de suffocation et face bleuâtre, surtout si *n-vom.* n'a pas suffi contre cet état.

Nux vom., si la toux est *sèche*, se manifestant surtout depuis minuit jusqu'au matin, *avec vomissement*, angoisse, accès de suffocation et face bleuâtre, saignement par le nez et la bouche.

Pulsatilla, si, dès le début, il y a *toux grasse* avec vomissement de mucosités ou des aliments, ou bien diarrhée muqueuse.

§ 3. Dans la **Seconde** période de la coqueluche, la période **Convulsive** *avec vomissement et saignement par le nez et la bouche*, les meilleurs médicaments sont : *Cin. cupr. dros. veratr.*; ou encore : *Bell. merc.*

Cina est surtout indiqué, si les enfants deviennent tout à fait roides pendant les quintes, et si, après les quintes, on entend un bruit gloussant descendant du gosier jusque dans le ventre. Ce médicament est, du reste, presque spécifique chez les enfants qui ont des symptômes vermineux, tels que tranchées fréquentes, prurit à l'anus et besoin de se frotter souvent le nez ou d'y porter les doigts. — Dans ce cas, on trouvera aussi *merc.* d'une grande utilité.

Cuprum, si, pendant les quintes, il y a roideur du corps, avec suspension de la respiration et perte de connaissance; vomissement après les accès, et râle muqueux dans la poitrine hors le temps des quintes. (Après *cupr.*, on trouvera souvent convenable *veratr.*)

Drosera, si, outre les symptômes propres à cette période, les quintes sont excessivement violentes, que le son sibilant de la toux soit fortement prononcé ; si la fièvre manque, ou qu'elle soit au contraire sensiblement développée, avec horripilation et chaleur, soif seulement après les frissons, sueur plutôt chaude que fraîche ou n'ayant lieu que la nuit ; aggravation de l'état dans le repos ; amélioration par le mouvement. Ce médicament est, du reste, toujours préférable, si la forme de la coqueluche est entièrement développée, avec vomissement des aliments ou de matières muqueuses, et saignement par le nez et la bouche. (Après *dros.* convient parfois *veratr.*)

Veratrum, souvent si *dros.* n'a pas suffi entièrement contre les accidents de la période convulsive ou bien avant ce médicament, surtout si les enfants sont très-faibles, avec une espèce de fièvre lente, sueur fraîche surtout au front ; pouls petit, accéléré et faible ; grande soif ; ou bien si, pendant les quintes, il y a émission d'urine, ou douleurs dans la poitrine et dans les aines ; état d'assoupissement entre les accès, avec répugnance pour le mouvement et la conversation ; faiblesse de la nuque au point de ne pouvoir soutenir la tête ; éruption miliaire par tout le corps, ou seulement à la face et aux mains.

§ 4. La forme convulsive de la coqueluche dont nous venons de parler n'est cependant pas toujours entièrement développée, et souvent on trouve, dans les épidémies de cette maladie, les enfants affectés d'une **Toux spasmodique,** qui n'a pas tous les symptômes caractéristiques de la coqueluche, ou, pour mieux dire, la même maladie (d'après son essence) revêt une forme plus ou moins différente de la forme ordinaire. — Les médicaments que, dans ce cas, on trouvera le plus souvent indiqués, sont : *Bell. bry. iod. merc. sulf. tart.*

Belladona est surtout indiquée, s'il y a : Affections cérébrales bien prononcées, ou si la toux s'annonce par une sensation pénible dans la région stomacale, avec saignement par le nez et la bouche, ou même avec sugillations dans l'œil ; ou s'il y a d'autres affections spasmodiques, telle qu'éclampsie, asthme convulsif, etc.; — aussi lorsque les quintes se terminent avec éternument.

Bryonia, si les quintes d'une toux suffocante ont surtout lieu le soir ou la nuit , ainsi que chaque fois après avoir bu ou mangé, avec manque d'haleine, essoufflement et vomissement des aliments ingérés.

Iodium, si la toux est excitée par un chatouillement insupportable dans les bronches, avec inspiration ondulante pendant les quintes, grande angoisse avant les accès, grande fatigue et amaigrissement.

Lactuca, si la toux est violente, avec vomissement après chaque quinte, sans autres symptômes caractéristiques que la coqueluche.

Mercurius, si la toux n'a lieu que la nuit, ou bien seulement le jour, se manifestant toujours par deux quintes rapprochées et qui sont séparées des deux quintes suivantes par des intervalles plus longs ; — *ou bien même dans la véritable coqueluche,* si, en vomissant, les enfants saignent copieusement par le nez et la bouche, avec sueurs abondantes la nuit et grande susceptibilité nerveuse ; surtout chez les enfants sujets à des affections vermineuses ou à des convulsions. (Après *merc.* convient souvent, dans ce dernier cas, *carb-v.*)

Sulfur, si les quintes de toux sont accompagnées de vomissement, et qu'elles ne veuillent céder à aucun des autres médicaments cités.

Tartarus, surtout si les accès de vomiturition sont accompagnés de diarrhée, avec grande débilité et chute de forces vitales, ou si les enfants vomissent le souper dans les premières heures après minuit.

§ 5. La période convulsive de la coqueluche étant passée, et **la maladie étant à son Déclin,** les médicaments que l'on trouvera le plus souvent indiqués contre la **toux catarrhale** qui reste, sont : *Arn. carb-v. dulc. hep. puls.*

Arnica, est surtout indiqué si les enfants pleurent beaucoup après avoir toussé, ou que les quintes s'annoncent ou soient même provoquées par les cris et les pleurs.

Carbo veg., s'il y a rechute fréquente de la toux catarrhale en une *toux convulsive,* ou si, malgré la cessation des autres simptômes de la véritable coqueluche, les vomissements persistent.

Dulcamara, si la toux catarrhale est accompagnée d'une *expectoration abondante de mucosités.*

Hepar, si la toux est bien rémittente, mais creuse, croissante, sèche et rauque, avec vomiturition après les quintes et pleurs fréquents.

Pulsatilla, s'il y a : Toux grasse, avec expectoration facile de mucosités séreuses.

§ 6. Ayant divisé ci-dessus la coqueluche dans ses diverses périodes, en indiquant les médicaments les plus convenables à chacune, nous devons cependant prévenir une erreur que l'on pourrait commettre si l'on pensait que jamais aucun des médicaments cités ne saurait convenir à une autre période qu'à celle où nous l'avons annotée. Tous ces médicaments ayant beaucoup plus de symptômes dans leur pathogénésie que ceux que nous venons de rapporter, et la même maladie pouvant affecter tant de nuances diverses, suivant la constitution de l'individu qui en est atteint, il est plus que possible que souvent on trouvera convenable contre la *véritable* coqueluche un médicament que nous n'avons cité que contre *ses prodromes* ou même contre une toux qui ne serait que *semblable* à la coqueluche. Ce que nous avons dit maintes fois, nous ne saurions trop souvent le répéter, *que ce ne soit jamais le* **nom** *de la maladie*, *mais bien* l'**ensemble des symptômes** *qui fasse décider du choix.* — *Comp.* du reste aussi : **Bronchite, Croup, Laryngite, Toux,** etc., ainsi que les **Symptômes,** *Sect.* 2, 3, 4, 5, et la *Pathogénésie* des médicaments cités.

CROUP, ou **Angine membraneuse.** — § 1. Les meilleurs médicaments sont, en général : *Acon. spong.* et *hep.*, médicaments que, dans ce cas, on devra administrer à la dose de 6—10 globules, 6° et 3° atténuation, dissous dans 6—8 onces d'eau, et faire prendre par cuillerée d'heure en heure, ou même de demi-heure en demi-heure, suivant le cas.

Aconitum est surtout indiqué dans la période inflammatoire et devra être continué tant qu'il y aura : Grande surexcitation des symptômes nerveux et sanguins, chaleur ardente avec soif, *toux sèche et brève, respiration courte et accélérée,* mais non brûlante, sibilante, ni imitant le bruit d'une scie en action.

Spongia est indiqué au contraire, si les symptômes ci-dessus mentionnés ont cédé à l'action de *l'acon.*, et qu'il ne reste plus que les signes caractéristiques d'un croup violent, ou bien si la maladie se présente dès l'abord sous cette forme, avec *toux rauque, creuse, résonnante et glapissante,* ou toux sèche ne produisant que peu de mucosités difficiles à détacher ; *respiration lente, bruyante, sibilante et imitant le bruit d'une scie,* ou bien *accès d'étouffement* avec respiration possible seulement en renversant la tête.

Hepar convient de préférence, si, par l'action de *spong.*, la toux est devenue plus facile et que la gêne de la respiration ne semble plus dépendre que des mucosités accumulées dans les voies aériennes ; ou bien si, *dès le début,* les symptômes du croup sont *accompagnés d'un râle muqueux, que la toux soit humide,* avec respiration peu gênée et irritation peu intense des systèmes nerveux et sanguin.

§ 2. Outre ces trois médicaments principaux, on a encore recommandé contre la **Toux rauque et creuse** qui parfois précède le croup de plusieurs jours : *Cham. chin. cin. dros. hep. hyos. n-vom. samb. veratr.*

Contre le croup avec **état Paralytique des poumons : *Tart.***

Contre la complication du croup avec l'**Asthme de Millar :** *Samb.* ou *mosch.?*

Contre des cas **Désespérés,** où *acon. spong.* et *hep.* resteraient inefficaces : *Mosch. phosph.,* ou encore :*Ars. brom. cham. cupr. kaolin. lach.*

Contre la **Laryngite,** l'enrouement et les affections catarrhales qui persisteraient après le croup : *Hep.* ou *phosph.,* ou encore : *Arn. bell. carb-v. dros.*

Pour détruire la **Disposition** au croup, on a principalement recommandé : *Lyc. phosph.*

ENROUEMENT et **Aphonie.** — § 1. Les médicaments les plus efficaces sont en général : 1) *Carb-veg. cep. dros. mang. phosph. spong.* — 2) *Bell. bry. caps. caus. cham. dulc. hep. merc. natr. n-vom. petr. puls. rhus. samb. sil. sulf.* — 3) *Ambr. calc. chin. graph. natr-m. seneg. stram. veratr.*

§ 2. Pour l'enrouement **Catarrhal** ordinaire, avec ou sans toux, ce sont principalement : *Cep. cham. carb-v. dulc. merc. n-vom. puls. rhus. samb. sulf.,* ou encore : *Bell. calc. caps. dros. hep. mang. natr. phosph. tart.*

L'enrouement **Chronique** demande de préférence : *Carb-v. caus. hep. mang. petr. phosph. sil. sulf.,* ou encore : *Dros. dulc. rhus.*

Pour l'**Aphonie** complète, on trouvera souvent d'une grande utilité : 1) *Ant. baryt. bell. carb-veg. caus. merc. phosph. suif.* — 2) *Dros. hep. lach. natr-m. plat. puls. spong. veratr.*

§ 3. En outre, l'enrouement à la suite des **Morbilles** sera le plus souvent guéri par : *Bell. bry. carb-v. cham. dros. dulc. sulf.*

Celui qui se manifeste à la suite du **Croup,** par : *Hep. phosph.,* ou encore par : *Bell. carb-v. dros.*

A la suite d'une **Bronchite,** d'un **Catarrhe nasal,** etc., par: *Carb-v. caus. dros. mang. phosph. rhus. sil. sulf.*

Celui qui se manifeste à la suite d'un **Refroidissement,** par : *Bell. carb-v. dulc. sulf.,* et s'il s'aggrave chaque fois que le temps est froid et humide, par : *Carb-v.,* ou *sulf.*

§ 4. *Comp.* aussi : **Laryngite, Croup** et **Toux,** et pour les détails, *voy.* **Bronchite,** ainsi que les **Symptômes,** *Sect.* 2, 3, 4.

GRIPPE ou **Influenza.** — § 1. Les médicaments que jusqu'ici on a employés avec le plus de succès contre cette espèce de **Bronchite,** sont en général : 1) *Acon. ars. bell. caus. merc. n-vom.,* — ainsi que : 2) *Arn. bry. camph. chin. hep. ipec. phosph. puls. sabad. sen. sil. spig. squill. veratr.*

§ 2. **Aconitum** convient surtout, si la maladie revêt un caractère inflammatoire bien prononcé avec pleurésie ou pneumonie, ou bien qu'il y ait seulement *toux sèche*, violente et ébranlante, soit avec, soit sans oppression de poitrine ou élancements dans la poitrine ou les côtés, ainsi que s'il y a affections rhumatismales, avec catarrhe bronchique et mal à la gorge.

Arsenicum, s'il y a : Céphalalgie rhumatismale avec douleurs violentes, coryza fluent avec mucosités corrosives; ou grande faiblesse, avec aggravation de l'état la nuit ou après le repas; toux spasmodique avec envie de vomir, ou vomissement et expectoration de mucosités séreuses, yeux chassieux ou même enflammés avec ulcères sur la cornée et photophobie excessive. (Dans ce dernier cas on trouvera parfois aussi convenables : *Bell.* ou *lach.*)

Belladona, si la toux devient spasmodique, ou que la parole, la lumière vive, la marche et tout mouvement aggravent la céphalalgie jusqu'à la rendre insupportable; ou bien si l'affection se porte sur les membranes du cerveau, avec forte chaleur brûlante, agitation et inquiétude, délire et convulsions.

Causticum, s'il y a : Douleurs rhumatismales dans les membres et frissonnement *s'aggravant à tout mouvement;* douleurs dans les pommettes et les mâchoires; toux sèche, violente, s'aggravant la nuit, avec chaleur par tout le corps; *sensation d'érosion dans la poitrine,* constipation, anorexie avec nausées et même vomissement des aliments.

Mercurius, s'il y a : *Douleurs rhumatismales dans la tête, à la face, aux oreilles, dans les dents* et dans les membres, avec mal à la gorge; symptômes pleurétiques ou pulmonaires, avec toux sèche, violente, ébranlante et incessante, ne permettant pas de prononcer une parole; coryza sec ou fluent; saignement de nez fréquent; constipation ou diarrhée muqueuse ou bilieuse, frissonnement ou chaleur avec forte sueur.

Nux vom., si la toux est rauque et creuse, avec râle muqueux, ou avec expectoration épaisse; céphalalgie violente comme si le cerveau était meurtri, avec pesanteur de la tête et vertiges, maux de reins; constipation, anorexie, *nausées et envie de vomir,* avec soif; insomnie, ou sommeil agité avec rêves anxieux; élancements ou douleur d'érosion dans la poitrine.

§ 3. Parmi les autres médicaments on pourra ensuite consulter :

Arnica, si la grippe prend un caractère inflammatoire, avec pleurodynie, douleurs rhumatismales dans les membres, céphalalgie pressive, crampoïde, et saignement par le nez ou la bouche.

Bryonia, s'il y a douleurs rhumatismales dans les membres et à la poitrine, ne permettant pas le moindre mouvement.

Camphora, s'il y a asthme catarrhal avec accumulation énorme de mucosités dans les bronches, accès de suffocation et peau sèche et froide.

China, contre la faiblesse à la suite de la grippe avec anorexie et chaleur sans soif.

Ipecacuanha, si les quintes de toux sont accompagnées de vomiturition violente et de vomissements de glaires.

Phosphorus, si les bronches et le larynx sont tellement irrités que la vivacité de la douleur altère la voix et empêche presque de parler.

Pulsatilla, lorsque la toux ne laisse de repos ni jour ni nuit; et qu'elle fatigue surtout dans la position couchée, avec embarras muqueux des voies digestives, et selles diarrhéiques.

Sabadilla, s'il y a : Coryza fluent, tête entreprise, teint sale, toux sourde avec vomissement ou avec crachement de sang, se manifestant surtout dès qu'on se couche; aggravation de tous les symptômes au froid, ainsi que vers midi, et encore davantage vers le soir.

Senega, s'il y a chatouillement et brûlement incessant dans le larynx et la gorge, avec péril de suffocation étant couché.

Silicea, contre la disposition aux rhumes de cerveau à la suite de la grippe.

Spigelia, si la grippe est accompagnée de prosopalgie.

Squilla, si la toux est dès l'abord grasse, avec expectoration abondante de mucosités.

Stannum, si la toux, d'abord sèche, devient grasse, avec expectoration abondante, ou que la grippe menace de se transformer en phthisie pituiteuse.

Veratrum, si la grippe se manifeste avec les symptômes d'un choléra sporadique, et qu'il y ait peu de symptômes catarrhaux, mais grande faiblesse.

HÉMOPTYSIE. — Voy. *Chap.* XXII, **Hémorrhagie pulmonaire.**

INFLUENZA. — *Voy.* **Grippe.**

LARYNGITE et **Phthisie laryngée.** — Les meilleurs médicaments contre les affections du larynx sont en général : *Acon. ars. carb-v. caus. dros. hep. lach. merc. phos. spong.,* ou encore : *Calc. cham. cist. iod. ipec. led. mang. nitr.? nitr-ac. ox-ac. sen. stann.*

Pour la laryngite **Aiguë** ou **Angine laryngée,** on trouvera le plus souvent convenables : *Acon. hep. spong.,* ou encore : *Brom. cham. dros. lach. merc. hydr.? ipec. phos. sen.* (*Comparez* aussi : **Croup.**)

Pour la laryngite **Chronique,** ou la **Phthisie laryngée,** on pourra consulter de préférence : ɪ) *Arg.* — 2) *Ars. calc. carb-v. caus. cist. phos.,* — ou encore : 3) *Dros. hep. iod. kreos. led. mang. nitr-ac.*

Pour la **Phthisie laryngée** qui se manifeste chez les personnes qui sont obligées de **parler beaucoup** sans discontinuer (*Avocats, Prédicateurs, Professeurs*, etc.), un des principaux médicaments est : *Arg.*, surtout lorsque en mangeant (et surtout en mangeant des pommes) il entre facilement quelque chose dans le larynx.

Pour l'**Œdème** du larynx : *Apis.*

☞ Pour les détails, *voy.* les **Symptômes**, *Sect.* 2, 3, 4, ainsi que la *pathogénésie* des médicaments cités. — *Comp.* aussi **Bronchite, Croup,** etc.

PHTHISIE laryngée. — *Voy.* **Laryngite.**

RHUME DE POITRINE. — *Voy.* **Bronchite.**

TOUX. — § 1. La toux n'étant jamais qu'un symptôme d'une autre affection, il n'est presque pas de médicament qui ne puisse entrer dans la collection des remèdes à consulter. Aussi sommes-nous loin de vouloir donner ci-après des avis suffisants pour le traitement de ce phénomène purement symptomatique; mais, d'autre part, il ne nous a pas non plus paru inutile d'émettre quelques considérations générales sur le choix des médicaments suivant les diverses espèces de toux qui peuvent caractériser les affections dont elles font partie.

§ 2. Ainsi, l'on pourra prendre en considération : Contre la toux **Catarrhale,** en général : 1) *Acon. bell. bry. cham merc. n-vom. rhus. puls. sulf.,* — ou encore : 2) *Arn. ars. calc. caps. caus. chin. cin. dros. dulc. euphr. hyos. ign. ipec. lach. phos. phos-ac. sep. sil. spig. squill. stann staph. veratr. verb.*

Et si la toux **Catarrhale** est **Sèche,** particulièrement : 1) *Acon. bell. bry. cham. coff. hep. hyos. ign. ipec lach. n-vom. petr. phosph. sep. spong. sulf.* — 2) *Ant. arn. ars. calc. carb-veg. caus. chin. cin. cupr. dros. iod. kreos. lyc. merc. nitr-ac. n-mos. plat. puls. rhus. seneg. spig. squil. stann. staph.*

Si elle est **Grasse,** avec expectoration abondante : 1) *Ars. bry. calc. chin. iod. lyc. phos. puls. seneg. sep sil. stann. sulf. tart.,* — ou encore : 2) *Acon. alum. anac. cann. carb-v. caus. dros. dulc. ferr. kal. merc. natr-m phos-ac. rut. spong. staph. thui. veratr.*

☞ *Voy.* aussi **Bronchite.**

§ 3. Pour la toux **Nerveuse** et **Spasmodique,** on trouvera le plus souvent indiqués : 1) *Bry. carb-veg. cin. hyos. ipec. n-vom. puls.* — 2) *Ambr. bell. cupr. dros. ferr. hep. mgs-arc. merc. sulf.* — 3) *Acon. calc. chin. con. ign. iod. kal. kreos. lact. natr-m. nitr-ac. op. sil. sep.*

Si cette toux est accompagnée de **Vomissement** ou de **Vomi-**

turition : 1) *Bry. carb-veg. dros. fer. hep. ipec. n-vom. puls. sulf.* — 2) *Calc. chin. kreos. natr-m. sep. sil.*

Si elle se manifeste avec des **accès de Suffocation** (Toux suffocante) : 1) *Chin. cin. con. cupr. dros. ipec. op. sil.* — 2) *Bry. carb-veg. hep. mgs-arc. n-vom. puls. sep. sulf.*

Pour les autres espèces de toux, *voy.* les articles **Pleurésie, Pneumonie, Hémoptysie, Coqueluche, Croup, Phthisie pulmonaire**, etc., et *comp.* **Bronchite, Grippe**, etc., ainsi que les **Symptômes** de la toux, *Sect.* 3, 4, 5.

SECTION II. — SYMPTOMES DU LARYNX ET DES BRONCHES.

Aphonie. Voy. *Sect.* 1, **Enrouement,** et *Sect.* 2, **Voix.**

Apreté. *Voy.* **Grattement.**

Boule (sensation d'une). Lach.

Brûlement. *Amm-m. *ars. *cham.* graph. hydroc. lach. lact. *merc.* mez. par. phos. seneg. spong. zinc.

Catarrhe. Voy. *Sect.* 1. **Catarrhe bronchique.**

Chaleur. Acon. *ant.* canth. hyos. iod. *kal-bi.* magn-m.

Chatouillement. Acon. *amm.* amm-m. ang. *ARS. asa. baryt. bell. borax. *bovis. brom.* caps. *carb-an. carb-v.* *CHAM. chin. cin. *colc. con. cupr.* dig. *ferr.* graph. hep. ign. *IOD. *IPEC. *kal.* *LACH. *laur. led.* magn. magn-m. *merc.* mur-ac. *natr* *NATR-M. nitr. N-VOM. oleand. *PHOSPH. prun. *puls. sabin. seneg. *SEP. *spong. stann. *STAPH. sulf. tart. teucr. *veratr.* zinc.

Cheville (sensation d'un corps étranger ou d'une). *Ant. *bell. *dros. *kal. *LACH. spong. sulf.

Constriction. Ars. asar. *BELL. calad. camph. canth. cham. chinin. *cocc. dros, *hell. hydroc. *IPEC. *LACH. *laur. mosch.* n-mos. n-vom. phos-ac. *plumb. *puls.* rhus. sass, sil. spong. *veratr. (Comp. **Spasmes.**)

Contractives (douleurs). Brom. iod. phos-ac. thui. staph.

— **fossette du cou** (dans la), après s'être fâché. Staph.

Contusion (douleurs de). Rut.

Crampes. *Voy.* **Spasmes.**

Croup. Voy. *Sect.* 1.

Élancements. Ang. baryt. bor. canth. caps. chin. croc. dros. hydroc. laur. men. *nitr-ac.* oleand. *phos.* sulf-ac. thui.

Embarras dans les bronches, poitrine prise. Amm-m. *amm.* baryt. bell. *carb-veg. caus.* chin. *graph.* lach. *natr-m.* nitr-ac. *PULS. sulf-ac. teucr. veratr. *verb.

Engouement facile. Acon. *arg.* bell. kal. rhus.

— **pommes** (en mangeant des). *Arg.*

Engourdissement (sensation d'). Acon.

Enrouement. Alum. amb. amm. amm-m. ang. ars. *baryt. *bell.
berb. bovis. brom. *bry. *calc. canth. caps. carb-an. *CARB-V.
*caus. *CEP. *cham. *chin. chinin. cic. con. cupr. dig. *DROS.
*dulc. ferr. graph. *hep. hydroc. *iod. kal. kal-bi. kal-ch. kreos.
*lach. lact. laur. lyc. magn-m. *MANG. men. *merc. mez. mur-
ac. *natr. natr-m. nitr. *nitr-ac. *n-mos. *n-vom. op. par. *petr.
*PHOSPH. phos-ac. plumb. *puls. rhod. *rhus. sabad. *samb. sec.
selen. seneg. *sep. *sil. spig. *SPONG. *stann. *staph. stront.
*SULF. *sulf-ac. °tart. thui. *verb. zinc.

— **opiniâtre.** Ant. baryt. bell. *CARB-VEG. *CAUS. dros. dulc.
*hep. *mang. merc. *petr. *PHOSPH. rhus. *sil. *SULF.

Enrouement se **manifestant :**
— **air** (au grand). Mang.
— **chaleur** de la chambre (dans la). *BRY.
— **chantant** (en). Arg. selen.
— **croup** (à la suite du). Bell. carb-veg. dros. *HEP. *phosph.
— **froid humide** (par un). Carb-v. sulf.
— **lecture** à haute voix (par la). Verb.
— **marchant** contre le vent (en). *N-mos.
— **matin** (le). Acon. alum. arn. ars. bovis. calc. carb-an. *CARB-
VEG. caus. coff. colch. dig. *IOD. kal-bi. kreos lach. magn-m.
mang. natr-m. *n-vom. sulf.
— **midi** (l'après-). Alum.
— **nuit** (la). Arg-n. sil.
— **parlé** (après avoir). *Arg. carb-v. staph.
— **périodiquement.** N-vom.
— **refroidissement** (après un). Bell. bry. *carb-v. cham. *DULC.
sulf.
— **rougeole** (après la). Bell. bry. *CARB-VEG. cham. *dros. dulc.
sulf.
— **soir** (le). Alum. carb-an. *CARB-VEG. caus. graph. kal-bi. *lach.
lact. magn. n-vom. sulf. thui.
— — **au lit.** N-vom.
— **subitement.** Alum. n-mos.

Enrouement accompagné de :
— **coryza.** Ars. carb-v. caus. *CHAM. *dig. *dulc. graph. ign. kal.
*lach. *merc. *natr. *nitr-ac. *petr. *PULS. *sang. *sep. spig.
*SPONG. *sulf. *thui.
— **frisson.** *MERC. natr. n-vom. *PULS.
— **gorge** (mal de). *Carb-v. nitr-ac.
— **oreilles** (obturation des). *Men. puls.
— **toux.** Ambr. amm. arg-n. bell. *bry. calc. caps. *carb-veg.
*DROS. *dulc. hep. kal-bi. mang. *MERC. *natr. natr-m. nitr-ac.

*n-vom. phosph. *puls. *rhus. *samb. seneg. *spong. *sulf. tart. thui.

Excoriation (douleur d'), ou sensation comme si tout était à vif. Ant. *arg. bovis. bry. caus. fluor-ac. graph. ind. kal-bi. lach. mur-ac. natr. *PULS. seneg. sil. *STANN. *sulf. zinc.

Exsudations. *Brom. hep. kal-bi. *SPONG.

Faiblesse (sensation de). *Canth.* caus.

Formication. Arn. carb-v. colch. *dros. iod. lyc. stann. *sulf. thui. (*Comp.* **Chatouillement.**)

Froid (sensation de), en respirant. *Arg. rhus.

Gonflement (sensation de). Chinin. hydroc. *lach. laur. sulf.

Grattement, raucité. *Alum. ambr. amm. anac. ant. borax. bovis. brom. *calc.* cann. caps. *carb-v. *CAUS chin. *coff.* colch. dros. *GRAPH. hep. hydroc. iod. *kal. kal-bi.* *KREOS. *LACH. lact. *laur.* lyc. *MANG. *natr. natr-m.* nitr. nitr-ac *n-mosch. n-vom. *PHOSPH. *plumb.* *PULS. rhod. rhus. seneg. sil. spong. *STANN. *staph.* *SULF. veratr.

Incisives (douleurs). Arg. canth. nitr.

Inflammation des bronches. Voy *Sect.* 1, **Bronchite.**

— **larynx** (du). Voy. *ibid.,* **Laryngite.**

Irritation (besoin de tousser.) Agar. agn. alum. arg. bell. bovis. bry caps. carb-an. carb-veg. chinin. *cocc. coff. colch. con. dros. ferr.* graph. ign. kal. *kal-bi.* lach. *lact. lyc.* magn. *mang. mez. n-mosch. n-vom.* rhod. sil. *stann. stront. *sulf. tart. teucr. (*Comp.* *Sect.* 3. **Toux.**)

Mucosités (accumulation de). *Ambr. amm. ang. *arg. *ars. aur. baryt. *bell. bovis. bry. *CALC. *CAMPH. cann. canth. caps. caus. cham. *chin. cin.* croc. cupr. dig. *DROS. graph. hyos. *iod. lach. *lyc. magn-m. *natr-m. *n-vom. oleand. plumb. *PULS. samb. *SENEG. *sep. *STANN. *staph.* *SULF. *tart. zinc. mgs.

Mucosités (nature des). Voy. **Expectoration,** *Sect.* 5, et **Mucosités,** *Chap.* 1, *Sect.* 2.

Mucosités (renâclement de). Voy. **Renâclement.**

Obturation (sensation d'). Aur-m. mang. °spong. verb.

Paralysie de l'épiglotte. *Acon.

Phthisie laryngée. Voy. **Laryngite,** *Sect.* 1.

Plénitude (sensation de). °Lact.

Pression. Crot. zinc.

Prurit. N-vom.

Pulsation. Lach.

Râle muqueux. Voy. *Chap.* XXII, *Sect.* 2.

Renâclement de mucosités. Ant. bism. canth. carb-an. carb-veg. caus. cin. con. croc. ferr. *HEP. iod. *kal. laur. *lyc. natr-m. *par.*

petr. *PHOSPH. phos-ac. *plat. plumb. rhus. sabin. selen. seneg.
*SEP. stann. tarax. teucr. thui. zinc.

Renâclement :

— **matin** (le). Ambr. caus. natr-m. petr. phosph. rhus. sep.

Sécheresse. *Arg. *ars. carb-veg. caus. dros. hyos. kal. lach. lact.
magn-m. mang. mez. natr. par. phosph. *PULS. rhod. *seneg.
*SPONG. sulf-ac. zinc.

Sécheresse (sensation de). Caus. natr-m. par. sep. stann. teuc.

Sensibilité douloureuse. *Arg. *BELL. borax. *brom. bry.
chinin. graph. *HEP. *lach. nitr-ac. *phosph. sang. *SPONG.
sulf.

— **chantant** (en). *Arg. spong.

— **lecture** à haute voix (après une). Nitr-ac.

— **parlant** (en). *Arg. bell. bry. hep. nitr-ac. phosph. sulf.

— **respirant** (en). Bell. hep.

— **touchant** le cou (en). *Bell. chinin, *hep. *lach. *spong.

— **tournant** le cou (en). *Lach. *SPONG.

— **toussant** (en). *Arg. bell. borax. brom. bry. sang.

Spasmes des bronches. Ant. ars. asar. bell. calad. camph. canth.
cham. chinin. *cocc. dros. *hell. *IPEC. *lach. laur. *mosch.
n-mosch. n-vom. phos-ac. plumb. *puls. rhus. *samb. sass. sil.
spong. *veratr.

Sourde (voix). Voy. **Voix.**

Suffocation (**douleurs** au larynx, avec péril de). *Bell. *hep.
*LACH. seneg.

Tension Lach. nitr.

Tiraillement. Borax. hydroc.

Torpeur (sensation de). Acon.

Ulcération du larynx. Arg. arg-n. *ARS. *CALC. *CARB-VEG.
*caus. dros. *hep. iod. kreos. led. mang. *nitr-ac. *PHOSPH.
spong. sulf.

Voix altérée. Acon. ambr. *ant. baryt. *bell. bry. calc. cann.
carb-an. *CARB-VEG. *CAUS. cham. chin. cupr. dig. *DROS.
*GRAPH. *hep. hyos. iod. kal. lach. laur. *MANG. men. *merc.
mur-ac. natr. *natr-m. nitr-ac. n-mosch. n-vom. oleand. petr.
*PHOSPH. plat. plumb. *puls. rhus. ruta. sabad. samb. selen. sep
sil. *spong. stann. sulf. veratr. verb.

— **basse, faible.** Voy. **Faible.**

— **basse-taille** (de). Anac. baryt. *chin. *DROS. iod. laur. par.
*sulf.

— **creuse.** *Baryt. *BELL. camph. carb-veg. *caus. *DROS. hep.
ipec. *phosph. *samb. *SPONG. stann. *VERATR.

— **criarde.** Cupr. *stram.

Voix :

— **croassante.** *Acon.* ars. *chin.* *cin.* dros. hep. lach. ruta. samb. *spong.*

— **éteinte, aphonie.** *Ant.* *BARYT.* *BELL.* brom. cann. carb-an. *CARB-VEG.* *CAUS.* *dros.* *hep.* kal. *lach.* *merc.* *natr-m.* *PHOSPH.* *plat.* plumb. *puls.* spong. *SULF.* *veratr.*

— **étendue** (plus). Hydroc. lact.

— **faible,** basse. *ANG.* *ant.* *BELL.* *CANTH.* *carb-veg.* *CAUS.* *chin.* daph. *HEP.* ign. lach. laur. *lyc.* n-vom. op. par. *phosph.* prun. *puls.* sec. spong. staph. *VERATR.*

— **fausse.** *Amm.* baryt. *calc.* *camph.* carb-an. *carb-veg.* *CAUS.* cham. *chin.* croc. cupr. *dros.* *GRAPH.* hep. hyos. *mang.* *MERC.* natr-m. nitr-ac. n-mosch. n-vom. phosph. sabad. sass. *selen.* SPONT. *stann.* *sulf.* verb.

— **glapissante.** Stram.

— **haute** (timbre élevé). *Bell.* cupr. stann. *STRAM.*

— **manquante** (qui fait défaut). Alum. cic. dros. euphr. mang. *spong.*

— **modulation** (sans). *Dros.* *graph.* *spong.* *stram.*

— **nasillarde.** *Alum.* *AUR.* *BELL.* bry. *lach.* *lyc.* *MERC.* phos-ac. staph.

— **rauque,** enrouée. *Ambr.* ars. aur-m. *BELL.* *BRY.* *calc.* *caps.* *CARB-VEG.* *caus.* *cham.* *chin.* croc. *DROS.* *dulc.* *graph.* *HEP.* hydroc. kreos. *lach.* *MANG.* *merc.* *natr.* *natr-m.* *n-vom.* *petr.* *PHOSPH.* *puls.* *rhus.* *samb.* seneg. *sil.* *SPONG.* stann. *sulf.* *veratr.*

— **sibilante.** Bell. caus. phosph.

— **sourde** (sans timbre). *Agn.* asa. *DROS.* lyc. *spong.* sulf.

— **timide.** *Agn.* canth. laur.

— **tremblante.** *Acon.* ars. canth. *ign.* *merc.*

— **variable,** tantôt forte; tantôt faible. Ars. lach.

Voix (perte de la), Aphonie. *Ant.* *BARYT.* *BELL.* cann. carb-an. *CARB-VEG.* *CAUS.* dros. hep. kal. *lach.* *merc.* *natr-m.* *PHOSPH.* *plat.* plumb. *puls.* spong. *SULF.* *veratr.*

— **échauffement** (par un). *Ant.*

— **froid** et humide (par un temps). Carb-v. sulf.

— **narines sensibles** (avec). *ANT.*

— **nuit** (la). Carb-an.

SECTION III. — TOUX D'APRÈS SA NATURE.

Aboyante. *FELL.* *dros.* *HEP.* lact. *nitr-ac.* phosph. *SPONG.*

Cachectique. N-vom. *phosph.* puls. stann.

Coqueluche. Voy. *Sect.* 1.

Courte. *ACON. alum anac. arg. *ars. asa. *bell.* berb. *bry.* *CAUS. *CHIN. *COFF. *graph. hep. ign. kreos.* *LACH. lact. *laur. lyc.* *MERC. *natr-m. nitr. nitr-ac. *n-vom. oleand. petr. *plat. rhus.* sabad. *sep. spong. squill. stann.* *sulf. sulf-ac.*

Creuse. *BELL. brom. *caus. cin.* *DROS. euphorb. *HEP. *ign. kreos.* lact. led. merc-c. *nitr-ac. op. *phosph. *samb. sil. spig.* *SPONG. *staph. tart. veratr. verb.*

Criarde. Aur. aur-m. aur-s.

Croassante. *Acon.* *chin. *cin. *dros. hep. lach. ruta *samb.* *spong.*

Ébranlante. *Anac.* ant. ars. bell. *CARB-VEG. *caus. chin. con.* cupr. graph. *hyos. *IGN. ipec. kal. *lach. led. *lyc. *MERC. nitr-ac. *n-vom. oleand. *phosph.* *PULS. *rhus. seneg. *sil. *STANN. *suif.* mgs-arc.

Expectorante. *Acon. *ALUM. amb. amm. *anac. ang. arg. *ars.* asar. *BELL. bis. bor. *BRY. *CALC. cann. carb-an. *carb-veg. caus. *CHIN. cic. con. °cupr. °daph *dig. *dros. dulc. euphr. ferr. *iod. *KAL. *KAL-BI. lact. °laur. led. *LYC. magn. magn-m. *meph. mcrc. natr. natr-m. op. par. *phosph. phos-ac. *PULS. raph. rhod. *ruta. sabad. sabin. *seneg. *SEP. *SIL. *spong. *SQUILL. *STANN. *staph. *sulf. sulf-ac. tart. *thui. *veratr. zinc. mgs.

— **air** (au grand). *N-vom.

— **matin** (le). *ALUM. *amm. bell. *BRY. *calc. carb-an. *carb-veg. cham. croton. cupr. dros. euphorb. euphr. ferr. *hep. kal. led. lyc. *magn-c. *mang. meph. mur-ac. natr. *natr-m. nitr-ac. *N-VOM. *phosph. phos-ac. *puls. *SEP. sil. *squill. *sulf-ac.

— **jour seulement** (pendant le). Ars. calc. cham. graph. n-vom. puls. sabad. sil. sulf.

— **nuit** (la). *Bell. calc. caus. hep. led. lyc. mez. sep. staph. tart.

— **soir** (le). *Arn. calc. *cin. croton. *graph. kal. lyc. mur-ac. natr. nitr. n-vom. phosph. rut. *sep. stann. staph.

Expectoration d'après sa nature :

— **abondante.** Voy. Fréquente.

— **acide.** Bell. *calc. cham. chin. hep. kal. magn-m. *n-vom. *phosph. plumb. puls. sulf.

— **amère.** Arn. *ars. bry. canth. *cham. dros. *merc. nitr-ac. *n-vom. *puls. sep.

— **aqueuse,** séreuse. Agar. arg. amm-m. ars. *carb-veg. cham. chin. daph. ferr. graph. *lach. lyc. magn. *merc. mez. mur-ac. par. plumb. ran-sc. stann. sulf. sulf-ac.

— **blanchâtre,** *Acon. amb. amm-m. *arg. aur-m. carb-an. *carb-

veg. chin. cin. cupr. ferr. **kreos.* **lyc.* **phosph.* phos-ac. *PULS-
**sep.* sil. *SULF.

Expectoration :
— **bleuâtre.** Kal-bi.
— **dégoûtante.** Dros.
— **difficile.** **Ars.* aur. **chin.* chinin. cupr. kal. **lach.* **seneg.* sep.
stann. **sulf.* zinc.
— — avec **impossibilité de cracher** ce que la toux a détaché.
Ambr. **arn.* *CAUS. kal. **sep.*
— **douceâtre.** *CALC. kreos. dal. kal-bi. lach. magn-c. n-vom.
*PHOSPH. puls. samb. squill. **stann.* sulf.
— **écumeuse.** °*Ars.* daph. ferr. lach. op. phosph. puls. sec. sil.
— **épaisse.** *ACON. *amm-m.* ant. *arg.* asa. *aur-m.* baryt. *bell.*
**natr-m.* nitr. *N-VOM. phell. phos. phos-ac. *PULS. rhod. rhus.
selen. sep. sil. stann. **sulf.* sulf-ac. tab. thui. verat.
— **facile.** Arg. kreos. sang. veratr.
— **fétide.** Arn. ars. bell. *CALC. caps. carb–veg. caus. cham. con.
cupr. ferr. *graph.* guai. hep. **led.* lyc. magn-m. **natr.* nitr-ac.
phos-ac. *PULS. sep. *SIL. **sulf.* stann. thui. m-aus.
— **flocons** (en). Agar. phosph. *stann.* **sulf.*
— **fréquente, abondante.** Asar. cin. daph. *DULC. euphorb.
**euphr.* hep. iod. **kreos.* lact. laur. lyc. *PULS. raph. ruta. *samb.*
seneg. *SEP. **sil.* *SQUILL. **stann.* *SULF. veratr.
— **froide.** Rhus. merc.
— **gélatineuse** ou comme de la colle de pâte. Arg. baryt. chin.
chinin. **dig.* ferr. **laur.*
— **grisâtre.** **Ambr.* anac. arg. *ARS. chin. dros. kreos. lach. *LYC.
magn-m. n-vom. **sep.* thui.
— **herbacé** (avec goût). Phos-ac.
— **jaunâtre.** Acon. amm. ang. ars. aur. aur-m. *BRY. **calc.* *CARB-
VEG. chlor. *con.* *daph.* *DROS. eug. kal-bi. **kreos.* lyc. magn.
mang. merc. natr. **nitr-ac.* *phosph.* phos-ac. *PULS. **rut.* seneg.
**sep.* **spong.* **stann.* **staph.* *SULF. **thui.* veratr.
— **membraneuse.** *Brom.* hep. *kal-bi.* *phosph.* **SPONG.* *tart.*
— **moisi** (ayant le goût de). Borax.
— **muqueuse.** °*Acon.* amb. *amm.* ang. *ARS. **baryt.* **bell.* bism.
**bry.* **calc.* **CARB-VEG.* **cep.* *CHIN. chinin. *cin.* croton. °*daph.*
*DULC. eug. ferr-m. *hep.* **iod.* kreos. *lach.* lact. **lyc.* *magn-m.*
mang. *MERC. *natr-m.* *nitr-ac.* *n-mosch.* op. *ox-ac.* *PHOSPH.
plumb. *PULS. raph. **ruta.* sabad. sabin. sel. *SENEG. **SEP.* **sil.*
*SQUILL. *STANN. **staph.* *SULF. sulf-ac. *tart.* **thui.* zinc. mgs-
aus.
— — **mêlée de sang.** **Acon.* amm. *arn.* *ARS. aur-m. **bell.* borax. *BRY. *CHIN. **daph.* eug. euphr. *FERR. fluor-ac. iod. *ipec.*

lach. *laur. lyc. magn-m.* natr-m. op. *phosph. *sabin. *sep. sulf-ac.
zinc.

Expectoration :

— — **stries de sang** (avec). Amm-m. *ARS. *borax.* *CHIN. *daph.*
ferr. laur. sabin. *seneg. sep.*

— **noirâtre.** Chin. lyc. n-vom. rhus.

— **polypeuse.** Kal-bi.

— **purulente.** Anac. *ars.* *bell. bry. *CALC. *carb-an. carb-v.* *chin.*
*con. cor. *dros.* dulc. *ferr.* graph. guai. *hep.* *KAL. led. *LYC.*
magn-c. *merc.* *natr. *nitr.* *NITR-AC. *phosph. phos-ac. plumb.*
*puls. rhus. rut. sec. *sep. *SIL. *stann.* *staph.* *SULF. (Comparez*
Phthisie pulmonaire, *Chap. XXII, Sect.* 1.)

— **putride** (d'un goût). *Arn. bell. carb-vg. cham. con. cupr.* ferr.
*graph. *PULS. sep *stann.*

— **rhume** (comme d'un vieux). *Bell. ign. n-vom. phosph.* *PULS.
sulf.

— **rougeâtre.** *Bry.* *squill.*

— **salé** (d'un goût). Alum. ambr. *ars.* *baryt.* calc. chin. dros.
graph. *lyc.* magn-c. magn-m. merc. *natr.* n-vom. *phos.* *puls.*
samb. *sep.* sil. stram. sulf.

— **sang** (avec stries de). *Voy.* **Muqueuse** avec stries.

— **sang pur** (de). *ACON. °amm. amm-m. anac. *ARN. *ars. aur-s.
bell. borax.* *BRY. *CALC. carb-vg. °chin. *con. croc. cupr. daph.
dig. *dros. *dulc. *FERR. hep. hydroc. °hyos. iod. *IPEC. lach.
*laur. *LED. °LYC. magn. mang. merc. mez. *mill. mur-ac. natr.
natr-m. *nitr. nitr-ac. n-mos. n-vom. op. *PHOSPH. plumb.
*PULS. *rhus. sabad. *sec. sel. *SEP. sil. *squill. staph. *SULF.
SULF-AC. zinc.

— **tabac** (d'un goût comme le jus du). Puls.

— **tenace.** *Voy.* **Visqueuse.**

— **transparente.** Ars. ferr. ferr-m. sen. *sil.*

— **verdâtre.** *ARS. *borax. cann. carb-an. *CARB-V. colch. *dros.
ferr. hyos. led. *lyc. *MAGN-C. mang. natr. par. *phosph. *PULS.
sep. sil. *STANN. *SULF. *thui. mgs-aus.

— **visqueuse,** tenace. Alum. anac. *ant.* *ars. *bell. *bovis. cann.
carb-v. cham. *chin. dulc. ferr. ferr-m. iod. kal. *KAL-BI. lach.
magn-c. magn-m. merc. mez. *n-vom. par. *phosph. phos-ac.
puls. rhus. seneg. *SIL. spong. *stann. *staph. *sulf. zinc.*

Fatigante (Toux). *Voy.* **Violente.**

Fétide. Caps. mgs-aus.

Grasse. *Voy.* avec **Expectoration.**

Hectique. Voy. *Chap.* XXII, **Phthisie.**

Profonde. Ang. ars. *hep.* lach. *sabad.* samb. sil. *stann.* *veratr.*
*VERB.

Quintes (venant par). *Acon.* alum. *ambr.* *anac.* *ars.* *BELL.* brom. *bry.* calc. *CARB-VEG.* cham. *chin.* *CIN.* coff. con. croc. *cupr.* *DROS.* ferr. ferr-m. *hep.* *HYOS.* *ign.* iod. *IPEC.* kal. kreos. lach. led. magn. mag-m. *merc.* natr-m. nitr-ac. *N-VOM.* op. phosph. plumb. *PULS.* sep. sil. *sulf.* *VERATR.* *N-ARC.* m-aus.

Rauque. *ACON.* ambr. ars. asa. brom. carb-an. carb-veg. caus. cham. *CIN.* *DROS.* *HEP.* *ign.* *kreos.* lyc. *merc.* natr. natr-m. *n-vom.* rhod. samb. *SPONG.* *STANN.* *veratr.* *VERB.*

Sang (expectoration de). *ACON.* *als.* amm. amm-m. anac. *ARN.* *ars.* bell. borax. *BRY.* *CALC.* carb-v. *cham.* *chin.* *con.* croc. cupr. daph. dig. *dros.* *dulc.* *FERR.* hep. *hyos.* iod. *IPEC.* lach. *laur.* *LED.* *LYC.* magn. mang. merc. mez. *MILL.* mur-ac. natr. natr-m. *nitr.* *nitr-ac.* n-mos. n-vom. op. *PHOSPH.* plumb. *PULS.* *rhus.* sabad. *sabin.* *sec.* selen. *sep.* sil. *squill.* staph. *SULF.* SULF-AC. zinc. (Comparez *Chap.* XXII, **Hémoptysie.**)

Sèche (Toux). *ACON.* alum. amm. amm-m. arg. *arn.* *ars.* aur-m. aur-s. *baryt.* *BELL.* berb. *borax.* bovis. brom. *BRY.* *calc.* cann. *caps.* carb-an. *carb-veg.* caus. *CHAM.* chin. chinin. *cin.* *COFF.* °con. croc. *cupr.* dig. *dros.* euphorb. ferr. grat. guai. *HEP.* *HYOS.* *IGN.* *iod.* *IPEC.* kal. kal-h. *kreos.* *LACH.* lact. *lyc.* magn-m. mang. *merc.* merc-c. mez. natr. *natr-m.* nitr. *nitr-ac.* *n-mos.* *N-VOM.* op. *PETR.* *PHOSPH.* *plat.* plumb. *puls.* rhod. *rhus.* sabad. *sabin.* sang. *seneg.* *SEP.* sil. *SPONG.* *squill.* *stann.* *staph.* stront. *SULF.* sulf-ac. tabac. teucr. veratr. verb. zinc.

— **expectorant le matin.** *Alum.* *amm.* bell. *bry.* *calc.* *carb-veg.* *ferr.* *hep.* kal. led. lyc. *magn-c.* *mang.* mur-ac. natr. *natr-m.* nitr-ac. *phosph.* phos-ac. *puls.* *sep.* sil. *squill.* *sulf-ac.*

— **jour** et nuit. Bell. euphorb. ign. *lyc.* *spong.*

— **matin** (le). *Alum.* amm-m. *ant.* chin. grat. *lyc.* rhod. stann. sulf-ac. tabac. veratr.

— **nuit** (la). *Acon.* *ars.* bell. bry. *calc.* carb-an. *cham.* chin. *graph.* grat. kal. magn. *magn-m.* merc. mez. *n-vom.* op. petr. *puls.* rhod. rhus. *sabad.* *sil.* stront. *sulf.* veratr. verb. zinc. mgs.

— **soir** (le). Ars. baryt calc. hep. magn-m. merc. n-vom. petr. phos-ac. rhus. sep. stann. *sulf.* tab.

Sibilante. Brom. *cin.* cupr. *DROS.* hyos. *KAL.* *kreos.* laur. lyc. mur-ac. phosph. prun. rhus. sep. *spong.* sulf. sulf-ac.

Spasmodique. *Acon.* *amb.* *bell.* brom. *BRY.* calc. *CARB-VEG.* *chin.* *CIN.* con. *cupr.* dig. *dros.* ferr. ferr-m. *hep.* *HYOS.*

*ign. iod. *IPEC. kal. kreos lact. led. magn. *magn-m. *merc.
°natr-m. nitr-ac. *N-VOM. plumb. *PULS. sep. sil. *sulf. mgs.
*mgs-arc. (Comp. **Suffocante.**)

Sourde. Calad.

Suffocante, toux avec suffocation. Acon. *ars. brom. *bry. carb-
an. *carb-veg. caus. *cham. *CHIN. *CIN. *con. *CUPR. *DROS.
*hep. ind. *IPEC. kreos. *lach. lact. led. natr-m. n-mosch. *n-vom.
*OP. petr. *puls. *samb. *sep. *SIL. *spig. *sulf. tab. *tart. *mgs-
arc.

Toussottement. *ACON. arg. *ars. chin. cin. *COFF. colch. coloc.
cupr. hell. hydroc. *lach. *N-VOM. ran-sc. sang. sec. (Comparez
Toux courte.)

Tousser (Besoin de), ressenti dans :

— (**estomac** l'). Bell. *bry. calad. ign. lach. natr-m. phos-ac. puls.
sep.

— **estomac** (le creux de l'). Bell. bry. calc. guai. ign. lach. natr-
m. phos-ac. puls. sep.

— **fossette** du cou (la). Bell. cann. *cham. chin. *ign. sil.

— **gorge,** larynx, poitrine. Voy. Sect. 2, **Conditions** et **Sensations** qui excitent la toux.

— **ventre** (le). Veratr.

Typique (toux). Cocc.

Violente, fatigante, ébranlante, etc. *ANAC. *amm-m. ang. ars.
bell. brom. calc. *carb-veg. cann. caus. chin. chinin. cocc. con.
croc. cupr. daph. *dulc. graph. *hyos. *ign. ipec. kal. kal-chl.
*LACH. lact. led. *lyc. *MERC. merc-c. *mez. mur-ac. natr. *N-
VOM. op. phosph. *PULS. rhod. rhus. selen. *sil. spig. squill.
*STANN. *SULF. *veratr. zinc.

SECTION IV. — CONDITIONS ET SENSATIONS

par lesquelles la toux est excitée ou provoquée.

Acides (par des). Con.

Air (au **grand**). Alum. *ars. ipec. lach. *nitr. *phos. rhus. seneg.
spig. *sulf. *sulf-ac. mgs-arc.

— **marche** au grand air (par la). Alum. *ARS. ipec. magn-m. *NITR.
*phosph. rhus. seneg. *sulf. sulf-ac. m-arc.

Air froid (à l'). Ars. lach. phosph.

Appartement (en entrant dans l'). Veratr.

Appuyant la main sur la poitrine (en), amélioration. Croc.
dros.

Boissons (par les). Acon. amm-m. *ars. *bry. carb-veg. *chin.
dros. *HEP. *lach. lyc. phos. sil. *squill.

— **froides.** Amm-m. carb-veg. sil. *squill.

Café (par le). Caps.

Chaleur (en entrant à la). Natr.

Chantant (en). *Arg*. dros. *stann*.

Chatouillement dans la gorge ou la poitrine (par un). *Acon*. amm. amm-m. ang, arg-n. *arn*. *ars*. asa. bell. borax. bov. *brom*. carb-an. carb-veg. caus. *CHAM*. chin. cic. *con*. cupr. dig. *ferr*. graph. hep. *IOD*. *ipec*. *kal-bi*. *LACH*. merc. natr. *NATR-M*. nitr. *N-VOM*. oleand. *phosph*. *puls*. sabin. *SEP*. sil. *spong*. *stann*. *STAPH*. *veratr*.

Cheveu sur la langue (par la sensation d'un). *Sil*.

Couché (en étant). *Ars*. cinn. *con*. hep. *HYOS*. *ipec*. merc. *mez*. *nitr-ac*. n-vom. par. petr. phosph. *PULS*. *sabad*. sep. sil. *SULF*. (*Comp*. **Nuit** et **Lit.**)

— **côté** droit (sur le). Amm-m. carb-an. *stann*.

— **côté** gauche (sur le). Ipec. par.

— **dos** (sur le). *Amm*. *kal-bi*. *natr-m*. n-vom. *phosph*.

— **tête basse** (en ayant la). Amm-m.

Cris et pleurs chez les enfants (par). *ARN*. *cham*. *tart*.

Déglutition (par la). Op.

Duvet dans la gorge (par sensation de). Amm. *ars*. *calc*. *chin*. cin. *ign*. *puls*. teucr.

Eau froide (amélioration en se lavant à l'). Corall.

Échauffement (par un). *N-mos*. *thui*.

Effort (après chaque). Ipec.

Émotions morales (par des). Dros.

Estomac (en appuyant sur le creux de l'). Calad.

Estomac (par chatouillement ou irritation au creux de l'). Bell. *bry*. calad. ign. lach. natr-m. phos-ac. puls. sep.

Excitantes (par des choses). *Stann*.

Expirant (en). Lach.

Fossette du cou (par chatouillement à la). Bell. *cham*. sil.

— (par **constriction** de la). *Ign*.

Froid (par le). *Amm-m* ars. *CARB-VG*. *caus*. dulc. *HEP*. *lach*. nitr-ac. *phosph*. sabad. sep. *sil*. *squill*.

Froid (en buvant). *Voy*. **Boissons**.

Froid à une partie (en prenant). Hep.

Fumant du tabac (en). *Acon*. arg-n. bry. clem. coloc. dros. lach. petr. m-arc.

Gorge, larynx (par **âpreté** et grattement dans la). Caus. con. graph. kal-h. laur. mang. puls. rhod. sabad. sass. stront.

— (par **chatouillement** dans la). *ACON*. *amb*. amm-m. anac. ang. arn. *ARS*. bell. bor. bov. brom. *BRY*. calc. carb veg. *caus*. *CHAM*. *CHIN*. colch. *CON*. *dros euphorb*. fer. *IGN*. *ipec*. kal. *LACH*. *laur*. *lyc*. magn. magn-m. *merc*. natr. *NATR-M*. n-

vom. oleand. **phos. phos-ac. prun.* *PULS. rhus. *sass.* *sen. *sep.
sil. *spong. squill. *STANN. *STAPH. *sulf.* tabac. tart. teucr. thui.
(Comp. *Sect.* 5, toux avec **Chatouillement** dans la gorge ou la
poitrine.)

Gorge :
— (par **contraction**, constriction dans la). *Ars.* lach.
— (par **démangeaison.** prurit dans la). N-vom. puls.
— (par **douleurs** dans la). Ang. arg. bry. calad. euphorb. grat. hep.
spong.
— (par **sensation** de duvet dans la). Amm. **ars. calc. *chin.* cin.
**ign. *puls.* teucr.
— (par **grattement,** âpreté dans la). *N-vom. puls.*
— (par **irritation** dans la). *ACON. amb. asar. bry. *calad.* carb-v.
cocc. coloc. dros. *HEP. kal-h. **merc.* par. stront.
— (par **sécheresse** de la). Carb-an. lach. mang. petr. puls.
— (par **sensation** de vapeur de soufre dans la). Ars. brom. bry.
chin. ign. lach. lyc. par. puls.
— (en **àtant** la). **Lach.*

Jour seulement (le). Alum. *AMM. amm-m. *arg.* baryt. *bell.* bis.
bovis. *bry. calc.* cham. con. *EUPHR. **kal. lach.* mez. mur-ac.
natr. *nitr.* nitr-ac. n-vom. *PHOSPH. rhus. sass. *stann.* staph.
sulf. thui. zinc.
— **avant midi.** Alum. bell. kal. magn. rhus.
— **après midi.** Amm-m. bell. bry. kal. mez. mur-ac. natr. n-vom.
sulf. thui.

Jour et nuit. **Bell.* bis. carb-an. dulc. euphorb. hep. **ign. *lyc.*
mur-ac. natr. natr-m. nitr. *phosph.* sep. sil. *SPONG. stann.
**sulf.*

Langue (par sensation d'un cheveu sur la). Sil.

Larynx (par chatouillement au). *ACON. aug. **arn.* bor. brom. **bry.*
*CHAM. chen. colch. **dros.* euphorb. ferr. **ipec.* kal-bi. **lach.*
laur. *merc.* oleand. phos-ac. *prun. rhus. seneg.* sep. *SPONG.
squill. **stann. *staph. sulf.* teuc. (*Comp.* **Gorge** et **Poitrine.**)
— (par **contraction** au) **Ipec.* lach. puls.
— (par **sensation** d'un **corps étranger**). Bell.
— (par **douleurs** au). Ang. bry. calad. euphorb. grat. *HEP.
spong.
— (par **irritation** du). Acon. asar. bry. *calad.* chlor. cocc. *coloc.*
dros. hep. kal-h. *merc.* par.

Lecture (par la). Mang. meph. **n-vom.* phos. **stann.*

Lit (au). *Voy.* **Matin, Nuit, Soir.**

Marche (par la). Alum. *ARS. ferr. hep. ipec. **lach.* magn-m.
**natr-m. *nitr. phos.* rhus. *seneg.* stront. **sulf. *sulf-ac.* m-ars.

Matin (le). *ALUM. ant. arn. *ARS. aur. *bry. calc.* carb-an. *caus.*

cham. *CHIN. cupr. dros. euphorb. *euphr.* ferr. grat. *iod.* kal.
*KAL-BI. kreos. *lach.* led. *lyc.* magn. mang. *meph.* murex.
natr-m. nitr. *N-VOM. phell. phos. phos-ac. *PULS. rhod. rhus.
selen. sep. sil. stann. *sulf.* sulf-ac. tab. thui. veratr.

Matin :
— au **lit.** Amm. aur. *chin.* merc. nitr. rhus.

Méditation (par la) *N-vom.* mgs.

Midi (avant, après). *Voy.* **Jour.**

Montant l'escalier (en). *Nitr.*

Mouillé (après avoir été). *N-mosch. *puls.*

Mouvement corporel (par le). *Ars.* bell. *bry.* *chin.* *dros.*
*FERR. hep. *lach.* natr-m. *n-vom.* *phosph.* *sil.* *stann.*

Mouvement de la **poitrine** (par le), en riant, chantant, lisant, etc.
Anac. baryt. cocc. *CHIN. dros. *lach.* mang. merc. mur-ac.
natr-m. *N-VOM. *phosph.* sil. *STANN.

Mucosités (par accumulation de). Kreos.

Nuit (la). *ACON. ambr. *amm.* amm-m. *anac.* arg-n. *arn.* *ARS.
aur. aur-m. aur-s. *baryt.* *BELL. borax. bry. calad. *calc.* *caps.*
carb-an. carb-veg. caus. *CHAM. *chin.* cocc. coff. *colch.* con.
*DROS. eug. ferr. *GRAPH. grat. *hep.* *HYOS. *ign.* ipec. *KAL.
kreos. *lach.* led. *lyc.* magn. *magn-m.* *MERC. mez. *natr-m.*
nitr. nitr-ac. *n-vom.* op. par. *PETR. *phosph.* *PULS. rhod. rhus.
ruta. sabad. *SEP. *SIL. spig. squill. staph. stront. *sulf.* tart.*
verat. *verb.* zinc. mgs. *mgs-arc.* mgs-aus.

— **dormant** (en). Arn. bell. *CALC. *cham.* hipp. *lach.* *MERC.
nitr-ac. verb. mgs-aus.

— **minuit** (vers). *Bell.* mgs-arc.

— **minuit** (avant). Rhus. stann.

— **minuit** (après). Acon. amm. ars. baryt. *bell.* bry. caus. cham.
coff. grat. hep. hyos. kal. magn. merc. mez. nitr-ac. *n-vom.*
phosph. tart. mgs.

Parole (par la) Anac. *arg.* caus. cham. *chin.* dig. *lach.* mang.
meph. *merc.* phosph. sil. *stann.* sulf.

Piano (en jouant du). Calc.

Pleurs (par les) *ARN. cham. dros. *tart.*

Poitrine (par **âpreté** et grattement dans la). Grat. nitr. phos-ac.
puls.

— (par **brûlement** dans la). Euphorb. phosph.

— (par **chatouillement** dans la). Bovis. cham. euphorb. iod. lach.
phosph. phos-ac. rhus. sep. stann. *veratr.*

— (par **congestion** à la). Bell.

— (par **démangeaison** à la). Puls.

— par **irritation** en général. *ACON. ars. *bell.* bovis. *bry.* cham.
cocc. dros. *euphorb.* graph. grat. iod. *lach.* *merc.* mur-ac.

nitr. *N-VOM. petr. *PHOSPH. phos-ac. *puls. *rhus. sep. spong. *STANN. *veratr. zinc. m-arc.

Poitrine :

— par des **mucosités** accumulées. Ars. stann.

— (par **oppression** de). *Cocc.

— (par **sécheresse** de la). Lach. merc. puls.

Poussière (comme par de la). Bell. ferr. teuc.

Promenade au grand air (par la). Alum. *ARS. ipec. magn-m. *NITR. *phosph. rhus. seneg. *sulf. sulf-ac. mgs-arc.

Réchauffant au lit (en se). N-mosch.

Redressant (en se) *Lach.

Refroidissement (par un). *Bell. *CARB-VEG. *cham. *dulc. hep. natr. nitr-ac. *n-mos. *PULS. SEP.

— **dans l'eau**. °N-mos. °puls.

Repas (après le). Amm-m. anac. *ars. bell. °bry. calc. carb-veg. cham. chin. dig. ferr. hep. kal. kal-bi. lach. n-mos. *N-VOM. op. *phosph. puls. rhus. sep. sil. staph. sulf. *tart.

— **cessation** de la toux. Ferr.

Respirant (en). Cin. men. op. squill. sulf.

— **profondément**. Amm. brom. chin. cin. con. cupr. dulc. graph. lyc. natr. natr-m. *seneg. squill.

Riant (en). Arg. *chin. dros. lach. *phosph. stann.

Salées (par des choses). Con.

Soir (le). Amb. amm. amm-m. *ARS. baryt. *CALC. *CAPS. *carb-an. *carb-v. cham. cin. con. *DROS. eug. graph. *HEP. ind. kal. kreos. lach. lyc. magn-m. *MERC. mez. *natr. *NITR-AC. n-vom. *petr. phosph. phos-ac. *PULS. rhus. ruta. *sep. spong. squill. *stann. staph. sulf. tabac. veratr. verb.

— **lit** (au). Agn. amm. anac. *ARS. bell. *calc. carb-v. dros. graph. hep. ind. *kreos. lach. *MERC. *NATR-M. n-vom. petr. phosph. *puls. rhus. ruta. *stann. staph. verb. mgs-arc.

Sommeil (pendant le). Arn. bell. *CALC. *cham. *lach. *MERC. nitr-ac. verb. mgs. aus.

— **(après** le). *Lach.

Soufre (comme par la **vapeur** du). Amm. *ARS. brom. bry. calc. *chin. cin. *IGN. kal-ch. lach. lyc. par. *PULS. teucr.

Tabac (en fumant du). *Acon. cocc. lach.

Temps (par un mauvais) Aur-s.

Vin (par le). Borax.

Violon (en jouant du). Kal.

———

SECTION V. — SYMPTÔMES CONCOMITANTS
de la Toux.

Agitation. *Voy.* **Inquiétude.**

Amaigrissement. Hep. iod. lyc.

Angoisse, anxiété. *Acon.* cin. *coff.* hep. iod. rhus.

Anneau inguinal (douleurs à l'), pendant la toux. Borax. *cocc.* natr. *n-vom.* sil. sulf. *verat. mgs-arc. mgs-aus.*

Bouche (goût désagréable dans la). Caps.

— **(hémorrhagie** de la). *DROS. ipec.* n-vom.

— **(odeur fétide** de la). Caps. mgs-aus.

Bras (douleurs dans les). Dig.

Chaleur. Ars. kreos. lach. natr. n-vom. squill. sulf.

Cœur (palpitations de). Arn. calc. nitr. *puls.*

Congestions *Voy.* **Tête** et **Poitrine.**

Connaissance (perte de). Cin.

Cris. *Chin.* samb. sep.

Dos (élancements dans le). Merc. puls. sep.

Douleurs qui forcent à crier. *Chin.* samb. sep.

Écoulement d'eau par la bouche comme des pituites. *Bry.*

Épaule (douleurs dans l'). Chin. dig. puls.

Épistaxis. *DROS. ipec. merc. *n-vom.* puls.

Estomac (douleurs d'). *Bell. *calc.* ipec. kal-bi. *lyc.* nitr-ac. phos. *puls.* rhus. sabad.

— **avant la toux.** Bell.

Estomac (douleurs dans le **creux** de l'). Amm. ars. *BRY.* lach. phos. thui.

Éternument. *BELL. bry. nitr-ac. sep. tart.

— **après** avoir toussé. *Bell. *hep.

Face bleuâtre en toussant. Acon. *bell.* *CIN. con. cupr. *DROS. *IPEC. kal. *n-vom. *op.* sil.

— **pâle.** Cin.

— **rouge.** Bell. con. kal.

Faiblesse. *Verat.*

Fossette du cou (douleur dans la). *N-vom.*

— **douloureuse.** ACON. ars. calc. caps. carb-an. *carb-veg.* caus. chin. *HEP. kal. lyc. *MERC. *natr.-m. nitr-ac. *n-vom. *PHOSPH. *SPONG.

Haleine fétide. Caps. *dros. mgs-aus.

— **courte.** *Voy.* **Respiration gênée.**

Haletante (respiration). *Voy.* **Respiration.**

Hanches (douleurs dans les). Bell. caus. sulf.

Hernie (pression sur la.) Cocc. natr-m. n-vom. sil. sulf. *veratr. m-arc.*

Hoquet. Tabac.

Hypochondres (douleurs dans les). *Ambr. amm.* amm-m. arn. ars. *BRY. *DROS. hell. *hep.* *lach. lyc. nitr-ac.* *N-VOM. *phosph. sep. sulf.*

Larynx douloureux. *ACON. ant. *arg.* *ARN. ars. *bell.* calc. carb-veg. caus. cham. chin. grat. *HEP. *kal.* *lach.* magn-m. *mang.* natr-m. n-vom. *phosph.* sep. *SPONG.

Mains chaudes et moites. *Tart.*

Muscles de la poitrine (douleurs dans les). Hyos.

Nausées. Ars. *bry.* calc. caps. *dros.* hep. ipec. iod. kal. kal-bi. merc. natr. puls. phos-ac. *sep. veratr.*

Nuque (douleur de la) Alum. bell.

Occiput (douleur de l'). Anac. ferr. *merc.* sulf.

Otalgie. *Caps.*

Ouïe (diminution de l'). Cher. seneg.

Palpitations. *Voy.* **Cœur**.

Pleurs. *Arn. *bell.* *cin.* HEP. samb. tart.

— **après** la toux. *Hep.*

Points de côté. *Voy.* **Élancements**.

Poitrine affectée. de douleurs. *ACON. *ambr.* amm-m. ant. arn. ars. *BELL. borax.* *BRY. calc.* carb-an. *CARB-VEG. *CAUS. *chin. con. dig. *DROS ferr. ferr-m. *iod.* kal. lach. *LYC. *magn-m. *merc.natr-m.*nitr-ac. n-mosch. n-vom.*petr.* *PHOSPH. phos-ac. rhus. *PULS. sabad. seneg. sep. sil. spig. spong. *SQUILL. *STANN. staph. *SULF. *verat. zinc.*

— **brûlement**. Ant. *carb-v.* caus. iod. magn-m. spong. zinc.

· **congestion**. Bell.

— **contraction**, constriction. Ars. chlor. lach. sulf.

— **cuisson**. Dig. *lyc.* phos.

— **douleur**. *Bell.* *DROS. *PULS.

— **éclater,** se briser (sensation comme si la poitrine allait). *Bry *lyc.* merc. *n-vom.* zinc.

— **élancements**. *ACON. amm-m. *ars.* *BELL. bor. *BRY. caps. carb-an. carb-veg. chin. con. *dros. ferr. ferr-m. hep. iod kal. lach. lyc. merc. natr m. nitr. nitr-ac. *petr.* phosph. puls. rhus. *sabad. seneg. sep. *squill. *SULF. *veratr. zinc.*

— **élancements** dans les **côtés**. *ACON. ambr. amm-m. ars. *bell.* borax. *BRY. chin. con. dros. ferr. kal. kal-bi. *merc. nitr. *phosph. *puls.* seneg. *SQUILL. sulf. veratr.*

— **excoriation (douleur** d'). Alum. ambr. amm. arg. ars. *bell. calc. *CARB-V. *CAUS. chin. cin. hep. lach. lyc. magn-m. meph. merc. natr. natr-m. nitr. nitr-ac. n-mos. n-vom. PHOSPH. sep. sil. spig. spong. *STANN. *SULF. zinc.

Brûlement après la toux. *Stann*. zinc.

— **faiblesse**. Sep.

— **froid** après la toux. Zinc.

— **gargouillement** après la toux. Mur-ac.

— **grattement**. Kreos. ruta.

— **incisives** (douleurs). Arg. natr-m. *nitr-ac*. veratr.

— **mollesse** (sensation de). Rhus.

— **oppression**. Amm. cocc. con. graph. grat. rhod. rhus.

— **pesanteur**. Amm. calad.

— **pression**. Ambr. anac. bell. *borax*. bry. caps. *chin*. dig. grat. iod. phosph. sil. *SULF. spong. squill. stront.

— **râle muqueux**. Arg. *bell*. caus. *cham*. con. *ipec*. kal-bi. natr. *natr-m*. *n-vom*. puls. sep. sil. *tart*.

— **Ulcération** (douleur d'). *CALC. hep. *kal*. *kal-bi*. lach. magn-m. *phosph*. *SIL. staph. *sulf*.

Râle, ronflement. Arg. *BELL. caus. *cham*. con. *ipec*. kal-bi. natr. *natr-m* *n-vom*. puls. sep. sil. *tart*.

Reins (mal aux). *Amm*. merc. nitr-ac. sulf.

Renvois. Amb. sulf-ac. veratr.

Respiration haletante. Chin. *CIN. *cupr*. *DROS. *dulc*. *hyos*. ipec. kreos. *mur-ac*. phosph. *puls*. rhus. sep. sulf. sulf-ac. *veratr*.

— **sibilante**. Dros. *kal*.

— **gênée**, étouffement; dyspnée, etc. *Acon*. alum. amm. anac. *ARS. *BELL. bry. calad. calc. *carb-an*. *carb-veg*. caus. chlor. *CIN. con. *CUPR. *DROS. euphr. *hep*. *IPEC. *kreos*. lach. led. merc. *natr-m*. nitr-ac. *n-mos*. *N-VOM. *OP. *puls*. sep. *sil*. spig. squill. *TART. *mgs-arc*.

Roideur du corps. Ipec.

Ronflement. *Voy*. **Râle**.

Saignement par la bouche. *DROS. *ipec*. n-vom. (*Comp*. **Épistaxis**.)

Salivation. Ambr. ars. *bell*. bry. *lach*. veratr.

Sueur. Ars. carb-veg. dig. kal. natr. rhus. sabad.

Suffocation. *Voy*. Toux **Suffocante**, *Sect*. 3.

Testicules (douleurs dans les). Zinc.

Tête (**congestion** à la). Anac.

— (**coups**, secousses dans la). Ars. calc. ipec. lach. natr-m. rhus.

— (**douleur** dans la). *Alum*. *ambr*. anac. arn. *bell*. *BRY. *cal. *caps*. carb-v. *caus*. con. hep. ipec. *lach*. lyc. *merc*. *NATR-M. nitr. nitr-ac. *N-VOM. *phosph*. phos-ac. *puls*. rhus. *sabad*. sep. *squill*. *SULF.

— allait **éclater** (sensation comme si la). *Bry*. caps. natr-m. *n-vom*. phosph. sulf.

Tête.

— (**sueur** à la). *Tart.*

Tremblement. Phosph.

Urines (émission involontaire d'). Ant. caps. *caus.* colch.
*kreos. *natr-m. *phosph.* puls. staph. *squill.* sulf. zinc.

Ventre douloureux (en toussant). Ars. *BELL. coloc. con. kreos.
*N-VOM. phosph. *PULS. stann. sulf. veratr.

Vertiges. Calc. kal-bi.

Vomir (envie de). Ars. *bry.* calc. caps. *dros.* hep. iod. ipec. kal.
kal-bi. merc. natr. phos-ac. puls. *sep. veratr.*

Vomissements. Anac. *BRY. *calc.* *CARB-VEG. chin. *DAPH. dig.
*DROS. *ferr. *hep.* ind. *ipec.* kal. kreos. *lach. natr-m.* nitr-ac.
*n-vom. *phos-ac. *PULS. *RHUS. *sabad. *sep. sil.* *SULF. *tart.
veratr.

— **aliments** (des). Anac. *BRY. dig. *dros.* ferr. *IPEC. *N-VOM.
*phos-ac. *puls.* rhus. stann. *tart.*

Vomiturition. Bell. brom. *CARB-VEG. *chin.* *DROS. *HEP. ipec.
kal. *KREOS. lyc. merc. mez. natr-m. *N-VOM. *puls.* sep. squill.
stann. *SULF. (*Comp.* **Vomissements.**)

Vue obscurcie. Sulf.

Yeux (douleurs aux), en toussant. Lach.

CHAPITRE XXII.

AFFECTIONS DE LA POITRINE

et du Cœur,

SECTION I. — AVIS CLINIQUES.

ANGINE de poitrine, Asthme cardiaque ou **syncoptique,**
ou **Sténocardie.** — Un des médicaments principaux contre
cette affection qui accompagne souvent les lésions organiques du
cœur, telles que l'**Anévrisme,** l'Hypertrophie, etc., paraît se
trouver en : 1) *Ars.* — Puis viennent : 2) *Benz-ac. hep. lach.
samb. veratr.* — 3) *Acon. aur. bell. caus dig. phosph. spong.*
— 4) *Ang. ipec. sep.*

Comp. aussi : **Asthme, Congestion de sang** à la poitrine,
**Catarrhe suffocatif, Orthopnée paralytique, Car-
dite,** etc.

APOPLEXIE Pulmonaire. — *Voy.* **Orthopnée paralytique.**

ASTHME CARDIAQUE, — *Voy.* **Angine de poitrine.**

ASTHME CATARRHAL, ou **Catarrhe suffocant,** — *Voy.* **Orthopnée paralytique.**

ASTHMES de Millar et de **Wigand.** — Pour l'asthme de **Millar,** c'est *samb.* que dans la plupart des cas on trouvera presque spécifique. — Lorsque ce médicament ne suffit pas, on pourra consulter suivant les circonstances : *Acon. ars. ipec. lach. mosch.*

Pour l'asthme **Simulé de Millar** ou l'asthme de **Wigand,** les médicaments qui méritent d'être consultés de préférence, sont : *Acon. bell. ipec. samb.*, ou peut-être encore : *Ars. baryt. cham. chin. coff. cupr. lach. n-vom. op.*

☞ *Voy.* pour les détails : **Asthme nerveux.**

ASTHME NERVEUX ou **Spasmodique.** — § 1. Les meilleurs médicaments sont, en général : 1) *Acon. ars. bell. bry. cupr. ferr. ipec. n-vom. phosph. puls. samb. sulf.*, — ou bien : *Als. aps.* — 2) *Ambr. amm. aur. benz-ac. brom. calc. carb-v. cep. cham. chin. cocc. dulc. lach. millef. mosch. op. tart. veratr. zinc.*, — ou même encore : 3) *Ant. baryt. caus. coff. hyos. ign. kal. lyc. merc. nitr-ac. n-mos. sep. sil. stann. stram.* — 4) *Electr. galv. hydroc. lact. lobel.*

§ 2. Pour apaiser **Immédiatement** un accès d'asthme, les meilleurs médicaments sont, suivant les circonstances : 1) *Lach.* — 2) *Acon. ars. cham. ipec. mosch. op. samb. tart.*, — ou encore : 3) *Bell. bry. chin. n-mos. n-vom. puls.*

Pour déraciner la **Disposition** au retour de ces accès, on devra consulter de préférence : 1) *Ant. ars. calc. n-vom. sulf.*, — ou encore : 2) *Amm. carb-v. caus. cupr. fer. graph. kal. lach. lyc. nitr-ac. phosph. sep. sil. stann. zinc.*

§ 3. Quant aux **Causes occasionnelles** de l'asthme, si celui-ci dépend de **Congestions de sang** à la poitrine, on pourra consulter de préférence : 1) *Acon. aur. bell. merc. n-vom. phosph. spong. sulf.*, — ou encore : 2) *Alum. calc. carb-v. cupr. ferr. puls.*

S'il est lié à des désordres dans les **Menstrues :** 1) *Bell. cocc. cupr. merc. n-vom. puls. sulf.*, — ou encore : 2) *Acon. phosph. sep.*

S'il est produit par accumulation ou incarcération de **Flatuo-sités** dans le ventre (*Asthme flatulent*) : 1) *Carb-v. cham. chin. n-vom. op. phosph. sulf. zinc.*, — ou encore : 2) *Ars. caps. hep. natr. veratr.*

S'il y a accumulation de **Mucosités** dans les bronches ou les poumons (*Asthme humide, muqueux* ou *pituiteux*) : 1) *Ars. bry. calc. chin. cupr. dulc. ferr. graph. lach. phosph. puls. sen. sep. stann. sulf.*, — ou encore : 2) *Baryt. bell. camph. con. hep. ipec. merc. n-vom. sil. tart. zinc.*

S'il y a **Spasme** pulmonaire franc (*Asthme spasmodique pro-*

prement dit, *Crampes de poitrine*, etc.) : 1) *Bell. cocc. cupr. hyos. lach. mosch. n-vom. samb. stram. sulf. tart. zinc.*, — ou encore : 2) *Ant. ars. bry. caus. ferr. kal. lyc. op. sep. stann.*

§ 4. En outre, pour l'asthme produit par l'inspiration de la **Poussière,** et surtout d'une **Poussière pierreuse,** comme cela se rencontre chez les sculpteurs, les ouvriers des carrières, etc., on pourra consulter de préférence : 1) *Calc. hep. sil. sulf.*, —ou peut-être encore : 2) *Ars. bell. chin. ipec. n-vom. phosph.*

Pour l'asthme produit par la **Vapeur du soufre :** *Puls.*, — par les vapeurs du **Cuivre** ou de l'**Arsenic :** 1) *Merc. hep. ipec.*, — ou bien : 2) *Ars. camph.*, ou *cupr.*

Pour celui qui est la suite d'un **Refroidissement :** 1) *Acon. bell. bry. dulc. ipec.*, — ou encore : 2) *Ars. cham. chin.*

S'il se manifeste à la suite d'une **Émotion morale :** *Acon. cham. coff. ign. n-vom. puls. veratr.*

A la suite d'un **Rhume supprimé :** 1) *Ars. ipec. n-vom.*, — ou encore : 2) *Camph. carb-v. chin. lach. puls. samb. tart.*

§ 5. De plus, pour les affections asthmatiques des **Enfants,** on trouvera le plus souvent utiles : 1) *Acon. ars. bell. cham. coff. ipec. mosch. n-mos. n-vom. op. samb. tart.*, — ou encore : 2) *Camph. chin. cupr. hep. ign. lach. lyc. phosph. puls. stram. sulf.*

Chez les femmes **Hystériques :** *Acon. bell. cham. coff. ign. mosch. n-mos. n-vom. puls. tram.*, — ou encore : *Asa. aur. caus. con. cupr. ipec. lach. phosph. stann. sulf.*, etc.

Chez les personnes **Agées :** *Aur. baryt. con. lach. op.*, — ou encore : *Ant. camph. carb-v. caus. chin. sulf.*

§ 6. Enfin, quel que soit le nom que porte l'une ou l'autre des diverses affections asthmatiques, en se guidant d'après l'**ensemble des symptômes,** on pourra consulter de préférence :

Aconitum, principalement chez les personnes sensibles, les jeunes filles pléthoriques et qui mènent une vie sédentaire, surtout si les accès ont lieu après la plus légère émotion morale, ou s'il y a : Dyspnée, avec impossibilité de respirer profondément; inquiétude, agitation, chaleur et sueur; — ou bien, chez les enfants : *Toux suffocante, la nuit,* avec voix glapissante et enrouée; constriction spasmodique du larynx et de la poitrine; *respiration anxieuse, courte* et difficile, avec bouche ouverte; grande angoisse, avec impossibilité de proférer aucune parole distincte; ou encore si, chez les adultes, l'asthme est accompagné de *congestion à la tête*, avec *vertiges*, pouls plein et fréquent; toux avec expectoration de sang.

Arsenicum, dans la plupart des asthmes chroniques ou aigus, avec *gêne de la respiration*, toux et accumulation d'un mucus épais dans la poitrine ; *respiration courte*, surtout après le repas ; *oppression de poitrine* et *manque d'haleine, en marchant vite, en montant*, ainsi *qu'à tout mouvement* et même en riant ; *constriction de la poitrine et du larynx*, et pression douloureuse sur le poumon et dans le creux de l'estomac, avec anxiété et accès d'étouffement, augmentés par la chaleur de l'appartement ; *accès de suffocation*, surtout *la nuit* ou *le soir au lit*, avec *respiration haletante* ou *sibilante* avec bouche ouverte, *grande angoisse comme si l'on allait mourir* et *sueur froide ;* rémission des accès à l'apparition d'une toux avec expectoration muqueuse, ou d'une salive visqueuse en forme de petites vésicules ; renouvellement des accès par un temps âpre, par l'air libre et froid, ainsi que par le changement de température et par des vêtements chauds et étroits ; *apparition d'une grande faiblesse avec les accès ;* de temps en temps douleurs et brûlement dans la poitrine. (Dans les accès d'asthme aigu, *ars.* convient après *ipec.*, si toutefois il n'est pas indiqué dès le début.)

Belladona, principalement chez les enfants et les femmes d'une constitution irritable, disposées aux spasmes ; avec *oppression de la respiration et manque d'haleine* accompagné de tension dans la poitrine *et élancements sous le sternum ;* accès d'une *toux nocturne et sèche* avec catarrhe, ou d'une toux humide avec expectoration muqueuse, après le repas ; *respiration anxieuse, gémissante et tantôt profonde, tantôt courte et rapide*, avec bouche ouverte et grands efforts de poitrine ; *constriction du larynx*, avec *péril de suffocation* en se tâtant le gosier et en tournant le cou, agitation et *pulsation dans la poitrine* avec battement de cœur ; accès asthmatiques avec perte de connaissance, relâchement de tous les muscles et évacuation involontaire d'urine et d'excréments.

Bryonia, surtout lorsqu'il y a : *Gêne de la respiration et manque d'haleine*, surtout *la nuit* ou *vers le matin*, avec coliques lancinantes, envie d'aller à la selle, impossibilité de rester couché sur le côté droit, pression et tension par toute la poitrine et sensation de contraction à l'air froid ; *toux fréquente avec douleurs aux hypochondres*, titillation au gosier ; vomissement et expectoration d'abord écumeuse, puis plus épaisse et visqueuse ; *aggravation de la gêne de la respiration* en parlant et *par tout mouvement ;* soulagement en se redressant de la position couchée ainsi que par l'expectoration ; le soir, au lit, quelquefois battement de cœur avec angoisse et pulsation aux tempes ; *respiration difficile, gémissante et anxieuse*, avec efforts des muscles abdominaux et *entremêlé d'inspirations profondes*, à tout effort corporel, respiration lente et profonde ; souvent *élancements dans la poitrine*, surtout en respirant et en toussant, ainsi qu'à tout mouvement. (*Bry.* convient surtout après *ipec.*, dans les asthmes aigus.)

Cuprum, surtout *chez les enfants*, ou chez des personnes *hystériques*, et principalement après une frayeur, une émotion fâcheuse, un refroidissement et avant les règles, avec *constriction spasmodique de la poitrine*, hoquet, *difficulté de respirer* et de parler ; *respiration rapide*, ronflante et gémissante, avec efforts convulsifs des muscles abdominaux ; *gêne de la respiration*, surtout en marchant et en montant, avec besoin de respirer profondément ; *toux courte et spasmodique*, avec étouffement, *accès de suffocation et inspiration sibilante* en essayant de respirer profondément ; rale dans la poitrine comme par des mucosités, expectoration d'un mucus blanc et aqueux, sensation de vide et de fatigue dans le creux de l'estomac et sensibilité douloureuse de cette partie au toucher ; bouillonnement de sang avec battement de cœur ; visage rouge et couvert d'une sueur chaude ; aggravation de l'état à l'époque des règles.

Ferrum, s'il y a : Fort éréthisme du système sanguin, *oppression de poitrine*, avec mouvement presque imperceptible du thorax en inspirant, et narines fortement dilatées pendant l'expiration ; *gêne de la respiration surtout la nuit ou le soir au lit, étant couché sur le dos*, la tête basse, ainsi que dans le repos en général, et pour peu qu'on se couvre la poitrine ; amélioration en se découvrant et en se redressant le thorax, ainsi que par tout effort physique et intellectuel ; *accès de suffocation* le soir au lit avec chaleur au cou et au thorax, tandis que les membres sont froids ; *constriction crampoïde de la poitrine*, augmentée par le mouvement et la marche ; accès de toux spasmodique, avec expectoration d'un mucus visqueux et transparent ; crachats sanguinolents.

Ipecacuanha, si, chez les enfants et les adultes, il y a : Manque d'haleine, *accès de suffocation nocturne, constriction crampoïde du larynx, râle dans la poitrine par accumulation de mucosités*, toux sèche et courte ; *grande angoisse* et crainte de la mort, cris et agitation ; *face alternativement rouge et chaude, ou pâle, froide et hâve* ; traits anxieux ; nausées avec sueur froide au front, *respiration anxieuse, rapide et gémissante*, ou courte et gênée comme par de la poussière, roideur tétanique du corps, avec rougeur bleuâtre du visage. — C'est surtout dans les accès d'asthme aigu qu'*ipec.* sera indiqué le premier ; son action épuisée, on trouvera souvent indiqués : *Ars. bry.* ou *n-vom.*

Nux vomica : Respiration courte, ou lente et sibilante ; *oppression anxieuse de la poitrine*, surtout la nuit, le matin et après le repas ; *constriction spasmodique*, surtout *de la partie inférieure* *de la poitrine*, avec manque d'haleine en marchant, en parlant, à l'air froid et à tout mouvement; *orthopnée et accès de suffocation nocturne, surtout après minuit*, précédés par des rêves anxieux; *toux courte*, avec expectoration difficile; crachats sanguinolents; *gêne des vêtements sur la poitrine et les hypochondres*; ballonnement, douleurs pressives, et anxiété aux régions précordiale et hypochondriaque; tension et *pression dans la poitrine; congestion vers la poitrine*, avec bouillonnement de sang; chaleur, ardeur et battement de cœur; grande angoisse et sensation pénible dans le corps; soulagement de l'état asthmatique *en se couchant sur le dos* ou sur l'autre côté, ainsi qu'en se redressant, ou en étant couché.

Phosphorus, s'il y a : Respiration bruyante et haletante, *dyspnée, gêne de la respiration* et *oppression de la poitrine*, surtout *le soir* ou le matin, *ainsi que pendant le mouvement*, ou étant assis; *grande angoisse dans la poitrine*, respiration sibilante, le soir en s'endormant; accès de suffocation nocturne comme par paralysie des poumons; *constriction crampoïde de la poitrine*, toux courte avec *expectoration* tantôt salée, tantôt douceâtre, ou même sanguinolente; *élancements*, ou pression, *pesanteur, plénitude et tension dans la poitrine; congestion de sang à la poitrine*, avec sensation de chaleur qui remonte la gorge, et *battements de cœur*; constitution phthisique.

Pulsatilla, surtout chez *les enfants*, après la suppression d'une éruption miliaire, ainsi que chez les personnes *hystériques*, après la cessation des règles ou par suite d'un refroidissement; avec *respiration rapide, courte* et superficielle, ou râlante; *étouffement comme par la vapeur du soufre*; oppression de poitrine, manque d'haleine et *accès de suffocation*, avec *angoisse mortelle, battements de cœur* et *constriction spasmodique du larynx et de la poitrine*, surtout *la nuit*, ou *le soir étant couché horizontalement*; augmentation des souffrances asthmatiques par le mouvement, ainsi qu'en montant et en se promenant au grand air; *toux courte*, haletante, avec étouffement, ou avec *expectoration muqueuse abondante*, ou avec crachats sanguinolents; *tension crampoïde, sensation de plénitude* et *pression dans la poitrine*, avec chaleur intérieure et bouillonnement de sang; élancements dans la poitrine et dans les côtés.

Sambucus, surtout chez *les enfants*, et principalement s'il y a : *Respiration sibilante* et rapide; oppression de poitrine, avec pression dans l'estomac et nausées; *pression sur la poitrine* comme par un fardeau, avec angoisse et *péril de suffocation*; étouffement étant couché; *accès de suffocations nocturnes*, avec *constriction spasmodique de la poitrine*, réveil en sursaut et cris; grande angoisse, tremblement du corps, mains et face enflées et bleuâtres, avec chaleur de tout le corps, râle muqueux dans la poitrine et impossibilité de proférer aucune parole haute ; sommeil maladif, avec bouche et yeux à demi ouverts ; accès de toux suffocante avec cris.

Sulfur, surtout contre des souffrances asthmatiques chroniques ; avec *dyspnée* par oppression non douloureuse de la poitrine ; *étouffement fréquent* le jour, même en parlant ; respiration courte en se promenant au grand air ; sifflement, râle muqueux, *ronflement dans la poitrine* ; *gêne de la respiration* et *accès de suffocation*, principalement *la nuit ; plénitude* et *sensation de fatigue dans la poitrine* ; pression de la poitrine comme par un poids, après avoir mangé tant soit peu ; *brûlement dans la poitrine*, avec congestion de sang et battement de cœur ; toux suffocante, avec constriction crampoïde de la poitrine et vomiturition ; *expectoration muqueuse*, blanche et difficile, ou abondante et jaunâtre ; crachats sanguinolents ; *spasmes de la poitrine*, avec serrement et douleurs au sternum, rougeur bleuâtre du visage, respiration courte, et impossibilité de parler.

§ 7. Parmi les autres médicaments cités, on pourra ensuite consulter :

Ambra, surtout chez *les enfants* et les individus *scrofuleux*, avec respiration courte et gênée ; accès de *toux spasmodique*, avec expectoration muqueuse, sifflement dans les voies respiratoires, *pression dans la poitrine*, etc.

Ammonium, contre les souffrances *asthmatiques chroniques*, surtout lorsqu'il s'y joint un état *hydropique* de poitrine, avec respiration courte, soutout en montant, *gêne de la respiration*, avec battement de cœur après le moindre effort corporel, congestion à la poitrine et sensation de pesanteur dans le thorax.

Aurum, s'il y a : Congestion à la poitrine, avec *grande oppression de la respiration* et besoin de respirer profondément, surtout la nuit et en se promenant au grand air ; *accès de suffocation*, avec *constriction spasmodique de la poitrine, battement violent de cœur*, rougeur bleuâtre de la face et chute avec perte de connaissance.

Calcarea, surtout contre les souffrances asthmatiques chroniques avec *gêne de la respiration* et tension dans la poitrine, comme par congestion de sang, soulagée en effaçant les épaules ; besoin de respirer profondément, et sensation comme si l'haleine s'arrêtait entre les omoplates ; échauffement en se baissant ; *toux sèche, fréquente*, se manifestant surtout *la nuit*.

Carbo veget., principalement contre *l'asthme spasmodique flatulent*, ainsi que dans des souffrances asthmatiques *chroniques* par un état *hydropique* de la poitrine avec *oppression* et *gêne de la respiration* ; plénitude, engorgement et serrement anxieux de la poitrine; *respiration difficile et courte*, surtout en marchant ; *pression* et sensation de fatigue dans la poitrine; accès fréquent d'une toux spasmodique, etc.

Chamomilla, surtout chez les enfants, ou s'il y a : *Accès de suffocation*, respiration courte et anxieuse; *gonflement du creux de l'estomac et de la région hypochondriaque*, avec agitation, cris et traction des cuisses; accès d'asthme après une colère ou un refroidissement.

China, contre : *Dyspnée* et *oppression*, avec impossibilité de respirer en étant couché la tête basse ; *sifflement dans la poitrine en respirant;* toux *spasmodique et accès de suffocation nocturne*, comme par accumulation de mucosités dans le larynx, avec expectoration difficile d'un mucus clair et épais; *pression dans la poitrine*, comme par congestion de sang, et *battement violent* du cœur; chute rapide des forces; crachats sanguinolents.

Cocculus, surtout chez les femmes hystériques, ou s'il y a : Congestion de sang à la poitrine, avec *dyspnée* comme par *constriction du larynx;* toux fatigante par *oppression de la poitrine*, surtout la nuit ; *constriction spasmodique de la poitrine*, principalement d'un seul côté; pression dans la poitrine, et bouillonnement de sang avec anxiété et battement de cœur; sensation de fatigue et de vide dans la poitrine.

Dulcamara, un des principaux remèdes dans l'*asthme humide*, ainsi que dans les accès asthmatiques aigus *par suite d'un refroidissement.*

Lachesis, surtout chez les personnes atteintes d'hydrothorax, ou s'il y a : *Respiration courte après avoir mangé*, en marchant et après un effort des bras; gêne de la respiration, dyspnée et oppression de poitrine, *augmentées après le repas; accès de suffocation étant couché*, ainsi qu'en touchant le gosier, constriction crampoïde de la poitrine, qui force à quitter le lit et de rester assis le corps penché en avant; *respiration lente et sibilante;* besoin de respirer profondément, surtout étant assis.

Moschus, surtout chez les personnes *hystériques* et chez *les enfants*, ou s'il y a : *Oppression de la respiration* et *accès de suffocation* comme par la vapeur du soufre, débutant par un besoin de tousser, et s'aggravant ensuite jusqu'à porter à l'exaspération, *constriction spasmodique du larynx et de la poitrine*, surtout en prenant froid.

Opium, s'il y a : Congestion à la poitrine, ou spasmes pulmonaires ; avec *respiration profonde, ronflante*, râlante; *gêne de la respiration* et *étouffement* avec grande angoisse, tension et *constriction spasmodique* dans la poitrine; *accès de suffocation pen-*

dant le sommeil, comme des accès de cauchemar ; *toux suffocante* avec rougeur bleuâtre de la face.

Spongia, s'il y a : Oppression comme par un bouchon dans le larynx ; *respiration sibilante,* ou lente et profonde comme par faiblesse ; râle muqueux ; *manque d'haleine et accès de suffocation* après tout mouvement, avec fatigue, congestion de sang à la poitrine et à la tête, angoisse et face chaude, *accès asthmatiques par suite d'un goître.*

Stannum, s'il y a : *Gêne de la respiration* et *étouffement,* surtout *le soir* ou *la nuit,* étant couché, ainsi que le jour à tout mouvement ; et souvent avec angoisse et besoin de relâcher ses vêtements ; oppression et râle muqueux dans la poitrine ; toux avec *expectoration abondante d'un mucus* ordinairement visqueux et grumeleux, ou clair et aqueux, ou jaunâtre et salé, ou *douceâtre.*

Tartarus, surtout *chez les vieillards,* ainsi que *chez les enfants,* ou s'il y a : *Oppression anxieuse, dyspnée* et respiration courte avec besoin de se mettre sur son séant ; *étouffement* et *accès de suffocation,* surtout le soir ou le matin au lit ; *accumulation de mucosités* avec *râle* dans la poitrine ; toux suffocante ou congestion de sang à la poitrine et battement de cœur.

Veratrum, souvent après l'action de *chen. ars. ipec.,* surtout s'il y a : Accès de suffocation, même en se redressant ou pendant le mouvement ; douleurs dans le côté ; toux creuse ; sueurs froides, ou extrémités et face froides.

Zincum, contre : Gêne de la respiration et *oppression pressive de la poitrine,* surtout le soir ; respiration courte après le repas, par accumulation de flatuosités ; augmentation des souffrances asthmatiques lorsque l'expectoration s'arrête ; amélioration lorsqu'elle se rétablit.

☞ Pour le reste des médicaments cités, *voy.* les **Symptômes,** *Sect.* 2, 3, 4, 5 ; et consultez la *pathogénésie* des médicaments. — *Comp.* aussi : **Congestion** de sang à la poitrine, **Catarrhe** bronchique, **Phthisie,** etc.

ASTHME THYMIQUE de Kopp. — En général on a recommandé contre cette maladie : *Acon. bell. con. hep. ipec. merc. sen. spong. tart. veratr.,* ou encore : *Amm. lach. phos. zinc.,* ou bien : *Ambr. asa. aur. berb. cupr. ign. fer.*

Contre les **Prodromes** en particulier, on a recommandé : *Acon. hep. ipec. sen. spong. tart.*

Contre la **Toux** : *Bell. con. hep. merc. veratr.*

CARDITE et autres affections du cœur. — § 1. Les meilleurs médicaments contre les affections du cœur sont, en général : 1) *Acon. calc. natr-m. puls. sep. spig. sulf.* — 2) *Arn. ars. aur.*

cann. caus. dig. lach. phos. spong. sulf., — ou encore : 3) *Aps. benz-ac. kalm. hipp. nitigl. ox-ac. ambr. asa. bell. brom. con. cupr. hyos. kreos. mang. mosch. natr. n-mos. n-vom. rhus.*

§ 2. Pour la **Cardite,** on pourra souvent consulter de préférence : 1) *Acon. bry. cann. caus. lach. puls.,* — ou encore : 2) *Ars. brom. cocc. spig. aps. nitigl.*

Pour le **Rhumatisme** aigu du cœur : 1) *Acon. caus. lach.,* — ou peut-être encore : 2) *Ars. bry. puls. spig. benz-ac. kalm.*

Pour les **Anévrismes** : 1) *Carb-v. lach. lyc.,* — ou bien : 2) *Calc. caus. graph. guai. puls. rhus. spig.,* — ou même encore : 5) *Ambr. arn. ars. fer. natr-m. zinc.*

Pour l'**Hypertrophie** : *Ars.? brom.? iod.? kalm. phos.? spong.?*
Pour l'**Hydropisie du péricarde** : *Ars. kal. aps.*
Pour les **Polypes** : *Brom. lach.* — Ou bien : *Calc.? staph.?*
Pour l'affection des **Polypes** : *Kalm. benz-ac.*

§ 5. Pour les **Palpitations de cœur** on trouvera souvent convenables : 1) *Acon. calc. chin. iod. lyc. merc. natr-m. phos. puls. sep. spig. sulf.* — 2) *Alum. ars. asa. aur. bell. bry. caus. cocc. coff. ign. kal. lach. n-vom. petr. phos-ac. rut. thui. verat.* — 3) *Berb. cham. ferr. op. benz-ac. nitigl. ox-ac.*

Pour les palpitations par **Congestion de sang,** ou par **Pléthore,** ce sont principalement : *Acon. aur. bell. coff. fer. lach. nitigl. n-vom. op. phos. sulf.*

Chez les personnes **Nerveuses,** les femmes **Hystériques,** etc., *Asa. cham. cocc. coff. lach. n-vom. puls. verat.*

Après des **Émotions morales** : *Acon. cham. coff. ign. n-vom. op. verat.* — Après une **Contrariété** : *Acon. cham. ign. n-vom.* — Après une **Frayeur** : *Op.* ou *coff.* — Après une **Joie subite** : *Coff.* — Après une forte **Peur** ou **Angoisse** : *Verat.*

Après des **Pertes débilitantes** : 1) *Chin.,* — ou encore : 2) *N-vom. phos-ac. sulf.*

Après la **Répercussion** d'une **Éruption,** d'anciens **Ulcères,** etc. : *Ars. caus. lach. sulf.*

☞ Pour le reste, Voy. *Sect. 3,* **Palpitations,** et comparez **Congestion** à la poitrine.

CATARRHE bronchique et pulmonaire. Voy. *Chap.* XXVI.

CATARRHE suffocant. *Voy.* **Catarrhe** bronchique, **Asthme** nerveux, et **Orthopnée paralytique.**

CŒUR (Maladies du). — *Voy.* **Cardite.**

CONGESTION à la poitrine. — Les meilleurs médicaments sont en général : *Acon. aur. bell. chin. merc. nitigl. n-vom. phos. spong. sulf.*

Aconitum est surtout indiqué, s'il y a : *Forte oppression* avec

battement de cœur, respiration courte, angoisse, toux courte, sèche et qui trouble le sommeil; forte chaleur et soif.

Aurum, s'il y a : Grande angoisse, avec battement de cœur,
oppression ou même accès de suffocation avec sensation de constriction de la poitrine, chute, perte de connaissance et couleur
bleuâtre de la face.

Belladona, s'il y a : Grande inquiétude avec pulsation dans la
poitrine, *battements de cœur* qui répondent jusque dans la tête,
oppression, dyspnée et haleine courte, toux courte qui trouble le
sommeil, chaleur interne et soif.

China, surtout à la suite *de pertes débilitantes,* avec *battements de cœur;* dyspnée et forte oppression, avec grande angoisse;
ou bien respiration impossible en étant couché la tête basse.

Mercurius, s'il y a : Oppression anxieuse et dyspnée avec besoin de respirer profondément; chaleur et brûlement dans la poitrine, battement de cœur et toux avec expectoration de sang.

Nux vom., s'il y a : Chaleur et brûlement dans la poitrine,
surtout la nuit, avec agitation, anxiété et insomnie; ou pression
tensive comme par un poids, surtout au grand air, avec dyspnée et
gêne des vêtements sur la poitrine.

Phosphorus, s'il y a : Forte oppression, avec pesanteur, plénitude et tension dans la poitrine; battement de cœur, angoisse
et sensation de chaleur qui remonte à la gorge.

Spongia, s'il y a : Bouillonnement de sang dans la poitrine,
après le moindre effort et le moindre mouvement, avec étouffement, angoisse, nausées et faiblesse jusqu'à la défaillance.

Sulfur : Bouillonnement de sang dans la poitrine, avec malaise,
défaillance, tremblement des bras, battement de cœur, pesanteur,
plénitude et pression dans la poitrine comme par un poids, surtout en toussant, respiration gênée et oppression, surtout la nuit,
étant couché.

☞ *Comp.* aussi **Asthme.**

CRAMPES de poitrine. — *Voy.* **Asthme** nerveux et spasmodique.

CYANOSE. — Dans les annales cliniques de l'homœopathie, il ne
se trouve qu'une seule observation d'un cas de cyanose guéri par
dig. — *Lach.* a aussi été recommandé. — Mais pour aucun de ces
deux médicaments on n'a spécifié d'une manière satisfaisante les
espèces de cyanoses dans lesquelles on pourrait y avoir recours.

Pour les **Cyanoses** qui ne dépendent pas d'une lésion organi-
que du cœur, mais qui sont des symptômes d'autres maladies, on
pourra consulter, suivant les circonstances : 1) *Acon. camph.
carb-veg. cupr. dig. lach. op. veratr.* — 2) *Arn. ars. aur. bell.
merc. natr-m. n-vom. phosph. puls. rhus. samb. sec. sil. spong.*

HÉMORRHAGIE pulmonaire et **Hémoptysie.** — § 1. Les meilleurs médicaments contre les diverses espèces de **Crachement de sang** sont, en général : 1) *Acon. arn. chin. fer. ipec. millef. nitr-ac. phosph. puls. sulf.* — 2) *Ars. bell. carb-veg. dros. dulc. hyos. ign. n-vom. op. rhus.*, — ou bien encore : 3) *Als. amm. bry. cocc. coff. con. croc. cupr. kal. kreos. lach. led. lyc. mill. sep. sulf-ac.*

§ 2. Si, en toussant, le sang n'est expectoré qu'en **petite quantité (Hémoptysie)**, on réussira souvent par : 1) *Arn. bell. bry. carb-v. chin. dulc. lach. merc. puls. rhus. sil. staph. sulf.*, — ou encore par : 2) *Amm. ars. bry. con. cupr. kal. led. lyc. nitr-ac. sep. sulf-ac.*

Mais si, au contraire, le sang vient en **abondance (Hémorrhagie** pulmonaire), les médicaments les plus propres à consulter sont : 1) *Acon. arn. bell. carb-v. chin. dulc. fer. hyos. ipec. n-vom. op. puls. rhus.*, — ou même encore : 2) *Ars. croc. ign. led. mill. sulf. sulf-ac.*

Dans les **cas les plus Graves** et d'un danger imminent, on donnera avec le plus de succès : *Acon. chin. ipec. op.*

Contre les souffrances qui persisteraient **après une hémorrhagie** pulmonaire, on trouvera souvent convenable : 1) *Carb-v. chin.*, — ou même : 2) *Ars. coff. ign. sulf.*

Pour **prévenir les Récidives**, on réussira souvent par : *Ars. n-vom. sulf.*, administrés alternativement *en une seule dose* et à *de longs intervalles.*

§ 3. En général, on pourra consulter de préférence :

Aconitum, si déjà, avant l'hémorrhagie, il y a : Bouillonnement de sang dans la poitrine, avec sensation de plénitude et douleur brûlante; battement de cœur, angoisse et agitation, s'aggravant étant couché; face pâle avec traits qui expriment l'angoisse; expectoration abondante de sang par intervalles, excitée non par une toux forte, mais seulement par une légère tussiculation. (Après *acon.* convient parfois *ars.* ou *ipec.*)

Arnica, si l'hémorrhagie pulmonaire est la suite d'une *lésion mécanique*, d'une *chute*, d'un *coup* sur la poitrine ou le dos, etc., ou s'il y a : Expectoration facile d'un sang noir et coagulé, avec dyspnée, élancements, brûlement et contraction dans la poitrine, battement de cœur, forte chaleur par tout le corps, et accès de défaillance; — ou bien : Expectoration d'un sang rouge clair, écumeux, et mêlé de caillots et de mucosités, avec toux et tussiculation; chatouillement sous le sternum; élancements dans la tête en toussant et douleur de brisement dans toutes les côtes. (Dans les cas d'hémorrhagie traumatique, il sera souvent bon de faire précéder *arn.* par une dose d'*acon.*, ou même de le faire alterner avec ce médicament, suivant les circonstances.)

Arsenicum, souvent dans le cas où *acon.* paraîtrait indiqué sans cependant suffire, et surtout s'il y a : Grande angoisse avec battement de cœur, insomnie, chaleur sèche, brûlante et besoin de quitter le lit; — ou bien après l'action de *chin. arn. fer.*, dans les hémorrhagies violentes; — ou encore après *hyos.*, dans l'hémoptysie des ivrognes. (Après *arsen.* conviennent parfois : *Ipec. n-vom.* ou *sulf.*, surtout dans les hémoptysies chroniques.)

Belladona, s'il y a : Chatouillement continuel dans la gorge, avec besoin de tousser et aggravation de l'hémorrhagie par la toux; sensation comme si la poitrine était engorgée de sang, avec douleurs pressives ou *lancinantes*, s'aggravant par le mouvement.

Carbo veg., s'il y a : Forte douleur brûlante dans la poitrine, continuant même après l'hémorrhagie; surtout chez les personnes sensibles à tous les changements de temps, ou qui ont fait abus du mercure.

China, si l'expectoration de sang a lieu par une toux violente qui auparavant était creuse, sèche et douloureuse, avec goût de sang dans la bouche; surtout si, en même temps, il y a frissonnement, alternant avec chaleur passagère; grande faiblesse avec besoin continuel d'être couché, sueurs passagères, tremblement, obscurcissement de la vue, ou tête entreprise; — ou bien, si le malade a déjà perdu beaucoup de sang et qu'il devienne pâle et froid, avec accès de défaillance et tressaillements convulsifs des mains et des muscles de la face. (Après *chin.* convient souvent, surtout dans ce dernier cas, *fer.* ou *arn.*, ou même *ars.*)

Dulcamara, s'il y a : Chatouillement continuel dans le larynx, avec besoin de tousser; expectoration d'un sang rouge clair, avec aggravation dans le repos; surtout si l'hémorrhagie est la suite d'un refroidissement ou qu'il existe depuis longtemps une toux grasse.

Ferrum, si l'expectoration a lieu par une légère tussiculation, que le sang soit peu abondant, rouge clair et complétement pur, avec douleurs entre les omoplates, dyspnée surtout la nuit, impossibilité de rester assis, amélioration en se donnant du mouvement, mais cependant avec besoin fréquent de se coucher et grande fatigue surtout après avoir parlé. (Convient surtout aux personnes maigres ayant le teint jaunâtre et le sommeil de nuit troublé; — ou bien après *chin.* dans les cas graves.)

Hyoscyamus, si l'expectoration de sang est précédée d'une toux sèche qui se manifeste surtout la nuit, et ne permet pas de rester couché; avec réveil fréquent en sursaut; — ou bien chez les ivrognes, surtout si *op.* ou *n-vom.* ne suffisent pas dans ce cas. (Dans ce même cas, *ars.* sera parfois aussi convenable, après *hyos.*)

Ignatia, surtout si, après la guérison de l'hémorrhagie même, le malade reste encore faible, avec caractère irascible et humeur chagrine.

Ipecacuanha, souvent après *acon.*, si après l'action salutaire de ce médicament il reste encore : Goût de sang dans la bouche, tussiculation fréquente avec expectoration de mucosités striées de sang, nausées et faiblesse; — ou bien après *ars.*, si l'action salutaire de ce médicament ne se soutient pas, et qu'il y ait une nouvelle aggravation.

Nux vom., souvent après *ipec.* ou *ars.*, ou bien (surtout chez les ivrognes) après *op.*, et en général, s'il y a : Chatouillement excessif dans la poitrine, avec toux qui fatigue principalement la tête; aggravation vers le matin, surtout chez les personnes d'un tempérament vif et colérique, ou si l'hémorrhagie se manifeste par suite d'un flux hémorrhoïdal arrêté, d'une colère ou d'un refroidissement. (Dans ce dernier cas, *sulf.* sera souvent convenable après *n-vom.*; chez les ivrognes, au contraire, ce sera *hyos.* ou *ars.*)

Opium, souvent dans les cas les plus graves, surtout chez les personnes adonnées aux boissons spiritueuses, ou s'il y a : Expectoration d'un sang épais et écumeux; aggravation de la toux après avoir avalé; étouffement ou dyspnée et angoisse; brûlement au cœur, tremblement des bras, et parfois même voix faible; sommeil et sursauts anxieux; froid surtout aux extrémités, ou chaleur surtout à la poitrine et au tronc. (Après *op.* convient souvent *n-vom.*)

Pulsatilla, surtout dans des cas opiniâtres, avec expectoration d'un sang noir et coagulé; anxiété et frissonnement, surtout le soir ou la nuit; sensation d'une grande faiblesse, douleurs dans la partie inférieure de la poitrine; sensation de fadeur ou de mollesse dans l'estomac, surtout chez les personnes timides, phlegmatiques et disposées aux pleurs; ou bien si l'hémorrhagie se manifeste par suite de suppression des règles. (Dans ce dernier cas, on trouvera parfois aussi *cocc.* d'une grande utilité.)

Rhus, si le sang est rouge clair, avec aggravation de l'hémorrhagie par chaque contrariété ou la moindre émotion morale; humeur irascible, caractère inquiet, craintif; chatouillement ou fourmillement prononcé dans la poitrine.

Sulfur, souvent après *n-vom.*, surtout chez les personnes sujettes aux hémorrhoïdes, ou après *ars.*, pour prévenir les récidives.

HYDROTHORAX. — Les médicaments qui méritent d'être consultés de préférence, sont : 1) *Amm. aps. ars. bry. carb-v. dig.*

hell. kal. lach. merc. spig., — ou encore : 2) *Aur. calc. dulc. lyc. sen. squill. stann.* — 3) *Brom. lact.*

ORTHOPNÉE Paralytique, Catarrhe suffocant, ou **Paralysie** des poumons. — § 1. Les meilleurs médicaments sont : 1) *Ars. carb-v. chin. ipec. lach. op.,* — ou encore : 2) *Acon. baryt. camph. graph. puls. samb. tart.,* — ou bien : 3) *Aur. bell. bry. cham. con. dros. hep. hyos. ign. mgs-arc. merc. n-vom. phosph. spong. sulf. veratr.*

§ 2. Si l'affection dépend d'une cause **Catarrhale** (*Asthme catarrhal*) avec accumulation de mucosités dans les bronches, on administrera souvent avec le plus de succès : 1) *Ars. camph. chin. ipec. tart.,* — ou encore : 2) *Carb-veg. dros. graph. hep. merc. phosph. puls. samb. spong. sulf. veratr.*

Si au contraire elle dépend d'un état **Paralytique** des nerfs de la poitrine, on pourra consulter de préférence : 1) *Baryt. graph. hyos. lach. n-vom. op.* — 2) *Ars. aur. carb-veg. chin. mgs-arc.*

Et si elle dépend de **Congestion sanguine** à la poitrine **(Apoplexie pulmonaire) :** 1) *Acon. bell. bry. chin. ipec. phosph. samb.* — 2) *Ars. aur. cham. n-vom. op. spong. sulf.*

§ 3. Chez les **Enfants,** les médicaments les plus convenables sont : 1) *Acon. ipec. samb. tart.* — 2) *Bell. cham. hep. ign. merc. sulf.*

Chez les **personnes Agées :** 1) *Baryt. lach. op.,* — ou encore : 2) *Ars. aur. carb-v. chin. con. phosph. veratr.*

☞ *Comp.* aussi **Asthme.**

PHTHISIE pulmonaire. — § 1. Les meilleurs médicaments sont, en général : 1) *Calc. hep. kal. lyc. phosph. puls. stann. spong.* — 2) *Ars. chin. dros. ferr. iod. lach. millef. nitr. nitr-ac. sep. sil. sulf.* — 3) *Bry. carb-veg. con. dulc. hep. kreos. laur. led. merc. natr-m. phos-ac. samb.* — 4) *Amm. amm-m. arn. bell. dig. guai. hyos. n-mosch. seneg. zinc.*

§ 2. Pour la phthisie **Aiguë,** telle qu'elle se manifeste parfois à la suite d'une *Pneumonie violente* et mal guérie, ou à la suite de fortes *hémorrhagies* pulmonaires, on trouvera souvent d'une grande utilité : 1) *Lyc.* — 2) *Ferr. hep. lach. merc. sulf.,* — ou peut être encore : 3) *Chin. dros. dulc. laur. led. puls.*

Les phthisies purulentes qui surviennent quelquefois après l'**Abus du Mercure,** demandent de préférence : 1) *Carb-v. guai. hep. lach. nitr-ac. sulf.,* ou encore : 2) *Calc.? chin.? dulc.? lyc.? sil.?*

Celle des **Sculpteurs** : 1) *Calc. hep. lyc. sil.,* — ou encore : 2) *Lach.? sulf.?*

§ 3. Pour la phthisie **Tuberculeuse,** ou **Phthisie** *proprement dite,* les meilleurs médicaments sont en général : 1) *Hep.*

en l'alternant avec *spong.* — 2) *Calc. kal. lyc. phosph. puls. stann.* — 3) *Ars. brom. carb-veg. iod. lach. merc. nitr-ac. samb. sil. sulf.* — 4) *Amm. arn. bell. bry. dulc. hyos. natr. natr-m. nitr. n-mos. stann.*

Contre les symptômes de la **Première période,** quand les tubercules sont encore à l'état cru, ou qu'ils commencent à s'enflammer et à se ramollir, on trouvera souvent d'une grande utilité : 1) *Amm. calc. carb-v. lyc. phosph. nitr-ac. sulf.,* — ou même encore : 2) *Acon. arn. ars. bell. dulc. ferr. hep. hyos. kal. merc. nitr. spong. stann. sulf-ac.*

Dans la **Seconde** période de la Phthisie tuberculeuse, la période de l'expectoration **Purulente,** les médicaments qui rendent le plus de services, sont : 1) *Hep. spong.* — 2) *Calc. kal. lach. lyc. phosph. puls. sep. sil. sulf.* — 3.) *Brom. carb-veg. chin. con. dros. ferr. iod. lach. merc. natr. nitr. nitr-ac. phos-ac. rhus. stann.* — 4) *Dulc. gai. laur. samb. zinc.*

Quant à la phthisie dite **Muqueuse** ou **pituiteuse,** ou **Blennorrhée des poumons,** on trouvera souvent d'une grande utilité : *Dulc. hep. lach. merc. sen. sep. stann. sulf.,* ou encore : *Ars. calc. carb-v. chin. crot. dig. lyc. phosph. puls. sil. zinc.* (*Comp.* aussi **Asthme** pituiteux.

§ 4. Quant aux indications particulières pour le choix des médicaments, on pourra consulter de préférence :

Aconitum, souvent au début du traitement des phthisies commençantes, et surtout s'il y a congestion fréquente à la poitrine, avec toux courte, crachement de sang, et dispositions aux inflammations pulmonaires.

Ammonium, si les crachats sont *muqueux et sanguinolents,* et qu'il y ait forte oppression de poitrine, avec haleine courte.

Belladona, surtout chez les enfants scrofuleux, avec toux nocturne, haleine courte et râle muqueux; ou chez les jeunes filles, à l'âge de puberté. (Après *bell.* convient souvent : *Hep. lach. phosph.* ou *sil.*)

Calcarea, un des principaux médicaments dans la période de l'expectoration purulente, surtout après l'action de *sulf.* ou de *nitr-ac.,* ou bien dans la *première* période, surtout chez les jeunes gens *pléthoriques,* sujets à des congestions sanguines, aux saignements de nez, etc.; ainsi que chez les jeunes filles ordinairement trop abondamment et trop fréquemment réglées. (Après *calc.* convient parfois *lyc.* ou *sil.* ou *nitr-ac.*)

Carbo veg., surtout si la toux est violente, spasmodique, tantôt sèche et douloureuse, tantôt avec expectoration de mucosités puriformes, mêlées ou non de matière tuberculeuse.

China, surtout si le malade a eu de fréquentes hémorrhagies

pulmonaires, ou qu'il ait été affaibli par des évacuations sanguines. (Après *chin.* convient souvent *ferr.*, dans ce cas.)

Dulcamara, surtout s'il y a forte disposition aux refroidissements, ou que de fréquents refroidissements aient contribué à dé-
velopper la maladie d'une manière trop rapide.

Ferrum, souvent si le mal s'est déclaré à la suite d'une pneumonie ou d'un catarrhe négligé, et surtout si, outre les symptômes phthisiques, il y a dyspnée avec vomissements des aliments,
ou lienterie. (Dans ce dernier cas, *chin.* sera souvent aussi d'une
grande utilité.)

Hepar, surtout chez les enfants ou les jeunes gens scrofuleux,
dans la première période de la maladie, souvent après *bell.*, ou en
alternant avec *merc. sil. spong.*

Kali carb., médicament non moins important que *calc.*, tant
contre la *phthisie commençante* que contre la *phthisie manifeste*,
surtout après l'action de *nitr-ac.* ou de *sil.*

Lachesis, surtout après : *Bell. hep. sil.*, ou en alternant avec
ces médicaments.

Lycopodium, un des médicaments les plus puissants, si, à la
suite d'une pneumonie violente ou négligée, il se manifeste une
toux hectique, avec expectoration purulente ; ou bien contre les
symptômes d'une phthisie tuberculeuse commençante, avec crachement de sang. (Convient souvent après *calc. sil. phosph.*, ou
en alternant avec ces médicaments.)

Nitri acidum, surtout au commencement de la maladie, avant
l'administration de *kal.*, et principalement chez les personnes
brunes ayant le teint un peu jaunâtre et le ventre fréquemment
relâché.

Phosphorus, médicament non moins important que *calc. kal.
sil.*, tant contre la phthisie *commençante* que contre la phthisie
manifeste, surtout chez les personnes maigres, blondes, à taille
élancée, et fortement disposées au coït, ainsi que chez les enfants
et surtout chez les jeunes filles d'une constitution délicate, avec
toux sèche, courte, haleine courte, maigreur prononcée, disposition
à des diarrhées ou à des sueurs, etc. (Convient surtout après *bell.*,
ou en alternant avec *lyc. sil.*)

Sambucus, surtout si la maladie est accompagnée de sueurs
énormes, colliquatives.

Silicea, presque sous les mêmes conditions que *phosph.*, et
dans la plupart des cas de phthisie *manifeste* ou *commençante*,
surtout après *lyc. phosph. hep.* ou *calc.*

Spongia, dans presque tous les cas, en alternant avec *hep.*, et
surtout lorsqu'il y a : Face très-pâle avec yeux caves et cernés ;
enrouements, toux profonde avec douleur d'excoriation dans la

poitrine ; *forte gêne de la respiration* ; fatigue de la poitrine après le moindre effort ; bouillonnement du sang dans la poitrine, et palpitations de cœur.

Stannum ne convient guère lorsque les crachats sont évidemment purulents ; mais si, dans la première période de la phthisie, il se manifeste des crachats muqueux abondants, ou que des catarrhes négligés menacent de se transformer en phthisie, ce médicament mérite d'être consulté en premier lieu.

Sulfur, non-seulement dans bien des cas de phthisie purulente, à la suite de violentes pneumonies, mais souvent aussi contre la phthisie tuberculeuse, dans l'époque de l'expectoration purulente, et même *contre les symptômes d'une phthisie commençante,* pourvu que, dans ce dernier cas, on ne l'administre qu'*en une seule dose pour plusieurs semaines.*

Nota. Ce que nous avons dit, dans notre préface de la première partie, sur la différence qui existe entre les divers modes d'administrer les médicaments, nous ne saurions le recommander assez à l'attention des praticiens dans le traitement de la phthisie commençante. Le moyen le plus sûr de se mettre à l'abri des accidents fâcheux qui pourraient survenir à la suite d'une dose trop forte est de n'administrer jamais le médicament qu'*en une seule dose* pour plusieurs jours ou même *pour plusieurs semaines.* Car la même dose d'*un* globule, qui, *pris à la fois,* soit à sec, soit dans une cuillerée à café d'eau, n'aurait eu souvent qu'une puissance ordinaire, acquiert, par la seule fait de la *répétition,* une action infiniment plus prononcée, lorsque, délayée dans une certaine quantité d'eau, elle est prise par cuillerées tous les jours.

PLEURÉSIE. — § 1. Le médicament principal contre cette maladie est *acon.,* et, dans la plupart des cas, il sera à lui seul suffisant pour la guérir entièrement, surtout si on l'administre à la dose de quelques globules (18ᵉ, 24ᵉ ou 30ᵉ), dissous dans huit onces d'eau et pris par cuillerées de trois heures en trois heures, jusqu'à ce qu'il y ait diminution évidente des symptômes fébriles, surtout de la soif et de la chaleur, et que la toux devienne un peu humide.

Si, après la diminution des symptômes fébriles, il reste encore des douleurs assez vives dans le côté et que la guérison ne veuille plus avancer, on administrera avec le plus de succès *bry.,* à la dose de trois globules (12ᵉ ou 30ᵉ), dans une cuillerée à café d'eau, en laissant agir cette dose sans la répéter, à moins qu'une nouvelle aggravation, au bout de 36, 48, 72 heures, n'exige une nouvelle dose.

Enfin la douleur s'étant entièrement dissipée sous l'influence de *bry.,* mais le côté restant encore sensible à l'impression de l'air et aux mouvements, quoique le malade puisse recommencer à se livrer à ses occupations, ce sera *sulf.* qui, dans la plupart des cas, fera disparaître les derniers vestiges de la maladie.

Dans quelques cas plus compliqués où *Acon. bry.* et *sulf.* ne suffiraient pas, on pourrait encore consulter : *Chin. chlor. kal. lach. n-vom. squill.*; et peut-être encore : *Aps. arn. gran.?*

☞ *Voy.* aussi **Pneumonie** et **Pleurodynie.**

PLEURODYNIE. — Le médicament principal contre cette affection rhumatismale est *arn.*, et dans la plupart des cas, il suffira d'en administrer une dose pour obtenir la guérison complète.

Si cependant il se présentait des cas où *arn.* fût insuffisant, ce seraient *acon. bry. n-vom.* ou *puls.* qui mériteraient la préférence. — Peut-être *sabad.* sera-t-il parfois aussi d'une grande utilité.

☞ *Voy.*, du reste, aussi **Rhumatisme,** *Chap.* I, *Sect.* I.

PNEUMONIE. — § 1. Les meilleurs médicaments sont, en général : 1) *Acon. bry. cann. chin. phosph. rhus. squill. sulf.,* — ou bien : 2) *Bell. lach. merc. puls. sen. sulf.,* — ou même encore : 3) *Aps. ars. bell. benz-ac. canth. nitr. n-vom. op. phox-ac. sabad. sep. tart. veratr.*

§ 2. Dans la **Première** période de la pneumonie, période de la **splénisation,** le médicament principal est *acon.*, qu'on devra administrer comme il est dit à l'article **Pleurésie,** jusqu'à ce que les symptômes fébriles et surtout la soif et la chaleur aient diminué d'une manière sensible.

La fièvre ayant ainsi diminué sous l'influence de l'*acon.*, le meilleur médicament à employer sera *bry.*, et, dans la plupart des cas, on pourra également administrer ce médicament dans une solution aqueuse, en le continuant jusqu'à ce que la respiration devienne plus libre et que les crachats acquièrent un meilleur aspect.

Enfin, le malade étant rétabli par l'action de *bry.*, au point de pouvoir vaquer à ses affaires, s'il reste encore de la matité dans les poumons, avec oppression et toux, on emploiera souvent avec le plus de succès : *Phosph. sulf.*; ou encore : *Chin. lach. lyc. sil.*

§ 3. Dans le cas où la pneumonie serait déjà parvenue à son **Second** degré, l'**Hépatisation** rouge, avant qu'on ait pu entreprendre le traitement, *acon.* et *bry.* rendraient souvent encore de grands services; mais le médicament principal dans cette époque est *sulf.*, administré à la dose de 3, 6 globules (teinture alcoolique), dissous dans huit onces d'eau, et pris par cuillerées de trois en trois heures.

Souvent, dans cette période, on trouvera aussi d'une grande utilité : *lach. lyc. phosph.*; et, dans bien des cas, on devra même, après l'action de *sulf.*, avoir recours à l'un ou l'autre de ces médicaments, administré en *une seule dose* de 3. 4 globules, dans une cuillerée à café d'eau, et dont on laissera épuiser l'action sans le répéter.

§ 4. Pour la pneumonie dite **Adynamique** (*Pneumonia notha*), telle qu'on la rencontre quelquefois chez les personnes âgées avec tendance à dégénérer en paralysie du poumon, le médicament à employer en premier lieu est *acon.*; mais, dès qu'après l'administration de ce médicament il y a nouvelle aggravation, il faut avoir recours à *merc.*

Si *merc.* a produit du bien, sans cependant suffire entièrement, *bell.* sera souvent le médicament le plus convenable, s'il reste une constriction spasmodique dans la poitrine, avec tussiculation sèche; ou bien *cham.*, si la respiration reste sibilante. Après *cham.* convient souvent *n-vom.*

Dans le cas où *merc.* ne produirait aucun changement, le médicament le plus convenable serait *ipec.*, surtout si la respiration est anxieuse et rapide; ou bien *veratr.*, si les extrémités deviennent froides, avec constriction de la poitrine et grande angoisse; ou encore *ars.*, si le malade devient de plus en plus faible, avec accès de suffocation; peut-être encore : *benz-ac.*

§ 5. Pour la pneumonie **Typhoïde,** le médicament à employer en premier lieu est *op.* après quoi convient parfois *arn.*

Si, après l'emploi de ces deux médicaments, il n'y a encore aucun changement, *veratr.* (2, 3 doses) sera souvent d'une grande utilité, ou bien *ars.*, surtout si la faiblesse et le râle augmentent.

Souvent aussi on trouvera utiles : *Bry.* et *rhus.* ou bien *benz-ac.* *ipec.* et *ars.*, ou *veratr.* et *ars.*, administrés alternativement.

Si l'amélioration a lieu sans toutefois être durable, *sulf.* sera un bon moyen intercurrent, après lequel on pourra souvent revenir avec beaucoup de succès à celui des médicaments précédents qui s'est montré le plus efficace.

S'il y a *Décubitus* ou écorchure à force d'être couché; et que ces plaies deviennent gangréneuses, *chin.* ou *ars.* seront les meilleurs médicaments à consulter.

S'il se manifeste un *obscurcissement de la vue*, il faut consulter de préférence *bell.*; et si les forces diminuent de plus en plus, *natr-m.* rendra parfois encore de grands services.

§ 6. Enfin, quant aux **Suites** des pneumonies, s'il se déclare des symptômes d'une phthisie commençante, ou que la pneumonie menace de devenir chronique, surtout lorsqu'on a lieu de soupçonner l'existence de tubercules, les meilleurs médicaments seront : 1) *Sulf.*, — ou bien : 2) *Amm. lach. lyc. phosph.*, — ou encore : 3) *Ars. aur. calc. hep. kal. nitr. nitr-ac. ol-jec. stann. sulf-ac.*

S'il y a expectoration **Purulente** à la suite d'une pneumonie : 1) *Chin. fer. hep. lach. lyc. merc. sulf.*, — ou bien : 2) *Dros. dulc. laur. led. puls.*, — ou même encore : 3) *Bell.? hyos.? phos-ac.?*

§ 7. Outre les médicaments que nous venons de citer contre les diverses espèces de pneumonies, on pourra quelquefois encore consulter :

Arnica, si la pneumonie est la suite d'une lésion mécanique.

Arsenicum, si une expectoration fétide et d'un vert sale fait craindre la gangrène du poumon, et que *chin.* ou *lach.* ne suffisent pas contre cet état.

Cannabis, si la pneumonie est liée à des maladies du cœur et des grands vaisseaux sanguins, ou qu'il y ait, outre les symptômes de la pneumonie, vomissements verdâtres et délire.

Capsicum, s'il y a en même temps bronchite, surtout chez les personnes phlegmatiques, lourdes et d'un caractère susceptible.

China, si précédemment le malade a perdu beaucoup de sang, soit par des évacuations sanguines, soit par des hémorrhagies pulmonaires excessives ; ou qu'il y ait symptômes bilieux, ou bien prodromes d'une gangrène des poumons.

Mercurius, un des principaux médicaments, si la pneumonie est compliquée de bronchite, surtout chez des personnes disposées aux écoulements muqueux, ou s'il y a expectoration abondante de mucosités visqueuses, sanguinolentes.

Nux vom., s'il y a en même temps catarrhe bronchique, ou si la pneumonie se manifeste chez les ivrognes ou chez les personnes sujettes aux hémorrhoïdes.

Phosphorus, souvent après *n-vom.*, dans les cas où la pneumonie est accompagnée d'un catarrhe bronchique avec toux sèche, ou bien dans les pneumonies qui se manifestent dans le cours des phthisies tuberculeuses. (Dans ce dernier cas, *kal.* et *lyc.* seront souvent aussi très-utiles.)

Pulsatilla, si la pneumonie se déclare dans le cours des morbilles, ou à la suite d'un catarrhe bronchique opiniâtre, ou bien encore par suite de la suppression des règles.

Squilla, si la pneumonie est accompagnée de symptômes gastriques ou qu'elle ait été traitée par des évacuations sanguines et que, dans ce dernier cas, *chin.* n'ait pas suffi ; ou bien si, dès le commencement, il y a expectoration abondante de mucosités.

SPASMES Pulmonaires. — *Voy.* **Asthme** nerveux et spasmodique.

SECTION II. — SYMPTOMES DE LA RESPIRATION.

Asthme. Voy. *Sect.* 1.

Asthmatique (respiration), **gêne de la respiration**. Alum. *amm. *amm-m. ant. *ARS. asa. aur. *bry. *calc. caps. carb-an. *CARB-VEG. *caus. cham. *chin. cin. cocc. colch. coloc. *con. *CUPR. *dig. *dros. *FERR. *graph. hyos. ign. *IPEC. *KAL. *LACH. *led. lyc. merc. mez. natr. *natr-m. *nitr. *nitr-ac. *N-VOM. op. petr. *PHOSPH. plat. plumb. *PULS. rhab. rut. sabin. *SAMB. sass. sec. *SEP. *SIL. *spig. spong. *squill. *STANN. stront. *SULF. thui. veratr. viol-od. zinc.

Catarrhe suffocant. Voy. *Section* 1.

Courte (haleine). *ACON. agar. °amb. *AMM. anac. *ARN. *ars. asar. aur-m. *bell. borax. bovis. *BRY. calc. cann. *CARB-V. cast. *CAUS. *chin. chinin. cin. *con. cupr. cycl. euphorb. *IPEC. kreos. *LACH. lact. *lyc. magn. *MERC. mosch. *natr. *NATR-M. *NITR-AC. *n-mos. n-vom. phos. *phos-ac. *plat. plumb. prun. *puls. ran. rhus. ruta. *sabad. sass. sen. *SEP. *sil. *spig. stann. *SULF. tart. veratr. viol-od. °zinc.

Dyspnée, respiration difficile. Acon. agar. *alum. amb. *amm. *amm-m. anac. ang. arn. *ARS. asa. °asar. aur. *baryt. *BELL. bor. brom. *bry. calad. *calc. cann. canth. caps. carb-an. *carb-v. cast, *caus. *chin. chinin. chlor. cic. cin. cist. cocc. colch. coloc. *con. croc. croton. *cupr. cyc. *dig. *dros. dulc. euphorb. euphr. ferr. fluor-ac. gins. *graph. grat. hel. hep. hydroc. hyos. ign. *IOD. *ipec. °kal. *KREOS. *LACH. lact. laur. *led. lyc. merc. mez. °natr. natr-m. °nitr. *nitr-ac. *n-mos. *n-vom. op. par. petr. *PHOSPH. °plat. plumb. prun. *puls. ran. ran-sc. rhab. rhod. rhus. ruta. sabad. *samb. °sang. sass. sec. selen. seneg. *sep. *sil. °spig. spong. °squill. *stann. stram. *SULF. sulf-ac. tart. thui. valer. verat. viol-od. viol-tric. zinc.

Étouffement. Acon. alum. anac. arn. *ARS. bis. bor. *bry. *CALC. canth. caps. carb-an. carb-veg. caus. chinin. chlor. cocc. croc. cupr. dros. euphr. grat. hydroc. ign. ipec. laur. led. lyc. magn-m. natr-m. nitr-ac. n-mosch. n-vom. op. phosph. plumb.*puls. ran-sc. ruta. sabad. samb. selen. *sil. spig. spong. squill. *stann. stram. *SULF. tart. valer. verat. verb.

Haleine chaude. *Acon. ant. calc. *cham. mang. natr-m. phosph. rhus. sabad. squill. stront. sulf. zinc.

— **courte.** Voy. **Courte** (haleine).

— **fétide.** *Acon. agar. ambr. anac. arn. ars. *AUR. bell. bism. bry. carb-an. *CARB-VEG. cham. chin. *cist. coff. croc. daph. dulc. graph. iod. * IPEC. lach. * merc. * natr-m. nitr-ac.

*N-VOM. petr. *puls.* sass. *sep.* spig. *stram.* *SULF. valer. zinc.

Haleine:

— **fétide acide** (d'odeur). *N-vom.*

— — **putride** (d'odeur). Arn. ars. aur. nitr-ac.

— **froide.** *CARB-VEG. chin. coral mur-ac. rhus. *VERATR.

Manque d'haleine. *Ars.* bell. carb-v. chin. cycl. *iod. *ipec. lam. lyc. merc. *nitr-ac. sep.* stann.

Oppression de poitrine. *Acon. ambr. anac. ang. ant.* *ARS. *asa. *asar. aur.* bar-m. *BELL. borax. brom. *bry. calc. camph.* cann. *canth. carb-an.* *carb-v. caus. *CHAM. *chin. chinin. chlor. cic. cin. cinn. cocc. colch.* *CON. croc. *CROTAL. *cupr. cycl.* dros. *DULC. ferr. fluor-ac. gins. gran. *GRAPH. grat. *hep.* hydroc. hyos. *ign. *ipec. kal. *KREOS. LACH. lact. laur. *LYC.* magn. magn-m. merc. *mez.* mosch. *NATR-M. nitr. n-jugl. *N-MOSCH. *N-VOM. *OLEAND. op. petr. *phosph. phos-ac. *plat.* plumb. *prun. *puls. ran. *rhod.* *RHUS. sabad. *samb. *sang.* sass. *sec. *seneg.* *SEP. sil. *spig.* spong. squill. *stann.* *STAPH. *SULF. *tabac. tart.* thui. val. *verat.* verb. viol-od. viol-tric. zinc. mgs-aus.

Râle. *Voy.* **Respiration** râlante.

Respiration accélérée. *Voy.* **Rapide.**

— **anxieuse.** *ACON. anac. arn. *ars.* *BELL. *BRY. *camph.* cann. *cham. coff. *hep.* hydroc. *ign. *ipec. *KREOS. lach. laur. *mez. nitr-ac.* n-vom. op. *phosp. °plat.* plumb. *puls. rhus. samb.* sec. spig. °spong. *squill. *stann. stram.* thui. veratr.

— **bouche ouverte** (la). Acon. *squill.

— **bruyante.** Acon. alum. *arn. calc.* cann. *cham. *chin. *cin. *cocc. ferr. graph. hep. hyos. ign. kal. mur-ac. natr-m. n-vom.* op. *PHOSPH. puls. rhus. sabad. sabin. *samb.* sep. sil. *spong. *squill. stann. stram. sulf. veratr.

— **courte,** petite. *ACON. *ARN. *ARS. *BELL. *BRY. calc.* cann. *CARB-V. cast. cham. *chin. cin. cocc. con. crot. cupr. gins.* hep. *IPEC. kal. kreos. lach.* merc. *mosch.* op. *plat. prun. °puls.* *SEP. *sil. sulf. veratr. (*Comp.* **Courte** (haleine.)

— **croassante.** Cham. lach.

— **difficile.** *Voy.* **Dyspnée.**

— **douloureuse.** *Chin.* led. viol-od.

— **faible,** basse. *BELL. canth. electr. *hep. laur. *oleand.* *PHOS. sulf. *veratr.* viol-od.

— **gémissante.** Acon. ars. *bell.* cupr. hydroc. lach. mur-ac. °squill. (*Comp.* **Suspirieuse.**)

— **haletante.** Acon. *ARN. ars. baryt. *bell.* *BRY. *CALAD. carb-an. *cham. chinin. *cin. cocc. *cupr. *dros.* *IPEC. mur-ac. *NITR-AC. *n-vom.* *PHOSPH. plumb. *prun.* puls. *SIL. spong. *STRAM.

Respiration :

— **irrégulière.** *ANG. *BELL. *cham.* cic. *cin.* cocc. *cupr.* dros. ign. iod. *laur.* *led.* mosch. n–vom. *op.* puls. sep. m–arc.

— **lente** Acon. arn. aur. *BELL. *BRY. *camph.* *caps.* chin. cic. con. croc. *cupr.* dig. dros. hell. *hep.* hydroc. hyos. *ign.* *ipec.* lach. *laur.* mgs-aus. mosch. n–mosch. *n–vom.* oleand. *OP. phosph. plat. *spong.* squill. stann.

— **profonde.** Acon. agar. *ant.* arn. *aur.* bell. bor. *BRY. calc. calc-ph. camph. *caps.* carb-veg. cast. cham. croc. croton. *cupr.* dig. hell. hep. hydroc. *IPEC. kreos. *lach.* lact. merc. mur-ac. n-vom. oleand. *OP. par. plat. *ran.* ran-sc. rhus. sass. *selen.* *sil.* spong. stann. *stram.* ther. thui. mgs-aus.

— **râlante,** râle muqueux. Acon. *anac.* arn. ars. *BELL. bry. cann. calc. carb-an. carb-vg. caus. *cham.* *CHIN. *cin.* *CUPR. fluor-ac. *HEP. hydroc. *hyos.* ipec. *lach.* *laur.* led. *LYC. *natr-m.* n–vom. *OP. *petr.* phosph. *PULS. samb. spong. *stann.* *stram.* *SULF. *TART.

— **rapide.** *ACON. arn. *ars.* asa. aur. *BELL. *BRY. calc. camph. *CARB-VEG. cast. *cham.* chin. *CIN. cocc. *CUPR. hell. *HEP. hydroc. hyos. ign. *ipec.* kal. lact. *LYC. merc. mez. *natr.* *natr-m.* *N-VOM. op. *PHOSPH. *PULS. rhod. *rhus.* *samb.* *seneg.* *SEP. *sil.* spig. *spong.* squill. *stann.* *SULF. tart. veratr. zinc.

— **ronflante.** *ARN. *CHAM. chinin. hep. hydroc. *LACH. laur. lyc. *natr-m.* *OP. petr. stann. *SULF.

— **sanglotante.** Æth. ang. asa. calc. led. op. *sec.*

— **sibilante.** Amb. arg-n. ars. calad. calc. cann. cham. chin. crot. *cupr.* graph. *hep.* kal. *lach.* murex. nitr-ac. n-vom. phosph. sabad. *SAMB. *spong.* stann. *sulf.*

— **stertoreuse,** râle apoplectique. Chin. lach. laur. *OP. petr. phosph. *puls.*

— **suspirieuse.** *Acon. ant. *BRY. calc-ph. caps. *cocc.* *ign.* *IPEC. lach. *op.* ran-sc. *sec.* *sil.* *stram.* ther. mgs-aus. (*Comparez* **Gémissante.**)

— **tremblante.** mgs-aus.

Suffocation (accès de). *ACON. ant. *ARS. *aur.* bell. bry. calc. *CAMPH. carb-an. *CARB-VEG. *cham.* *CHIN. chinin. chlor. coff. con. *cupr.* cycl. dig. *dros.* ferr. *graph.* hell. *HEP. hyos. ign. iod. *IPEC. *LACH. *lact.* laur. led. lyc. *merc.* mosch. *n-vom.* *OP. °phosph. plat. *PULS. *SAMB. *sec.* seneg. *SPIG. *SPONG. stann. staph. stram. *SULF. *TART. veratr. m-arc.

SECTION III. — POITRINE ET CŒUR.

Adhérence de la plèvre (sensation d'). Euphorb. mez. nitr. ran. seneg. thui.

Agitation au **cœur.** Anac. fluor-ac.

— **poitrine** (dans la). Bell. fluor-ac. petr. seneg. staph. thui.

Angoisse, anxiété au **cœur.** *ARS. bell. calc. cann. *caus. *CHAM. coff. croc. *dig. lyc. *merc.* mosch. *n-vom.* plat. plumb. *puls. spong. veratr. viol-tric. mgs-aus.

— **poitrine** (dans la). *ACON. anac. *BRY. calc. *carb-veg.* cocc. croton. *gran.* hyos. lam. nitr-ac. *n-vom.* petr. *phosph. seneg. *spig. spong. stann. teuc. viol-od.

Ardeur. *Voy.* **Chaleur.**

Ballonnement de la poitrine (sensation de). Thui.

Battements, pulsations. Amm-m. asa. calad. caps. cinn. croton. ign. lact. mang. n-vom. seneg. sulf.

— **cœur** (dans la région du). Croton. fluor-ac. graph. mgs-àus.

— **côtés** (dans les). N-vom.

— **sternum** (au). Sil. sulf.

Bouillonnement. Cocc. lact. n-vom. plumb. rhod. seneg. sep. thui.

Brisement, meurtrissure (douleur de). Acon. amm-m. *arn. evon. kreos. lact. *lyc.* merc. n-vom. *ran-sc.* sil. stann.

Brûlement au **cœur.** Carb-v, op. puls.

— **poitrine** (dans la). *Amm. *ARS. bism. *bry.* calc. *canth. carb-an.* *CARB-V. cast. *cham. cic.* colch. croton. euphorb. kal. *kreos. lach. lact. *laur.* *lyc. magn-m.* mang. *merc. mez.* n-vom. op. *PHOSPH. *phos-ac. plat.* puls. *sabad. seneg. sep. spig.* spong. *sulf. sulf-ac.* tabac. *tart.* zinc.

Chaleur au **cœur.** Op.

— **poitrine** (dans la). *Ars.* bar-m. bis. *bry.* cast. *camph. caus.* cic. *dig.* mang. *nitr-ac.* n-vom. op. *phosph.* puls. plat. *rhus.* rut. *sang. sulf.* thui.

Cheville (sensation d'une) dans la poitrine. Anac. aur.

Cœur (douleur au). *Voy.* les diverses douleurs de cette section.

Cœur, sensation comme s'il était du côté droit et qu'il allât être écrasé. *Borax.*

Cœur (palpitation de). *Voy.* **Palpitation** et **Pulsation.**

— **poitrine** (à la). Acon. agar. arn. *ars.* carb-v. caus. coloc. men. oleand. ruta.

Congestion au **cœur.** Lyc. nitr-ac. *phosph.* *PULS. *sulf.*

Compression au **cœur.** Arn. borax. *CHAM.

— **poitrine** (à la). *ACON. amm. *aur.* *BELL. brom. carb-v. *chin.

cocc. dig. ferr. iod. lact. *merc. nitr–ac. *N-VOM. *PHOSPH. puls.
rhod. rhus. seneg. sep. *spong. *squill. *SULF. thui.

Contractions au **cœur.** Ang. calc. kal.

Constriction, contraction (sensation de) dans la **poitrine.**
Acon. agar. *alum. arn. *ARS. aur. asar. bism. bovis. brom.
*camph. canth. caps. carb-an. carb-veg. *caus. *cham. *COCC.
*colch. *CUPR. dig. dros. ferr. *graph. hell. hydroc. *HYOS. ign.
*ipec. *kal. *LACH. laur. led. magn. magn-m. *MOSCH. nitr.
nitr-ac. n-mosch. *N-VOM. op. phosph. phos-ac. plat. plumb.
*puls. rhod. rhus. sabad. sass. sep. sil. *spig. *spong. *stann.
*staph. *STRAM. sulf. tab. veratr. zinc. (Comp. **Spasmes.**)

Coups au **cœur.** Alum. ang. cann. con. mang. n-vom. tart. zinc.
— **poitrine** (dans la). Ang. calc. clem. con. croc. dulc. mang.
mur-ac. plat.

Crampes. Voy. **Spasmes** et **Serrement** crampoïde.

Craquement dans le sternum. Calc-ph.

Cuisson dans la poitrine. *Carb-v. dig.

Déchirement dans la poitrine. Colch. cic. phosph. puls. spig. zinc.

Détachement des viscères (sensation de). Bry. sulf.

Éclatement (douleur d'). Cin. sulf.

Élancements, douleur **pongitive** au **cœur** et à la région du
cœur. Acon. amm. anac. *ARN. aur-m. berb. calc. caps. carb-vey.
*caus. cham. chin. chinin. ign. °krecs. magn. magn-m. mur-ac.
natr-m. n-jugl. n-vom. ran-sc. °rhus. sang. *SPIG. sulf. sulf-ac.
valer. verb. viol-tric. zinc.
— **côté** (dans le). *ACON. amm. ang. arg. *ARN. brom. *BRY. calc.
cham. chin. clem. cocc. con. croc. dulc. grat. hyos. ign. kreos.
lach. men. merc. mosch. natr. natr-m. nitr-ac. n-vom. op. par.
petr. *PHOSPH. phos-ac. °plat. plumb. *PULS. ran. rhus. sabad.
samb. sass. sep. *sil. *SQUILL. *sulf. tabac. tarax. zinc.
— **côté droit** (dans le). Ars. borax. canth. carb-an. *chin. chinin.
cocc. kal. lach. lact. merc. natr-m. nitr-ac. plumb. ran. sabad.
*SEP. squill. sulf-ac.
— **côté gauche.** Amm. baryt. berb. calc. canth. caps. carb-an.
caus. chin. chinin. cocc. colch. croton. euphorb. ferr. hydroc.
ign. iod. *LACH. laur. *lyc. mang. merc. mur-ac. natr-m. nitr.
oleand. *petr. *PHOS. plumb. ran. rhus, sabad. sabin. sass. *seneg.
sep. squill. stann. *staph. sulf. tarax. *teucr. thui. valer. zinc.
— **dehors** (vers le). Asa.
— **dos** (jusqu'au). Croton. ferr. merc. *seneg. *SIL. *sulf.
— **muscles** intercostaux (dans les). *Borax. canth. kreos. mur-ac.
*seneg. spig. tarax. teucr.
— **poitrine** (dans la). *ACON. agar. amm. amm-m. ang. ant. *ARN.
*ars. asa. asar. aur. baryt. *BELL. berb. borax. bovis. brom.

*BRY. *calc. camph. *cann. canth. caps. carb–an. carb-veg. caus.
*cham. *CHIN. chinin. cin. cinn. clem. colch. con. croc. croton.
cycl. dulc. ferr. gran. graph *guai. hep. ign. kal. kreos. *lach.
lact. laur. led. *lyc. magn. mang. merc. merc-c. mez. mosch.
mur–ac. natr. *natr-m. *NITR. nitr-ac. n-jugl. *n-vom. *oleand.
par. *petr. *PHOSPH. °plat. plumb. *PULS. ran. ran-sc. raph.
rhab. *RHUS. rhus-v. rut. sang. *seneg. *SEP. *SIL. spig. *SQUILL.
*stann. staph. *sulf. sulf-ac. tabac. tarax. ther. *thui. valer. veratr.
viol-od. zinc.

Elancements :

— **sternum** (au). Ang. *ars. aur. *bell. canth. caus. chin. chinin.
*CON. dulc. euphorb. laur. mang. natr-m. *oleand. plumb. rut.
sabin. *SULF. zinc.

Elancements comme par des couteaux. Bell. merc.

Excoriation (sensation d') dans la **poitrine.** Alum. baryt. berb.
bruc. calc. *CARB-VEG. cocc. colch. ipec. kal. *lach. *led. lyc.
magn. meph. merc. natr-m. nitr. nitr-ac. phos. rhus. *seneg.
sep. *STANN. staph. stront. tabac. tart.

— **cœur** (au). Fluor-ac. magn-c.

— **sternum** (au). *Led. mez. sabin.

Extension (sensation d'), dans la poitrine. Oleand.

Faiblesse (sensation de), au cœur. Rhus. sang.

— **poitrine** (dans la). Borax. brom. *CALC. canth. carb-veg. dig.
iod. kal. lam. merc. phos. °phos-ac. plat. ran-sc. rhus. *sang. sil.
spong. *stann. *SULF. sulf-ac. zinc.

— — **chant** (par le). Carb-v. *sulf.

— — **expectoré** (après avoir). *Stann.

— **lisant** à haute voix (en). Cocc.

— — **parlé** (après avoir). *CALC. *phos-ac. rhus. *stann. *SULF.
sulf-ac.

— — **promenade** au grand air (après la). Rhus.

Fardeau. Voy. **Pesanteur.**

Formication dans la poitrine. Acon. ars. colch. rhus. seneg.
stann.

Fouillement dans la poitrine. Cin. dulc.

Froid (sensation de) dans la **poitrine.** *Ars. brom. carb-an. graph.
lach. lact. oleand. petr. rhus. rut. sulf. zinc.

— **côté** gauche (du). Natr-m.

Gargouillement. Cocc.

Gloussement en respirant. Ind.

Gonflement (sensation de), dans la **poitrine.** Merc.

Griffe (serrement comme par une), dans la poitrine. Samb.
stront.

Hydrothorax. Voy. Sect. 1.

Incisives (douleurs) dans la poitrine. Ang. arg. aur. *calc. dulc. kal.* magn. mur-ac. phos-ac. *puls. rut. sabin.* °*spig. stann. sulf.* veratr.

Inflammation du **cœur.** *Voy.* **Cardite,** *Sect.* 1.

— **plèvre** (de la). Voy. *Sect.* 1, **Pleurésie.**

— **poumons** (des). Voy. *Sect.* 1, **Pneumonie.**

Légèreté (sensation de), en respirant. Stann.

Martellement. *Voy.* **Battement.**

Masse (sensation d'une) dans la poitrine. Ambr. cic. *SULF.

Ondulantes (douleurs). Dulc. spig.

Ondulation du cœur (sensation d'). Spig.

Oppression au **cœur.** Brom. cann. *caus.* magn-m. spig. viol-tr.

Palpitations de cœur. *ACON. *alum.* ambr. amm. ang. *ars. *asa. *aur.* baryt. *bell. benz-ac. berb.* bis. bovis *bry. *CALC. cann. canth. carb-an. carb-v. *caus. cham. *CHIN. chinin. *cocc. *coff. colch. coloc. con. cop. croton. cupr. cycl. *daph. dig. ferr. gran. graph. grat. hell. hipp. hydroc. *ign. *IOD. ipec. *kal. *lach. *LYC. magn-m. *merc. natr. *NATR-M. nit-gl. nitr. nitr-ac. n-mos. *n-vom. oleand. ox-ac. par. *petr. op. *PHOS. *phos-ac. plat. plumb. *PULS. raph. rhus. *rut. sabad. sass. sec. seneg. *SEP. *SPIG. staph. stront. *SULF. sulf-ac. tabac. tart. *thui. *veratr. viol-od. zinc. mgs-aus.

— **ébranlantes.** *Bell.* seneg.

— **fortes,** violentes. Ang. ars. aur. *bell.* bry. croton. natr. natr-m. *nitr.* oleand. phos. *puls.* rhus. sec. seneg. sep. *spig.* sulf. thui. veratr. viol-od. mgs-aus.

— **ouïe (sensible** à l'). Bell. camph. dig. *SPIG. *thui.

— **retentissant** dans la tête. Bell.

— **sensibles** à l'extérieur. Croton.

— **visibles.** Spig. sulf. tart. veratr.

Palpitations de cœur se **manifestant :**

— **assis** (en étant). *Ang. carb-veg.* dig. magn-m. natr. phos. rhus. spig. sil.

— **bu** (après avoir). Con.

— **chant d'église** (par le). *Carb-an.

— **couché** sur le **côté** (en étant). Ang. baryt. daph. natr. natr-m. n-vom. puls. tab. viol-tric.

— — sur le **dos.** Ars. nitr.

— **douleurs** de poitrine (par des). Lach.

— **effort** corporel (après un). Amm.

— **émotions** morales (après des). Nitr-ac. phos. *PULS.

— **fatigue** (aggravées par la). Iod.

— **levant de son siége** (en se). *Hipp.*

— **marche** (pendant la). Nitr-ac.

Palpitations se manifestant :

— **matin** (le). Alum. carb-an. ign. *kal.* n-vom. phosph.

— **méridienne** (après la). Staph.

— **montant** (en). Bell. natr. *NITR-AC.* sulf. *thui.*

— **montant les escaliers** (en). Natr. nitr-ac. *thui.*

— **mouvement** (pendant le). Gran. *graph.* *natr-m.* nitr-ac. par. *phosph.* *staph.*

— **musique** (par la). *Carb-an.* staph.

— **nuit** (la). Agar. amm. *ars.* baryt. *CALC.* dulc. *ign.* lyc. merc. mur-ac. *natr.* *natr-m.* *nitr.* *nitr-ac.* *PHOSPH.* *PULS.* rhus. sep. *sil.* *sulf.* zinc.

— **parlé** (après avoir). Puls.

— **penchant** en avant (en se), aggravation. Arg. dig. spig. sulf-ac.

— **pensant** (en y). Ox-ac.

— **règles** (au temps des). Alum. *cupr.* ign. *iod.* nitr-ac. phosph. puls. sep. sil. sulf. thui.

— **repas** (après le). Bruc. calc. *camph.* *carb-an.* *carb-veg.* hep. ign. *lyc.* natr-m. nitr-ac. n-vom. phosph. puls. sep. sil. sulf. thui.

— **repos** (dans le). Phosph. rhus.

— **selle** (après la). Caus. tart.

— **soir** (le). Ang. carb-an. caus. lyc. natr. nitr. nitr-ac. n-vom. petr. phosph. sep. sulf zinc.

— — **au lit.** Ang. lyc. nitr. nitr-ac. sulf.

— **travail** intellectuel (pendant un). Ign. staph.

Palpitations de cœur, avec :

— **angoisse,** anxiété. *ACON.* ars. *aur.* calc. cann. carb-veg. *caus.* *DIG.* kal. lach. *lyc.* mosch. *natr.* *natr-m.* *nitr-ac.* n-vom. *oleand.* *phosph.* plat. plumb. *PULS.* *rut.* sass. sep. *SPIG.* *sulf.* tart. veratr. viol-od. viol-tric. *zinc.*

— **asthmatiques** (souffrances), dyspnée, étouffement, etc. Acon. *AUR.* *bry.* calc. lach. nitr. *PULS.* *SPIG.* veratr.

— **céphalalgie.** Bovis.

— **chaleur.** Acon. nitr-ac.

— **douleur** au cœur. Hep. *ign.*

— **épigastre** (rétraction de l'). Amm.

— **estomac** (faiblesse au creux de l'). Amm.

— **évanouissement.** Amm. arg-n. *n-mos.*

— **face pâle.** Ambr.

— — **chaude.** Acon.

— **lassitude.** *Acon.* caus.

— **nausées,** Arg-n. bov. *n-vom.* *thui.*

Palpitations avec :

— **oppression.** Acon. *AUR. *bry*. calc. lach. nitr. *PULS. *SPIG. veratr.

— **poitrine douloureuse.** Hep. *IGN. n-vom.

— **sang** (bouillonnement de). Kal. sabad.

— **toux** et étouffement. Lach.

— **vertige** et agitation. Bovis.

— **vue** (obscurcissement de la vue). *Puls.*

Paralysie des poumons. Voy. *Sect* 1, **Orthopnée** paralytique.

Pesanteur, fardeau, lourdeur (sensation de) dans la **poitrine.** Acon. amm. amm-m. bar-m. *borax*. *bry*. *cast*. *kreos*. *LACH. *lact. laur. lyc.* magn. *magn-m. n-mosch.* n-vom. oleand. petr. *PHOSPH. plat. prun. *PULS. rhab. *sep*. sil. *squill*. *sulf*.

— au **cœur.** Croc. *puls*. sil. zinc.

Petillement dans la poitrine. Sabin.

Phthisie. Voy. *Sect*. 1.

Plénitude (sensation de) dans la poitrine. Agar *baryt*. calc. carb-veg. cist. croton. *lact. lyc. mosch. phosph.* puls. *rhus*. ruta. sep. spong. *sulf. sulf-ac*. veratr.

Point de côté. Voy. *Sect*. 1, **Pleurésie,** et *Comp*. **Élancements.**

Pression au cœur. Ambr. bell. *borax*. calc. *CHAM. con. cycl. hydroc. kal-bi. *n-vom. *puls. sang. seneg. zinc.

— **poitrine** (sur la). *Alum. ambr*. amm-m. *anac*. ang. *ARS. asa. asar. *baryt. *bell. bism. bry. *CALC. carb-veg. cast. caus. chin.* cic. °cist. *COCC. colch. con. croton. cupr. dig. fluor-ac. gins. graph. gran. grat. hyos. ign. kal. *lach. lact. laur. lyc.* magn. *magn-m.* merc. mez. *mosch.* mur-ac. natr. nitr. *n-mos.* *N-VOM. op. *PHOSPH. *phos-ac. plat.* plumb. ran. ran-sc. raph. *rhod. rut.* sabad. sabin. *samb. °sang.* seneg. *SEP. *SIL. *spig.* spong. *STANN. *staph.* stram. stront. *SULF. sulf-ac. tabac. tarax. thui. *veratr.* viol-od. zinc. mgs-aus.

— **côtés** (dans les). Arg. aur. *carb-veg. chin. con.* lact. par. *plumb.* sulf-ac.

— **inférieure** de la poitrine (à la partie). Bism. lact. teuc. valer.

— **sternum** (au). Arg. *ars*. asa. bry. con. gran. lact. merc. *sep. *sulf*.

Pulsations. *Voy*. **Battements.**

Pulsations du cœur :

— **accélérées.** Amm. ars. bar-m. cupr. grat. raph. sabin. sulf. *tart*. zinc.

— **bas** (qui paraissent être plus). Cann.

Pulsations du cœur :

— **faibles** Dig. hydroc. kal-ch.

— **fortes** (plus). Ars. baryt. *chin. dig.* dulc. *mur-ac.* rhod. *sabin.* seneg. *tart.*

— **imperceptibles** (presque). Dig. kal-ch.

— **intermittentes.** *Acon. *ARS. *bry.* caps. carb-veg. *CHIN. *chi-nin. *dig. hep. *KAL. *lact.* mur-ac. *NATR-M. *op. phos-ac.* rhus. samb. *SEP. *sulf.* veratr. zinc.

— **irrégulières.** Alum. *arn. *ars.* aur. hydroc. *laur.* *NATR-M. sabin. *SPIG. zinc.

— **lentes.** Laur.

— **plus accélérées que le pouls.** Agar. cann. *dig.* dulc. *hell. laur.* nitr. sec. *veratr.*

— **plus lentes que le pouls.** *Acon. arn. *kal-ch. rhus. *spig.

— **tremblantes.** *ARS. *CALC. camph. *cic.* cocc. *kal.* kreos. *lach. *natr-m.* n-mosch. *phosph. rhus.* sep. *SPIG. *staph.

— **tressaillantes.** Arn. daph.

Retournait (sensation comme si quelque chose se), dans la poitrine. Stram.

Rhumatismales (douleurs). *Acon. *ARN. *bry.* chin. lach. *n-vom. puls.* ran. *sulf.* tart. veratr.

Rongement dans la poitrine. Ran-sc.

Ronron des chats (bruit semblable au), dans la poitrine et au cœur. *Spig.

Sang (congestion de). *Voy.* **Congestion.**

Sautillement dans la poitrine (sensation). *Croc.

Secousses dans la poitrine. *Voy.* **Coups.**

Sensibilité dans la poitrine. Ang. *calc.* croton. *seneg.*

Serrement dans la poitrine. Bism. cin. dros. graph. lact. merc. *phos-ac. *plat.* seneg. teuc. veratr.

– – **cœur** (au). Berb. kal.

Spasmes et sensations ou douleurs **crampoïdes.** Ang. ars. bell. *CAMPH. *caus. *COCC. *colch. *CUPR. *ferr. *graph. *HYOS. *IPEC. *kal.* lach. lact. *led. merc. mosch.* nitr-ac. *N-VOM. *op. phosph. phos-ac. plumb. *puls.* sass. *sec.* sep. *spig. *spong. staph. *STRAM. *sulf.* veratr. °zinc.

— **muscles** de la poitrine. Cic. stram.

— **cœur** (au). Lach. zinc.

Stagnation du sang (sensation de). Sabad. seneg.

Tension dans la **poitrine.** Ars. *bell.* bry. cham. cocc. colch. dig. euphorb. ferr. *ign. kal.* lact. *lyc.* magn-m. merc. *NATR-M. nitr. n-vom. oleand. op. *PHOSPH. *plat. puls.* rhus. sabin. *seneg. sep. sil.* spig. *STANN. sulf. sulf-ac.* verb. *zinc.

— **cœur** (à la région du). Cann. sec. *zinc.*

Tension :

— **côtés** (dans les). Gran.

Térébration dans la **poitrine.** Bism. cin. mur-ac. seneg.

— **cœur** (dans la région du). Seneg.

Tiraillements dans la **poitrine.** Camph. con. lact. oleand. seneg. mgs-aus.

— **cœur** (à la région du). Bell. n-mosch. rhus.

Tomber dans la poitrine (quelque chose semble). *Sulf.*

Tournoiement au cœur. Tart.

Tremblement dans la **poitrine.** *Ambr.* carb-an. kal. sabin. *spig.*

— **cœur** (au). *Bell. camph. cin. *nitr-ac.* *spig.*

Tressaillement au **cœur.** Arn. crot. *daph.* fluor-ac. natr-m.

— **poitrine** (dans la). Cin. *croc.* crot. *daph.* dulc. lact. *natr. natr-m.* oleand. plat. puls. squil. *stann. tarax. valer.*

Ulcération (douleurs d'), dans la **poitrine.** Bry. carb-an. *DROS. *merc.* *PULS. ran. *spig.* *STAPH.

— **sternum** (au). *Dros.*

Vacuité (sensation de). *Calad.* *cocc.* croton. ferr. *oleand.* *stann.*

— **expectoré** (après avoir). *Calad.* *stann.*

— **cœur** (au). *Sulf.*

Vivant dans la poitrine (sensation de quelque chose de). *Croc.* led.

SECTION IV. — CONDITIONS

sous lesquelles se manifestent la gêne de la respiration et les douleurs de poitrine.

Affliction (par une) **Dyspnée.** Ars. *IGN. ran. *staph.*

Air (au grand) **Respiration gênée.** Ars. aur. graph. lyc. puls. seneg. sulf.

— — **amélioration.** Bell.

— **douleurs** de poitrine. N-vom.

Air froid (à l') **Respiration gênée.** *Ars. *bry. *carb-veg.* petr. *puls.*

— — **améliorée.** Cist.

— **douleurs** de poitrine. Acon. bry. *carb-veg.* cocc. n-mosch. *petr. rhus. sabad. spong.*

Appuyant dessus (en) **Douleur** de poitrine. Seneg.

— **amélioration.** Borax.

Arsenic (par la **vapeur** de l') **Respiration gênée.** Camph. cupr. *HEP. *ipec.* kal-bi. merc.

Assis (en étant) **Respiration gênée.** Alum. euphr. dig. dros. lach. phosph. samb. veratr.

Assis (en étant) :

— **douleur** de poitrine. Asa. carb-an. *carb-veg.* chin. *dros.* ferr. magn-m. men. natr. *phosph.* *RHUS. ruta. sabad. seneg. *spig.* spong. staph. tart.

Bâillant (en), **douleurs** de poitrine. Alum. amm. bell. *borax.* graph. oleand. sulf.

Baissant (en se), **respiration gênée.** Alum. amm. calc. oleand. sil.

— **douleurs** de poitrine. Acon. alum. amm. arg. bry. cann. chin. dig. merc. nitr-ac. oleand. phosph. phos-ac. seneg. *SIL. stann. staph.

Bouche (quand quelque chose vient se placer devant la). Lach.

Bras (en **levant** les), **douleurs** de poitrine. Ant. bry. caps. chin. ferr. led. plumb. ran. spig. sulf. thui.

— **Respiration** gênée. Ant. cupr. led. *spig.* sulf.

Bras (en **remuant** les), **douleurs** de poitrine. Ang. camph. led. spig.

Bu (après avoir), **respiration** gênée. Arn. bell. euphr. n-vom. *thui.* veratr.

Buvant (en), **douleurs** de poitrine. Arn. chin. cocc. con. cupr. n-vom. *thui.* veratr.

Buvant froid (en). *Thui.*

Café (après avoir pris du), **respiration** gênée. Bell,

Chaleur extérieure (par la), **douleurs** de poitrine améliorées. Baryt.

Chambre chaude (dans une), **douleurs** de poitrine. *BRY.

— **respiration gênée.** *Ars.*

Chantant (en), **douleurs** de poitrine. Amm. *stann.* sulf.

Chaudement (en s'habillant), **respiration** gênée. Ars.

Cheval (par l'exercice du), **douleurs** de poitrine. Graph.

Congestion (par), **respiration** gênée. *ACON. agar. amm. *aur.* *BELL. *calc.* carb-veg. *merc.* *N-VOM. *PHOSPH. *spong.* *SULF.

Contrariété (par une), **respiration gênée.** Ars. *ign.* ran. *STAPH.

Cou (en **touchant** le), **respiration** gênée. *BELL. *hep.* lach. *SPONG.

Cou (en **tournant** le). *BELL. *hep.* *SPONG.

Couché (en **étant**), **respiration** gênée. Ars. asa. calc. *dig.* hep. lach. *nitr.* n-vom. oleand. *phosph.* puls. samb. sep. sulf. tart.

— **assis** (**presque**), amélioration. Spig.

— **côté** (sur le). Carb-an. puls.

— **côté droit** (sur le), amélioration. Spig.

Couché (en étant) :
— **dos** (sur le). Phos. sil.
— **tête basse** (la). Chin. colch. hep. nitr. puls.
Couché (en étant), **douleurs** de poitrine. Amm. amm-m. asa. calc. carb-veg. cham. ferr. *nitr.* nitr-ac. puls. rhus. sulf.
— **côté** (sur le). Amm-m. bry. ign. plat. puls. sabad. sen. sulf.
— **côté affecté.** Borax. calc. lyc. sabad. sulf.
— **côté droit.** *Acon.* ipec. puls. *seneg.* spig. *stann.*
— **côté gauche.** *Acon.* bry. ipec. *lyc.* *phosph.* *puls.* sep. *sil.*
— **côté sain.** Ambr. arn. bry. cham. ign. n-vom. puls. stann.
— **dos** (sur le). Alum. ars. chin. kal. n-vom. sep.
Courant (en), **douleur** de poitrine. Borax.
— **respiration** gênée. Ang. aur. borax. *caus.* ign. puls. *SIL.*
Courbant du côté malade (en se). **douleur** de poitrine. Calc.
Courbé (en étant assis) **Respiration gênée.** Dig. rhus.
Couru (après avoir), **dyspnée.** Ang. aur. borax. *caus.* ign. puls. *SIL.*
Cuivre (par la **vapeur** du). *Ars.* camph. *HEP.* *ipec. merc.*
Debout (en se tenant), **respiration** gênée. *Sep.*
Déglutition (pendant la), **respiration** gênée. *Bell.*
Douleurs de **poitrine** (par), **respiration** gênée. Selen.
Effaçant les épaules (en), **respiration** améliorée. Calc.
Efforts corporels (par des), **respiration** gênée. Amm. ars.
— **douleurs** de poitrine. Bor. rat.
Émotions (par des), **respiration gênée.** *Acon.* ars. *CHAM.* coff. *ign.* *N-VOM.* puls. *ran.* *staph. veratr.*
Enfants (chez les), **respiration gênée** *ACON.* *ars.* *BELL.* camp. *cham.* chin *coff.* cupr. hep. ign. *IPEC.* lach. lyc. *MOSCH.* *n-mosch.* *N-VOM.* *op.* phosph. *puls.* *SAMB.* stram. sulf. *tart.*
Épaules (en effaçant les). *Voy.* en **Effaçant.**
Estomac (qui provient de l'), **respiration** gênée. Caps. rhus.
Éternuant (en), **douleurs** de poitrine. Dros. meph. merc. sec. sil. sulf.
Expectoration trop fréquente (par une), **respiration** gênée. *Sep.*
Expectoration arrêtée (par une), **respiration** gênée. *Sep.*
Fâchant (en se), **respiration** gênée. Ars. *staph.*
Faiblesse (comme par), **respiration** gênée. Cycl.
Fardeau sur la poitrine (comme par un), **respiration** gênée. Cann. ign. rhab. sabad.
Fatigue corporelle. *Voy.* **Efforts** et **Travail.**
Flatuosités (par des), **respiration** gênée. Ars. *capr.* *carb-v.*

cham. *chin.* hep. natr. *N-VOM. *op.* phosph. *SULF.* *veratr.* *zinc.*

Froid (par le), **respiration** gênée. *Ars.* *bry.* *carb-an.* petr. *puls.*

— **douleurs** de poitrine. *Bry.* *carb-v.* petr.

Froid (en **buvant**), **douleurs** de poitrine. Thui.

Hoquet (pendant le), **douleurs** de poitrine. Amm-m.

Hystériques (chez les femmes), **respiration gênée.** *Acon.* asa. aur. *bell.* caus. cham. coff. con. cupr. *IGN.* ipec. lach. *MOSCH.* *n-mosch.* *N-VOM.* phosph. *puls.* stann. *stram.* sulf.

Levant des charges (en). Baryt. kal. lyc. sulf-ac.

Lit (au), **respiration** gênée. Ars. bell. *carb-an.* carb-veg. chin. con. ferr. *graph.* lach. merc. natr-m. n-vom. sep. sil. sulf. tart. verb.

— en se **retournant** dans le lit. Spig. sulf.

Marchant (en), **respiration** gênée. Agar. ars. bell. carb-v. *con.* *dig.* gran. *laur.* led. lyc. n-vom. puls. rhus. selen. seneg. sep. *sil.* *stann.* stront.

— **.douleurs** de poitrine. Amm. arn. bell. bry. camph. caps. cin. cocc. ferr. hep. kal. led. magn. merc. natr-m. nitr. n-vom. oleand. rhus. sass. sulf-ac. thui.

— — amélioration. Staph.

Marchant vite (en), **respiration** gênée. Ang. aur. borax. *caus.* ign. puls. *SIL.*

Matin (le), **respiration** gênée. Ambr. bell. carb-an. con. dig. kal. n-vom. *phosph.* *tart.*

— — **lit** (au). Carb-an. con. magn. tart.

— **douleurs** de poitrine. Arn. carb-veg. kal. kal-bi. lyc. n-vom. phos. ran. seneg. squill. sulf.

Montant(en), **respiration** gênée. Amm. ang. ars. aur. baryt. borax. calc. canth. cast. cupr. graph. grat. hyos. iod. led. *MERC.* nitr. nitr-ac. *n-vom.* ruta. seneg sep. stann. zinc.

— **douleurs** de poitrine. Ang. baryt. bell. graph. *N-VOM.* rhus. ruta. *sep.* spong. staph. thui. *zinc.*

Montant l'escalier (en), **respiration** gênée. Amm. ars. ang. borax. hyos. led. *merc.* nitr-ac. ruta. seneg.

— **douleurs** de poitrine. *N-vom.* rhus. ruta. spong. staph.

Mouvement (pendant le), **respiration** gênée. Arn. *ars.* borax. bry. calc. cann. caps. colch. ferr. graph. ipec. led. lyc. mur-ac. n-vom. *phosph* puls. rhus. seneg. sep. spig. *stann.* veratr.

— **douleurs** de poitrine. *Acon.* arn. ars. bell. borax. *bry.* *calc.*

cann. caps. colch. ferr. *graph.* led. lyc. meph. merc. mur-ac.
n-vom. **phosph.* puls. ran. rhus. **seneg.* sep. staph. zinc.

Mucosités (par **accumulation** de), **respiration** gênée. Ars.
baryt. bell. bry. calc. camph. chin. con. cupr. dulc. ferr. graph.
hep. ign. lach. merc. n-vom. phos. puls. *seneg.* sep. sil. sulf. tart.
zinc.

Nuit (la), **douleurs** de poitrine. **Alum.* ambr. **ARS.* bry. **CHAM.*
**CHIN.* **dulc.* ferr. ign. kal. kreos. lach. lyc. *magn-m.* **merc.*
natr. natr-m. **nitr-ac.* n-vom. op. *petr.* phosph. phos-ac. **puls.*
ran. *rhus.* **ruta.* sass. sec. seneg. sep. **spong.* stram. stront.
**SULF.* zinc.

— **respiration** gênée. Acon. alum. amm. **ARS.* aur. berb. bry.
**calc.* **CARB-V.* **CHAM.* chin. coloc. cupr. daph. *dig.* *ferr.*
**graph.* ign. kal. kal-ch. lach. lyc. *merc.* **N-VOM.* op. petr.
phos. plumb. **PULS.* ran. rhus. samb. *selen.* *seneg.* sep. stann.
sulf. mgs.

Parlant (en), **respiration gênée.** Borax. cann. caus. **dros.* kal.
lyc. rhus. spig. **SULF.*

— **douleurs** de poitrine. Borax. **bry. cann.* canth. *carb-veg.* chin.
cocc. ign. kal. *led.* lyc. mur-ac. natr-m. puls. rhus. **stann.* stram.
**SULF.*

Penchant en avant (en se), **respiration** gênée. Seneg.
— **douleurs** de poitrine. Arg. dig.

Poussière (comme par de la), **respiration** gênée. Cycl.

Pressant dessus (en), **douleurs** de poitrine. Dros. meph.
seneg.

Pression des vêtements (par la), **respiration** gênée. Amm-m.
**BRY.* **CALC.* **carb-veg.* **caus.* coff. **HEP.* kreos. lach. **LYC.*
**N-VOM.* sass. **spig.* spong. **SULF.*

Refroidissement (après un), **respiration** gênée. **Acon.* ars.
**bell. *bry. cham.* chin. **DULC. *IPEC.*

Reins (par **maux** de), respiration gênée. Selen.

Reins (après s'être donné un tour de), **douleurs** de poitrine.
**Sulf.*

Renversant le dos (en), **respiration** gênée. Cupr.

Renvois (par des), **douleurs** de poitrine améliorées. Baryt.

Repas (après le) **respiration gênée.** Ars. asa. carb-an. cham.
chin. lach. merc. n-mos. n-vom. *phosph. *puls. *sulf.* viol-tric.
zinc.

— **douleurs** de poitrine. Acon. ambr. amm-m. ant. arn. asa. bry.
carb-an. chin. lach. phosph. thui. verat.

Repos (dans le), **respiration gênée.** Euphorb. ferr. rhus seneg.
sil.

— **douleurs** de poitrine. Euphorb. rhus. seneg. tabac.

Respirant (en). **douleurs** de poitrine. *ACON. agn. amm. ant, arg. asar. baryt. bell. borax. *BRY. calc *cann. caps. carb-an. *carb-vg. caus. *CHIN. clem. colch. dulc. fer. guai. hep. iod. *kal.* kal-bi. kreos. lach. led. lyc. meph. merc. mur-ac. natr. natr-m. *nitr-ac. n-vom. oleand. op. plat. plumb. puls. rhus. *sabad.* sabin. *sep.* spig. *SQUILL. stann. *SULF. *tabac.* valer.

— **profondément.** *Acon.* agn. arg. arn. berb. borax. *BRY. *calc.* cast. caus. dros. meph. natr-m. nitr. plumb. *rhus.* sabin. spig. spong. sulf. valer.

Retournant dans le lit (en se), **douleurs** de poitrine. Spig. sulf.

Riant (en), **douleurs** de poitrine. Lyc. plumb.

— **respiration** gênée. Ars. cupr.

Sculpteurs (chez les). *Ars.* bell. *CALC. chin. *hep. ipec.* n-vom. phosph. *SIL. *sulf.*

Selle (pendant la), **respiration gênée.** Rhus.

Soir (le), **respiration** gênée. *Ars.* chin. con. cycl. *graph.* fer. n-vom. phosph. puls. rhus. *stann. *sulf.* tart. zinc.

— — **lit** (au). *Ars.* bell. carb-an. carb-v. chin. cist. con. fer. *graph.* lach. merc. natr-m. n-vom. sep. tart. (*Comp.* **Nuit.**)

— **douleurs** de poitrine. Ran-sc. stann.

— — **lit** (au). Sep. verb.

Sommeil (pendant le), **respiration** gênée. Lach. sulf.

Soufre (comme par la vapeur du), **respiration** gênée. Amm. *ARS. brom. bry. calc. camph. *chin.* cin. croc. *IGN. *lach.* lyc. pars. *PULS.

Tète (par le travail de). *Voy.* **Travail** intellectuel.

Toucher (au), **douleurs** à la poitrine. Amm-m. arn. calc. colch. graph. meph. phosph. sabin.

— **sternum** (au). Alum.

Tour de reins (après s'être donné un), **douleurs** de poitrine. *Sulf.*

— **respiration gênée.** *Calc.* *RHUS. *sulf.*

Toussant (en). Voy. *Chap.* XXI, *Sect.* 5.

Travail (pendant le), **respiration** gênée. Bovis. lyc. sil.

— **manuel.** Amm-m. bovis. *natr-m.* nitr-ac. *sil.*

— **corporel** (pendant un), **douleurs** de poitrine. Caus.

— **intellectuel.** Sep.

Venteux (par un temps), respiration gênée. Ars. calc.

Vêtements (par la pression des). *Voy.* **Pression.**

Vieillards (chez les), **respiration gênée.** Ant. *ARS. *AUR. baryt. *camph. carb-vg.* caus. chin. *con. *LACH. *OP. sulf.

SECTION V. — SYMPTOMES CONCOMITANTS

de la respiration et des douleurs de poitrine.

Angoisse (avec), **respiration** gênée. *ACON. anac. arg-n. *arn.*
**ars.* *BELL. *bry. calc. camph. cann. **cham.* cin. cist. kal. *lach.*
lact. merc. n-vom. op. **phosph.* **plat.* poth. **puls.* *rhus.* sabad.
samb. spig. *stann.* staph. **sulf.* tab. tart. *thui.* valer. verat.
— **douleurs** de poitrine. Ars. cham. lach. spig. sulf.
Brûlement à la face (avec), **dyspnée.** Puls. stront.
Chaleur (avec), **oppression.** Anac. plat. tart.
— **douleurs** de poitrine. Puls.
Cœur souffrant (avec), **dyspnée.** **Cham.* laur. magn-m. n-vom.
  petr.
Coliques (avec), **dyspnée.** Bry.
Côtes douloureuses en respirant. *ACON. **bell.* *BRY. merc.
  graph. selen. **squill.*
Couché sur le côté affecté (avec impossibilité d'être), douleurs de
  poitrine. Sulf.
Découragement (avec), douleurs au **cœur.** Daph.
Défaillance (avec), douleurs de poitrine. Ars.
Dos douloureux en respirant. Arg. cann. lach. petr. ruta. sep.
  staph.
Épigastre (avec douleurs dans l'), **gêne de la respiration.**
  N-vom.
Estomac (avec **douleur au creux** de l'), **dyspnée.** Arn. bry.
  calad. camph. cann. cham. *chin.* cic. cin. cocc. ferr. hell. hyos.
  ign. *mosch.* n-mosch. **N-VOM.* oleand. puls. **rhus.* ruta. *sabad.*
  samb. *spig.* *stram.* m-aus.
Évanouissement (avec), **douleurs** de poitrine. Lach.
Étourdissement (avec), **douleurs** de poitrine. Cham.
Face (avec **chaleur** à la), **respiration** gênée. Stront.
— **douleur** de poitrine. Kreos.
Face (avec **rougeur** de la), **respiration** gênée. Spig.
— **douleurs** de poitrine. Mosch.
Faiblesse (avec), **dyspnée.** *ARS. **lach.*
Froid (avec), **dyspnée.** Ars.
Hoquet (avec), **respiration** gênée. Puls.
Hypochondres douloureux en respirant. Ars. **cham.* chin.
  cocc. hell. **ign.* led. *N-VOM. puls. staph.
Inquiétude (avec), **respiration** gênée. Viol-od.
Insomnie (avec), **douleurs** de poitrine. N-vom.
Langue sèche et rouge (avec), **douleurs** de poitrine. Mosch.

Lassitude (avec), **douleurs** de poitrine. Gran.

Lèvres rouges (avec), **respiration** gênée. Spig.

Mélancolie (avec), **respiration** gênée. Caus.

Nausées (avec), **respiration** gênée. Canth. lach.

Nez (avec **sécheresse** du), **respiration gênée.** Canth.

Oreilles (avec **bourdonnement** d'), **respiration** gênée. N-vom. *puls.*

Pâleur. *Voy.* **Face.**

Parler (avec **impossibilité** de), **douleurs** de poitrine. Ars.

Pleurs (avec), **respiration** gênée. *Cupr.* ran. rhus. samb.

Poitrine douloureuse (avec), **respiration gênée.** *ACON. agn. amm. ant. arg. asar. *baryt.* *bell.* borax. *BRY. *calc.* *cann.* caps. *carb-an.* *carb-veg.* caus. *chin.* clem. colch. dulc. guai. hep. iod. *kal.* *kal–bi.* kreos. lach. led. lyc. meph. merc. mez. mur-ac. natr. natr-m. nitr. *nitr-ac.* n-vom. oleand. op. plat. plumb. puls. rhus. *sabad.* sabin. *sep.* spig. *SQUILL. stann. *SULF. valer.

Pouls accéléré (avec), **respiration** gênée. N-vom.

Pression au creux de l'estomac (avec), **respiration** gênée. Ars.

Pupilles dilatées (avec). *Bell.* *CALC. mosch.

Rate douloureuse. Arn. ruta.

Regard fixe (avec), douleurs de poitrine. Chin.

Reins douloureux en respirant. *N-VOM. *puls.* selen. m-aus.

Sang (avec **bouillonnement** de), **douleurs** de poitrine. Puls.

Sécheresse de la **langue** (avec), **douleurs** de poitrine. Mosch.

— du **nez** (avec), **dyspnée.** Canth.

Selle (avec **besoin** d'aller à la), **respiration** gênée. Bry.

Soif (avec), **respiration** gênée. Lach.

Soupirs (avec), **douleurs** de poitrine. Cocc.

Sueur (avec), **respiration** gênée. Ars. lach. n-vom.

Tension de poitrine (avec), **dyspnée.** Rhus.

Toux (avec), **respiration gênée.** Ars. asar. bry. *cocc.* *con. *CUPR. *DROS. ipec. kal-bi. lach. mez. mosch. *n-vom.* petr. *PULS. *rhus.* sil. spig. tart. *veratr.*

— **douleurs** de poitrine. Berb. con. lach. mosch. puls.

Tristesse (avec), **respiration** gênée. Lach.

Vacuité dans le creux de l'estomac (avec), **respiration** gênée. Stann.

Ventre ballonné (avec), **douleurs** de poitrine. Prun.

Ventre douloureux (avec), **respiration gênée.** Arn. ars. *bry.* calc. cann. *caps.* *cham.* *chin.* *cocc.* croc. dros. hell. *IGN. kal-bi. led. mez. mosch. *n-vom.* phosph. *puls.* rhod. rhus. ruta. *spig.* stann. staph. m-aus.

Vertige (avec), *respiration* gênée. Puls.

Vomissements (avec), **respiration** gênée. Lach.

— **douleurs** de poitrine. Cann.

— **alternant** avec spasmes des muscles de la poitrine. Cic.

SECTION VI. — POITRINE EXTÉRIEURE.

Ardeur. *Voy.* **Chaleur.**

Battement. Croton.

Bleue (peau). Clavicules. Thui.

Brisement (douleur de). Amb. ang. arg-n. arn. calad. rhod.

Brûlement. Bell. calc. iod. led. selen. mgs.

Brunes (taches). *Carb-v. *sep.

Carie des **os.** Con.

Chaleur sur la poitrine. Mang. raph.

Contractions. Gran. veratr.

Crampes des muscles. Cic. stram. veratr.

Crampoïdes (douleurs). Arg. gran.

Crevasses, rhagades. *Graph. *sulf.*

Cuisson. Led.

Dartres. Ars. caus. dulc. *petr.* staph.

Déchirement. Amm. amm-m. carb-v. croton.

Élancements. Amm. calc. canth. caus. chinin. cin. iod. kreos.
led. mur-ac. *N-VOM. spig. squill. staph. sulf. teucr. m-arc.

Engourdissement. Graph.

Éruptions. Alum. ant. bell. bovis. calc. canth. con. grat. *hep.* kal.
lach. led. *lyc.* merc. mez. *plumb. rhus. *sec.* staph. stront. valer.

— **boutons.** Amm. ant. bell. berb. borax. calc. canth. chin. cocc.
con. dulc. *hep.* iod. *lach.* magn-m. natr. *plumb. rhus.* squill.
staph. *stront.* tabac. zinc.

— **miliaire.** Amm. *bry.* calad. cupr. *lach.* *led.* merc. *sil. staph.*
stram. tart.

— **pustules.** Hep. stront.

— **vésicules.** Graph.

Excoriation (douleur d'). *Cic.* led. phosph. zinc.

Formication. Colc. ran-sc.

Frissonnement. Par.

Furoncles. Amm. chin. hep.

Hépatiques (taches). *Lyc. sulf.*

Jaunes (taches). Ars. *phosph.*

Luxation (douleurs de). *Arn.*

Miliaire. Amm. *bry.* calad. cupr. *lach.* *led.* merc. *sil. staph.*
stram. tart.

Muscles (tressaillements des). Asar. tarax.

Picotement. Calc. ran-sc.

Pression. Amb. carb-v. euphorb. sulf.

Prurit. Agar. alum. anac. ant. baryt. *bov.* calc. canth. *carb-v. con.* kal. *led. *lyc.* mez. natr-m. phosph. sabad. *sep.* spong. squill. *stann. staph.* sulf.

Pustules. Alum. *led. tart.

Rhagades. *Voy.* **Crevasses.**

Rhumatismales (douleurs). Amb. *ARN. *carb-v.* n-vom. ran. tart.

Rouges (points). Sabad.

— **(taches).** **Bell.* cocc. **ipec.* *LED. magn. mez. **sabad.*

Sueur. Agar. *arn.* bovis. calc. canth. *chin.* chinin. cocc. *graph.* hep. *lyc.* nitr. nitr-ac. phosph. phos-ac. *sabad.* selen. sep. sil.

— **rougeâtre.** Arn.

Taches. Amm. ars. *bell.* **carb-veg.* **cocc.* crot. **ipec.* lach. *LED. magn. mez. nitr-ac. **phosph.* **sep.* squill. sulf.

— **brunes.** **Carb-veg.* **sep.*

— **hépatiques.** **Lyc. sulf.*

— **jaunes.** Ars. **phosph.*

— **rouges.** **Bell.* cocc. **ipec.* *LED. magn-c. mez. **sabad.*

Tension. *Euphorb. iod. lyc.* mez. oleand. rhus. sass.

— **raccourcissement** des tendons (comme par). Sass.

Tiraillements. Carb-v. stront.

CHAPITRE XXIII.

AFFECTIONS DU DOS, DES LOMBES,
de la nuque et du cou.

SECTION I. — AVIS CLINIQUES.

GOITRE. — Les médicaments que jusqu'ici on a employés avec le plus de succès, sont : 1) Brom. *iod. spong.* — 2) *Ambr. amm.* calc. caus. hep. lyc. natr. natr-m. spong. staph. — 3) *Als. carb-an.* con. dig. kal. magn-c. merc. petr. phosph. plat. sil. sulf.

LUMBAGO. — Les meilleurs médicaments sont : *Bry. n-vom.* puls. rhus. sulf. — *Voy.* aussi **Rhumatisme,** *Chap.* I.

MARASME DORSAL. — Jusqu'ici nous ne possédons encore aucune observation directe sur le traitement de cette maladie ; mais nous avons toute raison de croire que, dans les cas où le mal n'est pas trop avancé, on trouvera souvent d'une grande utilité : *Alum. calc. cocc. n-vom. sulf.*; — ou bien : *N-mos. ox-ac.*

MYÉLITE, ou Inflammation de la moelle épinière. — On pourra consulter, dans la plupart des cas : *Acon. bell. bry. cocc. dulc.;* ou encore : *Ars. dig. ign. puls. veratr. nitigl.*

Si la **Fièvre** est **intense,** avec forte chaleur, agitation et soif, *acon.* mérite la préférence, quel que soit le siége de l'inflammation.

Si l'inflammation occupe particulièrement la partie **Inférieure** de la colonne vertébrale, *bry. cocc. n-vom.* conviendront de préférence, ou peut-être même *rhus.*

Si, au contraire, la **Poitrine** est attaquée de préférence, avec accès d'angoisse, palpitation de cœur, etc., les meilleurs médicaments seront : *Ars. dig. puls.*

Si c'est l'**Abdomen** qui souffre le plus, avec froid et crampes dans le ventre, on trouvera le plus souvent convenables : *Cocc. ign. n-vom. veratr.*

Dans le cas où la partie **Supérieure** de la moelle épinière est le siége principal du mal, c'est *bell.* qu'on pourrait consulter de préférence, ou peut-être encore *dulc.*

Un cas de Myélite, à la suite de la rougeole, avec grande disposition des parties affectées à l'exsudation, a été amélioré d'une manière sensible par *dulc.*

NOTALGIE, Douleur dorsale, Maux de reins, roideur de la nuque, etc. — *Voy.* et *Comp. :* **Rhumatismes, Hémorrhoïdes, Lumbago, Myélite, Névralgie,** etc., dans leurs chapitres respectifs.

PSOITE. — Les médicaments qu'on pourrait consulter de préférence, sont : *Acon. bry. n-vom. puls. rhus. staph.* (*Voy. Chapitre* I, **Rhumatisme.**)

REINS (maux de). — *Voy.* **Notalgie.**

RACHITISME. — Voy. *Chap.* I, même mot.

SCIATIQUE. — On pourra consulter de préférence : *Acon. ars. bry. cham. ign.* (*coff. coloc.*) *n-vom. puls. rhus. staph.* (Voyez *Chap.* I, **Névralgies,** et *Comp.* **Rhumatisme.**)

TABES dorsalis. — *Voy.* **Marasme dorsal.**

SECTION II. — SYMPTOMES.

Dans les articles suivants le mot *reins* signifie la *région* des reins ou des *lombes* et non les reins (*renes*) proprement dits.

Abcès au dos. **Sil.* staph.

Aisselles affectées. **Acon.* agn. ambr. amm. *amm-m.* ant. arg. **arn.* ars. asar. aur. **baryt.* *bell.* **borax.* bovis. **bry.* **calc.*

canth. caps. *CARB–AN. *carb-veg. caus. chel. chin. *clem. cocc.
coloc. *con. cupr. dig. *HEP. iod. *kal. lach. laur. *lyc. magn.
mang. men. merc. mez. *natr-m. *nitr-ac. oleand. petr. *PHOSPH.
phos-ac. plumb. puls. rhod. *rhus. ruta. sabad. selen. seneg.
*SEP. *sil. spig. spong. squill. stann. *staph. *SULF. *sulf-ac. tart.
thui. valer. veratr. zinc.

Amaigrissement du dos. Tabac.

Ampoules sur le dos. Calc.

Barre dans le dos (douleurs comme par une). Lach.

Battement dans le dos. Baryt. chin. zinc.

Battement aux reins. Sep.

Bosses. *Voy*. **Élevures.**

Boule dans le dos (douleurs comme par une). Arn.

Brisement (douleurs de **meurtrissure,** de contusion ou de) au
cou. Sabin.

— **dos.** Acon. *agar*. alum. *arn*. asar. chin. *dros*. gins. kal. *magn*.
merc. n-mos. *N-VOM. phosph. *plat*. puls. ran. rhod. *rut*. sabad.
spig. stram. stront. sulf. thui. *veratr*. mgs-arc. mgs-aus.

— **omoplates.** Gran. hell. merc. ran. sil.

— **nuque.** Acon. *agar. n-vom.* sabin. thui.

— **reins.** *Acon. agar. alum. amm-m. ang.* arg. *arn*. bry. calad.
chin. cin. dig. gins. *GRAPH. gran. *hep*. *lach. magn*. men. merc.
natr-m. n-mos. *N-VOM. phosph. *plat*. puls. ran. ran-sc. rhod.
*RHUS. *rut*. sabad. sass. staph. stront. sulf. thui. *veratr*. zinc.

Brûlement (douleurs de) dans le **dos.** *Alum,* ars. bor. bry. *carb-
an. carb-veg.* lach. magn-m. merc. *nitr-ac.* n-vom. oleand. raph.
selen. seneg. sep. *sulf*.

— **nuque.** Amm. baryt. calc. ign. merc.

— **omoplates.** Alum. bry. carb-veg. kal. lyc. sulf.

— **reins.** Amm. asar. borax. natr. phosph. phos-ac. rhus. sep.
stann. sulf. sulf-ac. m-aus.

Chaleur, au **cou.** *Cham*. cycl. samb.

— **dos.** Agn. baryt. *dulc.* mang. *phosph.* phos-ac. rhus. spig. stann.
staph. veratr. m-arc.

— **nuque.** Cycl. lach. par. phosph.

— **omoplates.** Coff. laur. puls.

Clavicules affectées. Amm. asa. aur. bism. kal. magn-m. mez.
rhod. sass.

Coccyx affecté. *Agar. *agn. *alum*. amm. amm-m. ang. ant.
arg. *arn*. asa. *bell. *borax. bovis. *calc. cann. *canth. **carb-an.**
*carb-veg. *caus. *chin. cic. *colch. croc. *dros*. *GRAPH. *HEP.
*ign. iod. kal. lach. laur. *led. magn. *merc. mur-ac. par. petr.
phosph. *phos-ac. *plat. plumb. *RHUS. *ruta. sil. *spig*. staph.
*sulf. sulf-ac. valer. veratr. *zinc.

Commotions dans le cou. Mez.

Compression dans le dos. Con.

Constriction dans le dos. Canth. n-vom. sabad.

Contraction (**douleurs** de) dans le **cou.** Amm-m. asar.
— **dos.** Bry. graph. guai. mez. viol-tric.

Contusion. *Voy.* **Brisement.**

Convulsions. *Voy.* **Crampes.**

Cou douloureux. Acon. agar. agn. *alum. amm. *amm-m.* anac.
ang. ant. arg. *arn. ars.* asa. asar. aur. *baryt.* *BELL. bism. borax.
bovis. *BRY. *calc. *camph.* cann. canth. caps. carb-an. *carb-veg.*
caus. cham. chel. chin. cic. cin. clem. *COCC. coff. colch. coloc.
con. croc. cupr. cycl. dig. dulc. euphorb. ferr. *graph.* guai. hell.
hep. hyos. *IGN. *iod.* *KAL. kreos. *LACH. laur. led. *LYC. magn.
magn-m. *mang.* men. *merc. mez.* mosch. mur-ac. natr. natr-m.
nitr. nitr-ac. *n-vom.* oleand. op. par. petr. *phosph. phos-ac.*
plat. plumb. *PULS. ran-sc. rhab. *rhod. *rhus.* ruta. sabin. samb.
*SASS. sec. selen. *sep. sil.* spig. *spong.* squill. stann. *staph.*
stront. sulf. sulf-ac. tarax. tart. teucr. *thui.* veratr. verb. zinc.
m-arc. m-aus.

— **côtés du cou.** Amm-m. ang. berb. bism. bovis. bry. canth.
chel. grat. ign. kal. lach. lyc. nitr-ac. phosph. rhod. sass. sep.
tarax. zinc.

— **vertèbres du cou.** Acon. anac. arn. *calc.* carb-veg. cinn. con.
croton. graph. guai. ign. lach. natr. nitr. nitr-ac. *n-vom.* puls.
sabin. stann. sulf. m-arc. m-aus.

Crampes, convulsions. *Acon.* alum. *ang.* *BELL. *CAMPH.
canth. *CAPS. *cham. *cic. *cupr. *ign.* *IPEC. lach. *laur.* merc.
nitr-ac. *OP. plat.* rhus. *SEC. sil. stann. *STRAM. *sulf.* tart.
veratr.

Crampoïdes (douleurs) dans le **cou.** Ant. arn. asar. lach. phos-ac.
squill. mgs-arc.

— **dos.** Bry. con. euphorb. euphr. lact. natr. sep. viol-tric.

— **nuque.** Ant. arn. *asar.* natr.

— **reins.** Bell. gran. magn-m. plat. sil.

Craquement des **vertèbres** du **cou,** par le mouvement. Cocc.
puls. stann. mgs-arc.

— **omoplates.** Puls.

— **reins.** *Sulf.*

Croûtes sous les **aisselles.** *Natr-m.*

Cuisson au **dos.** Graph.

— **nuque.** Cycl. *graph.*

Dartres sous les **aisselles.** *Carb-an.* *LYC. natr-m. *SEP.

— **dos.** *Ars. *lach.* zinc.

— **nuque.** Caus. clem. *lyc.* nitr. *petr. *sep.* sulf.

Dartres :
— **omoplates**. Lach.

Debout (douleurs aux reins empêchant de se tenir). Petr.

Déchirement sous les **aisselles**. Bell. *chin.* colch. kal. lach.

— **cou**. *Amm-m.* arn. bovis. **carb-v.* *kal-bi.* mez. natr. *zinc.*

— **dos**. Anac. ars. aur. **bry.* *canth.* caps. *CARB-V. *cham.* *chel.*
chin. cin. *cocc.* colch. *ferr.* *HEP. **kal.* **lach.* led. *LYC. magn-m.
mang. *NATR-M. *N-VOM. *op.* plumb. rhod. sabin. **sep.* **sil.*
*SULF. zinc.

— **omoplates**. Anac. arg. ars. *asa.* bor. *CAUS. *cham.* *chin.* *ferr.*
guai. kal. lach. *LYC. *men.* *natr.* plumb. rhod. **rhus.* sil. *tsann.*
sulf. zinc-ox.

— **nuque**. *Asa.* berb. *camph.* **carb-v.* chin. *LYC. magn. *N-VOM.
oleand. *plumb.* *puls.* *rhod.* *SULF. *zinc.*

— **reins**. Berb. calc-ph. *canth.* *carb-veg.* *caus.* *chin.* *KAL. *KREOS.
*LACH. *led.* lyc. **n-vom.* plumb. sep. **sil.* **spong.* *stram.* **stront.*
**sulf.* *thui.* zinc.

— **coccyx**. Canth. carb-veg. caus. graph. kreos. merc.

Démangeaison. *Voy.* **Prurit**.

Déviation de la colonne vertébrale. *CALC. **lyc.* plumb. **puls.*
°*rhus.* **sil.* °*staph.* SULF.

Dos douloureux. **Acon.* *agar.* agn. *alum.* ambr. amm. *amm-m.*
anac. **ang.* *ant.* arg. *ARS. asa. *asar.* aur. *baryt.* *BELL. bism.
borax. *bovis.* *bry.* calad. *CALC. camph. *cann.* *canth.* caps. carb-
an. **carb-veg.* *CAUS. *cham.* *chel.* **chin.* cic. cin. clem. COCC.
coff. colch. coloc. *con.* croc. daph. *dig.* dros. *dulc.* euphorb. euphr.
ferr. *graph.* **guai.* hell. *hep.* hyos. ign. iod. ipec. **kal.* *KREOS.
*LACH. laur. *led.* *LYC. magn. magn-m. mang. *men.* merc. *mez.*
mosch. *mur-ac.* **natr.* *NATR-M. nitr. *nitr-ac.* *N-VOM. n-mosch.
oleand. op. par. *PETR. *phosph.* *phos-ac.* *plat.* plumb. *PULS. ran.
ran-sc. rhab. *rhod.* *RHUS. **ruta.* sabad. *sabin.* samb. *sass.* sec.
selen. seneg. *SEP. *SIL. *spig.* *spong.* squill. *stann.* **staph.* stram.
stront. *SULF. *sulf-ac.* *tarax.* tart. teucr. *thui.* valer. **veratr.*
verb. *zinc.* **m-aus.*

Efforts (douleurs comme par des), dans le dos. Mur-ac. oleand.
**rhus.* *valer.*

— **nuque**. **Rhus.*

— **reins**. **Rhus.* **staph.*

Élancements sous les **aisselles**. Arn. lact. natr. phosph. staph.

— **colonne** vertébrale. Bell. gins.

— **cou**. Carb-v. hep. merc. samb. sass. tarax. zinc.

— **dos**. Acon. *alum.* anac. asa. *bry.* calc. carb-v. chin. chinin. cycl.
dulc. guai. hell. hep. hyos. lach. *lyc.* magn. mez. *nitr-ac.* oleand.

par. plumb. puls. rhus. sabin. *sass.* sil. *spig.* staph. *sulf.* tarax. verb.

Élancements :
— **omoplates.** **Amm-m.* anac. berb. bry. calc. camph. cann. cocc. colch. ferr. gins. guai. hep. hyos. kreos. lach. men. mur-ac. natr. **nitr.* nitr-ac. n-vom. *par. phosph.* plumb. puls. samb. sass. sil. stann. **sulf.* verb. zinc.

— **nuque.** **Baryt.* bry. carb-v. magn. **stann.* tarax. zinc.

— **reins.** Ambr. berb. *bry.* calc. **CARB-AN.* **carb-v.* cocc. dulc. gins. ign. *lach.* **LYC.* magn. merc. natr. natr-m. nitr. **N-VOM.* plumb. *puls.* ruta. sulf.

— — en faisant un faux pas. Carb-v. sulf. tarax.

Élevures, bosses sous les **aisselles.** Calc.

— **colonne vertébrale** (sur la). Lach.

— **cou** (au). Graph. hep.

— **nuque.** **Sil.*

Enfantement (douleur comme celles d') aux **reins.** Croc. cinn. kal. kal-h. **kreos.* puls.

Éphélides hépatiques, épaules. *Ant.*

Éruptions sous les **aisselles.** **Carb-an.* **LYC.* **natr-m.* nitr-ac. n-jugl. **PETR.* phosph. **SEP.*

— **cou.** Ant. ars. aur. bovis. bry. clem. hep. **LYC.* mez. phos-ac. *puls.* spig. spong. *squill. staph.* sulf. tart. thui. *veratr.*

— **dos.** Alum. baryt. bell. berb. calc. **carb-v.* caus. cist. dig. fluor-ac. lach. led. mez. natr. *natr-m.* n-jugl. phos-ac. puls. *selen.* **sep. squill.* tab. zinc.

— **omoplates.** Amm. ant. bell. caus. cic. lach. lyc. *merc.* n-jugl. phos-ac. *puls.* squill.

— **nuque.** Ant. arn. bell. berb. *carb-veg. caus.* clem. kal. lyc. *nitr.* n-jugl. **petr.* sec. **SIL.* staph. tart.

— **reins.** Calc. *natr.* sep.

Excoriation sous les **aisselles.** Carb-v.

Excoriations (douleurs d') :
— **aisselles** (sous les). Ars. carb-veg. *mez.* n-jugl. zinc.

— **cou.** Brom. bry. *cic.* **con.*

— **dos.** Cast. sulf-ac. thui.

— **nuque.** Bry. cycl. dig. phos-ac.

— **reins.** Cast. caus. *colch.* **natr.* sang. sulf-ac.

— **vertèbres** du cou. Brom. **con.*

Exostose douloureuse au sacrum. °*Rhus.*

Faiblesse dans le **dos.** *Agar.* lach. n-vom. petr. sil. zinc.

— **muscles** du **cou.** Arn. cocc. *lyc.* **kal.* par. staph. sulf. tart. veratr.

— **nuque.** Acon. **kal.* par. plat. sil. stann. staph. veratr.

— **reins.** Merc. n-vom. petr. **sep.* sil. sulf. zinc.

Fesses affectées. Alum. ambr. *amm.* ang. **ant.* asa. *baryt.* bell. *borax. calc.* camph. cann. canth. carb-veg. *caus. chin.* cocc. colf. **con.* croc. cycl. dig. dros. dulc. *GRAPH. hep. *hyos.* ign. iod. **kal. laur. *lyc.* magn. *mang. men.* *merc. *mez. mur-ac. natr. natr-m. nitr-ac. n-vom. *oleand. phosph.* *PHOSPH-AC. *plat.* puls. **rhus.* samb. *sass. selen.* *sep. *sil.* spig. stann. *STAPH. stront. **sulf.* tarax. thui. veratr. **zinc.*

Fouillement dans le dos. Acon. dulc. sep.

Fourmillement dans le **dos.** Acon. alum. anac. *arn.* bovis. caus. graph. laur. *natr. phos-ac.* ran-sc. sass. *sec.* *sep.

-- **reins.** Borax. croton. *phos-ac.* sass.

Frisson dans le **dos.** *Bell.* bov. brom. *CALC. **caps. *chin.* guai. ign. **lach.* lyc. *NATR-M. **n-vom. *sep.* *SIL. spong. **stann.* staph. **sulf.*

— **nuque.** Calc. dulc. valer.

— **omoplates.** Alum. aur. kreos. rhus. sil.

—.**reins.** Lach. laur. *lyc.* sabad. sabin.

Froid, au **cou.** Kal-chl.

— **dos.** Coff. croc. croton. hyos. lact. men. mur-ac. natr-m. nitr. phosph. plat. ruta sabad. sec. stront. thui.

— **nuque.** Dulc. valer.

— **omoplates.** Caus. m-aus.

Furoncles sous les **aisselles.** Borax. lyc. **phos-ac.*

— **cou.** Natr-m. sep.

— **dos.** *Caus.* fluor-ac. mur-ac. *sulf-ac.*

— **nuque.** N-jugl.

— **omoplates.** Amm-m. led. n-jugl.

— **reins, lombes.** Thui.

Glandes affectées sous les **aisselles.** *Amm-m.* arg-n. ars. asar. baryt. *bell.* *CALC. carb-an. *clem.* coloc. cupr. *HEP. **iod. kal. lyc. natr-m. *nitr-ac. phosph.* phos-ac. prun. *rhus.* sep. *SIL. °*staph.* *SULF. sulf-ac.

— **cou.** Alum. *AMM. *amm-m. *arn.* baryt. *BELL. *bovis.* *CALC. *CARB-AN. carb-veg. *caus. *cham. *cist.* cupr. *dulc. ferr. graph.* hell. ign. **iod. kal. *kreos.* *LACH. *LYC. *magn-m.* MERC. *natr.* *NITR-AC. **phosph.* puls. *SIL. *spig. spong.* °*staph.* sulf. *tart.* thui. viol-tric.

— **nuque** **Amm.* *BARYT. *CALC. dulc. **hell.* iod. mur-ac. **petr. *phosph.* *SIL. **staph. *sulf.*

Goitreux (gonflement), goître. *Als.* °*ambr.* amm. brom. *CALC. carb-an. °*caus.* con. dig. °*hep.* *IOD. kal. °*LYC.* magn-c. merc. **natr. *natr-m.* nitr-ac. petr. phosph, plat. sil. *SPONG. °*staph.* sulf.

Gonflement sous les **aisselles.** Baryt.

— **cou.** Ars. *BELL. *calc. caus. cic. chinin. con. croc. crotal. hyos. *iod. *kal. *lach. *lyc. mang. merc. natr. nitr-ac. n-vom. par. phosph. puls. sass. sulf.

— **dos.** *Staph.

— **fossette** du **cou.** Ipec.

— **nuque.** *Baryt. *BELL. calc. con. merc. *puls. sep.

— **reins.** Lyc. *rhus. *sil. *staph.

— **vertèbres.** Calc.

Grosseurs au **cou.** Graph. *hep.

— **aisselles** (sous les). Petr.

— **dos,** Lach.

— **nuque.** *Sil.

Grossissement du cou. Con. *iod. *phosph.

Horripilation au dos. Bell. bovis. zinc.

Incisives (douleurs), au **cou.** Samb.

— **dos.** Graph. natr. seneg.

— **nuque.** Graph.

— **reins.** *Natr-m. samb.

Lever (douleurs aux reins empêchant de se). Phosph. sil.

Lumbago. Murex.

Luxation (douleur de), au **cou.** Cinn.

— **dos.** Agar. bell. calc. con. lyc. n-vom. petr. rhod. sulf. mgs-aus.

— **nuque.** Agar. calc. cinn. nitr. sulf.

— **omoplates** (entre les). Baryt. bell. kal. n-vom. petr. plumb. rhod. sulf.

— **reins.** Agar. arg-n. calc. lach. petr. rhod. sep. sulf.

Marche (douleurs aux reins gênant la). Phosph.

Meurtrissure (douleur de). Voy. **Brisement.**

Miliaire au **cou.** Bry.

— **nuque.** Ant. caus. mez. *SEC.

— **omoplates.** Ant. caus.

Moelle épinière affectée. Acon. ars. bell. bry. calc. carb-veg. caus. chin. *COCC. dig. *dulc. ign. lach. natr. natr-m. *N-VOM. *PHOSPH. phos-ac. puls. rhus. staph. *sulf. veratr.

Mouvement du **dos** (douleurs gênant le). Petr.

— **reins.** Caust. phosph.

Nodosités, sous les **aisselles.** Nitr-ac. phosph.

— **cou.** *Ign. *LACH. lyc. mur-ac. phosph.

Nuque douloureuse. Acon. agar. agn. *alum. ambr. *AMM. amm-m. *anac. ang. ant. arg. arn. ars. asa. asar. aur. *baryt. *BELL. borax. bovis. bry. *CALC. camph. cann. canth. caps. carb-an. *CARB-VEG. *CAUS. cham. chin. cin. clem. cocc. colch.

coloc. con. croc. cupr. cycl. dig. dros. *dulc.* euphorb. ferr. **graph.* guai. hell. hep. hyos. *ign.* iod. **KAL.* **LACH.* *laur.* led. **LYC.* magn. magn-m. mang. *men.* *merc.* mez. *mosch.* **NATR.* **NATR-M.* nitr. **NITR-AC.* **N-VOM.* n-mosch. oleand. op. par. petr. **PHOSPH.* *phos-ac.* **plat.* plumb. **puls.* ran. rhab. **rhod.* **RHUS.* ruta. *sabad.* sabin. samb. sass. sec. selen. **SEP.* **SIL.* *spig.* spong. squill. *stann.* stront. **SULF.* tarax. tart. **thui.* valer. *veratr.* *zinc.* m-aus.

Omoplates (souffrances dans la région des). *Acon.* agar. agn. **alum.* ambr. **amm.* amm-m. **anac.* ang. ant. *arg.* **arn.* ars. **asa.* asar. aur. **baryt.* **BELL.* bism. borax. bovis. *bry.* calad. **CALC.* camph. cann. *canth.* caps. carb–an. carb-veg. **CAUS.* cham. **chel.* **CHIN.* *cic.* cin. clem. *cocc.* coff. colch. *coloc.* con. croc. daph. dig. dros. **dulc.* euphorb. **KAL.* **KREOS.* lach. *laur.* led. lyc. magn. *magn-m.* mang. **men.* **MERC.* *mez.* mosch. *mur-ac.* **natr.* natr-m. **nitr.* **nitr-ac.* **N-VOM.* n-mosch. oleand. op. par. petr. *phosph.* *phos-ac.* plat. **plumb.* **puls.* ran. *rhod.* **RHUS.* *ruta.* sabad. sabin. *samb.* sass. sec. selen. seneg. **SEP.* **SIL.* *spig.* spong. **squill.* **stann.* **staph.* stram. stront. *sulf.* sulf-ac. tarax. tart. teucr. thui. valer. **veratr.* zinc. m-arc. m-aus.

Ostéocopes (douleurs), comme si la chair était détachée de l'os. Acon.

— **nuque.** Baryt.

Paralysie du **cou.** Lyc.

— **dos.** Agar. sil.

— **reins.** Berb. **COCC.* coff. **dulc.* lach. magn-m. **natr-m.* ran-sc. selen. sil. zinc.

Paralysie (douleurs de), au cou. Cycl.

— **dos.** Agar. asar. sil. zinc.

— **nuque.** Sil. veratr.

— **reins.** Acon. **cocc.* °*dulc.* **natr-m.* ran-sc. selen. sil. zinc.

Parler (douleurs empêchant de). *Cann.*

Pesanteur au **cou.** Men.

— **dos.** *Ambr.* carb-veg. par. *petr.* phosph. *sep.* *sulf.*

— **nuque.** Caps. men. n-vom. par. petr. phosph. samb.

— **reins.** Baryt. berb. rhus.

Picotement au **dos.** Acon. lact. ran-sc.

— sous les **aisselles.** Raph.

Pincement dans le dos. Sil. sulf. viol-tric.

Pression sous les **aisselles.** Agn. asa. asar. chel. led. staph. teuc.

— **cou.** *Alum.* calc. carb-veg. cycl. ferr. guai. lach. *oleand.* *sil.* *spong.* teucr.

Pression :

— **dos.** Amb. anac. aur. *caps. carb-veg. caus.* con. cycl. dulc. *graph.* euphr. *kal.* lyc. *mur-ac.* natr-m. nitr. **petr.* sabin. *samb.* sass. sen. *SEP. tarax. thui. veratr. zinc.

— **omoplates.** Anac. *arn. calc. *chin.* coral. gran. *sabin.* seneg. zinc.

— **nuque.** Amb. baryt. crot. cupr. laur. °*natr-m.* ol–an. samb. sass. *staph.* tarax.

— **reins.** *Ang.* berb. borax. *carb-an.* caus. gran. *men. puls. rhod.* sabin. samb. *SEP. sil. *SPONG. **sulf. tarax.* veratr. mgs-aus.

— **coccyx.** Cann. iod. valer. zinc.

Pression comme par une pierre, entre les **omoplates.** *Chin.*

Prurit sous les **aisselles.** *Anach.* asar. carb-an. carb-veg. dig. grat. kal. nitr-ac. *phosph. sep. spig. spong.*

— **cou.** Alum. anac. ant. carb-veg. nitr-ac. puls. rhus. sulf. thui.

— **dos.** Alum. amm. carb-m. carb-veg. caus. daph. nitr-ac. seneg. sep. staph. ther.

— **omoplates.** Alum. arn. baryt. laur. merc. oleand. ruta. seneg. stront. zinc.

— **reins et lombes.** Borax. bovis. kal. merc. natr-m.

Pulsations au **cou.** *BELL. laur. op. sulf.

— **dos.** Baryt. thui. lyc. mez. puls. sil.

— **reins.** Amm. caus. graph. kal. lach. **natr-m.* nitr-ac. n-vom. **sep.*

Raccourcissement des **muscles** (sensation de). **Con.* lach. n-vom.

Reins et lombes douloureux. *Acon.* agar. *ALUM. **ambr. *amm. *amm-m.* anac. *ang.* ant. arg. *arn.* ars. asa. asar. *aur. *baryt.* bell. *borax.* bovis. bry. calad. *CALC. **calc-ph.* cann. *canth.* caps. **carb-an.* carb-veg. **cant. *caus. *cham.* chel. **chin.* cin. cocc. **coff.* colch. coloc. **con. croc. *crotal.* cupr. *dig.* dros. **dulc.* euphorb. *ferr. *graph.* guai. *hell.* hep. hyos. **ign.* iod. ipec. *KAL. **kal-bi.* *KREOS. *LACH. laur. *led. *lyc.* magn. **magn-m. mang. men. *merc. mez.* mosch. *mur-ac. natr. natr-m. nitr. *nitr-ac.* *N-VOM. n-mosch. op. **petr. *phosph.* phos-ac. *plat.* plumb. *PULS. *ran.* ran-sc. rhab. rhod. *RHUS. ruta. sabad. sabin. samb. sass. sec. selen. seneg. **sep. *sil.* spig. *spong.* squill. stann. **staph.* stram. *stront.* *SULF. *sulf-ac.* tarax. *tart.* thui. valer. **veratr. *zinc.* m-aus.

— **vertèbres lombaires.** Agar. amm-m. arg. aur. bry. chel. dig. *KREOS. mez. mur-ac. *n-mosch.* phosph. phos-ac. prun. *puls. stann.* thui.

Renversement du **dos** en **arrière.** Ang. bell. *camph.* canth. carb-an. cic. cupr. *ign. ipec.* n-vom. **op. rhus.* sec. stann. stram.

Renversement du dos :
— en **avant.** Canth. cic. ipec. mgs.
Rhumatismales (douleurs), dans le **cou.** *Bry. cycl.* merc. puls.
rhod rhus. squill.
— **dos.** Ambr. bell. cham. *cycl.* *lach.* *n-vom.* ran. rhod. sulf
tart. teuc. zinc.
— **nuque.** Acon. amb. *ant.* *bell.* *berb.* bry. merc. *puls.* rhod.
rhus. staph. sulf. veratr.
— **omoplates.** Bell. ran. rhod. rhus. valer.
— **reins.** *Lach.* *n-vom.* sulf.
Roideur :
— **cou** (du). *Amm-m.* *bell.* brom. *bry.* camph. cast. caus. croc.
dig. ferr. *hell.* lach. *lyc.* *merc.* mez. rhus. selen. spong. squill.
sulf. tab. zinc.
— **dos.** *Alum. ang. caps.* *carb-veg.* *caus.* cocc. guai. *KAL. led.*
n-vom. ol-an. petr. prun. puls. *sep.* *SIL. *sulf.* sulf-ac. thui.
— **nuque.** *Acon.* amm-m. *anac. ang.* *baryt.* *BELL. *BRY. *CALC.*
camph. canth. *caps.* carb-an. *carb-veg.* *caus.* dig. dros. *dulc.*
fluor-ac. *graph.* guai. hell. ign. *KAL. *lach. laur. *LYC. *magn.*
mang. men. merc. mez. *NATR. *natr-m. nitr. *nitr-ac.* n-vom.
phos. plat. rat. *rhod. rhus.* sang. sec. selen. *SEP. *SIL spong.*
squill. staph. *sulf.* thui. veratr. zinc.
— **reins.** *Acon.* °ambr. amm. *amm-m.* ars. *BARYT. *bell.* berb.
bry. carb-an. *caus.* guai. kal. *lach.* laur. lyc. petr. prun. puls.
rhab. *rhus.* *SIL. *sulf.* thui.
Rongement au **dos.** Hell. natr.
— **épine dorsale.** *Bell.* hell.
— **reins.** Amm. *canth.* magn-m. phosph. stront. sulf.
Serrement dans la **nuque.** Arn. lyc. sil. mang.
— **dos.** Bovis. bry. euphr. lact. lyc. nitr. petr.
— **omoplates** (entre les). Bovis. chel. puls. veratr.
— **reins.** Bell. bry. caus. graph. plat.
Solidité (manque de). *Voy.* **Faiblesse.**
Spasmes. *Voy.* **Convulsions.**
Stéatome à la nuque. *Baryt.*
Sueur sous les **aisselles.** *Bovis.* bry. caps. carb-an. dulc. *HEP.*
*kal. *lach.* natr-m. *nitr-ac.* *petr.* rhod. selen. *SEP.* squill.
sulf. thui. zinc.
— **dos.** Ars. calc. *chin.* dulc. guai. hep. lach. lyc. natr. *petr.*
phos-ac. sep. sil. veratr.
— **nuque** et **cou.** Ars. *bell.* clem. euphorb. kal. mang. *nitr-ac.*
n-vom. phos-ac. rhus. stann. *sulf.*
Suintement sous les **aisselles.** Carb-an. carb-veg.
— **coccyx.** Graph. *led.*

Suppuration à la **fossette du cou.** °*Ipec.*

Taches sous les **aisselles.** Thui.

— **cou.** Bry. carb-veg. cocc. iod. lach. *sep*. stann.

— **dos.** *Sep.* zinc.

— **nuque.** Carb-veg. *hyos.*

— **omoplates.** Cist. lach.

— **reins, lombes.** Sep.

Tension du **cou.** *Baryt. *bry.* chin cic. coloc. dig. iod. lact. par. phos-ac. puls. *rhod.* rhus. *spong. thui. viol-od.* zinc.

— **dos.** Amm. *coloc.* hep. mez. mos. natr. *natr-m.* oleand. *ol-an. puls.* sass. *sulf.* tart. teucr. *zinc.*

— **omoplates.** Baryt. cic. colch. coloc. sil. zinc.

— **nuque.** Baryt. *bry.* camph. *caus.* chin. *con.* dig. lact. *magn.* mosch. *natr.* par. *plat.* plumb. *puls. rhod.* rhus. sass. *spong. sulf. *thui.* zinc.

— **reins.** Amm. *baryt.* berb. puls. sass. *sulf.* tart.

Térébration dans le **dos.** *Acon.* men. thui.

Torpeur (sensation de) à la **nuque** et au sacrum. *Plat.*

— **reins** (aux). Berb. spong.

Traction, au **cou.** Ant. *carb-v. cycl.* fluor-ac. hep. lact. phos-ac. puls. *rhod.* squill.

— **dos.** Amb. amm. *ars.* bell. bry. *canth. caps.* *CARB-VEG. cham. chin.* cocc. con. cycl. dig. *HEP. *kal. *LACH. *LYC. merc. mosch. natr. *NATR-M. n-vom. *puls.* rat. rhod. rhus. sen. stront. *sulf.* sulf-ac. teuc. thui. valer. veratr.

— **omoplates.** Ars. *borax.* calc. camph. *caus. *chin.* hep. rhod. rut. sen. sil.

— **épine** dorsale. Berb. daph.

— **nuque.** Amb. *amm.* ant. berb. *carb-veg.* cast. *chin.* fluor-ac. lact. *LYC. merc. mosch. natr. nitr. *n-mos. *N-VOM. *puls.* rhod. rut. staph. *SULF.

— **omoplates** (entre les). Bell. bor.

— **reins.** *Amm.* arg. *CHIN. *cocc.* croc. dig. *dulc.* ign. *KAL. lyc. natr-m. *n-vom.* sabin. samb. *SIL. spong. stram. *sulf.* sulf-ac. thui. val. veratr.

Tumeur (petite), à l'épine dorsale. Lach.

Tumeur enkystée sous les aisselles. *Baryt.*

Ulcère au **cou.** *Lach.*

— **nuque.** *Sil.*

Veines du cou (gonflement des). Op. thui.

Vertèbres et colonne vertébrale affectées. *Acon.* ang. arg. arn. *aur. *bell.* CALC. *cann. *carb-veg.* chel. chin. *chinin.* cin. *cocc.* dros. dulc. graph. hell. ign. kal. lyc. men. meph. merc. *mosch.* n-vom. *petr. phos.* phos-ac. *PULS. *RHUS. *ruta. sabad.*

sabin. samb. sep. *SIL. spong. stann. *staph.* *SULF. *sulf-ac.*
zinc.

SECTION III. — CONDITIONS

des douleurs dans le dos, aux reins, etc.

Asseyant (douleurs aux reins et au dos en s'). Zinc.

Assis (douleurs en étant) :

— **dos.** Agar. lyc. rhus. sabad. sil. *tart.* thui.

— **reins.** Agar. baryt. bor. caust. lyc. *men.* natr. ruta. sabad. *tart.*
thui.

Assis (douleurs après avoir été). — **dos.** *Led.* — **reins.** Berb.
phos.

Baissant (douleurs en se) : **dos.** Con. lyc. nitr. par. rhus. veratr.
— **épine** dorsale. Daph. — **nuque.** Par. — **reins.** Bor. lyc. men.
ruta. sass. veratr. mgs.

Baisser (impossibilité de se). *Borax.*

Bras (Douleurs dans le dos en remuant les). Camph. fer.

— (Douleurs dans le cou et le dos en soulevant les). Graph.

Chaleur (douleurs soulagées par la) : **dos.** Cinn. — **nuque.**
Rhus.

Chute (Douleurs dans les reins à la suite d'une). Kal.

Couchant (douleurs en se) : **dos.** Ars. — **reins.** Sil.

Couché (Douleurs en étant) : **dos.** Agar. euphorb. nitr. sil. tart.—
nuque. Agar. — **reins.** Agar. berb. chin. tar.

Couché sur le côté (Douleurs soulagées en étant). Nitr.

Crier (Douleurs qui forcent à) : **Reins.** Calc-ph.

Debout (Douleurs aggravées étant). Agar.

Dyspnée (avec). Sulf.

Efforts (Douleurs après avoir fait des), dans le cou, la nuque, le dos
et les reins. *Calc.* calc-ph. *RHUS. sulf.

Emotions morales (Douleurs dans le dos après des). Baryt.

Eternuant (Douleurs dans le cou et la nuque en). Arn.

Faux pas (en faisant un), Élancements aux reins. Carb-v.

Froid (Douleurs aggravées par le). Rhus. sabad.

— (Douleurs dans la nuque, le dos et aux reins, à l'air). Baryt.

Humidité (Douleurs dans le dos et la nuque dans l'). *N-mos.*
puls. rhod.

Levant (Douleurs en se) : **dos.** *Led.* sulf. — **reins.** Staph. sulf.

Marchant (Douleurs en) : **dos.** Agar. cocc. sulf. — **reins.** Ruta.
sulf. zinc.

Matin, au lit (Douleurs le). Ang. berb. euphorb. nitr. mgs.

— **dos.** Euphorb. magn. thui.

— **reins.** Ang. herb. calad. natr-m. *nitr.* selen. *staph.* thui. mgs.

Mouchant (Douleurs dans les reins en se). Dig.

Mouvement (Douleurs pendant le). Cham. caus.
— **cou.** Ferr. hell. phos-ac. puls. rhus. thui.

Mouvement (pendant le), douleur au **dos.** Chin. cin. mang. petr
   samb. *sass.* stram.
— **nuque.** Acon. amm-m. camph. chin. dros. hell. plumb. puls.
   rhus. sass.
— **reins.** Chin. sass. mgs-aus.

Nuit (douleurs la) : **dos.** Calc. carb-an. cham. cin. cin. dulc. *fer.*
   hell. kreos. *lyc.* magn. magn-s. natr-m. nitr.
— **nuque.** Oleand. — **reins.** *Amm-m.* ang. cham. chin. lach. lyc.
   magn. magn-m. natr-s. *nitr.* n-vom. *staph.*

Parlant (Douleurs dans le dos en). Cocc.

Penchant (Douleurs dans le dos en se). Chel.

Pression (à la), Douleurs dans la nuque et le cou. *Lach.*

Roideur tétanique du corps (Avec). Cham.

Redressant après s'être baissé (Douleurs en se) : **dos.** Veratr. —
   reins. Lyc. sass. veratr.

Refroidissement (Douleurs dans le dos et aux reins après un).
   Nitr-ac.

Renversant le dos (Douleurs en) : **dos.** Chel. plat. mgs-aus.
— **nuque.** Con.
— **reins.** Con. plat.

Repos (Douleurs pendant le) : **dos.** Dulc. kal. kreos. mang. nitr.
   samb. spig.
— **reins.** Alum. bry. rhus. staph. mgs. mgs-aus.

Respirant (Douleurs en). Berb.
— **dos.** Acon. amm-m. sass. spig. sulf.
— **reins.** Carb-an. sulf.

Retournant dans le lit (Douleurs en se) : **dos.** Hep. — **reins.**
   N-vom. staph.

Selle (avec besoin d'aller à la), **reins.** Kreos.

Selles (Douleurs dans les reins après les). Tabac.

Soir (Douleur le) : **dos.** Cist. led. n-vom.
— **nuque.** Oleand. — **reins.** Led.

Soulevant quelque chose (en). Lyc.

Tête (Douleurs à la **nuque** en **baissant** la). Graph
— (douleurs à la **nuque** en **redressant** la). Senn.
— (douleurs au **cou** en **renversant** la). Cic.

Toucher (Douleurs au) : **cou.** *Lach.* puls. sass.
— **dos** (au). Ars. — **nuque.** *Lach.* puls.
— **reins.** Amm-m. *colch.* rhus. sil.

Toussant (Douleurs dans le dos en). Bell. bry. cocc. nitr.

Travail manuel (Douleurs dans le dos par un). Sulf.

Uriner (avec besoin d'), mal aux reins. Kreos.
Voiture (Douleurs dans le dos par la). Calc. n-vom.

CHAPITRE XXIV.

AFFECTIONS DES EXTRÉMITÉS SUPÉRIEURES.

SECTION V. — AVIS CLINIQUES.

ENGELURES. Voy. *Chap*. II.
GOUTTE aux mains. — Les meilleurs médicaments sont : *Agn. ant. bry. caus. cocc. graph. led. lyc. n-vom. rhod. sulf.*, — ou encore : *Aur. calc. carb-veg. dig. lach. phos. ruta. sabin. sep. sil. zinc.* — *Voy.* aussi *Sect.* 2, douleurs, nodosités, etc., **Arthritiques,** et *Chap.* I, **Arthrite.**
PANARIS. — Voy. *Chap.* II.
PARALYSIE des mains. — Ce sont : *Ferr. ruta.* et *sil.* qui paraissent avoir une action spéciale sur la paralysie qui affecte de préférence le poignet. — *Voy.* du reste aussi : **Paralysie,** *Chapitre* I.
RHAGADES aux mains. — Voy. *Chap.* II.
TREMBLEMENT des mains chez les ivrognes. — Ce sont : *Ars. lach.* et *sulf.* qui méritent d'être consultés de préférence. — *Voyez* aussi *Chap.* I, **Ivrognerie.**
VERRUES aux **mains.** Voy. *Chap.* II.

SECTION II. — SYMPTOMES
des extrémités supérieures.

Nota. Dans les articles suivants où la partie affectée n'est pas indiquée, ce sont toujours les extrémités supérieures *en général* qu'on a sous-entendues.

Agrandissement des bras et des mains (sensation d'), la nuit. Nitr.
Agilité (manque d'), des **doigts.** **Calc. graph.* natr-m. plumb. *phos.* sep. **sil.*
Amaigrissement des bras, des mains. Chin. graph. selen.
Ampoules. *Voy.* **Éruptions.**
Araignée (sensation d'une toile d'), **Mains.** Borax.

Artbritiques (douleurs). *ACON. *ARN. *bry. *carb-an. *hep. °lach. *LYC. *MERC. *petr. *rhod. °rhus. °sabin. *sass. °pig. *SULF.

— **avant-bras** (à l'). *Merc.

— **mains et poignet.** °Bell. brom. °calc. *carb-an. °carb-v. °cocc. *graph. *hep. *lach. *LYC. *sabin. sang. *SULF.

— **doigts** et articulations des doigts. *Ant. °bry. *carb-an. °clem. *hep. °lach. *LYC. °petr. °rhod. °rhus. *sass. °sep. °spig.

— **nodosités** au **poignet.** *Calc. °led. °rhod.

— — **articulations des doigts.** °Agn. *calc. °dig. *graph. °led. *LYC. °rhod. °staph.

Articulations affectées. Acon. agar. *agn. alum. *ambr. *amm. amm-m. anac. ang. ant. arg. arn. ars. asa. asar. aur. baryt. bell. bism. borax. *bovis. *bry. calad. *CALC. camph. cann. canth. caps. carb-an. carb-veg. *CAUS. cham. chel. chin. chinin. cic. cin. clem. cocc. coff. colch. coloc. con. croc. daph. dig. *dros. dulc. euphorb. euphr. *ferr. *graph. guai. *hell. hep. hyos. *ign. iod. ipec. *KAL. kreos. lach. laur. *LED. *LYC. magn. magn-m. *mang. men. *MERC. mez. mosch. mur-ac. natr. natr-m. *nitr. nitr-ac. n-vom. n-mosch. oleand. op. par. *petr. phos. phos-ac. plat. plumb. *puls. ran. ran-sc. rhab. rhod. *RHUS. *ruta. sabad. *sabin. samb. *sass. sec. selen. seneg. *SEP. *sil. *spig. spong. squill. *stann. *staph. stram. *stront. *SULF. sulf-ac. tarax. tart. teucr. *thui. valer. veratr. verb. *zinc. m-arc. m-aus.

— **épaule** (de l'). Acon. ang. ambr. amm. amm-m. arg. arn. *asa. asar. bism. *bovis. *bry. *CALC. canth. caps. carb-an. carb-veg. *CAUS. cham. chel. chin. cic. cocc. coloc. *croc. dig. dros. euphorb. *FERR. graph. hell. hep. hyos. *IGN. iod. *KAL. kreos. laur. *led. lyc. magn. magn-m. mang. *mez. mur-ac. natr. *natr-m. nitr-ac. n-vom. n-mosch. oleand. op. *petr. phosph. phos-ac. *PULS. ran. rhod. *RHUS. ruta, sabad. *sabin. sass. *SEP. sil. spig. stann. *STAPH. *stront. *SULF. sulf-ac. tart. teucr. thui. valer. veratr. *zinc.

— **coude** (du). Acon. agar. agn. alum. ambr. amm. amm-m. anac. *ang. *ant. *arg. arn. ars. asa. asar. aur. baryt. *bell. bism. borax. *bovis. bry. calad. calc. camph. cann. canth. caps. carb-an. carb-v. *CAUS. cham. chel. chin. cic. clem. cocc. coff. colch. coloc. con. croc. daph. dig. dros. dulc. euphorb. euphr. ferr. graph. guai. hell. hep. hyos. ign. iod. ipec. *KAL. *kreos. lach. laur. *led. *lyc. magn-c. magn-m. mang. men. *merc. *mez. mosch. *mur-ac. natr. natr-m. *nitr. nitr-ac. n-mosch. n-vom. oleand. op. par. *petr. phosph. phos-ac. plat. plumb. *puls. ran. ran-sc. rhab. rhod. *RHUS. *ruta. sabad. sabin. samb. sass. sec. selen. seneg. *SEP. sil. spig. spong. squill. stann. *stapp. stram. stront. *SULF. sulf-ac. tarax. tart. teucr. thui. valer. veratr. verb. *zinc.

Articulations affectées :

— **main** (de la). *Acon. agn. alum. ambr. *amm. *anac. ant. arg. arn. ars. *asa. asar. aur. baryt. bell. bism. *BOVIS. cham. chel. chin. cic. cin. clem. colch. coloc. con. croc. cycl. *bry. *CALC. canth. caps. carb-an. carb-veg. *CAUS. dig. dros. dulc. euphorb. euphr. graph. guai. hell. hep. hyos. ign. iod. *KAL. kreos. lach. laur. *led. lyc. magn. magn-m. *mang. men. *merc. mez. natr. natr-m. *nitr. nitr-ac. n-vom. petr. phosph. phos-ac. plumb. puls. ran. ran-sc. rhab. *rhod. *RHUS. *RUTA. sabad. *SABIN. samb. *sass. sec. selen. seneg. *SEP. *sil spig. spong. stann. staph. stront. *SULF. sulf-ac. tarax. tart. teucr. thui. valer. verb. zinc.

— **doigts** (des). Acon. agn. alum. ambr. amm. amm-m. anac. ang. ant. arg. arn. ars. asar. aur. baryt. bell bism. borax. bovis. bry. *CALC. camph. cann. caps. carb-an. carb-veg. *CAUS. *cham. chel. chin. cin. cocc. coff. colch. coloc. con. croc. cupr. cycl. ign. iod. *kal. kreos. *led. *LYC. magn. mang. men. merc. mosch. natr. *natr-m. *nitr. nitr-ac. n-mosch. n-vom. oleand. par. petr. phosph. phos-ac. plat. plumb. *puls. ran-sc. rhab, rhod. *rhus. ruta. sabad. sabin. samb. sass. sec. seneg. *SEP. *sil. *SPIG. spong. stann. staph. stront. *SULF. sulf-ac. teucr. veratr. verb. zinc. m-arc. m-aus.

Atrophie des bras. *Chin.

Avant-bras affectés. *Acon. agar. agn. alum. ambr. amm. amm-m. anac. ang. ant. arg. arn. asa. aur. baryt. bell. *bism. bovis. bry. calad. *CALC. camph. canth. caps. carb-an. carb-veg. *CAUS. cham. chel. chin. cic. clem. colch. coloc. *con. croc. cupr. cycl. dig. dros. dulc. euphorb. euphr. graph. guai. hell. hep. hyos. ign. kal. kreos. laur. led. lyc. magn. magn-m. mang. men. *MERC. mez. mosch. mur-ac. *natr. natr-m. nitr-ac. n-mosch. n-vom. oleand. op. par. petr. phosph. *phos-ac. plat. plumb. puls. ran. ran-sc. rhab. *rhod. *RHUS. ruta. sabad. sabin. samb. *sass. sec. *selen. seneg. sep. sil. *spig. spong. stann. *STAPH. stram. *STRONT. sulf. sulf-ac. tarax. tart. teucr. thui. valer. veratr. verb. zinc. m-arc. m-aus.

Battements, pulsations, dans les **épaules** et les **bras.** °Lach. tart. sil. thui.

— **doigts.** Amm-m. borax. fluor-ac. plat. teuc. mgs-aus.

Bleue (couleur) des **mains.** Acon. amm. baryt. lach. zinc. (*Comp.* **Peau, Taches.**)

Bouillonnement de sang. *Voy.* **Sang.**

Boutons. *Voy.* **Éruptions.**

Bras affectés. Acon. agar. agn. alum. ambr. amm. amm-m. anac. ang. *ant. arg. arn. *ars. *ASA. aur. baryt. *bell. bism. borax. bovis. *bry. calc. camph. canth. carb-an. carb-veg. caus. chel.

chin. cin. clem. *COCC. coff. colch. coloc. con. croc. cupr. cycl.
dig. dros. dulc. euphorb. euphr. *FERR. graph. *guai.* hell. hep.
**ign.* iod. ipec. *kal.* kreos. lach. *laur. led.* lyc. magn. magn-m.
mang. men. merc. **mez.* mosch. mur-ac. natr. natr-m. **nitr.*
nitr-ac. n-mosch. n-vom. **oleand.* par. petr. phosph. phos-ac.
plat. **plumb. puls.* ran. ran-sc. rhab. rhod. rhus. *ruta.* sabad.
sabin. samb. sass. sep. sil. spig. spong. *squill. stann.* staph.
stront. sulf. sulf-ac. tarax. teucr. thui. **valer. veratr.* zinc. m-arc.
m-aus.

Brisement (douleur de). *Acon.* ang. *arn.* berb. cann. *croc.*
natr-m. **veratr.*
— **articulations** des bras. *Dros.*
— **épaules.** Acon. cann. **coloc.* natr-m. *veratr.*
— **bras.** *Cocc.* croton. hep. kreos. nitr-ac. °*veratr.* zinc.
— **avant-bras.** *Croc.* croton. *rut.*
— **mains.** *Arn.* dros. natr-m. *rut.*
Brûlement. Alum. bry. phosph. plat. puls.
— **os** des bras. Rhus.
— **épaules.** Carb-v. °*rhus.* tabac.
— **bras.** *Agar.* bor. **bry.* **lach.*
— **avant-bras.** *Agar.* berb. sulf.
— **mains.** Anac. baryt. bry. calc. **canth.* hep. **lach.* laur. lyc.
magn. merc. natr-m. n-mosch. *n-vom. petr.* *PHOSPH. phos-ac.
plat. rhus. *sec.* sep. **stann.* sulf.
— **paume** des mains. Lyc. petr. **phosph.* sang. sep. stann.
— **doigts.** *Agar.* alum. borax. croc. kal. °*lach.* mosch. mur-ac.
natr. oleand. plat. *sil.*
Callosités. *Voy.* **Durillons.**
Carphologie. Voy. *Chap.* I.
Chaleur des **bras.** Alum. amm. brom. **calc-ph.* graph. ruta.
— **mains.** Acon. anac. ang. brom. bry. *CARB-V. **cham.* cocc. ferr.
fluor-ac. hep. iod. lach. *lyc.* mang. mez. nitr-ac. n-vom. petr.
phos. rhab. rhod. rhus. sass. *SEP. stann. staph.
— **paume** des mains. N-vom. sang. sep. zinc.
— **doigts.** Borax. lact. lyc. magn. par. sabad. m-aus.
Contraction crampoïde des **bras.** Lyc. sec. stram. sulf. (*Comp.*
Convulsions, Crampes..)
— **mains.** Anac. bism. carb. cina. *MERC. n-vom. sulf.
— **doigts.** Amb. arg. **calc.* carb-v. caus. chin. cic. cocc. coff.
colch. cycl. **graph.* kal-h. *lyc.* men. **merc.* natr. *n-vom. phos.*
plat. rhus. *RUTA. sabad. sabin. sel. spig. stann. tart.
Contusion (douleurs de). *Voy.* **Meurtrissure.**
Convulsions des **bras.** *Bell.* bry. camph. *caus.* **cham. cocc.*

*ign. *iod.* *op.* plumb. *sabad.* squill. (*Comp.* **Tressaillements.**)

Convulsions :
— **mains.** *Bell. iod.* mosch. plumb.
— **doigts.** *Cham.* cupr. *ign.* iod. kal. lyc. mosch. n-vom.
staph.

Coude affecté. Acon. agar. *agn. alum.* *ambr.* amm. amm-m.
anac. *ang.* *ant.* *arg.* arn. ars. asa. aur. baryt. *bell.* *bovis.*
bry. calad. *calc.* camph. *canth.* caps. carb-an. *carb-veg.* *CAUS.*
cham. chel. *chin.* cic. cin. clem. *cocc.* colch. *coloc.* con. croc.
cupr. dig. dros. *dulc.* euphr. *graph.* hell. *hep.* hyos. *ign. iod.* *KAL.*
kreos. lach. *laur.* *led.* *lyc.* magn. magn-m. *mang.* men. *merc.*
mez. *mur-ac.* natr. natr-m. *nitr.* *n-vom.* n-mosch. oleand.
par. *petr.* *phosph.* phos-ac. plat. *puls.* ran. ran-sc. rhab. *rhod.*
RHUS. *ruta.* sabad. *sabin.* samb. *sass.* sec. seneg. *SEP. spig.*
spong. stann. *staph.* *stront.* *SULF. sulf-ac.* tarax. tart. teuc.
thui. valer. veratr. verb. *zinc.* m-arc. m-aus.
— **olécranon** (à l'). *Agar. alum.* arg. asa. baryt. bry. *carb-an.*
carb-veg. caus. dulc. graph. *HEP.* hyos. kreos. lyc. *merc.* mur-
ac. natr-m. oleand. *phos-ac.* puls. rhus. *sabin.* sass. *sep.* spig.
spong. *stann.* sulf-ac. valer.   •
— **pli du coude.** Alum. *amm-m.* *anac.* ant. *arn.* baryt. *bell.*
calc. *canth.* carb-an. *caus.* cic. cin. *clem.* colch. coloc. con. *cupr.*
dros. dulc. graph. hell. hep. hyos. iod. *KAL.* *laur.* lyc. *men.*
mur-ac. nitr. *petr.* *phosph.* phos-ac. *puls. sep spig.* staph. *sulf.*
teucr. thui. valer. veratr. *zinc.*

Courbure du bras. *Ant.* lyc. sec.

Coups. *Voy.* **Secousses.**

Crampes dans le **bras.** *Bell.* bry. lyc. men. *sec.* sil. stram.
sulf.
— **mains.** Amb. anac. *bell.* bism. calc. cann. carb-vg. cin. coloc.
graph. *merc.* n-vom. sec. stram. sulf. sulf-ac.
— **doigts.** Ambr. amm. arg. arn. ars. *CALC. cann.* carb-vg. caus.
chin. cin. cocc. coff. colch. cycl. dros. ferr. *graph.* hel. kal-hd.
lyc. men. *merc.* natr. nitr. *n-vom.* phos. plat. *ruta.* rhus.
sabad. sabin. sec. selen. spig. stann. staph. sulf. tab. tart. verat.

Crampoïdes (douleurs). Arg. *cin. men.* ran. sulf-ac.
— **bras** (dans les). Lact. *lyc.* mosch. oleand. valer.
— **avant-bras.** Ang. berb. calc. ferr. kreos. mosch. mur-ac. *phos-
ac.* plat. rut. verb.
— **mains.** *Ambr.* ang. arg. *calc. cin.* coloc. euphorb. *euphr.*
ferr. *graph.* mang. men. merc. *phos-ac.* plat. ruta. sil. verb.
— **poignet.** *Anac. aur.* baryt. bovis. *calc.* men. par. phos-ac.
plat. rhod. staph.

Crampoïdes (douleurs) :

— **os** de la main. *Anac. aur.* spig.

— **doigts.** Agar. ang. **calc. euphr.* men. mur-ac. *oleand. phos–ac.* plat. rut. sil. verb. **veratr.*

— **articulation** des doigts. *Anac.* magn. nitr.

Craquement dans les **articulations** des **bras.** Brom. chinin. merc. tart. thui.

Croûtes. *Voy.* **Éruptions.**

Dartres au **bras.** Bovis. *con. cupr.* *DULC. graph. hell. lyc. *mang. *merc.* natr-m. *PHOS. sil.

— **coudes.** Cupr. kreos. **sep.*

— **avant-bras.** Alum. con. mang. **merc.*

— **poignets.** Merc.

— **mains.** Bovis. dulc. kreos. natr. natr-m. n-jugl. ran. sass. sep. staph. verat.

— **doigts.** *Caus.* kreos. *ran.*

— **entre** les doigts. Ambr. *graph.* *NITR-AC.

Déboîtement facile des doigts. Hep.

Déboîtement de l'épaule (sensation de). Croc. mez.

Déchirement. *Amb. amm-m. arg.* ars. **bell. calc. canth. caus. chin.* cin. cinn. °*cocc.* colch. dig. **hep.* ign. iod. **lach.* led. *LYC. magn-m. mang. men. natr. nitr. par. phos. *phos-ac. puls.* ran. *RHUS. sass. **sil.* stront. *SULF. *tart. *thui.* zinc. mgs.

— **articulations des bras.** Amm. kal. lact. nitr. puls. stront. *sulf. teuc.*

— **os** des bras. Berb. *chin.* hell. rhod. rut. *teuc.*

— **épaules.** *Alum. amb. amm-m. *bell.* bry. carb-v. *ferr.* graph. kal. laur. **lyc.* magn. magn-m. *mang. merc. natr. nitr.* phos. *puls. *rhus.* stann. staph. **sulf. thui.* verb. *zinc.*

— **bras.** **Ars.* amm-m. **bell. bry. *calc. *calc-ph.* camph. cast. **caus. *chin. *cin. *cocc.* °*dros. *ferr. *hep. *kal. *lach.* laur. **lyc. *merc.* mur-ac. **n-vom.* oleand. *plumb. *puls.* rhab. rhus. sabin. **sep. *sil.* stann. *staph. *sulf. *thui.*

— **articulation** du coude. Amb. lyc. natr. rhus. ruta. verb. zinc.

— **avant-bras.** Amb. berb. bis. calc. camph. **carb-v.* lact. crot. guai. ind. kal-ch. mur-ac. *natr-s. nitr-ac.* rat. rhab. *rhod.* ruta. sabin. *sass.* staph. tar. verb.

— **mains.** Amb. **amm.* arg. ars. berb. *CARB-VEG. **caus. *chin.* chinin. *cin. colch.* electr. merc-ac. graph. kal. **lach. *led. *magn-m. mang.* men. merc-per. mur-ac. **nitr. nitr-ac.* *PETR. phos. puls. *rhod.* rut. sel. sil. stann. staph. stront. *sulf.* verb. zinc.

— **poignet.** Amm. amm-m. arg. ars. aur. bell. berb. bis. *CARB-V.

*caus. *kal. kal-h. *lach. nitr. *PULS. *rhod. rhus. *RUTA. sabin.
sass. stann. stront. *sulf. tarax. teuc. *zinc.

Déchirement :

— **os** des mains. *Arg. aur.* bell. *carb-veg. chin. cupr.* lact. natr.
sabin. spig. teuc.

— **doigts.** Agar. *alum. *amb.* amm-m. arg. aur. aur-mur. brom.
*CARB-V. chin. *colch.* croton. daph. hell. iod. kal. *lach.* lam.
led. *LYC. magn-s. *mang,* men. merc-per. mur-ac. *nitr-ac.*
oleand. *par.* phos-ac. plumb. puls. rut. *sabin. *sil. *stann.*
*staph. *stront. *sulf.* teuc. *VERATR. verb. zinc.

— **articulations** des doigts. Amm. arg. aur. berb. *CARB-VEG.
caus. dig. hell. *kal. *LYC.* nitr. rhab. rhus. *sabin.* samb. *sass.*
stann. stront. *sulf.* teuc. — **Sous** les ongles. Bism.

Desquamation de la peau des **mains.** Alum. amm. amm-m.
baryt. ferr. laur. merc. natr-m. sep. sulf.

— **doigts.** Agar. baryt. merc. sulf.

— **ongles** (autour des). Eug. merc. sabad.

Desséchement de la paume des mains. Bism.

Détachée des os (sensation comme si la chair était). *Bry. *ign.*
*rhus. *sulf. *thui.

Doigts affectés. *Acon. agar. agn.* alum. *ambr. *amm.* *AMM-M.
anac. ant. arg. arn. *ars.* asa. asar. *baryt. bell. bism. borax.*
bovis. bry. calad. *calc.* camph. cann. canth. caps. carb-an. *carb-*
*veg. *caus.* cham. *chel.* chin. cic. *cin.* clem. *cocc.* coff. *colch.*
coloc. con. *croc. *cycl. dig.* dros. dulc. euphorb. euphr. ferr.
graph. guai. *hell. hep.* hyos. ign. iod. ipec. *kal.* kal-hdr. kreos.
lach. laur. led. *LYC. *magn.* mag-m. *mang.* men. *merc. mez*
*mosch. mur-ac. natr. *natr-m.* nitr. *nitr-ac. n-vom.* n-mosch.
*oleand. op. par. petr. *phosph. *phos-ac. plat.* plumb. *PULS.
*ran. *ran-sc.* rhab. *rhod. *RHUS.* ruta. *sabad.* sabin. samb.
sass. *sec.* selen. seneg. *sep. *SIL. *spig. spong.* squill. *stann.*
staph. stram. *stront. *SULF. *sulf-ac.* tarax. *tart. *teucr.* *THUI.
valer. *veratr.* verb. zinc. m-arc. m-aus.

— **articulations.** Acon. *agn.* alum. *ambr. amm.* amm-m. *anac.*
ang. ant. arg. arn. ars. asar. *aur. baryt. bell.* bism. borax. *bovis.*
bry. *CALC.* camph. cann. *caps.* carb-an. *carb-veg. *caus. *cham.*
chel. *chin. cin.* cocc. coff. colch. coloc con. croc. *cupr. cycl.* dig.
dros. dulc. euphr. ferr. *graph. *hell.* hep. *ign.* iod. *kal. kreos.*
*led. *LYC.* magn. magn-m. *mang.* men. *merc. mosch.* natr.
*natr-m. *nitr. nitr-ac. n-vom.* n-mosch. oleand. par. *petr.*
phosph. phos-ac. *plat.* plumb. *puls.* ran-sc. rhab. *rhod. *rhus.*
ruta. sabad. sabin. samb. *sass.* sec. seneg. *SEP. *sil. *SPIG. spong.*
squill. *stann. staph.* stront. *SULF. sulf-ac.* tarax. tart. *teucr*
veratr. verb. zinc. m-arc. m-aus.

Desquamation :
— **bout des doigts.** *Acon. agar. ambr.* *AMM-M. *ang. ant.* arn.
asa. asar. baryt. bell. bism. *borax.* calc. cann. canth. cham.
chel. chin. coff. *colch.* con. *croc. cupr.* dros. ferr. hell. *hep.*
kreos. lach. laur. merc. mez. mur-ac. oleand. *phosph. phos-ac.*
puls. ran. ran-sc. rhus. *sabad.* sabin. sass. *sec.* selen. *sep. *sil.*
spig. stann. *staph.* stront. *sulf.* sulf-ac. *tarax.* *tart.* *TEUCR.*
THUI. valer. veratr. verb. zinc. *m-aus.*
— **entre les doigts.** Ambr. *amm-m. ars.* aur. camph. caus. *cycl.*
ferr. *GRAPH. *hell.* kreos. *lach. *laur.* nitr-ac. plumb. *puls.*
ran-sc. rhod, rhus. *SELEN. *sep.* sulf-ac. *zinc.*
Dureté de la peau des mains. Amm. sulf.
Durillons aux mains. *Graph.*
Écarlate (couleur) des avant-bras. *Euphorb.* — **Mains.** *Bell.*
Élancements dans les extrémités supérieures. Cin. *COCC.* dros.
dulc. guai. ind. *phosph.* puls. ran. rhab. sabin. sass. sep. sulf.
tart. thui. viol-tric. zinc.
— **épaules.** *Bry.* croton. dulc. sulf.
— **os** des bras Dros.
— **articulations** des bras. *Bry.* ferr. graph. laur. led. lyc. phosph.
puls. staph. *sulf.* sulf-ac. tab. viol-tr. zinc.
— **bras.** *Bry.* dulc. *ferr.* lact. laur. rhus. sabin. *sass.* staph.
— **articulations** du **coude.** Bry. lyc. nitr. raph. *spig. tabac.* tarax.
viol-tr. zinc.
— **avant-bras.** °*Anac.* ant. *caus.* guai. *ran-sc.* sabad. sabin. sass.
staph. stram. viol-tric.
— **mains.** *Hell. lyc.* mur-ac. natr-m. phosph. *squill.* staph. *sulf.*
verb. zinc.
— **os** des mains. *Lach.*
— **poignets.** *Alum.* ars. aur-m. bovis. bry. *HELL.* kal. *natr-m.*
nitr. *RUTA.* sabin. samb. sass. *sep.* sil. spig. squill. *sulf.* zinc.
— **os** des mains. *Lach.*
— **doigts.** Amm-m. brom. bry. carb-an. daph. kal. *lach.* natr-m.
nitr-ac. phos-ac. ran-sc. sabin. stann. staph. sulf. thui. *verb.*
viol-tric.
— **articulation** des doigts. *Hell.* natr-m. nitr. nitr-ac. pæon.
phos-ac. sass. sep. spig. *sulf.* sulf-ac.
Engelures. Agar. °*arn.* *ars.* *bell.* carb-an. *croc. lyc.* nitr-ac.
n-vom. op. *petr.* phosph. *puls.* rhus. *stann.* staph. *SULF. sulf-*
ac. zinc. mgs-aus.
Engorgement. *Voy.* **Gonflement.**
Engourdissement des membres supérieurs. *AMBR. *baryt. *caus.*
cham. *cocc. *croc.* euphr. fluor-ac. *graph.* *KAL.* led. *LYC.*

magn-m. n-vom. *petr*. phosph. sep. *SIL. spig. *sulf*. thui. ve-ratr. *m-aus*.

Engourdissement :
— **mains.** Amb. carb-an. cocc. *croc*. euphr. fluor-ac. lam. °*lach*. lyc. n-vom. phosph. sil. spig.
— **doigts.** Acon. *Amm. *baryt*. calc. carb-an. cham. dig. galv. *iod*. kal. kreos. lach. *LYC. *NATR-M. nitr-ac. n-vom. par. puls. sass. stram. veratr. zinc.

Épaule affectée. *ACON. agar. agn. *alum*. *ambr*. amm. *amm-m*. anac. ang. *arg*. *arn*. ars. *asa*. *asar*. aur. baryt. *bell*. *borax*. bovis. *BRY. calc. camph. *cann*. canth. carb-an. *carb-veg*. caus. *chin*. cic. cin. cocc. *colch*. croc. cupr. *dig*. dros. euphorb. *ferr*. graph. guai. *hep*. hyos. ign. *KAL. *laur*. *led*. *lyc*. *MAGN. *magn-m*. mang. men. *merc*. mez. mosch. mur-ac. *natr*. natr-m. nitr. *n-vom*. oleand. op. par. petr. *phosph*. phos-ac. plat. plumb. *PULS. ran. ran-sc. *rhod*. *RHUS. sabad. sabin. sass. *sep*. *sil*. spig. spong. squill. *stann*. *staph*. stram. *stront*. *sulf*. sulf-ac. tarax. tart. teucr. *thui*. valer. veratr. verb. *zinc*.

Éruptions aux membres supérieurs. Agar. ant. *caus*. *kal-bi*. merc. *natr-m*. n-vom. *PHOS-AC. *rhus*. sulf. *tart*. valer.
— **bras.** *Caus*. led. merc. n-vom. sep. tart.
— **coudes.** Sep. sulf.
— **avant-bras.** Alum. bry. *caus*. *lyc*. selen. spong. *zinc*.
— **poignets.** Amm-m. hep. led. *rhus*. tart.
— **mains.** Amm-m. *ars*. berb. *CARB-VEG. hep. kreos. lach. *merc*. mur-ac. *rhus*. selen. sep. *spig*. sulf-ac. tart. mgs.
— **doigts.** Bor. *clem*, graph. *hep*. lach. *mur-ac*. *natr*. ran. *rhus*. sass. sep. sil. spig. sulf. tab. tart.
— **entre** les doigts. Puls. sulf-ac.

Éruptions selon leur **nature :**
— **boutons, nodosités.** Agar. brom. fluor-ac. kal-ch. kreos. phos-ac. spig. sulf. tabac. tart. val.
— **clavelée** (comme la). Led.
— **croûtes.** Alum. amm-m. mur-ac. sep.
— **granulées.** *Carb-v*. graph. hep.
— **grappe** (en forme de). Rhus.
— **miliaires.** Bry. led. merc. n-vom. sel. sulf. tart.
— **pemphigus** (comme le). Sep.
— **plaques** rouges. Lach.
— **pustules** (de). Ars. borax. rhus. sass. sec. sep. sil. spig. sulf.
— **urticaires.** Berb. hep. *natr*.
— **verrues.** Lach. sulf.

Éruptions :
— **vésiculeuses,** vésicules. Amm-m. ant. cycl. hal-ch. lach. *natr.* puls. ran. rhus. sep. spong. sulf. mgs.

Érysipèle aux membres supérieurs. Petr. **rhus.*

— **avant-bras.** Ant. lyc. merc.

— **bras.** Bell.

— **doigts.** **Rhus.*

— **mains.** Graph. hep. **rhus.*

Étendre les bras (besoin d'). Amm. bell. sabad. tabac. verb.

Excoriation entre les doigts. Ars. graph.

Excoriation (douleurs d'), à l'**épaule.** Cic. con.

Excroissances, mains, doigts. Lach.

Exostoses. Dulc. mez. rhus. sil. sulf.

Faiblesse des membres supérieurs. Acon. agar. *ANAC. **bell.* berb. *CALC. cham. chin. cic. guai. *KAL. lact. *LYC. natr-m. nitr. n-vom. par. petr. phos-ac. plat. plumb. rhod. sec. sep. *SULF. tab. *veratr.*

— **épaules.** Acon. n-vom.

— **articulations** du **coude.** Ang. *sulf.*

— **avant-bras.** Nitr-ac. rhus.

— **mains.** Acon. ang. arn. bov. canth. **carb-v.* caus. chin. cin. cupr. fluor-ac. hell. kal. merc. natr-s. nitr. nitr-ac. n-jugl. n-vom. plumb. rhus. sabin. sil. stann. sulf. *tab.* zinc.

— **doigts.** Amb. **carb-v.* lact. nitr. par. rhus. sil.

Fléchissement facile des doigts. Bell. hep. n-vom.

Formication dans les extrémités supérieures. **Arn. *bell.* cann. caps. ign. magn. **nitr.* rhod. sabad. sec. **sulf.* mgs. mgs-aus.

— **mains.** Arn. baryt. mur-ac. nitr. °*ruta.* stram. verat.

— **doigts.** *Acon.* amm-m. **calc. colch.* croton. lact. lam. magn. °*natr-m.* rhod. sec. °*sil.* spig. sulf. tab. thui. verat. mgs-aus.

Fouillement dans les extrémités supérieures. Croc natr-m. rhod. rhus. ruta.

— **os** des bras. Carb-an. mang. rhus. thui.

Frisson aux membres supérieurs. **Acon.* bell. ign.

Froid aux extrémités supérieures. *Amm. bell.* cic. *dulc.* ipec. *kal.* kal-ch. led. n-vom. op. plumb. **rhus.* ruta. sec. sep. thui. verat. m-arc. m-aus.

— **mains.** Acon. alum. ambr. ars. baryt. bell. bry. cann. *cham. chin.* cocc. crotal. cupr. dig. ferr. *carb-vg. caus.* hell. hep. ipec. *IOD. *kal. *lach.* lyc. mez. **natr. *natr-m.* nitr. nitr-ac. n-mosch. *n-vom.* petr. phos. *ran. sass. sep. spig.* squill. **sulf.* tart. thui. *VERATR. zinc.

— **doigts.** Ang. *ARS. *asar.* cham. chel. cic. lyc. mosch. mur-ac. par. phos-ac. rhod. *sulf.* tarax. tart. thui. m-arc.

Furoncles aux **bras**. Mez. n–jugl. sil.

— **épaules**. Amm. bell. nitr. phos–ac.

— **avant-bras**. *Calc*. petr.

— **mains**. *Calc*. lach. lyc.

— **doigts**. Calc. lach.

Ganglions au dos de la main. Amm. phos–ac. plumb. *sil*.

Gangrène des doigts. Sec.

Gonflement des extrémités supérieures. Acon. alum. *ARS. baryt. *BELL. bry. *calc-ph. *chin. crotal. dulc. lyc. merc. mez. °puls. *rhus. sil. *SULF.

— **os** des bras. °Ang. aur. bry. *calc. dig. dulc. *lyc. mez. °rhus. *SIL. *sulf.

— **épaules**. Acon. *bry. *calc-ph. kal.

— **bras**. Acon. *bry. calc–ph. *sep. *sulf.

— **articulations** du **coude**. Acon. bry. *HEP. *lach. merc. veratr.

— **avant-bras**. Ant. berb. caus. lach. lyc. merc. n-vom. sep. *SULF.

— **mains**. Acon. amm-m. ars. bar-m. *BELL. *BRY. *calc. caus. *cham. chin. clem. *COCC. cupr. dig. ferr. hep. hyos. *LACH. laur. lyc. mez. mosch. natr. natr-m. nitr. nitr-ac. n-vom. phos. *RHOD. *rhus. sep. spong. *STANN. sulf.

— **poignets**. Amm-m. aur-m. carb-vg. *EUPHR. *LACH. *merc. sabin. sec.

— **doigts**. Alum. *amm. ars. bor. bry. calc. canth. chin. clem. dig. graph. hep. iod. *lach. led. *lyc. magn. merc. mur-ac. nitr. nitr-ac. n-vom. oleand. phosph. ran. ran–sc. rhus. spong. sulf. tab. thui.

— **pouce**. Gran. n-vom.

— **articulations** des **doigts**. Ambr. amm. bry. calc. carb-vg. chin. euphr. graph. hep. *LYC. merc. nitr-ac. spong. sulf.

Hépatiques (taches) au bras. °Lyc.

Incisives (douleurs) dans les extrémités supérieures. Anac.

— **articulations** du coude, de la main et des doigts. Phos-ac.

— **avant-bras, doigts** et **mains**. Mur-ac.

Induration des tendons des doigts. Caus.

— **tissu cellulaire** de l'avant-bras. *Sil.

Insensibilité. *Voy*. **Torpeur**.

Jaune (couleur) des mains. Spig.

— **doigts**. Chel. phos–ac.

Jaunes (taches). *Voy*. **Taches**.

Lassitude dans les membres supérieurs. Anac. ang. berb. brom. bry. *calc. crot. galv. *iod. kal. lach. natr. *natr-m. phosph. sass. sen. *sil. mgs. (*Comp*. **Faiblesse, Fatigue**.)

Luxation du poignet. *Amm. *ruta.

Luxation (**douleur** de), dans les membres supérieurs. Ambr. arn. bov. ign. lach. lact. oleand. prun. thui. terb.

— **épaules.** Amb. asar. caus. hep. *magn. mur-ac. natr. phosph. puls. ruta. sabin. sep. stann. tart. thui.

— **coude.** *Alum.* ambr. lach. mang. puls.

— **mains.** Alum. ambr. *AMM. *ARN. baryt. *bov.* bry. *CALC. carb-an. *caus. cin. *con.* ferr. graph. ign. nitr. phosph. prun. puls. *rhod.* *rhus. *RUTA. sass. sabin. seneg. sil. *sulf.* thui. verb. zinc. mgs.

— **doigts.** Fluor-ac. graph. natr-m. nitr. phosph. puls. sulf.

— **pouce.** Con. *graph. kreos. laur. natr-m. nitr. petr. *phosph.* sulf.

Main affectée. *Acon. *agar.* agn. alum. *amb. amm. amm-m.* *anac. ang. ant. arg. *arn. ars.* asa. asar. *aur. baryt.* *bell. bism. borax. *bovis.* *bry. *CALC. camph. cann. *canth.* caps. carb-an. *carb-veg.* *caus. cham. chel. *chin. cic. *cin.* clem. *cocc.* coff. colch. coloc. con. croc. *cupr.* cycl. dig. dros. dulc. euphorb. euphr. ferr. *graph.* guai. *hell. hep.* hyos. ign. iod. ipec. *kal.* *kreos. lach. laur. led.* *LYC. magn. magn-m. mang. *men.* *merc. *mez.* mosch. *mur-ac.* *natr. *natr-m. *nitr. *nitr-ac.* n-vom. *petr. *phosph. *phos-ac. plat. plumb. puls. ran. ran-sc.* rhab. *rhod.* *rhus. ruta. sabad. sabin. samb. sass. sec.* *selen. seneg. *SEP. *sil. *spig. spong. *squill* *stann. stram. stront. *SULF. sulf-ac. tarax. tart. teucr. thui. valer. veratr. verb. *zinc. *m-arc.* m-aus.

— **dos de la main.** Alum. *ang.* ars. *borax. bovis. bry.* *calc. camph. caus. cin. *cycl. dig.* euphorb. *kreos. lyc.* merc. *mur-ac.* *NATR. *n-vom. petr.* phos-ac. *puls.* rhab. *RHUS. *samb. *SEP. sil. spig. *stann.* *sulf.*

— **paume de la main.** *Acon. agar. alum. ambr. *amm-m.* *anac. asar. baryt. *bism.* *borax. *bry. camph. canth. caps. carb-veg. caus. *cham. chel.* chin. coff. *con. dig. *dulc.* hell. hep. *ign. ipec.* kal. *kreos. *lach. laur. led.* *lyc. magn. magn-m. mang. *merc. mez. *mur-ac.* natr. *natr-m. *n-vom. petr. phosph. puls.* *RAN. *ran-sc. *rhab.* rhus. *samb. *SELEN. *sep. *SPIG. spong. *stann. staph. *sulf. m-arc.

— **poignet.** *Acon. agn. *alum.* ambr. *amm. *amm-m. *anac. ant. *arg. arn. ars. *asa. asar. aur. *baryt.* bell. *bism. *BOVIS. *bry. calad. *CALC. canth. caps. *carb-an. *carb-veg. *CAUS. cham. chel. chin. cic. cin. clem. colch. coloc. con. croc. *cycl. dig. *dros. dulc. euphorb. euphr. *graph. guai. *hell. hep. *hyos. ign. *iod. *kal. kreos. lach. laur. *led. *lyc. magn. magn-m. *mang. *men. *merc. mez. natr. natr-m. *nitr. *nitr-ac. n-vom. petr. *phosph. phos-ac. plumb. *puls. ran. ran-sc. rhab. *rhod. *RHUS.

*RUTA. sabad. *SABIN. samb. *sass. sec. selen. seneg. *SEP. *sil. spig. spong. squill. stann. staph. *stront. *SULF. sulf-ac. tarax. tart. teucr. thui. valer. verb. zinc. m-arc.

Maladresse des doigts. *Calc. (Comp. manque d'**Agilité**, etc.)

Meurtrissure (douleur de), dans les membres supérieurs. Acon. *arn. dulc. oleand. *plat. *ruta.

— **épaules**. Acon. cycl.

— **bras**. Acon. cycl. fluor-ac. kreos.

— **articulations** du coude. °Ruta.

— **avant-bras**. Cic. oleand.

— **mains** et **doigts**. Bis. oleand.

Miliaire. Voy. **Éruptions**.

Mortes (pâlissement et torpeur des parties comme si elles étaient). Amm. thui.

— **mains**. Acon. *calc. cann. con. fluor-ac. lach. lyc. n-vom. thui. zinc.

— **doigts**. Amm. amm-m. *CALC. caus. chel. cic. *HEP. kreos. lach. lyc. merc. mur-ac. nitr-ac. par. phosph. phos-ac. sec. *SULF. tart. thui. veratr.

— — d'un seul côté du doigt. Phos-ac.

Muscles. Voy. **Raccourcissement, Relâchement, Tressaillement**, etc.

Nodosités. Voy. **Arthritiques** et **Éruptions**.

Ongles affectés. *Alum. amm-m. ant. ars. baryt. bell. borax. bovis. calc. caus. chel. chin. cocc. con. dig. dros. *graph. hell. hep. iod. kal. lach. lyc. *merc. mur-ac. natr-m. nitr-ac. par. phos-ac. plat. puls. ran. ruta. sabad. *sep. *SIL squill. *sulf. sulf-ac. tarax. tart. teucr. thui. m-aus.

— Pour les **détails**, voy. Chap. I, Sect. 2, **Ongles**.

Os en général affectés. Acon. agar. alum. amm. amm-m. anac. ang. arg. arn. *ASA. asar. *aur. baryt. bell. bism. bovis. *bry. calc. canth. carb-an. carb-veg. caus. *cham. *CHIN. *COCC. coloc. con. cupr. cycl. dig. *dros. dulc. euphorb. hell. hep. *ign. iod. ipec. kal. lach. laur. *lyc. magn. mang. *merc. *mez. natr. natr-m. nitr-ac. oleand. par. petr. *phosph. phos-ac. plat. plumb. *puls. *rhod. *RHUS. *ruta. sabad. sabin. samb. sass. sep. *SIL. spig. spong. *staph. stront. *sulf. tart. teucr. *thui. valer. veratr. verb. zinc. m-arc.

Panaris. Voy. Chap. II, Sect. 2.

Paralysie des membres supérieurs. *Bell. *CALC. *CALC-PH. *chin. chel. *COCC. dulc. *ferr. lyc. nitr. *N-VOM. op. plumb. *RHUS. sec. *SEP. sil. stann. tart. veratr.

— **bras**. Agar. brom. calc-ph. chel. fluor-ac. n-vom.

— **avant-bras**. °Sil.

Paralysie :

— **poignets.** Calc-ph.

— **mains.** *Ambr.* arg. cann. cupr. kal. lach. natr-m. plumb. *sil.* zinc.

— **doigts.** °*Calc.* calc-ph. *phosph.*

Paralysie (sensation de), douleurs paralysantes dans les membres supérieurs. Acon. **alum.* amm-m. ang. *BELL. berb. *CALC. *cham. *CHIN. °chinin. cin. *COLCH. *CYCL. dig. dulc. *ferr.* gran. lach. men. mez. *NATR-M. *N-VOM. par. plat. prun. sep. **sil.* *STANN. sulf. sulf-ac. *tab.* *veratr. zinc. (*Comp.* **Faiblesse.**)

— **articulations** du bras. *Bovis.* lact. *puls.*

— **épaules.** Ambr. mur-ac. n-vom. puls. sep. stann. staph. valer. veratr.

— **articulations** du **coude.** Ambr. ang. samb. valer. zinc.

— **avant-bras.** Acon. ambr. bism. bovis. ferr. kreos. prun. staph. stront.

— **mains.** Acon. amb. ang. °*carb-v.* *chin. ferr. men. *merc.* n-vom. prun. staph. stront. sulf. *tab.*

— **poignets.** Asar. bism. *bov.* *carb-v. cycl. *kal. merc. *ruta.

— **doigts.** Acon. asar. aur. *carb-veg. chin. cycl.* dig. kreos. lact. men. staph.

— **articulations des doigts.** *Aur.* par. verb.

Peau aride aux mains. *Baryt. *bell. fluor-ac. *lyc. natr. natr-m. sabad. (*Comp.* **Sécheresse** de la peau.)

— **bleue.** *Voy.* **Bleu.**

— **dure** aux mains Amm. sulf.

— **gercée,** mains. Fluor-ac. kreos. *petr.

— **jaune.** *Voy.* **Jaune.**

— **râpeuse,** rugueuse aux mains. Hep. graph. kal. laur. natr. nitr-ac. phos-ac. — aux **doigts.** Phos-ac.

— **ridée** aux doigts. Ambr. cupr. phos-ac.

— **rouge.** *Voy.* **Rougeur.**

— **sèche** aux mains. Anac. baryt. bell. fer-mg. hep. lach. lyc. natr. natr-m. phos-ac. sabad. sulf. thui. zinc. — aux **doigts.** Anac. phos-ac. puls.

— **sensible,** douloureuse autour des ongles. *Ant.

Pesanteur, lourdeur des membres supérieurs. Acon. *ALUM. amm-m. ang. *bell. berb. cic. ferr. *mur-ac.* natr. *NATR-M. natr-s. n-vom. par. plat. *puls. rhod. *sil. spig. *stann. sulf-ac. tart. teuc. mgs-arc. mgs-aus.

— **épaules.** *Puls.* sulf. thui.

— **bras.** Acon. carb-veg. cocc. croton. led. mez. n-vom. *teucr.* m-

— **avant-bras.** Acon. alum. amm-m. *anac. aur. caus. *croc.* laur. mur-ac. nitr. phos-ac. sabin. spong. sulf. teuc.

Pesanteur
— **mains.** Bovis. bry. caus. nitr. phosph. phos-ac. puls. rhod. sulf-ac. zinc. m-arc.
— **doigts.** Acon. par. phosph. mgs-arc.
Piqûres au bout des doigts. *Lach.*
Pression dans les membres supérieurs. Anac. arg. *bell.* clem. coloc. cycl. dulc. led. *natr.* *nitr-ac.* puls. *sass.* sulf.
— **os** des **bras.** Anac. coloc. kal. staph.
— **épaules.** Anac. *bell.* bry. carb-an. caus. crot. kal. natr. phosph. puls. staph. sulf.
— **articulations** de l'**épaule.** Corall. led. nitr-ac. stann.
— **bras.** Aur. *bell.* camph. °*mur-ac. phos-ac.* sabin. sass. stann. *staph.*
— **avant-bras.** °*Arg.* aur. bis. camph. crot. *oleand. phos-ac.* plat. rut. sabin. *sass.* staph. verb.
— **mains.** Arg. clem. *phos-ac.* puls. ruta. stann. staph. verb.
— **poignets.** Arg. bell. bis. *sass.* stann. viol-od.
— **os des mains.** Arg. bell. cupr. oleand. plat. puls.
— **doigts.** Arg. oleand. *phos-ac.* plat. ruta. sabin. stann. staph. verb.
— **articulations** des **doigts.** Arg. *sass.* stann.
Prurit. Agar. ang. ant. *bovis.* calc. *caus.* cupr. hell. kal. *lach.* n-vom. op. *phosph. puls.* rhus. ruta. sulf. tart.
— **mains.** Alum. amm. anac. aur. borax. calc. *carb-an.* caus. cin. *colch.* dig. euphorb. graph. *hep.* ipec. kreos. *lyc. merc.* natr-m. *nitr-ac. phosph.* phos-ac. plat. ran. *rhus. sass. spig. stann.* sulf.
— **doigts.** *AGAR. *alum.* ambr. amm-m. *anac.* ant. ars. borax. calc. carb-an. caus. *cocc. con.* croc. *cycl.* euphorb. *lach.* laur. *lyc.* magn. mang. *merc. natr-m.* n-vom. oleand. petr. phos-ac. plat. *plumb. ran. rhod. spig.* sulf. veratr. verb. *zinc.*
Pustules. *Voy.* **Éruptions.**
Raccourcissement des tendons des mains et des doigts. *Caus. *sulf.*
Raccourcissement (sensation de), dans les extrémités supérieures. Lach. sep.
— **épaules.** Bovis.
— **articulations** du coude. Caus. lach. mang. sep.
— **poignets.** Carb-v. ign. lach.
— **mains.** N-vom.
— **doigts.** Carb-an. *caus.* croc. lach. n-vom. sep. spong.
Relâchement des bras. *Guai. plat.* — en **riant.** Carb-veg.
Rhagades aux membres supérieurs. Sil.
— **mains.** *Alum.* °*clem. *graph. *hep.* kal. magn. *merc.* natr. natr-m. nitr-ac. *PETR. *rhus.* sil. *SULF. zinc.

Rhagades :
— **doigts.** *Merc.* *petr. sass. — **articulations** des **doigts.** Mang. phos. — **entre** les doigts. Zinc. — **ongles.** *Natr-m.*

Rhumatismales (douleurs). *Voy.* **Déchirement** et **Tiraillement.**

Ridés (doigts). Amb. *cupr.* phos-ac.

Roideur des extrémités supérieures. *AMM. *amm-m.* bell. bovis. canth. caps. *caus. cham.* cic. coff. croc. dulc. ferr. *kal.* lyc. *men.* natr. *N-VOM. petr. phos-ac. plat. rhus. sass. sep. stram. thui.

— **épaules.** Euphorb. sep. staph. thui.

— **articulations** du **coude.** Amm. ang. *kal. *lyc. puls. sep. *sil. m-arc. *m-aus.*

— **mains.** Ars. asa. bell. bovis. cham. hyos. ign. kreos. merc. nitr. nitr-ac. sass. zinc.

— **poignets.** Bell. *chel.* ign. kal. laur. lyc. merc. natr. *phos-ac.* *puls. rhod. rhus. *RUTA. *sabin.* *SEP. staph. *sulf.*

— **doigts.** Ambr. amm. amm-m. brom. *ars.* borax. *CARB-AN. *chin.* con. dig. dros. graph. hell. hep. kal. *LYC. mosch. mur-ac. natr-m. nitr. oleand. petr. puls. rhus. sabad. *sil. spong. sulf.

Roideur arthritique. *Carb-an. graph. *lyc. petr. sang.

Rougeur du **bras.** *Ant. arg. *bell. ruta. sabad.

— **mains.** Baryt. berb. carb-an. dulc. fluor-ac. hep. n-vom. phos. ran. sabad. sang. staph. sulf.

— **doigts.** *Agar. borax. laur. *lyc. magn. mur-ac. *N-VOM. ran. rhod. ther. thui.

Saisir quelque chose (mouvement involontaire des mains comme pour). *Sulf.

Sueur aux **mains.** Acon. bell. *CALC. caps. carb-veg. cocc. coff. *con. fluor-ac. hell. hep. ign. iod. merc. *natr. *natr-m. nitr-ac. n-vom. petr. puls. rhab. sass. *sep. sil. spig. *SULF. tab. thui. zinc.

— **entre** les doigts. Baryt. carb-veg. ign. sulf.

— **paume** des mains. Acon. anac. baryt. *CALC. cham. *con. dulc. *fluor-ac. hell. ign. kal-bi. kreos. led. lyc. merc. nitr-ac. *n-vom. petr. rhab. mgs-arc.

Taches bleues, comme par ecchymose à l'avant-bras. Sulf-ac.

— **brunes** au coude. Sep. — au **poignet.** Petr. — au revers de la main. Natr.

— **cuivrées** aux mains. Nitr-ac.

— **dartreuses** aux bras et aux mains. Natr-m. zinc. — aux **coudes.** °Sep.

— **hépatiques** aux bras. Lyc.

Taches :
— **jaunes** aux bras. Petr. — aux **doigts.** Con. sabab. tart.
— **pétéchies** (comme des), **avant-bras,** et **mains.** Berb.
— **pruriantes** aux mains. Berb. zinc.
— **râpeuses** aux mains. Zinc.
— **rouges** aux **bras.** Rhus. sabad. sulf. — aux **épaules.** Tabac.
— **rouges** aux **avant-bras.** Berb. euphorb. thui. — aux **mains.**
Corall. fluor-ac. lach. natr. sabad. stann. tab. mgs. — aux **doigts.**
Corall. lach. plumb.
Tendons. *Voy.* **Induration, Raccourcissement, Soubre-**
sauts des tendons.
Tension dans les membres supérieurs. Anach. arg. chin. kal. lach.
mang. mez. n-vom. prun. rhus. *sep.* tab.
— **articulations** du **bras.** Kal. mang. *sep.*
— **épaules.** *Bry.* euphorb. kal. kal-h.
— **bras.** *Bry.* croton. prun.
— **articulations** du **coude.** Lach. mur-ac. puls. *sep.* sulf-ac
tab.
— **avant-bras.** Ant. crot. lach. natr.
— **mains.** Arg. chin. ferr. kal. lach. natr. prun.
— **poignets.** Aur-m. *carb-v.* kal. lach. *mang.* phos. puls. verb.
— **articulations** des **doigts.** Croc. kal. lach. magn. nitr-ac. phos.
puls. sep. spong.
Tiraillements dans les extrémités supérieures. Acon. arg. *ARS.*
BELL. *bry.* *CALC.* *CALC-PH.* *CAUS.* *chin.* *cin.* cinn. clem.
COCC. coloc. cyc. ferr. gran. *hep.* ind. *kal.* *LACH.* *LYC.* magn.
mang. men. *MERC.* mez. natr. nitr. *nitr-ac.* *N-VOM.* *oleand.*
par. petr. phos-ac. *plat.* plumb. *PULS.* *rhod.* sec. *SEP.* *SIL.*
staph. *SULF.* tab *THUI.* *zinc.* mgs.
— **articulations** des **bras.** Clem. kal. lact. puls. rhod. *sulf.* teuc.
mgs.
— **os** des **bras.** Acon. lach. *lyc.* meph. merc. nitr-ac. plumb.
rhod. ruta. teuc. thui. valer.
— **épaules.** Amb. aur-m. *BELL.* *carb-vg.* dulc. *iod.* *kal.*
LYC. mang. *magn-m.* natr. *natr-m.* *phosph.* sep. staph.
SULF. *zinc.*
— **bras.** Acon. ars. aur-m. *canth.* *carb-vg.* *caus.* *con.* *dros.*
dulc. *FERR,* lact. mosch. *MUR-AC.* oleand. *plumb.* puls. *stann.*
staph. valer. *zinc.*
— **articulations** du coude. Ambr. *chin.* kal. lact. *lyc.* mur-ac.
natr. phos-ac. *sulf.* viol-od. zinc.
— **avant-bras.** *Alum.* amb. *ARG.* ang. ant. *CARB-VEG.* croc.
croton. cycl. *dulc.* ferr. *kal.* mosch. natr. *nitr-ac.* rhod. ruta.
samb. *sass.* seneg. spong. *staph.* sulf. tar.

Tiraillement :

— **mains.** Amb. ang. arg. *canth.* *CARB-VEG. caus.* *chin.* clem. croton. euphorb. ferr. *grat.* kal. *lach.* *led.* magn. *magn-m.* mang. men. natr. *nitr.* nitr-ac. n-jugl. *PETR. puls. rhod.* ruta. sil. staph. *sulf.* viol-od. zinc.

— **poignet.** Anac. ars. asar. bov. *CARB-V. *caus.* cist. cycl. *grat.* *kal.* *lach.* mosch. phos-ac. *PULS. *rhod.* *RUTA. spong. *sulf.* tar. teuc. *zinc.

— **os** des **mains.** Anac. sabin. samb. spig. teuc.

— **doigts.** *Alum. *ambr.* ang. ant. asar. *CARB-V. *colch. coloc.* croton. kal. *lach. *LYC. mang. nitr-ac. oleand. *par. petr. phos-ac. puls. ruta. *sabin. *sil. *stann. *staph. stront. *sulf. *teuc. *VERATR. zinc.

— **articulations** des **doigts.** Anac. ant. *CARB-VG. *caus. *kal. *LYC. phos-ac. *sabin. sep. sulf. teuc. mgs-aus.

Torpeur dans les extrémités supérieures. *AMBR. *alum. bell. colc-ph. *ign. *nitr. n-vom. plat. *PULS. *RHUS. stront.

— **avant-bras.** Berb. cupr. nitr. n-vom. stront. sulf.

— **mains.** Acon. asa. bry. carb-an. cocc. fluor-ac. hyos. *lyc. natr-m. nitr. *PULS. *ruta. stront.

— **doigts.** Anac. calc. carb-an. caus. colch. con. cupr. dig. *euphr. fer. kal. lach. lyc. mur-ac. *PHOS. plat. sec. spong. staph. sulf.

— **pouce** (au). Cin. kal. plat. stront. verb. zinc.

Tremblement des extrémités supérieures. *Ambr. anac. *bry. *hyos. iod. nitr-ac. op. phos. phos-ac. rhus. sabad. *sil. spig. spong. thui. veratr.

— **mains.** Agar. amm. *anac. *ARS. bell. bis. calc. caus. cocc. coff. colch. *hyos. iod. *KAL. *LACH. lact. laur. led. natr. nitr-ac. *n-vom. op. par. *PHOS. rhus. sabad. samb. sass. spig. stann. stram. *SULF. tab. tart. thui. val. zinc.

— **doigts.** Bry. iod. mosch. oleand. rhus. stront.

Tressaillement, soubresauts des extrémités supérieures. *Bell. *bry. caus. cic. cin. *ign. kal. *lach. *LYC. magn-s. merc. natr. op. rhab. squill. thui. veratr.

— **mains.** Bell. cupr. fluor-ac. lact. meph. natr. rhab. stann. sulf.

— **doigts.** Bry. *cham. caus. cic. cin. crot. *IGN. *KAL. lyc. merc. merc-per. natr. phos. rhus. sulf. sulf-ac.

— **pouce.** Amm. lach. merc. natr. n-vom. *phosph. plat. *staph. *SULF-AC. m-aus.

Tressaillement des **muscles** dans les extrémités supérieures. Asa. graph. lach. merc. mez. oleand. petr. sil. tar. tart. teuc. m-arc.

Tressaillement :
— **épaules.** Asa. dros. magn-m. spig. spong.
— **bras.** Arn. asa. bell. bry. *cocc.* hell. ign. kal. lyc. men. mur-ac.
nitr-ac. spig.
— **avant-bras.** Ign. natr-m. spig. tarax.
— **mains.** *Asa.* mez. ran. tart.
Tressaillantes (douleurs) dans les extrémités supérieures. Arn.
bry. *chin.* ind. *lach.* *lyc.* men. mez. natr. *phos-ac.* *puls.*
ran. rhab. mgs. mgs-aus.
— **os** des **bras.** *Chin.*
— **épaules.** *Lyc.* mez. *puls.* *sulf.* tart.
— **bras.** Amm. arn. asa. aur. bell. calc. chin. dulc. *ign.* lact.
oleand. petr. phos-ac. puls. rhus. sil. *sulf.* tarax. valer.
— **mains.** Calc. caus. cin. *chin.* cupr. grat. mez. natr. nitr-ac.
puls.
— **doigts.** *Amm.* *chin.* men. mez. natr. phos-ac. puls. ran-sc.
rhab. staph.
Ulcères aux bras. *Lach.* rhus.
— **mains.** Ars. dros. sep. *SIL.*
— **doigts.** *Ars.* carb-v. *lyc. mang. plat. ran. sep. sil.*
— **ongles.** *Voy.* **Panaris.**
Veines (gonflement des) aux mains. Amm. *arn.* baryt. calc.
gran. iod. laur. n-vom. op. oleand. phosph. *puls.* rhab. rut.
thui.
Verrues aux bras. Ars. °calc. *caus.* °dulc. *natr.* nitr-ac. *SEP.*
sil. *sulf.*
— **mains.** Anac. berb. bor. *CALC.* *dulc.* ferr. *lach.* lyc. *natr.*
natr-m. *nitr-ac.* phosph. *RHUS.* *sep.* *THUI.*
— **doigts.** Berb. *lach.* lyc. petr. °rhus. *sulf.*
Vésicules rongeantes, bulles rongeantes, aux mains et aux
doigts. *CLEM.* graph. kal. *magn.* natr-m. *sep.* sil.

SETION III. — CONDITIONS DES SYMPTÔMES
des extrémités supérieures.

(Nota. Comparez avec cette section les *Conditions générales*, Chap.I, Sect.3,
afin de compléter, au besoin, les articles suivants.)

Air froid (par l'). Ign. nitr-ac. rhod.
Air (par la marche en plein). Croc.
Appuyant la partie (en). Ruta. sil. thui.
Appuyant dessus (en). Sil.
Automne (en). *Rhus.*

Bâillant (en). N-vom.

Chaleur (à la). Calc. sulf. thui. — **amélioration.** Cinn.

Chaleur du lit (à la). Rhus. — **amélioration.** Amm.

Colère. *Voy.* après s'être **Fâché.**

Contusion (après une). Sulf.

Couché sur la partie (en étant). Ambr. baryt. iod. sil.

Causant (en). Kal.

Dormir (empêchant de). Borax.

Eau froide (par l'). Clem.

Écrivant (en). Acon. agar. baryt. cinn. kal. sabin. samb. thui. valer. zinc.

— **avant-bras.** Acon.

— **mains.** Acon. euphorb. sulf-ac.

— **doigts.** Acon. bry. cist. mur-ac.

Efforts (en faisant des). Rhus. ruta. sep. sil.

Étendant le bras (en). Caus.

Fâché (après s'être). Coloc. *staph.*

Frissons (pendant les), mains, doigts. N-vom.

Froid (au). Agar. kal. mgs. — **amélioration.** Thui.

Froid (par l'air). Ign. nitr-ac. *rhod.*

Grattement (par le). Berb. lach.

Hiver (en). *Petr.*

Humide, pluvieux (par un temps). *Rhod.* *rhus.* *veratr.*

Levant la partie (en). Baryt. led. oleand. puls. sulf-ac.

Lit (au). Carb-veg. iod. ign. kal. kreos. magn-m. natr.

Lotions (après les). Amm. *sulf.*

Marche (par la). Croc. valer. — **amélioration.** Euphorb.

Marche en plein air (par la). Croc.

Matin (le). Amm. cupr. iod. kal. magn-m. natr. n-vom. puls. staph. sulf. zinc.

— **au lit.** Iod. kal. magn-m. natr.

Méridienne (pendant la). Lyc.

Mouvement de la partie (par le). Asa. bell. berb. *bry.* cann. chel. cocc. croc. hep. hyos. *kal.* led. magn. magn-m. *merc.* n-vom. puls. sep. staph.

Nuit (la). Ambr. amm-m. ars. bell. borax. bry. *calc. cast.* caus. *cham.* coloc. *croc. diad.* dig. dros. dulc. ign. iod. *lyc. magn.* *MERC. mur-ac. nitr. n-vom. phosph. *puls.* selen. *sil.* staph. *SULF.*

Pluvieux (par un temps). Puls. *rhod.* *rhus.* *veratr.*

Portant quelque chose (en). Ambr.

Pressant dessus (en). Berb. sil.

Remuant (en). *Voy.* **Mouvement.**

Repos (dans le). Acon. cocc. dulc. euphorb. *rhod.* rhus.

Blant (en). Carb-v.

Saisissant un objet (en). Ambr. amm. arn. bovis. calc. carb-v. caus. cham. dros. led. plat. veratr.

Soir (le). Hyosc. led. natr. puls. rhus. stann.

Soir au lit (le). Carb-an. kreos. magn-m.

Soulevant un fardeau (en). *Rhus.* ruta. sep.

Sueur générale (après une), **amélioration.** Thui.

Tenant un objet en main (en). Coff. guai. hyos. phosph. sep. sil.

Toucher (au). Acon. agar. agn. ambr. *chin.* euphorb. merc.

Travaillant (en). Alum. iod. merc. sulf.

CHAPITRE XXV.

AFFECTIONS DES EXTRÉMITÉS INFÉRIEURES.

SECTION I. — AVIS CLINIQUES.

CALLOSITÉS et cors aux pieds. — Contre les callosités aux pieds qui ne sont pas entretenues par une chaussure trop étroite, on a souvent assez bien réussi en appliquant la teinture d'*arn.*, après les avoir extirpées. — Dans d'autres cas, l'usage interne d'*ant.* a aussi rendu des services.— *Voy.* aussi *Ch.* II, *Sect.* 2. **Cors.**

CLAUDICATION spontanée. — Si le mal n'est qu'à son début, le médicament à employer en premier lieu est souvent *merc.*, ou bien *bell.*, soit l'un après l'autre, soit en faisant alterner ces deux médicaments.

Si ces médicaments ne suffisent pas, on pourra consulter de préférence : *Rhus;* ou bien : *Calc. coloc. lyc. puls. sulf. zinc.*

☞ *Voy.* aussi : **Coxalgie** et **Coxarthrocace.**

COXALGIE. — Les médicaments que l'on pourra consulter de préférence, sont, en général : *Bell. bry. calc. colc. hep. merc. puls. rhus. sulf.;* ou même encore : *Arg. ars. asa. aur. canth. cham. dig. graph. kreos. lach. n-vom. sep. staph.*

☞ Pour les détails, *Voy. Chap.* I, **Arthrite, Névralgie, Rhumatisme,** etc. ; et *Comp.* ci-après : **Coxarthrocace.**

COXARTHROCACE. — Le médicament principal est *coloc.*, mais peut-être que souvent on pourra aussi consulter avec succès : *Bell. calc. hep. lach. merc. phos-ac. rhus. sil. sulf.*

ENGELURES. — *Voy. Chap.* II, même mot.

ÉRYSIPÈLE aux pieds. — Les meilleurs médicaments contre le gonflement inflammatoire, érysipélateux, du cou-de-pied, sont : *Arn. bry. puls. rhus.*

GONITE, ou Inflammation du genou. — L'engorgement **lym-**

phatique ou scrofuleux du genou demande de préférence : *Calc.* et *sulf.;* ou encore : *Arn. ars. ferr. iod. lyc. sil.*

Pour l'inflammation **Arthritique,** ce sont principalement : *Arn. bry. chin. cocc. lyc. n-vom. sulf.*

S'il y a **Suppuration,** on pourra consulter de préférence : *Merc. sil.;* ou encore : *Bell. hep. sulf.*

S'il y a infiltration **Séreuse** (hydrarthre) : *Sulf.;* ou encore : *Calc. iod. merc. sil.;* ou bien : *Con. dig.*

GOUTTE aux pieds. — Ce sont : *Arn. ars. bry. calc. sabin. sulf.* qui méritent d'être consultés de préférence. — Peut-être parfois trouvera-t-on aussi indiqués : *Ambr. amm. amm-m. aps. cep. cocc. led.* — *Voy.,* du reste, *Chap.* I, **Arthrite.**

ŒDÈME des pieds. — Ce sont : *Ars. chin. ferr. kal. lyc. merc. phosph. puls. rhus. sulf.,* qui méritent d'être consultés de préférence, si cette affection a lieu sans autre lésion appréciable dans le reste de l'organisme.

Si elle se manifeste après des pertes de sang considérables, *chin.* sera souvent le médicament le plus convenable, ou bien *ars.* ou *ferr.*

Après l'**Abus du quinquina,** principalement : *Ferr.* ou *ars.* ou même : *Puls. sulf.*

PARALYSIE des extrémités inférieures. — On pourra consulter de préférence : *Anac. bry. cocc. natr-m. n-vom. oleand. op. sil. stann. sulf.* — *Voy.,* du reste, *Sect.* 2, même mot.

PODAGRA. — *Voy.* **Goutte aux pieds.**

PSOITE. — Voy. *Chap.* XXIII.

SCIATIQUE. — Voy. *Ibid.*

TUMEUR BLANCHE. — Les auteurs n'étant nullement d'accord sur la définition de l'expression *tumeur blanche,* nous l'avons employée ici pour désigner la *leucophlegmasie douloureuse,* ou *l'engorgement lymphatique des cuisses* (ou des genoux seulement). — Les médicaments que, contre cette affection, on pourra consulter de préférence, sont : *Arn. bell. rhus.;* ou encore : *Acon. ars. calc. iod. lyc. merc. n-vom. puls. sil. sulf.*

ULCÈRES A LA JAMBE. — Les ulcères chroniques qui surviennent souvent à la jambe, surtout chez des personnes cachectiques, malpropres et maladives, demandent de préférence : *Ars. lach. sil. sulf.;* ou encore : *Calc. carb-veg. graph. ipec. lyc. mur-ac. natr. phos-ac. ruta.*

VARICES. — Voy. *Chap.* II.

SECTION II. — SYMPTOMES
des Extrémités inférieures.

Abcès à la fesse. Sulf. — au **mollet.** Chin. — aux **talons.** Lach.
Amaigrissement des jambes. Arg-n. berb. *chin.* selen.

Ampoule au talon. Raph.

Arthrite (goutte). Voy. *Chap.* I, **Arthrite.**

Articulations affectées. *Acon.* agar. *agn.* alum. ambr. *amm.*
amm-m. anac. *ang. ant.* *arg. *arn. ars. asa. asar. aur. baryt.
bell. bism. borax. bovis. *bry. calad. *CALC. camph. cann. canth.
caps. carb-an. carb-veg. *CAUS. *CHAM. chel. *chin. chin-s. cic.
cin. clem. cocc. coff. colch. coloc. con. croc. cycl. daph. dig.
dros. dulc. euphorb. euphr. *ferr. graph. guai. hell. hep. hyos.
ign. iod. ipec. *KAL. kreos. lach. laur. *LED. *LYC. magn. magn-
m. mang. men. *merc. mez. mosch. mur-ac. natr. *NATR-M.
nitr. *nitr-ac. n-mosch. *n-vom. oleand. par. *petr. *phosph.
phos-ac. plat. plumb. puls. ran. ran-sc. rhab. rhod. *RHUS. ruta.
sabad. sabin. samb. sass. sec. selen. seneg. *SEP. *sil. spig.
spong. squill. *stann. staph. *STRONT. *SULF. sulf-ac. tarax.
tart. teucr. thui. valer. veratr. verb. *zinc. *m-aus.

— **genou** (du). *Acon.* agar. agn. alum. ambr. amm. amm-m.
*anac. ang. ant. *arg. arn. ars. *asa. asar. aur. baryt. bell. bism.
borax. bovis. *bry. *calc. cann. canth. laps. carb-an. *carb-veg.
*CAUS. cham. chel. *CHIN. cic. cin. clem. cocc. coff. colch. coloc.
con. croc. cycl. daph. dig. dros. dulc. euphorb. euphr. *ferr.
*graph. guai. hell. hep. hyos. ign. iod. ipec. *kal. kreos. lach.
laur. *LED. *lyc. magn. magn-m. mang. men. *merc. mez. mosch.
mur-ac. natr. *NATR-M. nitr. *nitr-ac. n-mosch. *N-VOM. oleand.
op. par. *PETR. phosph. phos-ac. plat. plumb. *PULS. ran. ran-sc.
rhab. rhod. *RHUS. ruta. sabad. sabin. samb. sass. sec. selen.
seneg. *SEP. sil. *spig. spong. squill. *stann. *staph. stram.
*stront. *SULF. sulf-ac, tarax. tart. teuc. thui. valer. *veratr.
verb. *zinc. m-aus.

— **hanche** (de la). *Acon.* alum. amm. amm-m. *ang. *ant. arg.
arn. asa. asar. aur. baryt. *bell. *BRY. calad. *CALC. camph.
carb-an. *CAUS. cham. chel. chin. *cocc. colch. coloc. con. croc.
dros. dulc. euphorb. euphr. *ferr. graph. *hell. hep. hyos. ign.
iod. *kal. *kreos. *LED. *lyc. magn. magn-m. men. merc. mez.
*natr-m. nitr. nitr-ac. n-vom. par. petr. phosph. phos-ac. plat.
plumb. puls. *RHUS. samb. seneg. *sep. *sil. stann. staph. *stront.
*sulf. tart. thui. veratr. zinc. m-aus.

— **orteils** (des). *Agn.* ambr. amm. ant. *arg. *arn. *AUR. bell.
bism. bry. calc. caps. carb-an. carb-veg. *CAUS. *cham. chel.
*chin. cin. cocc. con. cupr. cycl. dros. *ferr. graph. hell. hep.
hyos. *KAL. *LED. *lyc. magn merc. mez. natr. natr-m. nitr-ac.
*n-vom. petr. phosph. phos-ac. plat. plumb. puls. ran. ran-sc.
rhab. rhod. *rhus, ruta. *SABIN. sec. *SEP. sil. spig. staph.
*stront. *SULF. tarax. tart. *TEUCR. veratr. *ZINC.

— **pied** (du). *Acon.* agar. agn. alum. ambr. amm. amm-m. anac.

*ang. ant. *arg. arn. ars. asa. asar. aur. baryt. bell. bism. borax.
bovis. bry. *calc. camph. caps. carb-an. carb-veg. *CAUS. chel.
chin. cic. cocc. colch. coloc. con. croc. *cycl. dig. *dros. dulc.
euphorb. euphr. ferr. graph. guai, hell. hep. hyos. ign. iod. *kal.
kreos. lach. *led. *LYC. magn-m. mang. *merc. *mez. mosch.
mur-ac. natr. *NATR-M. nitr. nitr-ac. n-vom oleand. par. *petr.
*phosph. phos-ac. plat. plumb. puls. ran. ran-sc. rhab. rhod.
*RHUS. *ruta. samb. sass. selen. seneg. *SEP. *sil. spig. spong.
stann. staph. *stront. *SULF. sulf-ac. tarax. tart. teuc. thui. valer.
veratr. *zinc. m-aus.

Atrophie des jambes. *Chin.

Battements, pulsations, dans les extrémités inférieures. Brom.
sep. — **hanches.** Hep. — **pieds.** Arg. cann. m-aus. — **talons.**
Ran. — **orteils.** Amm-m. asa. phos-ac. plat. zinc.

Boiter (douleurs qui forcent à). Bell. carb-an. dros. kal-h.
nitr-ac.

Bourdonnement dans les jambes. Puls.

Boutons. Voy. **Éruptions.**

Brisement, meurtrissure, contusion (douleur de) dans les extrémités inférieures. Ang. arn. berb. *CALC. carb-veg. caus. crot.
cupr. *gins. merc. phosph. puls. ruta. sil. spig. spong. tart. val.
veratr. zinc. mgs-arc.

— **hanches.** Acon. amm. *lach. phos-ac. ruta. sulf. mgs-arc.

— **cuisses.** Acon. *amm. ang. camph. caus. cocc. gins. guai. hep.
kreos. lact. led. men. merc. murex. *nitr-ac. n-vom. phos-ac.
*plat. puls. *ruta. spig. staph. val. viol-tric.

— **genoux.** *ARS. berb. camph. *hep. led. phosph. plat. staph.
veratr. zinc-ox.

— **jambes.** Ang. caus. croc. merc. puls. val. zinc-ox.

— **tibia.** Alum. *graph. mez, puls. sep.

— **pieds.** Ang. arg. arn. bry. chin. magn.

Brûlantes (plaques) aux extrémités inférieures. Lyc. magn.
phos-ac.

Brûlement dans les extrémités inférieures. Kal. led. lyc. phos.
prun.

— **hanches.** Bell. *carb-v. hell. rhus. sep. valer.

— **cuisses.** Borax. bovis. carb-veg. crot. euphorb. fluor-ac. mez.
phosph. rhus. zinc.

— **genoux.** Brom. *lyc. n-jugl. rhus. sulf. tab. tarax. thui.

— **jambes.** Agar. anac. *ARS. borax. crotal. graph. *lyc. prun.
tar.

— **mollets.** Alum. asa. dig. mang. mez. sulf. thui. zinc.

— **tibia.** Arg. calc. cann. caus. mang. natr. phos-ac. puls. rhus.
sulf-ac. veratr. zinc.

Brûlement :

— **pieds.** Amm, ars. berb. borax. *bovis.* *CALC, cham. cocc. dulc. electr, *GRAPH. *hep. kal.* *lyc. *ign. magn-m. mez. natr.* *NATR-M. *nitr-ac.* phos. *phos-ac.* *puls. *sec. *sep. sil. squill. *stann. stram. tarax. zinc.

— **articulation du pied,** cou-de-pied. Euphorb. natr. *puls.* spig. sulf.

— **talons.** Cycl. graph. *ign.* nitr. *puls.* rhus. sabin. sep. sulf-ac. veratr. zinc.

— **plante** des **pieds.** *AMBR. *ANAC. berb. *CALC, *canth. carb-vg.* croc. *cupr. fluor-ac. *graph.* kreos. *lyc. magn-m.* mang. *natr. n-vom.* petr. *phos-ac. puls.* sang. *sil.* squill. *sulf.* tabac.

— **orteils.** *AGAR. *alum. ant. arn. aur. aur-m. berb. *borax.* carb-an. *con.* dulc. fluor-ac. *kal. *lyc.* mur-ac. *n-vom.* phos-ac. *puls.* sabin. *staph.* tar.

Callosité de la peau à la plante des pieds. *Ant. sil.

— **aux orteils.** *Ant. graph.

Chaleur. Nitr-ac. staph. sulf.

— **cuisses.** Caus. graph. nitr-ac. oleand. sulf.

— **genoux.** Aur-m. cin. *ign.* men. phos. sulf.

— **jambes.** Acon. borax. cycl. guai. lach. laur. nitr-ac. spig.

— **pieds.** Acon. *bell.* brom. *carb-an.* caus. cocc. crotal. ign. kal. lach. led. lyc. mez. n-vom. petr. phos. *puls.* rhus, *sep.* sil. *stann.* staph. stront.

— **plante des pieds.** *Asar.* natr. petr. phos-ac. sass. zinc.

— **orteils.** Amm. borax. bry. carb-an. lach. magn-m. nitr-ac. zinc.

Chancellement des jambes et des genoux. *Acon.* agar. arn. ars. asar. aur. *bry.* cann. canth. *carb-veg.* cycl. guai. hell. kreos. *laur.* mur-ac. *n-vom.* plat. *puls.* (*Comp.* **Fléchissement** et manque de **Solidité,** etc.)

Chute facile (on se laisse choir facilement). *Caus. magn. *n-vom. phos. phos-ac.

Claudication spontanée. Voy. *Sect.* 1, même mot.

Congestion aux pieds en se tenant debout. Graph.

Contraction crampoïde des membres inférieurs. Carb-an. gins. *hep. hyosc.* merc. *sec. sil.* stram. mgs-aus.

— **pieds.** Anac. bism. carb-an. *n-vom. plumb.* stram.

— **orteils.** Anac. calc. carb-vg. chel. euphorb. euphr. ferr. *graph. hyosc.* lyc. magn-m. merc. nitr. *n-vom.* plumb. rhus. sec. sulf. tart.

— **tendon** d'Achille. Calc.

Contusion. *Voy.* **Brisement.**

Convulsions dans les extrémités inférieures. Ars. caus. cupr. hyosc. *ign. *IPEC. *lyc. *MEN. mosch. n-vom. op. plumb. *sec. spong. *squill.*

— **orteils.** *Cupr.*

Courbure des genoux. Lyc. sulf.

Cors aux pieds. Voy. *Chap. II, Sect.* 2.

Courbature. *Voy.* **Brisement.**

Coxalgie. Voy. *Sect.* 1.

Crampes aux extrémités inférieures. Amb. *ARS. *calc. °euphr. graph. *hyosc.* phos. plumb. sec. sep. sil.

— **fesses.** *Graph.* rhus.

— **hanches.** Carb-an. *coloc.* natr-m. phos-ac. sulf-ac.

— **cuisses.** *Asar. cann.* colch. *hyos. hep.* ipec. *merc. petr.* rhus. *sep.*

— **jarret.** Berb. bry. *calc. cann.* carb-an. hep. petr. phos.

— **jambes.** Amm. *calc.* carb-an. *carb-v. coloc. hep.* sass. sulf. tabac. zinc.

— **tibia.** Amm. calc. coloc.

— **mollets.** *Alum. ambr.* amm. *anac.* arg. *ars.* baryt. bell. bovis. bry. *CALC. *CAMPH. cann. carb-an.* carb-v. *caus. *CHAM. coff. coloc. *con. *CUPR. *euphr. *ferr.* graph. hep. *hyosc.* ign. kal. kreos. lach. lact. led. *lyc.* magn. magn-m. merc. *natr. *nitr-ac. *n-vom.* oleand. petr. *puls.* raph. rhus. sang. sass. *SEC. *sep. *sil.* staph. *sulf.* tart. *VERATR. mg-arc. m-aus.

— **pieds.** Amm. berb. bry. *carb-veg. caus.* graph. *hep.* ign. iod. *lyc.* natr. n-vom. *petr.* ran. sec. stram. sulf.

— **plante des pieds.** Agar. °amm. arn. bell. *calc. carb-v.* chel. *coff.* eug. *ferr. hep. n-vom. petr.* phosph. plumb. *sec. sep. sil.* staph. sulf.

— **orteils.** Arn. baryt. bar-m. *calc.* carb-an. *ferr.* hep. *ign. °lyc.* mérc. n-vom. petr. selen. *sep. sulf.* mgs-arc.

Crampoïdes (douleurs) aux extrémités inférieures. *Cin.* gins. *graph.* iod. phosph. *phos-ac.*

— **hanches.** *Ang.* bell. cann. carb-v. caus. *COLOC. plat. ruta. sep.* sulf. veratr. *zinc.*

— **cuisses.** Carb-v. cycl. mang. merc. mur-ac. phos-ac. plat. ran. ruta. sabin. valer. verb.

— **genoux.** Arg. bell. bry. calc. carb-v. led. oleand. sulf. thui. valer.

— **jambes.** Alum. anac. ang. bell. bry. camph. caus. cin. dulc. ferr. *graph.* natr. nitr-ac. oleand. phos-ac. plat. rhus. stann. verb.

— **mollets.** *Anac.* verb. caus. cham. cupr. *euphr.* ferr. hyos. led. *lyc.* natr-m. n-vom. petr. *puls.* zinc.

Crampoïdes (douleurs) :
— **pieds.** Ang. arg. camph. cham. iod. kal. natr. natr-m. oleand. phos-ac. plat. verb.
— **orteils.** Gins. merc. phos-ac. plat. ruta.

Craquement des **articulations** dans les genoux et les pieds. Alum. bry. camph. *caus. cham. cocc. con. ign. led. natr-m. nitr-ac. n-vom. petr. puls. ran. selen. sulf. tabac. thui. m-aus.

Cuisses affectées. Acon. agar. agn. alum. amb. amm. amm-m. *anac. ang.* ant. arg. *arn.* ars. *asa. asar. aur.* baryt. *bell.* bism. borax. bovis. *bry.* calad. *calc.* camph. *cann.* canth. *caps. carb-an. *carb-veg. *caus. cham.* chel. *CHIN. cic.* cin. *clem. *cocc.* coff. colch. *coloc.* con. croc. *cycl.* dig. dros. dulc. *euphorb.* euphr. ferr. *graph. *GUAI. hell. hep.* hyos. *ign.* iod. ipec. *kal.* kreos. lach. laur. led. lyc. magn. magn-m. mang. *men.* *MERC. *mez. mosch. mur-ac. natr. natr-m.* nitr. *nitr-ac.* n-mosch. *n-vom. *oleand.* par. *petr.* phosph. *phos-ac. *plat.* plumb. *puls. ran. ran-sc. rhab. *rhod. *rhus. ruta.* sabad. *sabin.* samb. *sass.* sec. selen. seneg. *sep. sil. spig. *spong. *squill. stann. *staph.* stram. stront. *sulf.* sulf-ac. tarax. tart. teucr. *thui. valer.* veratr. verb. zinc.
— **antérieure** (à la région). *Agar.* ambr. *ANAC. *ang.* ant. *arg. asa. aur. *baryt.* bell. bovis. *bry.* calc. *cann.* chel. *chin.* cin. coloc.* con. *dig.* dros. *dulc. euphorb. euphr.* hep. kal. laur. lyc. mang. *men.* merc. mosch. *mur-ac.* natr. *natr-m.* n-vom. *oleand. phos-ac.* plat. puls. rhus. sabad. *sabin.* samb. sass. sil. spig. *SPONG. stann. staph. tarax. thui. *valer.* zinc.
— **externe** (à la région). Agar. *alum. anac. *ang.* ant. arn. asa. aur.* baryt. *bell.* bism. *canth.* carb-an. carb-veg. *caus.* chin. *cocc.* colch. *euphorb.* laur. magn. mang. men. merc. mez. mosch. mur-ac. natr. nitr-ac. n-vom. oleand. *PHOS-AC. rhus. ruta. sass. spig. *stann. staph. *sulf.* tarax. valer. *zinc.
— **interne** (à la région). Agn. alum. anac. ant. arg. *arn. asa. baryt.* bell. *calc. camph.* carb-an. carb-veg. *caus. chin. cocc. coff. dig. *graph. *hep. hyos. ign. iod. *kal. kal-hdr. kreos.* laur. lyc. magn-m. *mang.* men. *merc. mez. mosch. mur-ac. natr. natr-m. *nitr-ac. n-vom. oleand. par. *PETR. plat. plumb. ran. *RHOD. rhus. ruta. sabad. *sabin. samb. sass. *selen. sep. spong. *STANN. *staph. *SULF. sulf-ac. *tarax. thui. verb. zinc. m-arc. m-aus.
— **postérieure** (à la région). Agar. *alum.* ambr. *amm. anac. ang. *ant.* asa. aur. *baryt.* bell. *borax. calc.* camph. cann. *canth. caps. carb-veg. *caus. chin. cin. *cocc. coff. *con. croc. *cycl. dig. dros. dulc. euphorb. euphr. *graph. guai. hep. *hyos. ign. iod. *kal. laur. *led. *lyc. magn. magn-m. *mang. men. *merc. *mez.

mosch. mur-ac. natr. natr-m. nitr-ac. n-vom. oleand. *par.* *phos.* *phos-ac. plat.* puls. ran. rhab. *rhus. samb.* sass. *selen.* seneg. *sep. sil.* spig. *stann.* *staph.* stront. *SULF. sulf-ac. tarax. thui. valer. veratr.* *ZINC.*

Dartres aux extrémités inférieures. Bov. *clem.* graph. lyc. merc. petr. *staph.* zinc.

— **entre** les cuisses. Natr-m. petr.

— **cuisses.** *Clem.* *graph.* *MERC.* natr-m. *nitr-ac.* petr. staph. zinc.

— **genoux.** *Ars.* *CARB-VEG.* *DULC.* *GRAPH.* *kreos.* *natr-m.* *PETR.* phosph.

— **jarrets.** *Ars.* *GRAPH.* kreos. natr. *NATR-M.* *petr.* phosph. sulf.

— **jambes.** °*Graph.* *KAL.* *lach.* *merc.*

— **mollets.** *Cycl.* lyc. sass.

— **malléoles.** *Cycl.* kreos. natr. *natr-m.* *petr.* sulf.

— **entre** les orteils. Alum. graph.

Déchirement dans les extrémités inférieures. *Agar.* *alum.* *ambr.* *ars.* *BARYT.* bell. canth. *CAUS.* *cham.* *chin.* cin. colch. dulc. ign. ind. *kal.* *LACH.* °*lyc.* magn-s. *merc.* nitr. par. phos-ac. *puls.* *rhod.* *sass.* *SIL.* stann. stront. *sulf. teuc.* veratr. *zinc.*

— **articulations** des **jambes.** Merc. kal. stront. *teuc.*

— **os** des **jambes.** Agar. amm. aur. *BARYT.* *chin. kal. lyc.* magn. *MERC.* *nitr.* rhod. *teucr.*

— **hanches.** Amm-m. ars. calc. *canth.* *CARB-VEG. caus. colch. ferr.* graph. kal. *lach. magn.* magn-m. *merc.* par. phos-ac. rhus. *sep.* stann. tabac.

— **cuisses.** Alum. aur. camph. caus. cham. *chin.* cist. clem. dulc. euphorb. ferr. kal. magn-s. merc. mez. mur-ac. n-vom. ol-an. plumb. rat. *rhus.* sabin. sass. *SEP.* sil. terb. *zinc.*

— **genoux.** Arg. arn. *bell.* *bry.* *CALC.* *CAUS.* *chin.* cocc. con. croton. gran. iod. *lach.* lact. laur. *led.* *LYC.* mang. merc. mill. *phosph.* plumb. *PULS.* rat. sass. sep. *SIL.* stann. sulf. *zinc.* mgs-aus.

— **jambes.** Alum. amm-m. *BRY.* camph. *chin.* chinin. colch. croc. croton. kal. lyc. mez. mill. *n-vom.* phosph. rat. *rhod.* rhus. sabad. sass. sep. spong. staph. verb. zinc.

— **tibia.** *Ars.* bell. con. mez. mur-ac. natr. nitr. phos-ac. rhod. sep. spong. staph.

— **mollets.** *Bry.* canth. caus. kal. mur-ac. natr. sabad. sil. staph. valer.

— **tendon** d'Achille. Acon. alum. bell. caus. hep.

— **pieds.** Agn. camph. *canth. caus.* cham. *chin.* cocc. *colch. dulc.*

ferr. graph. *hep. kal.* *lach. *lyc. magn-m. merc. mez. natr.*
nitr-ac. phosph. raph. rat. *rhod.* sil. *spig.* spong. stront. sulf. *teuc.*
veratr. zinc.

Déchirement :
— **articulation** du **pied,** cou-de-pied. Agar. alum. amm. arg. arn.
colch. coloc. dros. gins. ign. kal. *nitr. puls.* samb. stann. stront.
teucr. zinc.
— **os** des **pieds.** *Arg.* bell. *bism.* carb-veg. *chin.* kal. sabin. *spig.*
staph. *teuc.*
— **plante** des pieds. Coloc. *con.* croton. nitr. *n-vom. phos. puls.*
valer.
— **orteils.** Agn. amm. arg. aur. berb. camph. cant carb-v. *caus.*
chin. cocc. *colch.* croc. *graph.* ind. *kal. magn-m. mez.* natr.
natr-m. par. plat. *sass. sep.* sil. stront. *teucr.* valer. *zinc.*
— **articulations** des **orteils.** Arg. *aur. chin.* kal. stront. *teucr.*
zinc.
Desséchement de la plante des pieds. Bism.
Ecartement et rapprochement spasmodique des jambes. Lyc.
Ecchymose (douleurs comme par une) à la **plante** des pieds. Led.
     — aux **mollets.** *Con.
Elancements dans les extrémités supérieures. Ars. bry. coloc.
dros. euphr. *grat. kal.* kreos. *led.* *merc. *N-VOM. *sass.* °sulf.
*thui.
— **articulation coxo-fémorale.** Acon. *bell. caus. cocc. fer. ign.*
kal. merc. *natr-m.* n-vom. *plumb. rhus.* sil. *thui.*
— **hanches.** Acon. amiac. *amm-m. arg. *ars. *BELL. calc. carb-
an. *caus.* coloc. *ferr.* hell. kal-h. *lach. *laur. merc.* natr-m. *nitr.*
n-vom. *phos. rhus.* sabin. sep. sil. sulf.
— **cuisses.** Acon. arg. *BRY. *CALC. carb-an. *caus. cocc. con.* ferr.
kreos. *mang.* n-vom. *oleand.* plumb. *rhus.* sabad. samb. *sass.*
*SEP. *sil. *spig. spong. stann. staph. tarax. zinc.
— **genoux.** Acon. ant. *arn.* aur-m. *baryt. bovis.* *BRY. *canth.*
*CALC. *caus. cocc. ferr.* gran. hell. kal-ch. *lach. led. laur. men.
merc. *natr-m.* nitr-ac. n-vom. *petr. plumb. *puls. rhab. rhus.
sabad. sass. *sep.* sil. *spig.* *staph. *sulf. sulf-ac. tabac. tarax.
verb. viol-tric.
— **jambes.** Agar. ant. aur-s. *bry. *carb-an. chin. coloc. guai.
rhab. rhus. sass. sep. *tarax.*
— **tibia.** Ant. *men.* merc. *mez.* samb. *sep. viol-tric. *zinc.*
— **mollets.** Amm-m. *bry. graph. *sil. staph. tarax.
— **tendon** d'Achille. Arn. aur. hep. mur-ac. rhus. sabin. sulf.
sulf-ac. thui.
— **talons.** *Amm. *graph. hep. lyc. *nitr-ac. puls. ran. rhus. sabin. sep. sil. spong. valer. mgs-arc.

Élancements :
— **pieds.** Agar. *ambr.* *bry. chin. grat.* heracl. kal. *mur-ac.* *nitr-ac.* oleand. *phos.* rhus. sep. sil. *sulf. viol-tric.*
— **articulation** du **pied,** cou-de-pied. Arn. asar. bov. *bry. croton. guai. hell. kal. kreos.* mang. *oleand. puls.* rhus. sep. sil. spig. *sulf.*
— **os** des **pieds.** Agar. aur. puls. zinc.
— **plante des pieds.** Borax. *bry.* graph. °*ign.* *natr. n-vom. oleand. phos. phos-ac. puls.* raph. *sep.* sil. *spig. sulf. tarax.*
— **orteils.** Agar. amb. amm-m. aur. aur-m. *bry.* carb-veg. *caus.* cist. croton. gins. *hep.* *kal. led. lyc.* natr-m. *oleand.* par. phos. *puls.* ran. *ran-sc.* rhus. *sabin.* sil. *tarax.* tart. *veratr.* verb. *zinc.*

Engelures. Voy. *Chap. II, Sect.* 2.
Engourdissement des extrémités inférieures. *Alum.* ambr. *ant.* bovis. *CALC. carb-v.* chin. fluor-ac. *graph. kal.* lact. led. lyc. *n-vom.* oleand. *petr.* plat. plumb. *PULS.* rhab. *rhod.* *SEP. sil. spong. sulf.* sulf-ac. thui. veratr.
— **cuisses.** Asar. canth. chel. colch. lach. rhab.
— **genoux.** *Carb-v.* kal. lach. petr.
— **pieds.** *Caus. cocc. coloc. euphorb.* kal. lach. *laur. lyc.* mill. *natr.* natr-m. n-vom. oleand. *plumb.* *sep. °sil.* tart. *zinc.*
— **plante** des pieds. Oleand. *sep. *staph.* sulf.

Éruptions aux extrémités inférieures. Ant. arg-n. clem. dulc. *hyos.* merc. *staph.* sulf.
— **entre** les cuisses. Petr. sel.
— **fesses.** Ant. *borax.* canth. *graph.* mang. merc. natr. n-vom. selen. *thui.*
— **cuisses.** Agar. alum. ant. bovis. *cann. kal. lach.* merc. *mez.* natr-m. n-vom. *petr. phos. rhod. selen. stann. sulf.* thui.
— **genoux.** Anac. ant. bry. carb-veg. *hep.* kal. lact. *led.* merc. n-vom. phos-ac thui. puls. rhus. *sabad. thui.*
— **jambes.** Agar. bov. daph. lach. merc. petr. phos-ac. puls. *sep.* staph. sulf.
— **tibia.** Arg. bovis. kal. rhus.
— **mollets.** Petr. sil. thui.
— **cou-de-pied.** Bovis. lach. led. rhus. tarax. zinc.
— **pieds.** Ars. caus. con. graph. lach. phos. rhus. selen. sep. sulf. zinc.
— **orteils.** Natr. sulf.

Éruptions des extrémités inférieures **en général :**
— **boutons.** Agar. ant. bovis. calc. kal. lach. mang. merc. mez. n-vom. petr. phos. phos-ac. *rhus. selen. sep. stann. sulf.* thui.

Éruptions :

— **miliaire.** Bovis. calc. daph. hyos. merc. natr-m. *n-vom.* sil. sulf.

— **nodosités.** Petr. ther. thui.

— **pustules.** Ars. clem. dulc. rhus. sec. thui.

— **pustules** noires. *Ars. sec.*

— **vésicules.** Ant. ars. calc. carb-veg. caus. con. graph. *hyos.* lach. natr. petr. phos. *phos-ac. sulf.*

— — **rongeantes.** °*Ars.* bor. caus. *GRAPH. °*natr.* *nitr-ac.* °*petr.* °*sep. sil.* sulf.

Érysipèle aux jambes. Borax. **calc. hep.* natr. sulf. zinc. (Comparez *Sect.* 1, même mot.)

— **pieds.** °*Arn.* borax. bry. *PULS. rhus. **sulf.*

Etendre la partie (Besoin d'). Sulf-ac.

Excoriation entre les cuisses. Baryt. **caus.* **graph.* hep. *ign.* kal. lyc. merc. natr-m. nitr-ac. *petr.* rhod. selen. sep. *sulf.*

— **jambes.** Lach.

— **jarrets** (aux). Amb.

— **entre** les orteils. Carb-an. coff. *GRAPH. lyc. mang. natr. nitr-ac. phos-ac.

Faiblesse des extrémités inférieures. **Alum.* amm-m. *anac.* berb. brom. *caus. chin.* cupr. *cycl.* dig. merc. *nitr. n-vom. oleand.* op. phosph. phos-ac. puls. rhod. **rut. sec. stann.* *SULF. thui. *zinc.*

— **hanches.** *Arg. chin.* mang. sep.

— **cuisses.** Acon. *agar.* amm. ars. aur. caus. *chin.* con. croc. cupr. guai. magn-m. merc. mez. *mur-ac.* nitr-ac. n-vom. *oleand. plat. puls. ruta. staph.*

— **genoux.** *Anac.* arn. ars. aur. carb-veg. *caus.* *CHIN. *cocc.* ferr. kal. *LACH. led. magn-m. *merc.* mosch. **nitr-ac. n-vom. petr.* phosph. **plat.* **puls.* **ruta.* sabad. *sep. sil.* **staph.* sulf. sulf-ac. tart.

— **jambes.** Agar. aur-s. coloc. dros. *euphorb.* merc. murex. *nitr. oleand.* op. puls. ruta. sang. *staph.* valer.

— **pieds.** **Chin. croc.* ferr. hyos. *ign.* mez. nitr-ac. °*oleand.* petr. phosph. puls. *tabac.* zinc.

Fétidité des pieds. **Baryt. graph. kal.* **nitr-ac. sep.* *SIL. zinc.

Fléchissement facile, **hanche.** Chin. natr-m.

— **genoux.** *Acon.* agar. arg. *arn.* ars. bell. *bry.* cann. caus. chel. **chin.* cocc. **lach.* nitr-ac. *n-vom.* puls. **ruta.* stann. stram. sulf. viol-tr. mgs-aus.

— **pieds.** Bell. *carb-an.* chin. cic. **natr.* n-vom. phosph. sil. sulf.

— **orteils.** Carb-an. **lyc.*

Fongus articulaire au genou. *Ant.* *sil.* *sulf.*

Formication aux extrémités inférieures. Ars. bov. caps. caus. cic. guai. hep. kal. magn-m. nitr-ac. *plat.* *rhod.* sabad. *sec.* sep. sulf.

— **cuisses.** Gins. *guai.* kal.

— **jambes.** Bell. calc. graph. ign. kal. phos-ac. plat. rhod. rhus. *sec.* sep. sulf. tab. tax.

— **mollets.** Alum. ant. caus. ipec. lach. n-vom. spig. sulf. zinc.

— **pieds.** Alum. ambr. *arn.* bell. caps. carb-an. caus. *croc.* *dulc.* mang. mez. nitr. par. phos. puls. rhod. rhus. sass. *sep.* spong. *stann.* zinc.

— **plante** des pieds. Arn. *caus.* clem. con. croc. hep. *kal.* laur. *magn-m.* natr-m. phosph. plat. puls. °*sep.* spig. staph. sulf. thui.

— **orteils.** Alum. amm. asa. caus. chin. *colch.* hep. kal. lach. magn-m. natr. nitr-ac. plat. plumb. ran-sc. *sec.* spig. staph. *sulf.*

Foulure facile des pieds. *Agn.* carb-an. *natr.* natr-m. n-vom. phosph. mgs-aus.

Frissons, aux **membres inférieurs.** Agar. caus. chel. hep. men. *par.* puls. *sep.* m-arc.

— **hanches.** Mez. valer.

— **cuisses.** Agar. arn. *berb.* *bry.* *chin.* cic. ign. ran. rhod. sass.

— **genoux.** Caus. chin. men. samb.

— **jambes.** Chel. men. puls. m-aus.

— **mollets.** Ars. m-aus.

— **pieds.** Acon. amm. anac. arg. baryt. chel. cupr. dros. ign. kreos. magn. men. mez. natr-m. rhus. sulf. m-arc.

— **orteils.** Sulf. veratr.

Froid aux extrémités inférieures. *Bell.* baryt. *chin.* cic. ipec. led. mez. mosch. *NITR-AC.* *N-JUGL.* *n-vom.* op. plumb. rhod. sabin. sec. *SEP.* spong. *sulf.*

— **hanche.** Bell. *merc.*

— **cuisses.** Agar. merc. nitr-ac. n-vom. oleand. rhod.

— **genoux.** Chin. coloc. daph. ign. merc. nitr-ac. phosph. puls. raph. sep. stann.

— **jambes.** Ambr. ars. led. mang. merc. n-vom. puls. ruta. *sil.* sulf.

— **tibia.** Mosch. rhus. samb.

— **mollets.** Lach. mosch. *phos-ac.* puls. sil. *stront.*

— **pieds.** Acon. alum. ambr. *amm.* *AMM-M.* anac. bell. *calc.* *carb-an.* *CAUS.* *cocc.* *con.* daph. *dig.* dros. *GRAPH.* ipec. *KAL.*

kreos. *LACH. lact. laur. *LYC. merc. mez. *mur-ac. *natr. natr-m. *nitr-ac. °n-jugl. *OLEAND. °petr. *PHOSPH. *plat. plumb. raph. rhod. °sang. sass. *sep. *SIL. squill. stann. stront. *SULF. sulf-ac. tart. *VERATR. zinc.

Froid (aux extrémités) :

— **plante** du **pied.** Ars. lach. merc. sulf.

— **orteils.** Acon. brom. merc. ran. *sulf. valer.

Furoncles aux **fesses.** Aur-m. baryt. graph. hep. lyc. *phos-ac.

— **cuisses.** Aur-m. calc. clem. cocc. hyos. ign. lach. lyc. magn. nitr-ac. n-vom. petr. sep. *SIL.

— **genoux.** Natr-m. n-vom. — **jarrets.** Sep.

— **jambes.** Calc. °magn. nitr-ac. petr. — **mollets.** *Sil.

— **pieds.** Calc. stram. — **talon.** Calc. — **métatarse.** Merc.

Gangrène des orteils. Sec.

Gangréneuses (plaques) aux extrémités inférieures. Hyos.

Genou affecté. Acon. agar. agn. alum. ambr. amm. amm-m. *anac. ang. ant. *arg. arn. ars. *asa. asar. aur. baryt. bell. bism. borax. bovis. *bry. *calc. cann. canth. caps. carb-an. *carb-veg. *CAUS. cham. chel. *CHIN. cic. cin. clem. cocc. coff. colch. coloc. con. croc. cycl. daph. dig. dros. dulc. euphorb. euphr. *ferr. *graph. guai. hell. hep. hyos. ign. iod. ipec. *kal. kreos. lach. laur. *LED. *lyc. magn. magn-m. mang. men. *merc. mez. mosch. mur-ac. natr. *NATR-M. nitr. *nitr-ac. *N-VOM. n-mosch. oleand. op. par. *PETR. phosph. phos-ac. plat. plumb. *PULS. ran. ran-sc. rhab. rhod. *RHUS. ruta. sabad. sabin. samb. sass. sec. selen. seneg. *SEP. sil. *spig. spong. squill. *stann. *staph. stram. *stront. *SULF. sulf-ac. tarax. tart. teucr. thui. valer. *veratr. verb. *zinc. m-aus.

— **jarret** (au). Alum. ambr. amm. amm-m. ang. *ars. asa. asar. *BELL. *bry. calc. cann. carb-an. *caus. chel. chin. cocc. coloc. con. dig. dros. euphorb. euphr. ferr. graph. guai. hell. hep. kal. kreos. lach. laur. led. lyc. *magn. mang. men. *merc. mez. mur-ac. natr. *NATR-M. *nitr-ac. *n-vom. oleand. par. *petr. *phosph. phos-ac. plat. puls. ran. ran-sc. *rhab. *rhus. ruta. samb. sass. sep. spong. squill. *stann. staph. *sulf. sulf-ac. tarax. tart. thui. valer. veratr. zinc. m-aus.

— **rotule** (à la). *Alum. amm. anac. ang. arg. arn. *asa. *BELL. bry. *calc. *CAMPH. *cann. carb-veg. *caus. chel. chin. cocc. con. graph. guai. hell. kreos. *led. lyc. men. mez. mur-ac *nitr-ac. n-vom. par. phosph. phos-ac. ran. rhus. samb. sass. sep. *spig. *stann. *staph. stront. sulf. tarax. teucr. thui. verb. *zinc. *m-aus.

Gerçures. Alum. aur. calc. hep. lach. petr. sulf. zinc.

Gonflement des extrémités inférieures. Ars. calc. carb-v. con.

dulc. iod. lach. led. *lyc. merc. n-vom. puls. rhus. *sep. *sil.
*SULF.

Gonflement :
— **fesses.** Croton. phos-ac. sulf.
— **cuisses.** Bovis. chin. led. merc.
— **genoux.** Acon. aur-m. *bry. *CALC. *chin. *cocc. dig. ferr. hep.
*iod. *LED. *LYC. magn. mur-ac. *N-VOM. phosph. *PULS. rhod.
sass. sep. *SIL. *SULF.
— **jarret.** Magn.
— **jambes.** Acon. ambr. arn. ars. aur. borax. *BRY. calc. colch.
crotal. dulc. graph. *kal. *LACH. led. lyc. merc. natr. *n-vom.
puls. rhod. ruta. *SEP. sil. sulf.
— **tibia.** Graph. phosph. rhus. stann.
— **mollets.** Bry. carb-vg. chin. hyos. merc. mez. sulf.
— **tendon** d'Achille. Berb. zinc.
— **talons.** Ant. verb. con. merc. petr. raph.
— **pieds.** Acon. *ambr. *AMM. arn. *ARS. *asa. aur. aur-s. bar-m.
bell. berb. bor. *BRY. calc. carb-an. caus. cham. *CHIN. chinin.
cocc. colch. con. crotal. *dig. *FERR. *GRAPH. hyos. *iod. *KAL.
kreos. *LACH. *led. lyc. *NATR. *natr-m. nitr-ac. n-vom. op.
*PETR. *PHOS. *phos-ac. plumb. *PULS. rhod. *RHUS. ruta.
sabad. *samb. sass. sec. *SEP. *SIL. *STANN. *stront. *SULF.
sulf-ac. veratr. zinc.
— **articulations** des pieds. Arn. asa. calc. forr. lyc. merc.
sulf.
— **os** des **pieds.** *Merc. staph.
— **malléoles** (autour des). Ambr. arn. ars. *asa. berb. calc. *hep.
kal. led. lyc. mang. phos. puls. sil. *stann. *sulf. zinc.
— **cou-de-pied.** Bry. calc. carb-an. lyc. merc. n-vom. *PULS. rhus.
staph. thui.
— **plante** des **pieds.** Calc. cham. kal. kreos. *lyc. natr. petr.
puls.
— **orteils.** Amm. arn. baryt. carb-an. *carb-v. *daph. *GRAPH.
led. merc. mur-ac. natr. nitr-ac. phos-ac. plat. sabin. *SULF.
thui. zinc.

Goutte. Voy. Arthrite.

Hanche affectée. Acon. agar. agn. *alum. ambr. amm. amm-m.
anac. *ang. ant. arg. *arn. ars. asa. *asar. aur. baryt. *bell. bovis. bry. *calc. camph. cann. canth. carb-an. carb-veg. *CAUS.
cham. chel. chin. cic. cin. clem. *cocc. coff. *colch. *coloc. con.
cycl. dig. dros. dulc. *EUPHORB. ferr. graph. hell. hep. hyos. ign.
iod. *kal. kreos. lach. laur. led. *LYC. magn. magn-m. mang.
*men. merc. *mez. mosch. mur-ac. natr. natr-m. nitr. nitr-ac.
n-vom. oleand. par. petr. phosph. phos-ac. plat. plumb. *puls.

ran. ran-sc. rhab. rhod. **rhus.* *RUTA. sabad. **sabin.* samb. sass. sec. selen. seneg. *SEP. sil. spig. spong. *stann. staph.* stram. *stront.* *SULF. sulf-ac. tarax. *tart. teucr. thui. valer.* veratr. verb. **zinc.* m-arc. m-aus.

Horripilation aux jambes. Kal. men.

Inflammation des **cuisses.** °*Natr.* °*sil.*

— **genoux.** Ant. arn. ars. **bell. *bry.* *CALC. *chin.* cocc. con. dig. ferr. *hep. *iod. *lyc.* *MERC. **n-vom. puls. rhus.* sabin. sep. **sil.* *SULF.

— **jambes.** **Acon.* borax. calc. natr. sabad.

— **tendon** d'Achille. Zinc.

— **pieds.** Acon. **arn.* borax. calc. *carb-an.* cocc. iod. *PULS. rhus. sil. *sulf.* zinc.

— **articulations** du pied. Cou-de-pied. Mang. *PULS. thui.

— **orteils.** *Carb-an.* phos. puls. thui. zinc.

Inquiétudes dans les **jambes** et les pieds. *Amm. anac. ars.* baryt. *CARB-VG. *caus.* chin. **con.* croc. ferr. *GRAPH. kal. *lach.* lyc. magn. magn-m. merc. mosch. natr-m. natr-s. *NITR-AC. *n-jugl.* phosph. plat. sep. sil. *SULF.

Insensibilité. *Voy.* **Torpeur.**

Jambes affectées. **Acon. agar. agn. alum. ambr. amm. amm-m. *anac. ang. ant.* arg. *arn. ars. asa.* asar. *aur.* baryt. **bell.,* bism. *borax. bovis. *bry.* calad. **CALC. camph.* cann. *canth.* caps. carb-an. carb-veg. **caus. cham. chel. chin.* cic. cin. clem. cocc. coff. colch. *coloc. con. croc. cupr. cycl. dig.* dros. dulc. *euphorb.* euphr. *ferr. *graph. guai.* hell. hep. hyos. **ign.* iod. ipec. *kal. kreos.* lach. laur. *led.* *LYC. *magn.* magn-m. mang. **men. *merc. *mez.* mosch. mur-ac. *natr. natr-m. nitr. nitr-ac. *n-vom.* n-mosch. oleand. op. par. *petr.* phosph. **phos-ac. plat.* plumb. *PULS. ran. *ran-sc.* rhab. **rhod. *rhus.* ruta. sabad. sabin. samb. sass. *sec. selen.* seneg. *SEP. **SIL. spig.* spong. squill. *stann.* *STAPH. stram. stront. **sulf.* sulf-ac. *tarax.* tart. *teucr. thui. valer.* veratr. verb. zinc. m-arc. m-aus.

— **mollets, Tendon d'Achille, Tibia,** etc. *Voy.* **Séparément.**

Lassitude dans les extrémités inférieures. *Agar. *amm.* amm-m. *ars.* ang. *baryt.* bell. berb. bry. *CALC. *carb-veg. *caus. con.* croc. gins. hep. ind. *IPEC. **lach.* magn-m. *nitr. nitr-ac.* n-mos. phos. plat. sec. *seneg. stann. *sulf. thui.* verb. mgs-arc.

— **cuisses.** Agar. ang. *arn.* ars. *bry. cham.* croc. gins. guai. hep. nitr. rhab. sass. stront. veratr.

— **genoux.** Anac. asar. berb. *bry.* cann. carb-vg. *chin.* con. cupr. graph. hyos. kreos. led. merc. **natr-m.* nitr-ac. n-mos. puls. sass. *spong. stann.* staph. sulf.

Lassitude dans les :

— **jambes.** Alum. ang. asar. *bry. croc.* croton. dig. ferr. lact. natr–m. nitr. nitr-ac. phos-ac. **plat. *puls. rhus. thui.* valer.

— **pieds.** Bell. bovis. *caus. croc.* ferr. graph. hell. hyos. lyc. merc. nitr. nitr-ac. plumb. sass. verb. zinc.

Lien, Ligature autour de la jambe (sensation d'un). *Anac.*

— **genoux** *Anac.* aur.

Lourdeur. *Voy.* **Pesanteur.**

Luxation (douleurs de) des extrémités inférieures. Arn. berb. carb-v. caus. natr-m. oleand. puls. °*rhus. thui.* mgs.

— **hanches.** Amm-m. anac. ang. arg. baryt. bell. **calc. *CAUS.* cham. chin. con. dros. dulc. euphorb. *hep. *ipec.* lyc. **NATR-M.* nitr-ac. n-vom. petr. **phosph.* puls. rhod. **RHUS.* seneg. sulf.

— **genoux.** Ambr. ars. calc. caus. chin. con. *kal.* kreos. *lach.* lyc. men. natr. *natr-m.* nitr. nitr-ac. phosph. *plat.* rhod. sulf.

— **pieds.** Ang. arg. arn. baryt. bell. **BRY.* calc. carb-veg. *caus.* chin. croc. croton. *cycl.* dig. *dros. hell. ign.* kreos. *lyc.* merc. mosch. **natr.* natr-m. nitr. nitr-ac. n-vom. phosph. plumb. prun. *rhab. rhus. *RUTA.* sil. **sulf.* val. zinc.

— **orteils.** °*Amm.* arn. aur. berb. carb–an. kal. mosch. petr. sil. zinc.

Marbrée (peau), aux jambes. Caus.

Marche chancelante. Acon. agar. ars. asar. aur. *bry.* cann. canth. carb-veg. caus. cycl. guai. hell. iod. laur. **mur-ac.* natr-m. n-vom. phos-ac. plat. puls. rhus. **ruta.* sec. stram. **sulf.* teuc. veratr. verb.

— **difficile.** Aur. aur–s. chin. oleand.

— **maladroite, lourde.** Sabad. sil. veratr.

Meurtrissure (douleur de). *Voy.* **Brisement.**

Mollets affectés. *Agar.* agn. **ALUM. *ambr.* amm. amm–m. **anac.* ang. **ant. arg.* arn. **ARS. *asa.* asar. baryt. bell. bism. borax. *bovis. bry.* **CALC.* camph. *cann. canth.* caps. carb–an. *carb-veg. caus. *cham. chel. chin.* cin. *cocc.* coff. colch. **coloc. *con.* croc. **cupr.* cycl. dig. *dulc.* euphorb. **euphr. *ferr.* **GRAPH. guai.* hep. *hyos. *ign.* ipec. kal. kreos. *lach. laur. *led. *lyc.* magn. magn-m. **mang.* men. *merc. mur-ac. *natr. *natr-m. nitr.* **NITR-AC. *n-vom. oleand.* par. *petr.* phosph. phos–ac. *plat.* plumb. **PULS.* rhab. **RHUS.* ruta. *sabad. *sabin.* samb. sass. sec. selen. **SEP. *sil. *spig. *STANN. *STAPH.* stram. *stront. *SULF.* **tarax. tart.* teucr. *thui. *VALER. *veratr. *zinc.* m–aus.

Mortes (pâlissement et torpeur des extrémités inférieures comme si elles étaient). Amm-m. graph.

— **pieds.** Asar. **calc* n-vom. phos-ac. plumb. *rhus.*

Mortes :

— **orteils.** Chel. *cycl.* sec.

Muscles (raccourcissement des). *Voy.* **Raccourcissement.**

— (tressaillement des). *Voy.* **Tressaillement.**

Nodosités. *Voy.* **Éruptions.**

Odeur fétide des pieds. *Voy.* **Fétidité.**

Œdème. Voy. *Sect.* 1.

Ongles affectés. *Alum.* ant. *ars.* borax. *bovis.* calc. *caus.* colch.
con. dig. *GRAPH. *hell.* *hep.* *merc. mosch. mur-ac. *natr.* natr-m.
nitr-ac. n-vom. par. phos-ac. puls. ran. *SABAD. *sep. *sil. squill.
sulf. *teucr.* thui. *m-aus.* — Pour les **détails,** voy. *Chap.* II,
Sect. 2, **Ongles.**

Orteils affectés. Acon. *agar.* agn. *alum.* ambr. *amm. amm-m.*
anac. *ant.* arg. *ARN. *ars. asa.* asar. *aur. baryt.* bell. bism.
borax. bovis. bry. calad. *calc.* camph. cann. caps. *carb-an. carb-
veg.* *CAUS. cham. *chel. *chin.* cic. cin. clem. cocc. *colch.* con.
cupr. cycl. dig. dros. dulc. euphr. ferr. *GRAPH. guai. hell. *hep.*
hyos. ign. *kal. kreos. lach. laur. led. *lyc. magn.* magn-m.
*merc. mez. *mosch.* mur-ac. *natr. natr-m.* nitr. *nitr-ac.* n-vom.
n-mosch. oleand. *par. petr. *phosph. *phos-ac. *PLAT. plumb.*
puls. ran. *RAN-SC. rhab. *rhod. rhus. ruta.* sabad. *SABIN. sass.
sec. *sep. *sil. spig.* spong. squill. *staph. stront. *SULF. sulf-ac.
tarax. tart. teucr. *THUI. *valer.* veratr. verb. *zinc. m-arc.*

Orteils affectés :

— **bout des orteils.** Alum. ambr. *amm. *amm-m. arn.* ars. asa.
bism. calc. *camph.* canth. *caps. *chin.* hep. *KAL. lach. *mosch.*
*mur-ac.*oleand. phosph. *puls. ran.* *SEP. *sil. spig. *thui. *zinc.
m-aus.

— **gras de l'orteil.** Agar. *ambr. amm-m. *ant. ars. asa. baryt.*
*bry. *CANN. carb-an. caus. cin. coff. *colch. con. cupr. dros.*
*graph. hell. *kal. laur. *LED. lyc. mez. mur-ac. *nitr-ac. *PETR.
*phos-ac. plat. plumb. *PULS. ran-sc. *rhus. sabad. sabin. *SPIG.
squill. *tarax.*

— **gros orteil.** Agar. alum. *ambr. *amm. amm-m. anac. *ant.*
arg. *ARN. ars. *ASA. *aur. baryt. bism. calc. cann. caps. carb-
an. *CAUS. chin. clem. cocc. colch. con. cupr. *cycl. dulc. graph.*
hell. *hep. iod. *KAL. laur. *led. magn. merc. mez. mur-ac. *natr.*
natr-m. *nitr-ac. n-vom. oleand. petr. *phosph. phos-ac. *PLAT.
plumb. *puls.* ran. ran-sc. *rhus. ruta. *sabin. sass. sep. *SIL.*
staph. sulf. sulf-ac. tarax. teucr. *thui. veratr. *zinc. *m-arc.*

Os en général affectés. *Agar.* alum. amm-m. anac. ang. arg.
ars. *aur. baryt.* bell. *bism.* borax. bry. *calc.* cann. canth. caps.
carb-an. carb-veg. caus. *chin.* cocc. coloc. *con. croc. cycl. dros.*
dulc. *euphorb. graph. guai. *hep. iod. ipec. *kal. *kreos. lach. laur.

led. *lyc.* magn. magn-m. *MERC.* mez. mosch. mur-ac. natr.
nitr. *nitr-ac.* n-vom. oleand. petr. *PHOSPH.* *phos-ac.* *PULS.*
rhod. *rhus.* *RUTA.* sabad. *sabin.* samb. sass. *sep.* *SIL.* spig.
STAPH. stront. *sulf.* teucr. thui. valer. thui. *zinc.*

Paralysie des extrémités inférieures. Anac. ang. ars. *BELL.* *bry.*
chinin. *COCC.* iod. lyc. natr-m. *N-VOM.* *oleand.* op. *plumb.*
RHUS. °sec. °sil. °stann. stront. *sulf.* zinc.

— **hanches.** Cham. veratr.

— **cuisses** et genoux. Acon. aur. chel. cocc. sulf.

— **pieds.** Ang. ars. *bell.* chin. cocc. n-vom. *OLEAND.* plumb.
rhus. sulf. zinc.

Paralytiques, paralysantes **(douleurs)** dans les extrémités inférieures. *Agar.* amm-m. *carb-v.* cham. chel. *chin.* cin. dig. gins.
natr-m. seneg. *SEP.* *sil.* stann. stront. *sulf.* veratr.

— **hanches.** Acon. agar. arg. aur. bell. *cham.* chel. cocc. dros.
hell. *led.* lyc. natr-m. phosph. phos-ac. plumb. stann. veratr.

— **cuisses.** Acon. agar. ang. ars. asa. aur. carb-veg. caus. *cham.*
chin. *cocc.* colch. dros. *euphr.* ferr. guai. *kal.* *laur.* led. lyc.
n-vom. puls.

— **genoux.** Agar. anac. aur. carb-veg. *chin.* coloc. con. gran. kal.
magn-m. mosch. natr-m. petr. phosph. *plumb.* puls. ruta. *sulf.*
valer.

Paralytiques (Douleurs) :

— **jambes.** Acon. agar. amm. ars. baryt. bell. cann. carb-veg.
cham. chin. cin. cocc. eug. ign. mosch. natr-m. nitr. nitr-ac.
oleand. puls. rhus. ruta.

— **pieds.** Ang. cham. *chin.* dros. eug. merc. natr-m. oleand. par.
phosph. phos-ac. plumb. *RUT.* tabac.

— **orteils.** Aur. *chin.*

Peau bleue. *Voy.* **Bleue.**

— **dure** à la **plante** des pieds. Sil. — **orteils.** Graph.

— **gercée.** Alum. aur. calc. hep. petr. sulf. zinc. (*Comparez* **Rhagades.**)

— **marbrée** aux **jambes.** Caus. — **cou-de-pied.** Thui.

— **râpeuse** comme une dartre, jarret. Kreos.

— **ridée.** *Rhod.*

— **rouge.** *Voy.* **Rougeur.**

Pesanteur, lourdeur des extrémités inférieures. *Agar.* *ALUM.*
ambr. ang. *BELL.* berb. *CALC.* carb-veg. gins. graph. ign. iod.
kreos. *lach.* lact. magn-m. *merc.* *natr.* natr-m. nitr-ac. *n-vom.*
op. phosph. puls. *rhus.* sec. sep. spig. *stann.* *SULF.* sulf-ac. tart.
thui. verb.

— **hanches.** Phos-ac. tart.

Pesanteur :

— **cuisses.** *Agar.* ant. *bell.* cic. lach. laur. *merc.* n-vom. *rhod.* sass. thui. *zinc.*

— **genoux.** Berb. gran. graph. lach. mang. puls. rhus. ruta. stann. *veratr.*

— **jambes.** Acon. anac. ang. *ars.* *BELL. clem. coloc. cupr. *ferr.* graph. hep. ign. kreos. led. lyc. *merc. natr-m.* *PULS. *rhus.* ruta. sep. spig. stann. *veratr.*

— **mollets.** Euphr. rhus. stann. staph.

— **pieds.** Acon. agar. agn. alum. ant. *bell.* berb. borax. crotal. graph. hell. ign. kal. *lach. natr.* *NATR-M. nitr-ac. op. phosph. plumb. puls. sabad. sabin. sep. *sulf.* tart. veratr. verb.

Pétéchies, aux jambes. Phosph.

Pieds affectés. *Acon.* agar. agn. *alum. ambr. amm.* amm-m. *anac. ang.* ant. arg. *ARN. *ars.* asa. asar. *aur.* *baryt.* *BELL. bism. borax. bovis. *bry.* calad. *calc. camph. cann.* canth. *caps. carb-an. carb-veg.* *caus. cham.* chel. *chin.* cic. cin. clem. *cocc. coff.* colch. coloc. *con.* croc. daph. dig. dros. dulc. euphorb. *ferr. graph.* guai. hell. *hep.* hyos. *ign.* iod. ipec. *kal. kreos.* lach. *laur. led.* *LYC. magn. *magn-m.* mang. men. *merc.* mez. mosch. *mur-ac. *natr. natr-m.* natr-s. nitr. *nitr-ac. *n-vom.* n-mosch. *oleand.* op. par. *petr. *phosph. phos-ac. plat. plumb. *PULS. ran-bulb. ran-scel. rhab. *rhod. *rhus. ruta.* sabad. sabin. samb. *sass. sec.* selen. seneg. *SEP. *SIL. spig. spong. squill. *stann.* staph. *stram. *stront. *sulf. sulf-ac.* tarax. tart. teucr. *thui.* valer. *veratr. verb. zinc.*

— **cou-de-pied.** *Agar. *anac. ang.* arg. ars. *asa.* aur. bell. bism. *bry.* calc. *CAMPH. cann. canth. carb-an.* *CAUS. chel. *chin. cocc. *colch. coloc.* con. *cupr. cycl.* dig. graph. guai. *hep. ign. kal. lach. *led. *lyc. magn-m.* mang. *merc.* mez. mosch. *mur-ac. *natr.* natr-m. nitr-ac. *n-vom.* oleand. *par.* petr. phosph. *plat.* plumb. *puls. *ran.* ran-sc. *rhab. *rhus. ruta.* sabin. *sass. sep. sil.* *SPIG. spong. squill. stann. stram. *sulf.* *TARAX. *thui. *zinc.*

— **plante du pied.** Acon. agar. agn. *alum. ambr. amm.* amm-m. *anac.* ang. *ant. arg. arn. ars.* asa. asar. aur. *baryt. *bell.* bism. borax. bovis. *bry.* calad. *calc.* canth. carb-an. *carb-veg. *caus. cham.* chel. *chin.* cic. cin. clem. coff. *colch.* coloc. con. *croc. *CUPR. dig. dros. dulc. euphorb. euphr. ferr. *graph.* hell. *hep.* hyos. *ign. kal.* *kreos. lach. laur. *led. lyc.* magn-m. mang. men. *merc. mez.* *MUR-AC. *natr.* natr-m. nitr. nitr-ac. n-mosch. *n-vom. oleand.* par. *petr. *phosph. *PHOS-AC. *plat. plumb. *PULS. ran-sc. rhab. rhod. *rhus.* ruta. *sabad. sabin.* samb. *sass.* sec. selen. *sep. *sil.* spig. stann. *staph. stront.*

*SULF. sulf-ac. *tarax. tart. thui. valer. veratr. verb. zinc. m-arc. m-aus.

Pression dans les extrémités inférieures. Anac. ang. berb. cycl. *KAL. lach. led. natr-m. nitr. oleand. phosph. phos-ac. rhod. ruta. sass. stann. staph. veratr.

— **os** des jambes. Guai. kal. nitr.

— **hanches.** Ambr. arg. asar. carb-veg. cocc. ferr. hell. iod. lyc. mez. petr. puls. stann.

— **cuisses.** Agar. anac. asar. cupr. dig. guai. kal. led. nitr-ac. oleand. phos-ac. sass. sep. *sil. spig. spong. verb.

— **genoux.** Atham. cupr. led. *magn-m. sass. spong. sulf. thui. m-aus.

— **jambes.** Anac. kal. natr. phos-ac. sass. verb.

— **tibia.** Merc. mez. natr. rhus. staph.

— **mollets.** Anac. natr. stann.

— **pieds.** Led. oleand. mur-ac. phos-ac. verb.

— **articulation** du pied. Agar. chel. ign. *natr.

— **os des pieds.** Asa. bism. cupr. sabin. staph. veratr.

— **orteils.** Oleand. phos-ac.

Prurit aux membres inférieurs. Caus. daph. lach. *lyc. merc. natr-m. nitr-ac. sil. zinc.

— **fesses.** Amm. ant. baryt. calc. caus. kal. laur. lyc. magn-m. nitr-ac. oleand. sil. stann. staph. stront. sulf. tarax. thui.

— **hanches.** Caus. coloc. led. magn. mur-ac. natr. petr. phosph. phos-ac.

— **cuisses.** Agar. alum. anac. ant. arn. ars. baryt. bry. calc. caus. chel. cic. dig. dulc. graph. guai. kal. lach. magn-m. merc. mur-ac. nitr-ac. n-jugl. oleand. phosph. rhod. sil. spig. spong. stann. staph. sulf. zinc.

— **genoux.** Ambr. ant. asa. bry. caus. coloc. grat. hep. ign. kal. lach. *lyc. mang. men. mur-ac. natr. n-vom. petr. ran. rhus. samb. spong. stann. sulf. zinc.

— **jambes.** Agar. ambr. aur. calc. cocc. coloc. dulc. graph. kal. lach. laur. merc. natr. natr-m. op. phos-ac. sabin. sil. staph. tart.

— **tibia.** Ant. asa. bism. calc. coloc. grat. kal. lach. mang. mosch. phosph. plumb. sep. spig. stront. sulf-ac.

— **mollets.** Alum. cocc. coloc. cycl. *ipec. laur. lyc. mang. mez. mur-ac. phosph. rhus. sabin. sass. sil. staph. tarax. thui. veratr. m-aus.

— **pieds.** Bell. bovis. calc. caus. cham. cocc. dulc. grat. ign. lach. laur. selen. stram.

— **plante des pieds.** Alum. ambr. amm. amm-m. aur. cham.

chin. con. cupr. hep. kreos. mur-ac. *natr. oleand.* rhab. sass.
sep. spig. sulf. tart. thui. *zinc.*

Prurit :

— **cou-de-pied.** Agar. alum. anac. asa. *bell.* bism. calc. *caus.*
coloc. dig. hep. *ign. led.* natr-m. *rhus.* spig. stann. stram *thui.*

— **malléoles.** Agar. ant. asa. borax. calc. dig. nitr-ac. *oleand.*
petr. *phos-ac. rhus.* selen. stann. staph.

— **orteils.** *AGAR. *alum. ambr.* amm. amm-m. ant. ars. asa.
borax. *carb-an.* clem. *cycl.* dros. graph. *hep. kal.* merc. mur-ac.
natr. natr-m. nitr-ac. *N-VOM. plat. *puls.* rhus. sep. spig. spong.
stann. *staph. *sulf. zinc.*

Pustules. *Voy.* **Éruptions.**

Raccourcissement des tendons dans les extrémités inférieures.
Mez. sulf.

— **jarrets.** Amm-m. *caus. *GRAPH. lach. *natr.* *NATR-M. *ruta.*
sulf.

— **cou-de-pied.** *Caus.*

Raccourcissement des tendons (Sensation de) dans les extrémités
inférieures. Amb. *amm-m.* baryt. berb. carb-an. *caus. graph.*
merc. natr. *natr-m.* phos. *puls. ruta.* sil. *sulf.* zinc.

— **aines.** Carb-an.

— **hanches.** Amm-m. carb-v. *COLOC. *lach.* prun.

— **cuisses.** Amm. berb. carb-v. *kreos. lach.* magn-m. n-vom. plat.
puls. *sabin. spong.*

— **genoux.** Amm-m. bell. berb. carb-an. carb-v. caus. con.
euphr. *graph.* kreos. *LACH. led. *lyc.* magn. merc. mez. *natr.*
natr-m. nitr-ac. n-vom. petr. phos. rhus. *ruta.* samb. *sulf.*
veratr. m-arc.

— **mollets.** Arg. berb. *bovis.* caps. caus. *kal.* led. natr. natr-m.
puls. rhus. *sil.*

— **tendon** d'Achille. Euphr. graph. led. sep.

— **pieds.** Berb. carb-an. *CAUS. natr. plat. plumb. *sep. spig.*
sulf.

— **orteils.** Plat.

Ramollissement du fémur. Sil.

Rhagades. Alum. aur. calc. *hep. *lach.* petr. sulf. zinc.

Rhumatismales (douleurs). *Voy. Chap. I,* **Rhumatisme.**

Rides à la peau. *Rhod.*

Roideur des extrémités inférieures. Acon. alum. anac. ang. bell.
brom. *calc.* caps. cic. cupr. dig. *ign. kal.* lact. lyc. mang. natr-m.
n-vom. *rhus. sep.* spong. thui.

— **hanches.** Acon. baryt. bell. *cham.* rhab. rhus. staph.

— **cuisses.** Ars. bell. *cic. cham.* gins. *graph.* merc. natr-m. rhus.
thui. aur-m. aur-s.

Roideur :

— **genoux.** Amm-m. anac. ant. ars. *BRY. carb-v. caus. *coloc.*
ferr. *graph.* hell. hyos. *ign. kal. *lach. led. *LYC. mez. natr-m.
*nitr-ac. n-vom. petr. *phos. plumb.* puls. rhab. rhus. sang. sass.
sep. sil. spig. *stann. sulf.* thui.

— **jambes.** Acon. ars. aur-m. bell. bry. *ferr.* gins. merc. ran.
rhus. sass. zinc.

— **pieds.** *Ambr.* ars. caps. *carb-an. caus.* chel. *dros.* graph. *hep.*
ign. kal. *led. lyc.* petr. ran. rhus. *ruta. sep.* sil. *sulf.* sulf-ac.
zinc.

Rongeantes (bulles). °*Ars.* *caus. °graph. °natr. nitr-ac. °petr.*
°*sep. sil.* sulf.

Rouges (taches). *Voy.* **Taches.**

Rougeur des **pieds.** Ant. bry. hyos. lach. sass. sil.

— **orteils.** *AGAR. alum.* amm. arn. anr. aur-m. berb. borax.
**carb-v.* lyc. *mur-ac.* natr-m. *nitr-ac.* phosph. *sabin.* sep. staph.
zinc.

Sécheresse du genou, dans l'articulation. N-vom.

— **pieds.** Phos. sep. sil.

Sensibilité des **genoux.** Acon.

— **plante** des pieds. Sabad. sass. sulf. — **talons.** Zinc. —
orteils. Calc.

Solidité (manque de) dans les extrémités inférieures. Acon. amb.
bry. cann. hell. hyos. n-vom. rhod.

— **hanches.** *Acon.* chin.

— **genoux.** *Acon.* arn. ars. *carb-vg. chin.* cycl. lach. laur. mang.
puls.

— **pieds.** Chin.

Souplesse (manque de), dans les genoux, qui empêche de s'accroupir. *Coloc. graph.*

Souris dans les jambes (sensation comme s'il courait une). Sep.

Sueur aux extrémités inférieures. Ars. coloc. hep. mang. phosph.
sep.

— **cuisses.** Ambr. carb-an. merc. n-vom. thui.

— **genoux.** Bry. calc. led. lyc. spong.

— **jambes.** Bry. euphorb. rhod.

— **pieds.** Acon. *amm. *baryt. *CALC. *carb-v.* cocc. *cupr.* cycl.
**dros.* graph. iod. *KAL. kreos. lach. *LYC. *magn-m.* merc.
**natr-m. nitr-ac. *n-jugl.* petr. phosph. *phos-ac.* plumb. *puls.*
sabad. sabin. *SEP. *SIL. *SQUILL.* staph. *SULF. thui.* zinc.

— — **fétide.** Amm. *baryt. cycl.* graph. kal. *nitr-ac. *n-jugl.*
phosph. plumb. *sep.* *SIL.* zinc.

— — **supprimée.** *Cupr. *kal. *natr-m. *nitr-ac. *sep. *SIL.*

Sueur :

— **plante** des pieds. Acon. arn. kal. natr-m. *nitr-ac.* petr. *plumb. sabad.* sil. sulf.

— **entre** les orteils. Acon. arn. clem. cycl. ferr. kal. sep. sil. squill. tarax. thui.

Suintement entre les cuisses. °*Baryt.* carb-v. °hep. °petr. *sulf.*

Taches comme par une **brûlure,** pieds et jambes. Lach.

— **bleuâtres.** Kreos. sulf.

— **dartreuses** aux **cuisses.** Mur-ac. — aux **mollets.** Sass.

— **gangrenées** aux jambes. Hyos.

— **noires,** douloureuses, jambes. N-vom.

— **pétéchies** (comme des) aux jambes. Phosph.

— **rouges** aux extrémités inférieures. Sulf. — **fesses.** Magn. — **cuisses.** *Cycl.* sulf. — **jambes.** Calc. *con. *lyc.* sass. sil. sulf. sulf-ac. — **cou-de-pied.** Thui.

— **verdâtres** et jaunâtres, comme après une meurtrissure. *Con.*

Talon affecté. Agar. agn. alum. *ambr. amm. *amm-m.* anac. ang. *ant. arg. *arn.* ars. aur. baryt. bell. bism. borax. *bry.* *calc. cann. canth. caps. carb-an. *CAUS. cham. *chin.* cic. *cin.* clem. cocc. colch. *cycl.* dros. *euphorb.* *GRAPH. hell. hep. *IGN. iod. *kal.* kreos. *lach.* laur. *LED. *lyc.* magn. magn-m. men. *merc.* mez. *mur-ac.* *NATR. nitr. nitr-ac. *n-vom.* oleand. *par. *petr. phosph.* phos-ac. plat. plumb. *PULS. *ran.* ran-sc. rhab. *rhod. *rhus. ruta.* *SABIN. sass. selen. *SEP. *sil. *spong.* stann. staph. *stront. *sulf.* sulf-ac. tart. thui. *valer.* veratr. zinc. *m-arc.*

Tendon d'Achille affecté. Acon. *alum.* *ANAC. *ant.* arg. arn. bell. bism. bry. camph. carb-an. *caus.* chel. *dulc. *euphr.* hep. kal. mez. *MUR-AC. *natr. natr-m.* plat. *puls.* ran. rhab. rhod. rhus. sabin. *SEP. *stann.* *staph. *sulf.* sulf-ac. *teucr.* thui. *valer.* *ZINC.

Tendons (raccourcissement des). *Voy.* **Raccourcissement.**

— (soubresauts des). *Voy.* **Soubresauts.**

Tension dans les extrémités inférieures. Ang. *baryt.* berb. coloc. hep. mang. n-vom. plat. puls. rhus. sulf.

— **hanches.** Coloc. con. crot. ferr. *lach. *lyc. rhus.*

— **cuisses.** Arn. berb. cham. crot. guai. hell. *kreos. merc.* mez. petr. puls. *rhus. sabin.* spig. *spong.* sulf.

— **genoux.** Arn. berb. *BRY. calc. caps. *carb-veg.* *con. croton. dig. euphr. *graph.* hell. *LACH. *LED. merc. *n-vom.* petr. puls. rhus. *sep.* stann. *sulf.* tart. zinc.

— **jambes.** Amm-m. baryt. borax. *bry.* caus. cham. *graph.* ign. mez. puls. rhus. tab. zinc.

— **mollets.** Alum. anac. baryt. berb. *BRY. *carb-an.* caus. °con.

cupr. ign. kreos. mur-ac. *natr-m.* *n-vom.* *puls.* *sabad.* valer. zinc.

Tension (dans les) :
— **tendon** d'Achille. Graph. magn. mur-ac. sep.
— **talon.** Led. phosph.
— **pieds.** Borax. **bry.* cann. mez. *puls.* rhus. *sass.*
— **cou-de-pied.** Bell. **bry.* calc. caust. sep. sil. tart. thui. zinc.
— **orteils.** Mez. oleand. plat.

Tibia affecté. *AGAR. *agn.* alum. ambr. amm. **anac.* **ang.* ant. *arn. ars.* *ASA.* asar. aur. baryt. **bell.* bism. bry. *CALC.* cann. carb-an. *caus.* cham. chel. *chin.* cin. clem. cocc. *coff.* colch. *coloc.* **con.* **cycl.* *dig.* dros. **dulc.* euphorb. euphr. guai. hyos. *ign.* **kal.* **kreos.* **lach.* **laur.* lyc. magn. magn-m. **mang.* men. *MERC.* *MEZ.* *mosch.* *mur-ac.* *natr.* nitr-ac. n-vom. par. *petr.* *PHOSPH.* *phos-ac.* *plat.* plumb. *PULS.* **rhod.* **rhus.* *sabad.* **sabin.* samb. *sass.* **sep.* *sil.* *spig.* **spong.* stann. staph. sulf. sulf-ac. **tarax.* *thui.* valer. veratr. *zinc.* *m-arc.* *m-aus.*

Tiraillements dans les extrémités inférieures. Acon. amm-m. *ang.* ant. *BARYT.* berb. **bry.* **carb-v.* *CAUS.* **cham.* chel. *chin.* cin. con. dulc. **graph.* iod. kal. kreos. *LACH.* led. lyc. magn. **merc.* *NATR-M.* *nitr-ac.* **n-vom.* par. puls. sep. **sil.* stann. stront. **sulf.* thui. verat. *zinc.*
— **os** des **jambes.** **Baryt.* **caus.* **chin.* con. *crotal.* kal. **rhod.* valer.
— **hanches.** Ant. calc. **carb-v.* °*cham.* chel. °*con.* natr-m. par. plumb. rhus. ruta. stann.
— **fesses.** Crot.
— **cuisses.** Anac. arn. bar-m. *berb.* *canth.* caus. cham. *chin.* *cocc.* colch. cupr. *dig.* *dulc.* graph. iod. kreos. *lyc.* mang. mez. mur-ac. *natr-m.* *nitr-ac.* n-vom. *plat.* *puls.* *ran.* rat. rhus. ruta. sabin. samb. *sep.* *squill.* *stann.* stram. valer. *zinc.*
— **genoux.** *Alum.* anac. asar. **bry.* *CALC.* *CAUS.* cham. chen. cocc. cupr. *graph.* iod. *lach.* magn-m. *natr-m.* *PHOSPH.* puls. *rhod.* sabin. *sep.* stann. *staph.* zinc. *m-aus.*
— **jambes.** Acon. *agar.* **amm.* amm-m. *ant.* ars. *baryt.* anac. borax. *bry.* calc. *CARB-AN.* *carb-veg.* *CAUS.* cham. chen. *FERR.* *graph.* kal. *LACH.* lact. *LYC.* *magn.* mez. mur-ac. *natr.* *natr-m.* *nitr-ac.* oleand. phosph. *puls.* **rhod.* rhus. *SEP.* **sil.* *spong.* squill. staph. *tarax.* *valer.* viol-tric. *zinc.*
— **tibia.** Anac. ars. calc. carb-an. *chin.* dig. graph. *merc.* *mez.* *natr.*
— **mollets.** Anac. **caus.* *graph.* merc. mez. natr. puls.
— **tendon** d'Achille. Acon. alum. berb. mur-ac. sabin. valer. zinc.

Tiraillements :

— **talons.** Anac. ant. aur. canth. carb-an. chin. con. kreos. plat. rhus. sulf.

— **pieds.** Agar. aur. borax. cann. *caus.* cham. chin. cocc. dros. ferr. hep. ign. kal. magn. mez. *nitr-ac.* oleand. *petr.* puls. *rhod.* sil. spig. spong. stront. veratr. zinc.

— **articulation** du **pied.** Ang. cann. *caus.* croc. *kal.* mang. merc. rhus. spig. spong. staph. stront. valer. veratr. zinc. mgs-aus.

— **os** des **pieds.** Asa. *aur.* chin. cupr. rhod. stann. staph. zinc.

— **plante** des pieds. Baryt. canth. cupr. hep. hyos. kreos. magn. sass. sulf.

— **orteils.** Agar. anac. ant. asar. aur. baryt. berb. cic. *cocc.* colch. lyc. mez. natr-m. petr. plat. plumb. rhus. ruta. sabin. sass. sep. sil. stront. *thui.* valer.

— **gros orteil.** N-jugl. sep.

Tomber facilement (on se laisse). *Caus.* magn. *n-vom.* phosph. phos-ac.

Torpeur des extrémités inférieures. *Alum.* berb. *CALC. carb-veg.* cocc. *graph. kal. *lach.* led. *lyc.* merc. *N-VOM. op. rhus. *sep.* sil. spong. *sulf. sulf-ac.*

— **cuisses.** Acon. agar. carb-vg. *euphr.* ferr. *graph.* hep. mcn. merc. n-vom. op. *plat.*

— **jambes.** Acon. alum. amm-m. anac. arg. borax. bry. graph. plat. *puls. sil.*

— **talons.** Alum. arg. caus. ign. n-vom. sep. stront.

— **pieds.** Acon. ambr. ang. ant. arn. ars. asa. *carb-v.* con. lyc. nitr. op. *n-vom.* phos-ac. *plat.* plumb. *puls.* rhus.

— **plante des pieds.** Ars. bry. puls. sulf.

— **orteils.** Arn. *chel.* crotal. cycl. *graph.* lach. phos. *plumb.* puls.

Tremblement des extrémités inférieures. Amm-m. arn. calc. canth. carb-v. *caus.* cic. chinin. dig. iod. *lach.* lact. *lyc. merc.* natr. n-vom. oleand. *puls.* raph. seneg.

— **cuisses.** Anac. caus. cocc. con. lach. plat. sep.

— **genoux.** Alum. *anac.* bell. *chin.* coff. dros. laur. *led.* mang. n-vom. *oleand.* phos. plat. puls. *ruta.* verb.

— **jambes.** Baryt. bell. camph. cic. coff. coloc. lact. *plat. puls. ruta.* spig. sulf.

— **mollets.** Men. natr-m. sulf.

— **pieds.** Amm. baryt. bovis. coff. coloc. con. lyc. magn-m. plat. sass. *stram.* tabac. *veratr.* zinc.

Tressaillantes (douleurs). Amm. ars. dulc. *ign. *ipec.* lach. lyc. mang. *merc. natr-m.* n-vom. *puls.* sep. squill. *stront.*

Tressaillantes (douleurs) :
— **hanches**. Cann. cic. magn. magn-m. mez. natr. phos-ac. puls. sep.
— **cuisses.** Arn. asa. ang. bell. calc. *caps. chin.* cinn. graph. *mang.* mez. *natr.* petr. phos-ac. *plumb.* puls. rhus. *sulf.* valer.
— **genoux.** Acon. agar. amm. anac. *caus.* chin. graph. kreos. laur. lyc. merc. *mez.* n-vom. rhod. staph. veratr. m-aus.
— **jambes.** Amm. ang. anac. ars. bry. calc. cin. cinn. con. *lyc.* men. mez. nitr-ac. petr. phos. rhus.
— **pieds.** Canth. chin. cin. hyos. *ipec.* laur. led. *nitr.* petr. *phosph. *sep.* spig. thui. veratr.
— **orteils.** Agar. amm. asa. chin. cic. hell. merc. mez. natr. par. phosph. ran-sc. sulf-ac.

Tressaillement des extrémités inférieures. Amb. amm. baryt. berb. carb-v. cic. *ign. *ipec.* kal. lyc. natr. natr-m. *op. *puls.* plat. sep. sil. *squill. stram.* stront. sulf.
— **pieds.** °Cic. *ipec. *lyc. *phosph. *sep.

Tressaillement des **muscles.** Arg. asa. asar. berb. graph. kal. mang: natr-m. rhab. spong. teuc. viol-tric.

Tumeur blanche, etc. Voy. *Sect.* 1.

Ulcération (**douleur** d') aux **fesses.** Phos. *puls.* verb.
— **articulation** coxo-fémorale. Berb. puls.
— **talons.** Amm. *amm-m.* caus. graph. laur. zinc.
— **pieds.** Amm-m. *bry.* ind. *natr-m.
— **malléoles.** Amm-m. *natr-m. nitr.
— **plante** des pieds. *Amb. baryt. canth.* graph. *ign.* kreos. laur. *nitr.* °phos. *PULS.* zinc.
— **au-dessous** de l'ongle. Hep. lact.

Ulcères aux **cuisses.** *Crotal.* kal. *merc. *sil.* thui.
— **fesses.** Sabin. sulf.
— **jambes.** *ARS.* °baryt. °bry. *CALC. *carb-v.* clem. fluor-ac. graph. °ipec. *lach. *lyc.* mur-ac. natr. °phos-ac. *ruta. *sabin.* selen. *SIL. *staph. *SULF.
— **tibia.** *Graph.* lach. *sabin.
— **pieds.** Baryt. °ipec. phosph.
— **plante** des pieds (à la). *Ars.* *SEP. sulf.
— **malléoles.** *Selen.* sil. sulf.
— **cou-de-pied.** °Sep. *sulf.
— **talons.** ARS. caus. °natr. *sep.
— **orteils.** *Ars.* carb-v. *GRAPH. *petr.* plat. sep. sil. *sulf.
— **articulations** des **orteils.** *Sep.
— **ongles.** *Caus.* sep. *sil.

Vaisseaux sanguins, veines (gonflement des) aux jambes. Puls. sulf.

Varices. Ars. °*calc.* *CARB-V. *CAUS. coloc. ferr. graph. lyc. *PULS. sulf. zinc. *mgs-aus.*

Verrues aux orteils. Spig.

Vibration dans les jambes, les pieds et la plante des pieds. Oleand.

Voluptueux (chatouillement) à la plante des pieds, après s'être gratté. Sil.

SECTION III. — CONDITIONS DES SYMPTOMES

des Extrémités inférieures.

(NOTA. Comparez avec cette section les *Conditions générales,* chap. I, *Sect.* 3, afin de compléter, au besoin, les articles suivants.)

Accroupir (roideur qui empêche de s'). *Coloc.* graph.

Accroupissant (en s'). Calc. graph.

Air (au grand). Graph.

Air (après la marche au grand). Phosph.

Alternant avec souffrances des yeux. Kreos.

Appuyant le pied (en). (*Comp.* en **Marchant.**) Douleurs dans les hanches. Asar. bry. caus. con. led. natr. natr-m. nitr-ac. rhus. sabin. sulf. thui.

Asseyant (en s'). Sabin.

Assis (en étant), dans les extrémités inférieures. Alum. amm. agar. ant. calc. cham. chin. croc. guai. hep. iod. led. magn-m. natr. oleand. phosph. phos-ac. plat. *sep. sulf.* valer.

Assis (après avoir été). Bell. berb. con. dig. n-vom. nitr-ac. sep. zinc.

Bottes (en mettant ses). Calc.

Chaleur du lit (à la). Sulf. — **amélioration.** Amm.

Colère. *Voy.* **Fâché.**

Couché (en étant). Coloc. plumb.

Couché (après avoir été). Acon.

Courbant, fléchissant le pied (en). Coff. selen.

Crier (douleurs qui forcent à). Acon. *sep.*

Croisant les jambes (en). Alum. dig. rhab. valer.

Dansé (après avoir). Borax.

Debout (en se tenant). *Agar.* bry. calc. graph. natr-m. n-vom. puls.

Descendant les escaliers (en). Arg. cann. ruta. veratr.

Étendant la partie (en). Ant. baryt. bry. calc. ruta. thui. — **amélioration.** Sulf-ac.

Fâché (après s'être). *Sep.* staph.

Faux pas (en faisant un). Bry. phos-ac.

Levant de son siége (en se). Berb. graph. nitr-ac. n-vom. phos-ac. rhus. rut. sil. m-arc. m-aus.

Lit (au). Bovis. bry. carb-an. ferr. ind. nitr-ac. phosph. *sulf.* tart.

— **amélioration**. Amm.

— (le **matin** au). Bov. bry. nitr-ac. tart. mgs.

Marchant (en). Agar. agn. alum. ambr. amm. anac. ant. arg. arn. ars. asa. baryt. *BELL. berb. *BRY. calc-ph. caps. caus. *chel.* chin. coloc. crotal. *dig.* dros. ferr. *GRAPH. guai. *hep.* hyos. ign. lach. *LED. lyc. magn-m. *merc.* mez. mur-ac. natr. nitr-ac. *N-VOM. petr. *phosph.* phos-ac. plat. plumb. puls. ruta. sep. sil. *spig.* stann. *staph.* stram. sulf. sulf-ac. tabac. thui. viol-tr. *zinc.* m-arc.

Marchant sur le **pavé** (en). Agn. ant. con.

Marché (après avoir). Amm-m. berb. *cycl.* mosch. nitr. rhus. valer. m-aus.

Matin (le). Amm. anac. aur. caus. ferr. sil. staph. tart. viol-tr.

Matin au lit (le). Bov. bry. nitr-ac. n-vom. tart. mgs.

Montant les escaliers (en). Alum. bry. cann. *plumb.* rhus. thui. verb.

Mouvement (par le). Berb. calc-ph. kreos. bry. mang. n-vom. puls. sulf.

— **amélioration**. Agar.

Mouvement de la **partie**. *Voy.* en **Remuant**.

Nuit (la). Alum. ambr. anac. amm-m. bell. bry. carb-an. carb-v. *cham.* coloc. croc. eng. euphorb. ferr. graph. hep. iod. kal. lach. *lyc.* magn. magn-m. mang. *merc.* mur-ac. nitr-ac. n-vom. phos. phos-ac. plat. rhus. sabad. sep. sil. spong. staph. *sulf.* zinc.

Pluvieux (par un temps). Borax.

Remuant la partie (en). Acon. amm. arn. bry. cocc. colch. *merc.* n-vom. *puls.* rhab. spig. sulf. thui.

Repos (dans le). Amm. coloc. cupr. euph. ferr. puls. *rhod. rhus.*

Soir (le). Ambr. aur. berb. calc. ferr. kal. led. *lyc.* magn-m. *natr.* nitr-ac. n-vom. phosph. *puls.* selen. sep. sil. sulf. valer.

Soulevant la jambe (en). Coff.

Toucher (au). Acon. *bell.* borax. *bry. chin.* ferr. natr-m. n-vom. phos-ac. plat. puls. ruta. sulf.

CHAPITRE XXVI.

INTOXICATIONS ET MALADIES MÉDICAMENTEUSES.

Dans tous les cas d'intoxication, il y a deux indications à obser·
ver, savoir :

a) Ecarter de l'organisme la substance dont l'ingestion ou le
contact a produit l'empoisonnement, ou en neutraliser promptement l'action pathogénétique.

b) Remédier aux effets consécutifs de l'empoisonnement, ou
guérir les affections morbides que le poison a fait naître pendant
son contact avec l'organisme.

Quant à la dernière de ces indications, la guérison des affections consécutives, on peut dans tous les cas y parvenir à l'aide
des moyens homœopathiques. Dans bien des cas d'intoxication
légère ou lente, par de faibles doses d'une substance très-énergi-
que, les médicaments homœopathiques réussiront même mieux
que tout autre moyen, tant à guérir les accidents consécutifs qu'à
neutraliser l'action pathogénétique de la substance nuisible.
Seulement, dans les cas d'empoisonnement par de fortes doses
qu'il importe avant tout de faire rejeter par l'organisme aussi
promptement que possible ou de paralyser dans leurs effets, il
faudra avoir recours à des moyens propres à opérer ce résultat.

Cette nécessité de recourir, dans ces cas, à d'autres moyens que
les remèdes homœopathiques, ne doit cependant point être regardée
comme une preuve de l'insuffisance de cette doctrine pour la
guérison des maladies, attendu que, dans les cas cités, aucun de
ces moyens n'est employé pour le traitement de la maladie en
elle-même, mais seulement pour éloigner la cause *occasionnelle*,
tout comme on a soin d'extraire un corps étranger, par exemple
de l'œil, avant d'entreprendre un traitement contre l'inflammation que ce corps a produite. Aussi le médecin homœopathe ne
perdra-t-il jamais de vue cette vérité, et tout en ne négligeant
rien de ce que les circonstances exigent, il aura soin de choisir les
moyens les plus simples et qui soient le moins en état de compromettre le traitement homœopathique consécutif.

En mettant à profit les excellents renseignements que le docteur
Hering de Philadelphie a donnés sur le traitement des intoxications, nous allons présenter, dans la *première section* de ce chapitre, un aperçu rapide des moyens antidotaires les plus inévita-

bles dans les cas *graves* d'intoxication, exposant ensuite, dans la *seconde section*, le traitement particulier des divers cas, suivant les différentes substances qui les occasionnent le plus souvent. Au nombre de ces cas nous avons aussi rangé les maladies médicamenteuses, ce qui, nous le pensons, ne surprendra personne, attendu que dans leurs effets ces maladies ne diffèrent en aucune manière des autres cas d'intoxication lente.

<hr>

SECTION I. — ANTIDOTES

indispensables contre les cas graves d'intoxication.

ACIDE CITRIQUE et autres **Acides.** — *Voy.* **Vinaigre,**

AMANDES, Huile d'amandes douces. Voy. *Sect.* 2, **Acides.**

AMIDON. — Voy. *Sect.* 2, **Iode.**

AMMONIAQUE gazeuse. — Voy. *Sect.* 2, **Acide hydrocyanique, Alcool, Amandes** amères.

BLANC D'ŒUF. — Le blanc d'œuf, delayé dans une quantité convenable d'eau et pris en forme de potion, est un des plus puissants remèdes contre les intoxications par des substances *métalliques*, principalement les intoxications par le *sublimé corrosif*, le *mercure*, le *vert-de-gris*, l'*étain*, le *plomb*, et l'*acide sulfurique*, surtout si le malade éprouve des douleurs violentes dans l'estomac ou le ventre, avec envie pressante et violente d'aller à la selle, ou diarrhée avec douleurs à l'anus.

CAFÉ A L'EAU. — Le *café noir fort*, dont les grains n'ont été que peu rôtis et qui doit être pris aussi chaud que possible, est un des remèdes les plus indispensables contre un grand nombre de poisons. Il convient particulièrement toutes les fois qu'il y a : *Assoupissement, ivresse, perte de connaissance*, ou *démence, délire*, etc., en un mot, contre les substances *narcotiques*, telles que l'*opium*, la *noix vomique*, le *stramonium*, les *champignons* narcotiques, le *sumac vénéneux*, les *amandes amères*, l'*acide hydrocyanique* et toutes les substances qui en contiennent, la *belladone*, la *coloquinte*, la *valériane*, la *ciguë* et la *camomille*. — Dans les intoxications par l'*antimoine*, le *phosphore* et l'*acide phosphorique*, le café n'est pas moins indispensable.

CAMPHRE. — Le camphre est le remède principal dans toutes les intoxications par des substances *végétales*, surtout celles qui ont une action *corrosive*, ainsi que dans tous les cas où le malade a des *vomissements avec diarrhée, face pâle, extrémités froides* et *perte de connaissance.*

Dans les accidents produits par des insectes venimeux, surtout les cantharides, le camphre est presque spécifique, soit que ces insectes aient été ingérés, soit qu'ils n'aient exercé leur action que sur la peau.

Contre les accidents produits par des remèdes *vermifuges*, le *tabac*, les *amandes amères* et autres fruits qui contiennent de l'*acide hydrocyanique*, le camphre peut également rendre de grands services.

Il en est de même pour les souffrances consécutives qui, dans les intoxications par les *acides*, les *sels*, les *métaux*, le *phosphore*, les *champignons*, etc., resteraient après qu'on aura fait rejeter ces substances par le vomissement. (*Voy.* **Vomissement.**)

CHARBON DE BOIS. — Voy. *Sect.* 2, **Champignons.**

FER. — Voy. *Sect.* 2, **Arsenic.**

HUILE D'OLIVE. — Ce remède convient dans beaucoup moins de cas qu'on ne le croit généralement. Dans les intoxications par des substances *métalliques*, il n'est ordinairement d'aucune utilité : dans celles par l'*arsenic*, il est même nuisible.

Dans les accidents produits par les *cantharides*, l'huile est la substance la plus pernicieuse qu'on puisse administrer. Il en est de même pour les autres *insectes venimeux morts*, ou si leur venin s'est introduit dans l'œil. Seulement, lorsque des insectes *vivants* se sont introduits dans l'oreille, on peut faire usage de l'huile pour en faciliter l'extraction.

Les cas où l'huile convient le plus, ce sont les accidents produits par des *acides corrosifs*, tels que l'*acide nitrique*, l'*acide sulfurique*, etc. Souvent aussi on peut l'administrer alternativement avec le vinaigre contre des substances *alcalines*, et, dans quelques cas, elle rendra même des services contre les intoxications par des *champignons*.

LAIT. — Il en est du lait comme de l'huile et comme de toutes les substances grasses; il convient plus rarement qu'on ne le croit, et les substances mucilagineuses lui sont toujours préférables, dès qu'il s'agit d'envelopper le poison.

Le lait gras ou bien la crème convient, en général, dans tous les cas où l'huile conviendrait, et il est nuisible où l'huile le serait. Le lait caillé (aigre) est applicable, au contraire, dans les mêmes cas que le vinaigre, et nuisible où le vinaigre le serait.

MAGNÉSIE. — Voy. *Sect.* 2, **Acides.**

MUCILAGE, — C'est surtout contre les substances *alcalines* que les potions mucilagineuses, ou bien les lavements faits de ces substances, conviennent de préférence, surtout lorsqu'on les emploie alternativement avec le vinaigre.

NITRE (esprit de). — Voy. *Sect.* 2, **Alcalis** et substances **Animales.**

POTASSE. — Voy. *Sect.* 2, **Acides.**

SAVON. — Le *savon blanc de ménage*, dissous dans quatre fois autant d'eau bouillante et pris en potion, est un des meilleurs remèdes dans un grand nombre d'empoisonnements. On peut l'administrer à la dose d'une tasse à café toutes les 2, 3, 4 minutes, au besoin, et dans tous les cas où le *blanc d'œuf* serait indiqué, sans cependant suffire.

C'est principalement dans les intoxications par des substances *métalliques* que l'eau de savon convient, et particulièrement contre l'*arsenic*, le *plomb*, etc. Il en est de même pour les *acides corrosifs*, tels que l'*acide sulfurique*, l'*acide nitrique*, etc., de l'*alun*, des *plantes à suc corrosif*, de l'*huile de castor* (huile de ricin), etc.

Les cas où l'eau de savon est *nuisible*, ce sont les intoxications par des substances *alcalines*, telles que la *lessive*, la *pierre à cautère*, la *potasse*, la *soude*, le *sous-carbonate de potasse*, l'*huile de tartre*, le *muriate d'ammoniaque*, le *sous-carbonate d'ammoniaque*, la *chaux vive* ou *éteinte*, la *baryte*, etc.

SEL DE CUISINE. — *Voy.* **Nitrate d'argent** et **Plaies envenimées.**

SOUDE. — Voy. *Sect.* 3, **Acides.**

SUCRE. — L'eau sucrée est un des meilleurs remèdes dans la plupart des cas; seulement, dans les intoxications par des *acides minéraux* ou des substances *alcalines*, il est préférable d'administrer dès l'abord les antidotes directs, quoique le sucre ne soit pas non plus nuisible.

Dans les intoxications par des substances *métalliques*, plusieurs sortes de *couleurs*, le *vert-de-gris*, le *cuivre*, le *sulfate de cuivre*, l'*alun*, etc., le sucre est préférable à tout autre moyen, et ce n'est que lorsque le malade se sent déjà soulagé par le sucre, qu'on peut faire alterner celui-ci avec le *blanc d'œuf* ou l'*eau de savon*. — Contre les intoxications par l'*arsenic* et les *végétaux à suc corrosif*, le sucre est souvent aussi un des meilleurs antidotes.

SULFATE DE SOUDE. Voy. *Sect.* 2, **Alcalis.**

THÉ DE CHINE. — Voy. *Sect.* 2, **Acide sébacique** et **Miel.**

VIN. — Voy. *Sect.* 2, **Champignons** et **Gaz délétères.**

VINAIGRE. — Le vinaigre convient surtout contre les substances *alcalines*, etc.; mais il est *nuisible* dans les intoxications par les *acides minéraux*, les végétaux à *suc corrosif*, l'*arsenic* et un grand nombre de *sels*.

Dans beaucoup de cas, on l'administrera aussi avec succès contre les accidents produits par l'*aconit*, l'*opium*, les substances *marcotiques*, les *champignons* vénéneux, le *stramonium*, le *gaz carbo-*

nique, le *foie de soufre*, les *moules* et les *poissons venimeux*, et même l'*acide sébacique*.

On peut administrer le vinaigre en potion, ou même, au besoin, en lavement, et le faire alterner avec des substances mucilagineuses.

☞ Il est important d'ajouter que le vinaigre dont on veut se servir doit être du *vinaigre de vin*, ou de *céréales* aussi pur que possible. Le *vinaigre de bois* est en lui-même un poison.

VOMISSEMENT. — Le médecin homœopathe ne méconnaît nullement toute la nécessité qu'il y a de faire rejeter aussi promptement que possible les substances vénéneuses qui, par leur séjour dans l'estomac, peuvent compromettre la vie; mais au lieu d'employer à cet effet les substances connues dans l'ancienne école sous le nom de *vomitifs*, il cherche à atteindre son but par des moyens qui n'ont aucune autre action sur l'organisme que celle d'exciter les nerfs des premières voies de manière à provoquer des vomissements prompts.

Ces moyens sont :

a) Faire prendre de *l'eau tiède* en aussi grande quantité et aussi souvent que possible.

b) Chatouiller le gosier avec la barbe d'une plume ou quelque chose de semblable ; ou bien si cela ne suffit pas :

c) Appliquer du *tabac à priser* ou de la *farine de moutarde* avec du *sel* sur la langue ; ou encore, si aucun de ces moyens ne réussit :

d) Appliquer des *lavements de fumée de tabac*, en laissant entrer cette fumée moyennant un tuyau de pipe introduit dans l'anus.

SECTION II. — INTOXICATIONS ET MALADIES MÉDICAMENTEUSES.

Dans tous les cas graves d'intoxication, le premier soin du médecin doit être de provoquer le **Vomissement** (*Voy.* ce mot, *Sect.* 1), et ensuite de remédier aux effets les plus alarmants moyennant les antidotes convenables.

Dans le cas où le poison ingéré serait inconnu, on devrait avoir recours au *blanc d'œuf*, s'il y a douleurs violentes, ou au *café*, s'il y a *narcotisme*.

Pour les cas où, sans connaître précisément la substance, on sait cependant, d'une manière générale, si le poison a été un *métal*, un *acide* ou un *alcali*, etc., *Voy.* ci-après : **Acide, Alcalis, Métaux,** etc.

ACIDE HYDROCYANIQUE. — Le meilleur moyen est l'*ammo-*

niaque liquide, qu'on devra faire respirer aussitôt que possible, mais seulement à distance, ou bien faire prendre à la dose d'une goutte dissoute dans 12 d'eau, toutes les 5 minutes une cuillerée à café. Puis, dès qu'on peut avoir du *café noir*, il faut administrer celui-ci en grande quantité, tant en potion qu'en lavement.

Souvent la vapeur du vinaigre ou du camphre sera aussi d'une grande utilité.

Lorsque les premiers symptômes alarmants se sont dissipés, on peut administrer contre les suites qui auraient persisté : *Coff.* ou *ipec.*, ou bien : *N-vom.*

ACIDES MINÉRAUX et **CORROSIFS.** — Les meilleurs anti-dotes, dans les cas graves, sont : — 1) L'*eau de savon* en grande quantité ; — 2) La *magnésie*, une cuillerée à bouche dissoute dans une tasse d'eau, et prise chaque fois que les vomissements ou les douleurs se renouvellent ; — 3) De la *craie* dissoute dans de l'eau ; — 4) De la *potasse* ou de la *soude* (*du commerce*), à la dose de 10, 15 centigrammes, dissous dans 12, 16 onces d'eau.

Lorsque le malade a assez vomi, on peut lui faire prendre des bois-sons mucilagineuses, et administrer alternativement *coff.* ou *op.*

Pour les souffrances qui persisteraient après la cessation des premiers symptômes alarmants, on peut administrer *puls.*, si c'est l'acide sulfurique qui a produit l'empoisonnement ; — *bry*, si c'est l'acide muriatique ; — *hep.*, contre les suites de l'acide nitrique ; — *coff.*, contre celles de l'acide phosphorique ; — *acon.*, contre celles des autres acides et surtout contre le vinaigre de bois.

Lorsque des acides corrosifs sont entrés dans l'œil, le meilleur moyen est l'*huile d'amandes douces*, ou du *beurre frais non salé.* Dans tous les cas de brûlure à la peau par des acides, l'*eau de savon*, appliquée à l'extérieur, est préférable à tous les autres moyens, ou bien une solution aqueuse de *caus.* (*Tinct. fort.*), appliquée également à l'extérieur.

ACIDE NITRIQUE. — *Voy.* **Acides minéraux.**

ACIDE PHOSPHORIQUE. — Voy. *Ibid.*

ACIDE SÉBACIQUE. — Le meilleur moyen contre ce poison re-doutable, qui se développe parfois dans les objets de charcuterie mal conservés, est le *vinaigre*, délayé dans une quantité égale d'eau, et appliqué tant à l'intérieur en potion qu'à l'extérieur en lotion, ou même comme gargarisme.

Au lieu du vinaigre, on peut aussi administrer le jus de *citron*, et si le malade se dégoûte des acides, on peut les faire alterner avec du *sucre*, ou même avec du *café à l'eau*, ou encore mieux avec du *thé noir, fort.*

Si la sécheresse de la gorge ne cède pas à l'emploi de ces moyens et que même des lavements de substances mucilagineuses ne produisent pas d'évacuations alvines, une dose de *bry.* rendra souvent de grands services, et l'on peut même répéter ce médicament toutes les fois que le bien qu'il a produit est remplacé par une nouvelle aggravation.

Les souffrances qui persisteraient après l'administration de *bry.* cèdent souvent à *phos-ac.*, et s'il y a *paralysie* ou *atrophie*, *ars.* ou *kreos.* devront être consultés de préférence.

ACIDE SULFURIQUE. — *Voy.* **Acides minéraux.**

ALCALIS. Les meilleurs moyens contre les substances *alcalines*, sont : — 1) Le *vinaigre*, à la dose de deux cuillerées à bouche, mélangées avec 8-12 onces d'eau et pris en potion, toutes les 15 minutes un verre plein; — 2) Le jus de *citron* ou autres *acides de céréales*, mais suffisamment atténués; — 3) Du *lait aigre*; — 4) Des boissons et des lavements mucilagineux.

Dans les intoxications par la *baryte*, le vinaigre *pur* est nuisible, mais le *sulfate de soude dissous dans du vinaigre* et atténué avec de l'eau, rendra souvent de grands services. Lorsque les premiers symptômes alarmants se sont dissipés, on peut faire respirer *camph.* ou *nitr-sp.*

Dans les intoxications par la *potasse*, les souffrances consécutives cèdent souvent à *coff.* ou à *carb-v.*, et celles de l'*ammoniaque* à *hep.*

ALCOOL et **ÉTHER.** — Dans la plupart des cas, il suffira d'administrer du *lait* et des *boissons mucilagineuses*, ou bien quelques gouttes d'*ammoniaque* dissoutes dans un verre d'*eau sucrée* et prises par cuillerées à café.

Si, après l'administration de l'*ammoniaque*, l'amélioration ne se manifeste pas bientôt, il faudra donner *n-vom.*, et si cela ne suffit pas non plus, du *café noir*.

ALUN. — L'*eau de savon* ou l'*eau sucrée*, jusqu'à provoquer les vomissements; plus tard, *puls* ou *veratr.*

AMANDES AMÈRES *et autres fruits contenant de l'*Acide hydrocyanique.** — L'antidote principal est le *café noir* pris en grande quantité, ou bien, si le cas est très-grave, de l'*ammoniaque liquide*, que l'on devra faire flairer légèrement, ou administrer à la dose de quelques gouttes dissoutes dans un verre d'eau et prises par cuillerées à café, toutes les 10-15 minutes.

AMMONIAQUE (sel d') et **NITRATE DE POTASSE.** — De l'eau tiède ou de l'eau dans laquelle on a fait fondre du beurre frais (sans sel), prise en potion jusqu'à faire vomir abondamment; puis des boissons mucilagineuses en grande quantité.

ANIMALES (substances). — Pour les **Insectes** venimeux, les **Cantharides,** le **Miel** venimeux, les **Moules,** les **Poissons**

venimeux, l'**Acide sébacique**, l'**Anthrax,** etc. (*Voyez* ces mots.)

Si le venin des **Crapauds** ou d'autres animaux de ce genre s'est introduit dans l'œil, le médicament principal est *acon.* — Ce venin est-il entré dans l'estomac, il faudra faire prendre du *charbon de bois pulvérisé*, mélangé avec du *lait* ou de l'huile; et s'il se manifeste des accidents graves, faire flairer l'*esprit de nitre.* Plus tard, *ars.* sera souvent convenable.

Contre les accidents produits par la communication de la **Morve** des chevaux, le meilleur médicament est *phos-ac.*, ou bien *ars.* — Plus tard conviendra aussi *sulf.* ou *calc.*

ANTHRAX. — Voy. *Chap.* II, **Charbon.**

ARSENIC. — Les meilleurs médicaments dans les cas graves, sont: 1) L'*eau de savon;* — 2) Le *blanc d'œuf* dissous dans de l'eau et pris en potion; — 3) De l'*eau sucrée;* — 4) Du *lait.* — Le *vinaigre* est tout à fait inutile; l'*huile* est même pernicieuse.

Souvent aussi on trouvera d'une grande utilité le *tritoxyde de fer hydraté*, délayé dans de l'eau sucrée. Si, dans le moment, on ne peut se procurer cette préparation, la *rouille* de fer pourra la remplacer.

Lorsque les premiers symptômes alarmants ont disparu, quel-doses d'*ipec.* feront souvent beaucoup de bien. Après *ipec.* convient parfois *chin.*, surtout si le malade conserve encore une grande irritabilité, avec sommeil agité et mouvements fébriles la nuit; — ou bien *n-vom.*, s'il est plus mal le jour, surtout après avoir dormi, avec constipation, ou bien avec selles diarrhéiques, muqueuses; — ou encore *veratr.*, si, après l'action d'*ipec.*, il reste encore des nausées fréquentes avec vomissements et chaleur, ou froideur du corps avec grande faiblesse.

Il y a des chapeaux dont le feutre a été traité par des préparations arsenicales, et qui, lorsqu'ils ne sont pas bien doublés en soie, font survenir des éruptions au front ou des ophthalmies. C'est *hep.* qui est l'antidote contre ces affections.

Contre les accidents produits par l'**Abus de l'Arsenic comme médicament,** les meilleurs médicaments sont également : *Chin. ipec. n-vom. veratr.*

ASSA FŒTIDA. — Ce sont *chin.* et *merc.* qui rendent le plus de services contre les suites opiniâtres par l'abus de ce médicament. — Peut-être parfois trouvera-t-on aussi convenables : *Caus.* ou *puls.*

CAMOMILLE. — Les meilleurs médicaments contre l'abus de ce médicament *en infusion*, sont : *Acon. cocc. coff. ign. n-vom. puls.*

Aconitum convient surtout s'il y a : Fièvre, avec chaleur et douleurs déchirantes ou tractives, améliorées par le mouvement.

Cocculus, si, chez les femmes, la camomille a produit des spasmes abdominaux, hystériques, ou qu'elle ait aggravé ceux déjà existants.

Coffea, s'il y a : Douleurs violentes, ou chaleur fébrile, avec forte surexcitation et surimpressionnabilité.

Ignatia, si, chez les enfants, il y a : Spasmes violents et convulsions, ou excoriation dans le pli des articulations, et que *puls.* n'ait pas suffi contre ce dernier accident.

Nux vomica, si les souffrances que le malade avait déjà avant de faire usage de la camomille, se sont encore aggravées après, et que *coff.* n'ait pas suffi ; ou bien si la camomille a produit des crampes d'estomac.

Pulsatilla, si la camomille a produit des nausées avec vomissement ou diarrhée, ou bien si, chez les enfants, il s'en est suivi des érosions dans le pli des articulations.

CAMPHRE. — Du *café noir* jusqu'à faire vomir ; plus tard, *op.* toutes les heures une dose (12ᵉ glob. 3) jusqu'à l'amélioration.

CANTHARIDES. — Le médicament principal est le *camphre.* On peut l'administrer en faisant *flairer* toutes les minutes une solution alcoolique, ou en faisant *frictionner* la partie interne des cuisses ou des lombes, avec l'*esprit camphré;* s'il y a : Douleurs néphrétiques ou cystite, etc.

S'il s'en est introduit dans l'œil, une application de *blanc d'œuf* ou de substances *mucilagineuses* sera le meilleur moyen d'apaiser les douleurs violentes, substances qu'on peut aussi faire prendre en potion, si les cantharides ont été ingérées et qu'elles aient produit des douleurs brûlantes dans l'estomac. En même temps on ne négligera pas de faire flairer le camphre.

Les accidents moins violents qui suivent parfois l'abus de ces insectes comme vésicatoire, cèdent souvent à *acon.* ou à *puls.*

CARBONIQUE (gaz). — *Voy.* **Gaz délétères.**

CHAMPIGNONS vénéneux. — La première indication est de faire vomir le malade aussitôt que possible, mais on fera mieux de prendre, à ce dessein, de l'eau *aussi froide que possible* et de titiller en même temps le gosier du malade, en lui administrant, en outre, du *charbon de bois pilé* et mélangé avec de l'huile d'olive. Si ces moyens ne suffisaient pas, l'olfaction légère de l'*ammoniaque* favoriserait souvent la guérison.

Contre les souffrances consécutives, le *vin* et le *café noir* rendront souvent de grands services.

CHENILLES venimeuses. — *Voy.* **Insectes.**

CHLORE. — *Voy.* **Acides minéraux** (acide muriatique), et **Gaz délétères.**

COLCHIQUE. — C'est : *Cocc. n-vom.* et *puls.* qu'on emploiera avec le plus de succès contre les souffrances produites par l'abus de ce médicament.

CORROSIVES (substances). — Pour les *acides* corrosifs, *voyez* **Acides minéraux** et corrosifs. — Pour les *sucs* corrosifs de quelques végétaux, tels que l'*euphorbe*, etc., les meilleurs moyens sont, si le malade en a ingéré : l'*eau de savon*, le *lait*, etc., pris en potion ; — si ces substances ont produit des lésions à la peau : l'*eau de savon*, et plus tard l'*eau-de-vie* en lotion ; — et s'il en est entré dans l'œil : l'*huile d'amandes douces*, le *lait* ou le *beurre frais* (sans sel).

CRAPAUDS (venin des). — *Voy.* Substances **animales.**

CUIVRE, Vert-de-Gris, ou autres **Préparations de cuivre.** — Les meilleurs moyens sont : 1) le *blanc d'œuf* ou l'*eau albuminée* ; — 2) le *sucre* ou l'*eau sucrée* ; — 3) le *lait* ; — 4) des substances *mucilagineuses.*

On vante aussi, comme un moyen très-efficace, la *limaille de fer* dissoute dans du *vinaigre* et mélangée avec de l'*eau gommée.*

ÉTAIN. — Contre les cas graves : 1) le *blanc d'œuf* ; — 2) le *sucre* ; — 3) le *lait.* — Contre les souffrances opiniâtres, on administrera souvent avec succès : *Puls.*

FER, et **Préparations de ce métal.** — Ce sont : *Chin. hep.* et *puls* qui, administrés alternativement, soulageront souvent le plus promptement les souffrances produites par l'*abus des remèdes* ou des *eaux minérales* qui contiennent du *fer.*

Si ces médicaments ne suffisent pas, on pourra encore consulter : *Arn. ars. bell. ipec. merc. veratr.*

FOIE DE SOUFRE. — On donnera avec le plus de succès de l'*eau mélangée avec un peu de vinaigre* ou *de jus de citron*, des boissons *huileuses* ou *mucilagineuses*, et des lavements de la même nature. Si malgré ces moyens et les titillations exercées en même temps sur le gosier, il n'y a pas de vomissement, on peut administrer une forte solution de *tartre émétique.*

Lorsque le malade aura assez vomi, on peut lui faire prendre du *vinaigre*, ou bien une dose de *bell.*, si le vinaigre ne produit pas de bien.

GAROU, Bois gentil ou **Mézéréon.** — Si par abus de ce moyen employé par la médecine ordinaire pour entretenir les exutoires, il se manifeste des souffrances, on peut d'abord faire flairer une solution alcoolique de *camphre* ; puis si la bouche en est affectée ou que les os s'en ressentent, *merc.* conviendra le plus ; et si les articulations souffrent de préférence : *Bry.* ou *rhus*.

GAZ DÉLÉTÈRES. — Quant à l'*asphyxie* produite par la respiration du **Gaz hydrogène sulfuré**, en mettant le malade dans une position convenable et lui appliquant les secours mécaniques nécessaires, tels que les frictions, etc., on peut commencer par lui arroser le visage avec du *vinaigre mélangé avec deux fois autant d'eau*, pendant qu'on approche de son nez une éponge trempée dans cette eau ou bien dans une solution de *chlore*.

Mais lorsque le malade est totalement asphyxié, au point de ne plus respirer du tout, il faut d'abord lui procurer les secours mécaniques seuls, tels que l'inspiration de l'air, etc., en ayant soin de ne laisser exécuter cette opération que par une personne aussi bien portante que possible. Déjà, pendant l'opération, la personne qui la fait pourra en favoriser le succès en s'humectant de temps en temps la bouche avec du *vinaigre*, et lorsque le malade commence à se relever, on peut lui donner quelques gouttes de *vinaigre* ou d'*eau de chlore fortement atténuée*.

Si, étant revenu à la vie, le malade se plaint de froid, et que le vinaigre ne lui fasse plus de bien ou qu'il lui répugne, une demi-tasse de *café noir* rendra souvent de grands services ; tandis que, si le malade éprouve de la chaleur avec grande faiblesse, quelques gouttes d'un *vin généreux* conviendront mieux.

Dans les accidents produits par le **Gaz carbonique**, le premier moyen à employer est également le *vinaigre*. Lorsque le malade est revenu à lui-même, on peut lui administrer une dose d'*op.*, ou bien plusieurs doses, en cas de besoin. — Si *op.* ne produit aucun bien, ou que, malgré la répétition des doses, l'action favorable de ce médicament ne se soutienne pas, on fera bien de faire prendre une dose de *bell.* qu'ensuite on devra laisser agir pendant plusieurs jours.

Souvent les exhalaisons des **Champignons** qui surviennent dans les boiseries des maisons produisent des accidents semblables aux effets du *gaz carbonique*, mais ordinairement moins violents. Le meilleur moyen contre les suites fâcheuses de ces exhalaisons est *sulf-ac.* (3e), délayé dans 8 onces d'eau et pris par cuillerées à bouche toutes les 3-4 heures, ou tous les jours seulement une cuillerée, suivant les circonstances.

Les personnes qui sont exposées aux vapeurs du **Chlore** feront bien de *fumer du tabac*, ou de prendre de temps en temps un morceau de *sucre* imbibé d'*eau-de-vie*, de *rhum* ou d'*esprit-de-vin*.

Quant aux **Vapeurs** du **Soufre**, de l'**Acide Hydrocyanique**, des substances **Alcalines** ou des **Acides minéraux**, on emploiera les mêmes moyens que ceux que nous avons cités contre ces substances mêmes (*vinaigre, ammoniaque*, etc.) ; mais il faut prendre la précaution de n'en faire *respirer* la vapeur qu'à *grande distance*, afin de ne pas aggraver encore l'état du malade. Souvent aussi on peut administrer de temps en temps une cuillerée à café d'un mélange d'une goutte de ces antidotes avec 8-12 onces d'eau.

INSECTES venimeux. — Même traitement que celui de l'empoisonnement par les **Cantharides.** (*Voy.* ce mot.)

Contre les inflammations souvent assez sérieuses que produisent les poils de certaines chenilles lorsqu'ils s'introduisent sous la peau, le meilleur moyen est l'application de compresses imbibées d'esprit de *camphre*.

Pour les **Piqûres** d'insectes, voy. *Chap.* II, **Lésions mécaniques.**

IODE. — Les meilleurs moyens dans les cas graves d'intoxication, sont : 1) De l'*amidon* mélangé avec de l'eau ; — 2) De la *colle d'amidon;* — 3) De la *farine de froment;* — 4) Des *boissons mucilagineuses.*

Contre les souffrances *consécutives*, ainsi que contre les accidents par abus de cette substance comme médicament, on trouvera le plus souvent convenables : *Bell.* suivi de *phosph.;* ou encore : *Ars. chin. coff. hep. spong. sulf.*

LYCOPODE. — Si, par hasard, l'emploi de cette substance comme dessiccatif, a produit des souffrances, et que l'olfaction du *camphre* ne suffise pas à les dissiper, *puls.* sera souvent convenable ; — ou bien *n-vom.*, s'il s'en est suivi une constipation opiniâtre ; — *cham.*, s'il y a spasmes ou convulsions ; — *acon.*, s'il y a fièvre avec chaleur et agitation.

MAGNÉSIE, Carbonate, Muriate, Sulfate de magnésie. — Les meilleurs médicaments contre les souffrances par abus de ces substances comme remèdes sont : *Ars. cham. coff. coloc. n-vom. puls. rhab.*

Arsenicum est surtout indiqué, s'il s'en est suivi des douleurs violentes, brûlantes, s'aggravant la nuit et forçant le malade à sortir du lit.

Chamomilla, s'il y a coliques violentes, avec ou sans diarrhée.

Coffea, s'il s'en est suivi de l'insomnie, avec surexcitation nerveuse.

Colocynthis, s'il y a coliques avec douleurs insupportables, spasmodiques, et constipation, ou selles tardives, rares.

Nux vomica, s'il y a constipation opiniâtre sans autres souffrances ; ou si, dans les coliques avec constipation, *coloc.* ne suffit pas à régler les selles.

Pulsatilla, s'il y a coliques spasmodiques, avec flueurs blanches, ou diarrhées aqueuses avec coliques, surtout si *rhab.* ne suffit pas dans ce dernier cas.

Rhabarbarum, s'il y a diarrhées aqueuses, aigres, avec coliques et ténesme.

MERCURE et Préparations mercurielles. — Les meilleurs moyens dans les cas graves d'intoxication, surtout par le **Sublimé corrosif,** sont : 1) du *blanc d'œuf* délayé dans de l'eau et pris en potion ; — 2) de l'*eau sucrée* ; — 3) du *lait* ; — 4) de l'*amidon* mélangé avec de l'eau ou de la *colle* préparée de cette substance. — Le *blanc d'œuf* et l'*eau sucrée* sont, du reste, les moyens principaux que l'on administre le mieux alternativement.

Les **Souffrances consécutives** n'exigent pas d'autres médicaments que les souffrances mercurielles en général, telles qu'elles surviennent souvent après avoir fait abus de ces préparations comme remèdes.

Dans ce dernier cas, l'**Antidote principal,** et qui conviendra le plus souvent, est *hep.*, administré à la dose de 3, 6 globules (6ᵉ attén.), dissous dans 8 onces d'eau, et pris par cuillerées à bouche, tous les jours une cuillerée. Ce médicament est même particulièrement indiqué, lorsqu'il y a : Céphalalgie nocturne, *chute des cheveux; nodosités douloureuses à la tête;* yeux enflammés et rouges, avec sensibilité douloureuse du nez en appuyant dessus; croûtes autour de la bouche; salivation et *ulcération des gencives*; gonflement des amygdales et des glandes du cou; gonflement et ulcération des glandes inguinales ou axiliaires; selles diarrhéiques, avec ténesme; *inflammation et ulcération facile de la peau,* etc. (*Voy.* la **Pathogénésie** d'*hep.*, 1ʳᵉ partie.)

Après l'action d'*hep.*, convient le plus souvent *bell.*, ou bien *nitr-ac.* — Si, après l'action de *nitr-ac.*, il reste encore des souffrances, une dose de *sulf.* rendra souvent de grands services pour plusieurs semaines; après ce médicament convient parfois aussi *calc.*

Lorsque le malade a fait en même temps abus du *mercure* et du *soufre,* les médicaments les plus convenables seront : *Bell. puls.*, ou même *merc.*

Dans quelques cas particuliers, et surtout dans les souffrances **Chroniques,** par l'abus du mercure, on pourra encore consulter :

Contre les affections de la **Bouche** et des **Gencives,** la **Salivation,** etc. : *Carb-v. dulc. hep. nitr-ac. staph. sulf.*; ou encore : *Chin. iod. natr-m.*

Contre les **Angines** : *Bell. carb-v. hep. lach. staph. sulf.*; ou encore : *Arg. lyc. nitr-ac. thui.*

Contre la **Faiblesse nerveuse** et physique : *Chin. hep. lach.*; ou encore : *Carb-v. nitr-ac.*

Contre la **Surexcitation nerveuse** : *Carb-v. cham. hep. nitr-ac. puls.*

Contre la trop grande **Impressionnabilité** aux changements de temps, au froid, etc. : *Carb-v.* ou *chin.*

Contre les douleurs **Rhumatismales**, les **Névralgies** : *Carb-v. chin. dulc. guai. hep. lach. phos-ac. puls. sass. sulf.*; ou encore *Arn. bell. calc. cham. lyc.*

Contre les affections du système **Osseux**, les **Exostoses**, la **Carie**, etc. : *Aur. phos-ac*; ou encore : *Asa. aur. calc. dulc. lach. lyc. nitr-ac. sil. sulf.*

Contre les affections des **Glandes**, les **Bubons**, etc. : *Aur. carb-v. dulc. nitr-ac. sil.*

Contre les **Ulcérations** : *Aur. bell. carb-v. hep. lach. nitr-ac. sass. sil. sulf. thui.*

Contre les affections **Hydropiques** : *Chin. dulc. hell. sulf.*

☞ *Voy.* aussi, dans leurs chapitres respectifs, les affections particulières par l'abus du mercure, telles que **Céphalalgie, Ophthalmie, Odontalgie, Coliques, Diarrhées**, etc.

MÉTAUX. — Pour les empoisonnements par les substances **Métalliques**, *voy.* les métaux particuliers, tels que **Cuivre, Arsenic, Étain, Mercure, Plomb**, etc.

Dans les affections chroniques par **Abus des substances métalliques** comme remèdes, *sulf.* est un des médicaments les plus importants, et qui, même dans les cas où il y a des antidotes plus spécifiques, mérite d'être consulté, lorsqu'après l'administration de ces antidotes, il reste encore des souffrances.

MÉZÉRÉON. — *Voy.* **Garou.**

MIEL vénéneux. — Le moyen principal est le *camphre*, administré en olfaction et en frictions, en même temps que le malade prendra du *café noir* ou du *thé* aussi chaud que possible.

MORSURES. — *Voy.* **Plaies envenimées.**

MORVE. — *Voy.* Substances **Animales.**

MOULES et poissons venimeux. — Le moyen à employer en premier lieu contre un empoisonnement par les **Moules**, est le *charbon de bois pilé, mélangé avec du sirop de sucre* ou *avec de l'eau et du sucre*; plus tard, on fera flairer du *camphre* et prendre du *café noir.*

Contre les **Poissons venimeux**, on fera mieux d'administrer le *charbon pilé*, mélangé avec de l'*eau-de-vie*; seulement, lorsque ce moyen ne suffit pas, et que le *café noir* ne soulage pas non plus, on fera manger beaucoup de *sucre*, ou boire de l'*eau fortement sucrée*. Si ce moyen reste également inefficace, le *vinaigre*, étendu dans deux fois la même quantité d'eau, rendra souvent de bons services.

Si, après un empoisonnement par des **Moules** ou des **Poissons venimeux**, il y a *éruption* ou rougeur de la peau, comme dans la scarlatine, avec gonflement de la face, mal à la gorge, etc., *bell.* sera souvent d'une grande utilité, ou bien (selon malaise) *cop.*

NARCOTIQUES (substances). — *Voy.* **Végétaux.**

NITRATE D'ARGENT. — *Sel de cuisine* dissous dans de l'eau en grande quantité; plus tard, *boissons mucilagineuses*.

NITRATE DE POTASSE. *Voy.* **Ammoniaque.**

OPIUM. — L'antidote principal est le *café noir*, ou bien le *vinaigre*; plus tard, quelques doses d'*ipec.* rendront souvent de grands services. — Si, après l'usage d'*ipec.*, il reste encore des souffrances, on pourra consulter *merc. n-vom.* ou *bell.*, médicaments qui, dans les souffrances chroniques par **Abus de l'Opium** comme remède, méritent aussi d'être consultés de préférence.

PHOSPHORE. — L'huile et toutes les substances grasses sont très-pernicieuses. — L'indication principale est de faire vomir le malade aussi promptement que possible, en lui appliquant une prise de tabac ou un peu de moutarde sur la langue, si la titillation du gosier ne suffit point. Ensuite on peut faire prendre du *café noir*, et, au bout de quelques heures, une cuillerée à bouche de *magnésie*.

Si, après l'usage de la *magnésie*, il reste encore des souffrances, *n-vom.* sera souvent le médicament le plus convenable; souvent aussi on peut donner quelques gouttes d'un *vin généreux* sur du *sucre*, si le malade manifeste le désir d'en prendre.

PLAIES ENVENIMÉES. — Suivant le docteur Héring, le meilleur moyen contre les **Morsures** des *serpents venimeux*, des *chiens enragés*, etc., est l'application de la *chaleur sèche*, **à distance.** Tout ce que, dans le moment, on a sous la main, un fer rouge, un charbon ardent, voire même un cigare allumé, on l'approche de la plaie autant que possible, sans toutefois brûler la peau, ni causer une trop vive douleur, mais en ayant soin d'avoir constamment un instrument au feu, afin de ne laisser jamais la chaleur perdre de son intensité. Une chose essentielle est aussi que la chaleur n'exerce point son influence sur une trop grande surface, mais seulement sur la plaie même et les parties les plus voisines. Si l'on a de l'*huile* ou de la *graisse* sous la main, on peut en enduire le tour de la plaie, en ayant soin de recommencer dès que la peau séchera; à défaut de ces deux substances, on peut employer du *savon* ou même de la *salive*. Tout ce qui découle de la plaie doit être soigneusement enlevé. De cette manière, on continuera d'appliquer la chaleur ardente jusqu'à ce que le malade commence à frissonner et à s'étendre; si cela a lieu au bout de peu de minutes, on fera mieux de continuer encore les applications durant une heure, ou jusqu'à ce que les accidents produits par le venin commencent à diminuer.

En même temps, on ne négligera pas l'emploi des médicaments internes. Dans le cas d'une **Morsure de serpent,** on fera d'abord prendre de temps en temps une gorgée d'*eau salée*, ou une pincée de *sel de cuisine* ou de *poudre à tirer*, ou bien quelques morceaux d'*ail*.

Si, malgré cela, il survient des accidents fâcheux, une cuillerée de *vin* ou d'*eau-de-vie*, administrée toutes les 2, 3 minutes, sera le moyen le plus convenable; on devra le continuer jusqu'à la rémission des souffrances, et le répéter toutes les fois que celles-ci se renouvellent.

Les douleurs lancinantes s'aggravent-elles, se dirigent-elles de la plaie vers le cœur, la plaie devient-elle bleuâtre, marbrée et gonflée, avec vomissement, vertiges et défaillance, le meilleur médicament sera *ars*. On l'emploiera à la dose de 3 glob. (30e) dans une cuillerée à café d'eau, et si, après l'avoir administré, les souffrances s'aggravent encore, on répétera la dose au bout d'une demi-heure; mais si, au contraire, l'état reste le même, on ne la répétera qu'au bout de 2, 3 heures; s'il y a amélioration, on attendra une nouvelle aggravation avant de répéter.

Dans le cas où *ars*. restera sans aucune influence, même après avoir été administré à plusieurs reprises, il faudra avoir recours à *bell*. Souvent aussi *sen*. se montrera efficace.

Contre les suites chroniques d'une morsure de serpent, *phos-ac*. et *merc*. rendront ordinairement le plus de services.

Pour le traitement des personnes mordues par un **Chien enragé,** après avoir appliqué la chaleur sèche, comme il est dit ci-dessus, *voy*. Chap. V, **Hydrophobie.**

Si, à la suite d'une morsure par un *homme* ou un *animal* **en fureur,** il se manifeste des accidents fâcheux ou des ulcérations, l'*hydrophobine*, administrée en dose homœopathique, rendra souvent de grands services.

Pour les plaies qui s'enveniment parce qu'il s'y est introduit des substances animales en putréfaction, ou du pus d'un ulcère d'un homme ou d'un animal malades, le meilleur médicament est ordinairement *ars*.

Enfin, pour se **Préserver** d'accidents fâcheux, toutes les fois qu'on a été obligé de toucher des substances animales morbides, des plaies ou des ulcères envenimés, des hommes ou des animaux atteints de maladies contagieuses, le meilleur moyen est également l'application de la *chaleur sèche, ardente, à distance*. A cet effet, il suffit d'exposer les mains, durant 5-10 minutes, à la plus forte chaleur qu'on puisse supporter; après quoi on se lavera avec du savon.

L'emploi du *chlore* en pareil cas est connu.

PLOMB. — 1) *Sulfate de magnésie*, à la dose d'une cuillerée à bouche, dissoute dans un demi-litre d'eau et prise en potion; — 2) *sulfate de soude;* — 3) de l'*eau de savon;* — 4) le *blanc d'œuf:* — 5) du *lait;* — 6) des *boissons* ou des *lavements mucilagineux*.

Contre les souffrances qui persisteraient après l'emploi de ces moyens, on trouvera souvent convenables : *Alum. bell. n-vom. op. plat.*, médicaments qui méritent aussi d'être consultés de préférence contre les souffrances chroniques par l'**abus du plomb** comme remède.

POISSONS venimeux. — *Voy.* **Moules** et poissons.

QUINQUINA. — Les meilleurs médicaments contre les souffrances par l'**abus du quinquina,** comme remède, sont, en général : *Arn. ars. bell. calc. fer. ipec. merc. puls. veratr.*, ou encore : *Caps. carb-veg. chin. natr. natr-m. sep. sulf.*

Arnica est surtout indiqué, lorsqu'il y a : Douleurs rhumatismales, lourdeur, relâchement et brisement dans tous les membres; tiraillement par tous les os; impressionnabilité extrême de tous les organes, aggravation des douleurs par le mouvement, la parole et le bruit.

Arsenicum, s'il y a : Ulcères aux jambes; affections hydropiques, ou œdème des pieds, toux courte et haleine courte.

Belladona, s'il y a : Congestion à la tête, avec chaleur à la face, et douleurs fréquentes dans la tête, à la face et dans les dents; — ou bien s'il y a *ictère*, et que *merc.* n'ait pas suffi.

Calcarea, s'il y a : Mal à la tête, otalgie, odontalgie et douleurs dans les membres, surtout si ces affections se manifestent à la suite d'une fièvre intermittente *coupée* par des doses énormes de quinquina, et que *puls.* n'ait pas suffi.

Ferrum, s'il y a gonflement œdémateux des pieds.

Ipecacuanha, dans *la plupart des cas*, au début du traitement. En administrant ce médicament (6 glob. 6°), dans une solution d'eau, à la dose de 3 cuillerées à bouche par jour, il enlèvera souvent la majeure partie des souffrances.

Mercurius, s'il y a ictère ou autres souffrances hépatiques ou bilieuses.

Pulsatilla, s'il y a : Otalgie, odontalgie, céphalalgie, ou douleurs dans les membres, surtout si ces souffrances ont apparu à la suite d'une fièvre intermittente, *coupée* par d'énormes doses de quinquina.

Veratrum, s'il y a : Froideur du corps ou des membres, avec sueurs froides, constipation ou diarrhée.

Dans le cas où l'abus du quinquina a été fait pour **Couper une fièvre intermittente,** les meilleurs médicaments sont :

Si la fièvre a été réellement coupée : *Arn. ars. bell. calc. carb-veg. cin. fer. ipec. merc. puls. sulf.*

Si la fièvre existe encore : *Ipec.*; et plus tard : *Ars. carb-veg.*; ou bien, mais rarement : *Arn. cin. veratr.*, ou encore : *Calc. bell. merc. sulf.*

Voy., du reste, dans leurs chapitres respectifs, les articles :

Fièvres intermittentes, Hépatite, Splénite, et toutes les affections qui pourraient se présenter à la suite de l'abus du quinquina.

RHUBARBE. — On donnera avec le plus de succès :

Chamomilla, s'il y a : Coliques violentes, avec selles diarrhéiques verdâtres.

Colocynthis, si les coliques avec diarrhée ne cèdent point à l'emploi de *cham.*

Mercurius, s'il y a : Selles diarrhéiques, verdâtres ou d'une odeur aigre, ou évacuation de matières sanguinolentes.

Nux vom., s'il y a : Flatulence, avec selles diarrhéiques muqueuses.

Pulsatilla, contre vomissement de matières aigres, et diarrhée de matières stercorales, ou bien selles muqueuses.

SAFRAN. — Du *café noir* jusqu'à faire vomir; plus tard *op.*, toutes les heures une dose, jusqu'à amélioration.

SALSEPAREILLE. — Ce sont : *Bell.* et *merc.*, qui, dans la plupart des cas, rendront le plus de services contre les souffrances par l'abus de cette substance comme remède.

SEIGLE ERGOTÉ. — Le spécifique contre les empoisonnements par cette substance, est *solan-nigr.*

SOUFRE. — Le meilleur médicament contre les accidents produits par la **Vapeur du soufre,** est *puls.*

Contre les souffrances chroniques par l'**abus du soufre** comme remède, on pourra consulter de préférence : *Merc. puls. sil.*, ou encore : *Chin. n-vom. sep.*

SPIGÉLIE. — Contre les premiers symptômes alarmants : 1) *Camphre* en olfaction; — 2) du *café noir.*

Contre les souffrances consécutives : *Merc.*

STRAMONIUM. — Du *café noir;* ou du *vinaigre* (ou de l'*acide citrique*) en grande quantité, et, si les vomissements tardent à se

manifester, un lavement de *fumée de tabac.* (Voy. *Sect.* 1, **Vomissement.**)

Contre les souffrances consécutives : *N-vom.*

SUBLIMÉ CORROSIF. — *Voy.* **Mercure.**

SULFATES DE CUIVRE, de Fer, ou de Zinc. — De l'*eau tiède
sucrée,* ou du *blanc d'œuf,* étendu d'eau, jusqu'à faire vomir;
plus tard des *boissons mucilagineuses.*

SUMAC VÉNÉNEUX. — Si le contact imprudent de ce végétal a
produit des inflammations érysipélateuses, ou toute autre sorte
d'éruption, l'application de moyens extérieurs est on ne plus pernicieuse. — Les médicaments à administrer à l'intérieur sont :
Bry. ou *bell.*

VALÉRIANE. — Ce sont : *Cham. coff. n-vom.* ou *sulf.*, que l'on
trouvera le plus souvent efficaces contre les souffrances chroniques
par abus de cette plante comme remède.

VÉGÉTAUX. — Dans tous les cas d'empoisonnement par des végétaux, l'olfaction du *camphre* est un des principaux moyens, ainsi
que l'usage du *café noir.*

Les plantes **narcotiques** demandent particulièrement le *café
noir* et le *vinaigre* étendu dans de l'eau.

Les plantes **corrosives,** ou celles dont les effets se manifestent
par des douleurs violentes *l'eau de savon* ou du *lait.*

VERT-DE-GRIS. — *Voy.* **Cuivre.**

FIN.

AVIS GÉNÉRAL

DOSES QU'IL FAUT EMPLOYER DANS CHAQUE CAS.

Plusieurs de nos lecteurs se sont plaints de ce que, dans nos *avis cliniques*, nous n'avons pas ajouté, chaque fois, les doses auxquelles il faudra administrer les médicaments indiqués. Nous avions cru que ce que nous en avons dit dans notre *Pharmacopée* (Paris, 1854), devait suffire pour en faire connaître les *principes généraux* et pour mettre tous nos lecteurs en état de s'en déduire à eux-mêmes les règles dans chaque cas individuel. Mais puisqu'il paraît en avoir été autrement, nous donnerons ici encore quelques règles particulières qui, nous l'espérons, suffiront entièrement pour la plupart des cas.

1° Dans toutes les AFFECTIONS CHRONIQUES, on donnera, dans l'espace de 8 jours, 2 doses, chacune de 2, 3 glob. à sec, 18ᵉ à 30ᵉ atténuation, et qu'on laissera ensuite agir sans les répéter davantage, tant que le mieux continuera, fût-ce pendant 2 mois et plus. Mais si ces deux doses n'avaient pas produit, dans l'espace de 15 jours, au moins *le plus léger commencement d'un mieux à espérer*, on en donnerait 2 autres, non du même médicament, mais d'un autre mieux indiqué.

2° Dans toutes les AFFECTIONS AIGUËS (fièvres, inflammations aiguës, etc.), ainsi que dans tous les ACCIDENTS D'UNE CERTAINE VIOLENCE, tels que les hémorrhagies foudroyantes, vomissements, diarrhée violente, convulsions, lésions mécaniques récentes, etc.; enfin dans tous les cas et accidents assez graves pour faire craindre des suites fâcheuses assez promptes, s'il n'y avait pas bientôt une amélioration quelconque dans les symptômes les plus alarmants, on donnera 6 à 8 glob. de la 6ᵉ à 18ᵉ atténuation, dissous dans un demi-verre d'eau et dont le malade prendra une cuillerée à café toutes les 2, 3 heures, selon la violence du cas et la marche plus ou moins rapide de la maladie, et même toutes les demi-heures, si cette violence et cette rapidité de la marche étaient extrêmes. — Ensuite, si après la 6ᵉ ou 8ᵉ cuillerée, il n'y a pas même le plus léger indice d'une rémission dans les symptômes les plus alarmants, on changera le médicament pour une autre substance mieux appropriée.

3° Dans toutes les PETITES INDISPOSITIONS et les ACCIDENTS ASSEZ LÉGERS, tels que rhume ou maux de gorge ordinaires, diarrhées légères, vomissements ou spasmes insignifiants, enfin dans tous les cas d'indispositions accidentelles qui ne forcent pas le malade à s'aliter, ni ne l'empêchent de vaquer à ses affaires, on donnera une seule dose de 2, 3 glob. à sec, pour 24 heures, et qu'on ne répétera point, si le malade va mieux le lendemain, mais qu'on changera pour un médicament mieux indiqué, si au bout de 24 heures *il n'y a pas du moins quelque ombre de mieux*.

TABLE DES MATIÈRES

INDIQUANT PAR ORDRE ALPHABÉTIQUE

LA PAGE OU SE TROUVENT

LES MALADIES TRAITÉES DANS LES AVIS CLINIQUES

ET LES ORGANES

DONT LES SYMPTÔMES SONT CONSIGNÉS

DANS

LES DIVERS CHAPITRES DE CE RÉPERTOIRE

FIN DU TOME QUATRIÈME ET DERNIER.

PARIS. — IMP. SIMON RAÇON ET COMP., RUE D'ERFURTH, 1.

PUBLICATIONS HOMŒOPATHIQUES

CHEZ J. B. BAILLIÈRE ET FILS

LIBRAIRES DE L'ACADÉMIE IMPÉRIALE DE MÉDECINE

Rue Hautefeuille, 19, à Paris.

A LONDRES, CHEZ HIPPOLYTE BAILLIÈRE, REGENT-STREET, 219

A NEW-YORK, CHEZ BAILLIÈRE BROTHERS, BROADWAY, 440

A MADRID, CHEZ BAILLY – BAILLIÈRE, PLAZA DEL PRINCIPE ALFONSO, 16.

OCTOBRE 1861

Agenda médical homœopathique pour 1860, exclusivement destiné aux médecins, par MM. Catellan frères, pharmaciens homœopathes, avec la collaboration du docteur G. H. G. Jahr. Paris, 1860, 1 volume-portefeuille in-18, relié en maroquin, avec crayon, etc.   6 fr.

Almanach homœopathique, ou Annuaire général de la doctrine hahnemanienne, par MM. Catellan frères. Paris, 1860, in-12, xvii — 557 p.   3 fr. 50

ANDRY (Félix). Homœopathie et Allopathie. Lettre à M. le docteur J. P. Tessier. Paris, 1856, in-8 de 15 pages.   75 c.

Annales de la médecine homœopathique, publiées par les docteurs Léon Simon, G. H. G. Jahr et Croserio. Paris, 1842, 2 vol. in-8, publiés en 10 cahiers.   20 fr.

Archives de la médecine homœopathique, publiées par une Société de médecins de Paris, collection de 1834-1837, 6 vol. in-8.   50 fr.

Art médical (l'), journal de médecine générale et de médecine pratique, par MM. Champeaux, J. Davasse, Dufresne, Escallier, Frédault, Gabalda, Hermel, Jousset, Labrune, Mailliot, Milcent, Ozanam, Patin, Ravel, J. P. Tessier et Violet. Paraissant le 1er du mois, par cahier de 5 feuilles, et formant chaque année 2 vol. grand in-8 de 480 pages chacun.

Abonnement d'un an: pour Paris, 15 fr.; — pour les départements, 18 fr.; — pour l'étranger, le port en sus, suivant les tarifs.
La collection des années 1855, 1856, 1857, 1858, 1859, 1860 et 1861, forme 14 volumes grand in-8. — Prix de chaque année, formant 2 vol. gr. in-8, 15 fr.

AUDOUIT. Du progrès en Thérapeutique par l Homœopathie. 2e lettre adressée en réponse au docteur Perry. Paris, 1856, in-8.   1 fr.

—Études pathogénétiques et thérapeutiques sur l'hydrocotyle asiatica. Paris, 1857. in-8 de 116 pages.   2 fr.

BEAUVAIS (de Saint-Gratien). Clinique homœopathique, ou Recueil de toutes les observations pratiques recueillies jusqu'à nos jours. Paris, 1830-1839. Ouvrage complet. 9 forts vol. in-8.   45 fr.

— **Effets toxiques et pathogénétiques de plusieurs médicaments** sur l'économie animale dans l'état de santé. Paris, 1845, in-8, XII, 420 pages avec 8 tableaux in-folio.   5 fr.

BÉCHET (J. J.). De la méningite purulente épidémique. Mémoire sur cette affection, qui a régné à Avignon dans l'hiver de 1846-1847. Paris, 1852, in-8.   3 fr. 50

BERTHOLDI. Conseils d'un médecin homœopathe, ou moyen de se traiter soi-même homœopathiquement dans les affections ordinaires, et premiers secours à administrer dans les cas graves. Importance d'une pharmacie homœopathique domestique, sa composition et moyen de se la procurer. Traduit de l'allemand par SARRAZIN. Paris, 1837, in-8, 180 pages.   2 fr. 25

BIGEL. Examen théorique et pratique de la méthode curative du docteur HAHNEMANN, nommée homœopathique. Varsovie, 1829. 3 vol. in-8.   9 fr.

— **Manuel diététique de l'Homœopathie.** Varsovie, 1833, in-8 de 124 pages.   2 fr.

BŒNNINGHAUSEN (C. de). Manuel de thérapeutique homœopathique, pour servir de guide au lit des malades et à l'étude de la matière médicale pure, traduit de l'allemand par le docteur D. ROTH. Paris, 1846, 1 vol. grand in-12, LVI — 570 pages.   7 fr.

— **Les côtés du corps ainsi que les affinités des médicaments.** Études homœopathiques. Traduit de l'allemand par PH. DE MOLINARI. Bruxelles, 1857, in-8 de 22 pages.   1 fr. 50

BONNEVAL. L'Homœopathie dans les faits. Bordeaux, 1853, in-8 de 176 pages.   2 fr. 50

BORET (de). Notice sur la médecine homœopathique, ou Exposé de la nouvelle doctrine médicale. Paris, 1837, in-8, 24 pages.   75 c.

BOURGEOIS (L. X.). Qu'est-ce que l'Homœopathie? Paris, 1858, in-12 de 32 pages.   75 c.

— **L'Homœopathie professée à la Faculté de médecine de Paris.** Paris, 1860, in-8 de 44 pages.   1 fr. 25

— **Les passions dans leurs rapports avec la santé et les maladies.** — **L'amour.** 2ᵉ édition augmentée. Paris, 1862, in-12, 142 pages.   1 fr.

— — **Le libertinage.** Paris, 1861, in-12, 160 pages.   1 fr.

— — **La Gourmandise, l'Ivrognerie** (*sous presse*).

BRON. De la vulgarisation de l'Homœopathie. Bruxelles, 1857, in-8 de 29 pages.   1 fr. 50

CASTAING (Z.). Vérité de l'Homœopathie, ou théorie nouvelle propre à démontrer l'action réelle, le mode et la nature d'action des remèdes infinitésimaux. Paris, 1853, in-8 de 102 pages.   2 fr. 50

CHARGÉ (A.). L'Homœopathie et ses détracteurs, à l'occasion de l'épidémie de choléra qui a régné à Marseille en 1854. Paris, 1855, in-8, 256 pages.
3 fr.

CHAUVET (N. M.). L'avenir de l'Homœopathie. Lettres à M. le docteur Bretonneau. Paris, 1860, in-8, 408 pages. 6 fr.
Séparément, les séries deuxième et troisième. Prix de chacune. 2 fr.

— **La Médecine officielle au dix-neuvième siècle**, considérée sous le double rapport de l'Économie sociale et de l'Économie domestique. Lettre à tout le monde. Paris, 1861, in-8, 48 pages. 1 fr.

Compte rendu des travaux du Congrès médical homœopathique de Paris, session de 1851. Paris, 1851, in-8 de 248 pages. 5 fr.

Compte rendu des travaux du Congrès médical homœopathique séant à Paris. Session de 1855. Paris, 1856, in-8 de 360 pages. 4 fr.

Compte rendu des travaux du Congrès médical homœopathique tenu à Bruxelles. Session de 1856. Paris, 1857, in-8 de 156 pages. 2 fr.

CRÉTIN (A.). Procès intenté à MM. Richelot, gérant, et Gallard, rédacteur de l'Union médicale, par MM. les docteurs en médecine Petroz, Gastier, Léon Simon père, Chargé, Molin, Love, Leboucher, Escallier, Crétin, Gueyrard, Audouit et Desternes. Lettre adressée à M° Émile Olivier, avocat. Paris, 1858, in-8, 28 pages. 50 c.

CROSERIO (CAMILLE). Statistique de la médecine homœopathique. Paris, 1848, in-8, 68 pages. 2 fr.

DAVASSE (JULES). Thérapeutique expérimentale : Étude sur les effets et les indications de la strychnine et de la noix vomique dans le traitement du choléra. Paris, 1854, in-8, 63 pages. Suivie d'une réponse aux aphorismes d'un adversaire. 1 fr. 50

— **Des vomissements dits incoercibles de la grossesse.** Paris, 1857, in-8 de 86 pages. 2 fr. 50

— **Études cliniques. La Grippe et la Pneumonie grippale.** Paris, 1858, in-8 de 77 pages. 1 fr. 50

— **Note de matière médicale et de thérapeutique sur la glycérine.** Paris, 1859, in-8 de 68 pages. 1 fr. 50

— **Études cliniques sur quelques médications nouvelles**, et en particulier sur l'emploi et les indications de la belladone, dans le traitement de la Passion iliaque. Paris, 1860, in-8, 104 pages. 2 fr. 50

DESCHAMPS. Revue historique et critique des doctrines et des systèmes de médecine. De la *Doctrine homœopathique* et de ses rapports de concordance avec la force et la loi d'attraction universelle. Saint-Lô, 1851, in-8, 342 pages.
4 fr. 50

DES GUIDI (Comte S.). Lettre aux médecins français sur la médecine

homœopathique. Quatrième édition, précédée d'une nouvelle préface contenant la relation historique de la réception faite par S. M. l'Empereur au comte S. des Guidi, à Lyon, et suivie des biographies et portraits de S. Hahnemann et de S. des Guidi, par le docteur F. Perrussel. Paris, 1861, in-8 de xvi — 144 pages.   1 fr.

— **Lettre à MM. les Membres de la Société royale de médecine,** sur la réponse qu'ils ont adressée au Ministre de l'instruction publique, au sujet de l'homœopathie. Lyon, 1835, in-8, 23 pages.   75 c.

DESSAIX (J. M.). L'Homœopathie et ses agresseurs, au nom de la Société de médecine homœopathique de Lyon. Lyon, 1855, in-8.   2 fr.

DEZAUCHE. Mémoire sur la méthode curative dite homœopathique, présenté à la Faculté de Montpellier. 1853, in-8, 24 pages.   60 c.

DUNSFORD (H.). The pathogenetic effects of some of the principal homœopathic remedies. London, 1830, in-8.   8 fr.

ESCALLIER. Des indications thérapeutiques fournies par le rhythme des phénomènes morbides. Paris, 1856, in-8, 26 pages.   1 fr.

— **Démonstration clinique** de l'action des doses infinitésimales. Paris, 1855, in-8, 47 pages.   1 fr. 25

— **Pourquoi je fais de l'Homœopathie.** Deuxième édition. Paris, 1845, in-8 de 48 pages.   1 fr. 50

— **Rencontres homœopathiques** dans une promenade sur le terrain de la presse médicale. Paris, 1854, in-8, 28 pages.   1 fr.

— **Traitement comparé du rhumatisme articulaire aigu :** incertitudes et dangers des médications officielles; certitude et sécurité dans la méthode homœopathique. Paris, 1855, in-8 de 120 pages.   2 fr. 50

— **La méthode homœopathique et la médication ordinaire** comparées dans le traitement des fièvres intermittentes. Deuxième édition. Paris, 1858, in-8 de 48 pages.   1 fr. 50

ESPANET (le frère Alexis). Traité méthodique et pratique de matière médicale et de thérapeutique, basé sur la loi des semblables. Paris, 1861, in-8, de xxxii — 808 pages.   9 fr.

— **Études élémentaires d'Homœopathie** complétées par des applications pratiques à l'usage des médecins, des ecclésiastiques des communautés religieuses, des familles, etc. Paris, 1856, in-18 jésus, viii, 580 pages.   4 fr. 50

— **Clinique médicale homœopathique de Staouëli** (Algérie) pendant l'année 1850. Paris, 1851, in-8, 250 pages.   3 fr. 50

— **Aux Homœopathes de France.** Lettre. Paris, 1854, in-8, 20 p.   60 c.

FEUILLET. Note sur la phthisie pulmonaire en Algérie. Paris, 1856, in-8   1 fr.

FRÉDAULT. Des rapports de la doctrine médicale homœopathique

avec le passé de la thérapeutique. Lettre à M. le docteur J. P. Tessier. Paris, 1852, in-8 de 84 pages.   1 fr. 50

FRÉDAULT. Études d'anatomie pathologique. Paris, 1855, in-8.   2 fr.

GABALDA. Recherches sur l'asthme. Paris, 1854, in-8, 55 pages.   1 fr. 25

— **Considérations pratiques sur les bubons scrofuleux, et leur traitement.** Paris, 1856, in-8 de 20 pages.   75 c.

— **De la contagion des symptômes secondaires de la syphilis.** Paris, 1859, in-8 de 29 pages.   1 fr.

— **De l'enseignement de la thérapeutique à l'École de Paris.** (Examen du *Traité de thérapeutique et de matière médicale* de MM. Trousseau et Pidoux.) Paris, 1858, in-8 de 95 pages.   2 fr.

GALLAVARDIN. Du strabisme chronique; Strabisme de l'œil droit ayant duré huit ans (1841-1850), guéri par la jusquiame. Paris, 1859, in-8, 24 pages.
                                                                        1 fr.

— **Position des juifs dans le monde,** et particulièrement en France et en Allemagne. Paris, 1860, in-8, 51 p.   1 fr.

— **L'Enseignement clinique en Allemagne,** particulièrement à Vienne. Projet de réforme pour l'enseignement clinique en France; — **Voyage médical en Allemagne.** Polyclinique, doctrines médicales, les universités allemandes, les professeurs, les étudiants (mœurs et costumes), les juifs. etc. Paris, 1858-60, 2 parties, in-8.   4 fr. 50
Séparément, la II° partie, 1860, in-8, 167 p.   2 fr. 50

— **Projet d'Hôpitaux mixtes allopathiques et homœopathiques,** projet de dispensaires mixtes. Mémoire adressé à MM. les administrateurs des hôpitaux. Paris, 1861, in-8, 96 pages.   2 fr.

GASTIER. De la prophylaxie en général, de son application aux maladies épidémiques et aux affections chroniques héréditaires. Paris, 1852, in-12, 108 pages.   1 fr. 50

Gazette homœopathique de Paris, publiée par le docteur Rom. Janvier à octobre 1850. 1 vol. in-4 de 286 pages à 2 col.   8 fr.

GINESTET (Ch.-Ad.). **La Vieille Médecine** et ses dangers, surtout dans l'apoplexie, la fluxion de poitrine, les fièvres typhoides et cérébrales. Niort, 1847, in-8.   2 fr. 50

GIRAUD. Trois homœopathes déclarés indignes de faire partie de la Société médicale du 6° arrondissement. Paris, 1846, in-8 de 62 p.   1 fr. 25

GOUT (F.). **L'École officielle devant son principe, ou l'Allopathie dans les faits,** suivi d'un Essai de synthèse caractéristique sur le tartre stibié, l'aconit, l'arnica, l'arsenic et le quinquina. Deuxième édition. Paris, 1858, in-8 de 112 pages.   2 fr. 50

GRANIER (Michel). Conférences sur l'Homœopathie. Paris, 1858, in-8,
viii, 524 pages.   5 fr.

— **Des homœopathes et de leurs droits.** Paris, 1860, in-8 de 170 pages.
                                                                   2 fr. 50

GRIESSELICH. Manuel pour servir à l'étude critique de l'homœopathie,
traduit de l'allemand par le docteur Schlesinger Rahier. Paris, 1849, 1 vol. in-12,
viii — 416 pages.   3 fr.

Ce volume renferme tous les développements nécessaires à l'intelligence de la
doctrine médicale homœopathique. Il indique au débutant la route dans laquelle
il doit ensuite marcher seul pour arriver au but. L'auteur a cru devoir élaguer
beaucoup de théories plus ou moins ingénieuses, inutiles au lit du malade; mais il
a voulu donner à la doctrine du *simile* une base physiologique et pathologique qui
obtiendra l'assentiment de tous les vrais amis du progrès et de l'homœopathie.

**GUANCIALI (Q.). Hahnemannus seu De homœopathiâ novâ medicâ
scientiâ, libri octo.** Neapoli, 1840, in-8, 177 pages.   3 fr.

GUEYRARD. La doctrine médicale homœopathique, examinée sous les
rapports théorique et pratique. Paris, 1834, in-8 de 280 pages.   4 fr. 50

— **Traitement homœopathique du choléra-morbus,** d'après plusieurs médecins du Nord, Lyon, 1832, in-8.   60 c.

**GUNTHER (F. A.). Nouveau manuel de médecine vétérinaire homœo-
pathique,** ou Traitement homœopathique des maladies du cheval, du bœuf, des
brebis, du porc, de la chèvre et du chien, à l'usage des vétérinaires, des proprié-
taires ruraux, des fermiers, des officiers de cavalerie, et de toutes les personnes
chargées du soin des animaux domestiques ; traduit de l'allemand sur la troisième édition, par P.-J. Martin, médecin-vétérinaire. Paris, 1846, in-8, viii — 456.
pages.   6 fr.

GRUZEWSKI (W). L'Homœopathie ou l'action des doses infinitésimales,
démontrée directement par des essais, avec des gravures présentant l'état des
parties malades, tant pendant l'action de ces doses, que pendant la cessation de
toute médication. Paris, 1861, in-8, 46 p. avec une fig. et 4 pl.   1 fr. 50

GUYARD (Aug.). Guide des gens du monde dans le choix d'une médecine.
Deuxième édition. Paris, 1857, in-18, 200 pages.   3 fr.

HAAS (J. L.). Mémorial du Médecin homœopathiste, ou Répertoire alphabétique de traitements et d'expériences homœopathiques, pour servir de guide
dans l'application de l'homœopathie au lit du malade; traduit de l'allemand
par J. L. Jourdan. Deuxième édition, revue et augmentée. Paris, 1850, in-18,
285 pages.   3 fr.

HAHNEMANN (Samuel). Exposition de la Doctrine homœopathique, ou
Organon de l'art de guérir, traduit de l'allemand, sur la dernière édition, par le
docteur A. J. L. Jourdan. Quatrième édition, augmentée de commentaires, et précédée d'une Notice sur la vie, les travaux et la doctrine de Hahnemann, par le docteur Léon Simon père. Paris, 1856, 1 vol. in-8, xlviii — 568 pages, avec un portrait
gravé sur acier.   8 fr.

HAHNEMANN (S.). Études de Médecine homœopathique, par le docteur
S. Hahnemann. Paris, 1856, 2 vol. in-8 de chacun 600 pages. 14 fr.

Chaque volume se vend séparément. 7 fr.

Première série : Traité de la maladie vénérienne. — Esprit de la doctrine homœopathique. — La Médecine de l'expérience. — L'Observateur en médecine. — Escu-
lape dans la balance. — Lettre à un médecin de haut rang sur l'urgence d'une
réforme en médecine. — Valeur des systèmes en médecine, considérés surtout eu
égard à la pratique qui en découle. — Conseils à un aspirant au doctorat. —
L'Allopathie, un mot d'avertissement aux malades de toutes les classes. — Réflexions
sur les trois méthodes accréditées de traiter les maladies. — Obstacles à la certitude
et à la simplicité de la médecine pratique. — Examen des sources de la matière médicale ordinaire. — Des formules de médecine. — Des faibles doses des médicaments.
— Répétition d'un médicament homœopathique. — Exemples de traitement homœopathique. — La belladone, préservatif de la scarlatine. — Des effets du café.
Deuxième série. — Du choix d'un médecin. — Essai sur un nouveau principe pour
découvrir les vertus des substances médicinales. — Antidotes de quelques substances végétales héroïques. — Des fièvres continues et rémittentes. — Des maladies périodiques à type hebdomadaire. — De la préparation et de la dispensation
des substances médicinales par les médecins homœopathes. — Dissertation historique et médicale sur l'elléborisme. — Un cas de folie. — Une chambre d'enfants.
— Traitement du choléra. — De la satisfaction des sens. — Une alliance est-elle
possible entre l'homœopathie et l'allopathie? — Lettres et discours. — Etudes cliniques, par le docteur Hartung, recueil de 166 observations, fruit de vingt-cinq ans
d'une grande pratique.

— **Doctrine et traitement homœopathique des Maladies chroniques.** Traduit de l'allemand, sur la dernière édition, par A. J. L. Jourdan. Seconde édition,
entièrement refondue et considérablement augmentée. Paris, 1846, 5 volumes
in-8, chacun de 600 pages. 23 fr.

— **Reine Arzneimittellehre.** Dresden, 1830, 6 vol. in-8. 36 fr.

— **Portrait de Hahnemann,** fondateur de la doctrine homœopathique; très-belle
gravure sur acier, in-4, papier de Chine. 2 fr. 50

— **Compte rendu du procès** de madame Hahnemann, docteur en homœopathie.
Question d'exercice illégal de la médecine. Troisième édition. Paris, 1847, in-8.
1 fr.

— **Analyse complète et raisonnée de la matière médicale** de S. Hahnemann
où sont exposés les principes et les conséquences de l'expérimentation homœopathique, par le docteur Max. Vernois. Paris, 1835, in-8, 48 pages avec 1 tableau. 1 fr. 25

HARTLAUB (Ch.). Le médecin homœopathe des enfants, ou Conseils aux
pères et aux mères, aux maîtres et maîtresses de pension, sur la manière de les
élever et de les traiter dans leurs indispositions; traduit de l'allemand, par Sarrazin. Paris, 1857, in-18, 132 p. 1 fr. 50

HARTMANN. Thérapeutique homœopathique des maladies des enfants.
Traduit de l'allemand, avec des notes par le docteur Léon Simon fils, membre de
la Société médicale homœopathique de France. Paris, 1853, 1 vol. in-8 de 700
pages. 8 fr.

C'est l'œuvre d'un praticien expérimenté, l'un des premiers disciples de Hahnemann, d'un homme initié par le maître aux difficultés de la doctrine. On y trouvera
une application claire, exacte et précise des principes de l'homœopathie aux maladies des enfants, souvent si difficiles à reconnaître.

HARTMANN. Thérapeutique homœopathique des maladies aigues et des maladies chroniques. Traduit de l'allemand, sur la troisième édition, par le docteur A. J. L. JOURDAN. Paris, 1847-1850. 2 forts volumes in-8.   16 fr.

Trois éditions épuisées en peu de temps disent assez l'importance du sujet et le talent d'observation avec lequel il a été traité. Ce livre est un complément indispensable des ouvrages de Hahnemann, et place son auteur au premier rang des disciples du fondateur de l'homœopathie.

HÉRING (C.). Médecine homœopathique domestique. *Quatrième édition* française, traduite sur la sixième édition américaine, récemment publiée par l'auteur lui-même; revue, corrigée et augmentée d'un grand nombre d'additions tirées de la onzième édition allemande, et précédée d'indications générales d'hygiène et de prophylaxie des maladies héréditaires, par le docteur L. MARCHANT. Paris, 1860, in-12, cxx — 576 pages.   6 fr.

Cet ouvrage enseigne la manière de soulager dans un grand nombre de maladies, soit par des moyens domestiques, soit, lorsque ceux-ci sont insuffisants, par les remèdes homœopathiques. C'est pour cela que la *Médecine homœopathique domestique* s'adresse à tous : d'abord à ceux qui sont convaincus par leur propre expérience des avantages réels des principes homœopathiques, puis à ceux qui n'ont pas eu occasion d'acquérir cette conviction, et même à ceux qui n'ont entendu que mal parler de l'homœopathie.

HERMEL. Recherches sur le traitement de l'aliénation mentale. Paris, 1856, in-8, 150 pages.   2 fr. 50

HIRSCHEL (B.). Guide du médecin homœopathe au lit du malade, et Répertoire de thérapeutique homœopathique. Traduit de l'allemand par le docteur Léon SIMON fils. Paris, 1858, 1 vol. in-12, xii — 332 pages.   3 fr. 50

HOFFMANN (Ach.). L'Homœopathie et la vieille médecine. Paris, 1850, in-8, 16 p.   50 c.

— **L'Homœopathie exposée aux gens du monde.** Paris 1857, in-8, 48 p.   1 fr.

— **La Syphilis débarrassée de ses dangers par la médecine homœopathique.** Avis important pour les femmes, et considérations nouvelles sur la gale, les scrofules, les dartres et autres affections de la peau. Paris, 1858, in-8, 32 p.   50 c.

— **Renseignements sur la phthisie pulmonaire**, sa nature et son traitement. Paris, 1858, in-8, 16 pages.   50 c.

— **Guérison des maladies particulières aux femmes, conseils aux mères qui veulent nourrir :** ce devoir leur est rendu facile. Paris, 1858, in-8 de 32 pages.   1 fr.

— **Maladies particulières aux femmes.** Paris, 1852, in-8, 16 pages.   50 c.

HUBERT-BEGENNE. Du traitement homœopathique des maladies des yeux. Paris, 1857, in-8 de 71 pages.   1 fr. 50

JAHR (G. H. G.). Principes et règles qui doivent guider dans la pratique de l'homœopathie. Exposition raisonnée des points essentiels de la doctrine médicale de Hahnemann. Paris, 1857, 1 vol. in-8, xvi — 528 pages.   7 fr.

Pour faire justement apprécier cet ouvrage, que nous croyons appelé à contribuer au progrès de l'homœopathie, il nous suffira d'indiquer ses divisions principales : Introduction. De l'état actuel et de l'avenir de la doctrine homœopathique. — Chapitre Ier. Du vrai sens de la doctrine de Hahnemann. — Chap. II. Des théorèmes pathologiques de l'*Organon*. — Chap. III. Du diagnostic des maladies selon la doctrine de Hahnemann. — Chap. IV. De l'examen du malade sous le point de vue du diagnostic de Hahnemann. — Chap. V. De l'action pathogénétique des médicaments. — Chap. VI. De l'action dynamique des médicaments. — Chap. VII. De l'expérimentation pathogénétique des médicaments. — Chap. VIII. De l'étude scientifique des pathogénésies. — Chap. IX. De la loi des semblables — Chap. X. Règle pour le choix du médicament homœopathique. — Chap. XI. De l'administration des doses homœopathiques. — Chap. XII. De la marche à suivre dans le traitement des diverses maladies. — Chap. XIII. De la distribution des médicaments homœopathiques. — Chap XIV. Du régime homœopathique. — Chap. XV. Des cas exceptionnels où le praticien devra abandonner le traitement homœopathique. — Chap. XVI. Des progrès qu'il reste à faire en homœopathie. — Questions à adresser aux malades qui veulent consulter un médecin et lui rendre compte de leur état et de leur constitution.

JAHR (G. H. G.). Du traitement homœopathique des maladies des femmes. Paris, 1856, 1 vol. in-12, viii — 496 pages.   6 fr.

— **Du traitement homœopathique des affections nerveuses et des maladies mentales.** Paris, 1854, in-12, viii — 660 pages.   6 fr.

Cet important ouvrage comprend : 1° la description symptomatologique de la maladie, ses diverses variétés, le diagnostic et le pronostic ; 2° toutes les indications symptomatologiques et pharmacologiques que la matière médicale et les expériences cliniques fournissent pour le traitement de ces affections.

— **Du traitement homœopathique des maladies des organes de la digestion,** comprenant un Précis d'hygiène générale, et suivi d'un Répertoire diététique à l'usage de toutes les personnes qui veulent suivre le régime rationnel de la méthode de Hahnemann. Paris, 1859, in-18 jésus, xii — 520 pages.   6 fr.

— **Du traitement homœopathique des maladies de la peau** et des lésions extérieures en général. Paris, 1850, 1 vol. in-8, xvi — 608 pages.   8 fr.

Cet ouvrage est divisé en trois parties : 1° Thérapeutique des maladies de la peau ; 2° Matière médicale des symptômes de la peau ; 3° Répertoire symptomatique des maladies de la peau.

— **Notions élémentaires d'Homœopathie.** Manière de la pratiquer, avec les effets les plus importants de dix des principaux remèdes homœopathiques, à l'usage de tous les hommes de bonne foi qui veulent se convaincre par des essais de la vérité de cette doctrine. *Quatrième édition,* corrigée et augmentée. Paris, 1861, in-18 de 144 pages.   1 fr. 25

Cet ouvrage comprend : Introduction. — De l'examen du malade. — De la recherche du médicament. — De l'administration des médicaments. — Du régime à prescrire. — Quelques effets de dix des principaux médicaments homœopathiques : 1° aconit ; 2° arnica ; 3° arsenicum ; 4° belladona ; 5° bryonia ; 6° chamomilla ; 7° mercurius ; 8° nux vomica ; 9° pulsatilla ; 10° sulphur.

— **Nouveau manuel de médecine homœopathique,** divisé en deux parties : 1° *Manuel de matière médicale,* ou Résumé des principaux effets des médicaments homœopathiques, avec indication des observations cliniques. 2° *Répertoire thérapeutique et symptomatologique,* ou Tables alphabétiques des principaux symptômes des médicaments homœopathiques, avec des avis cliniques. *Septième édition,* revue et considérablement augmentée. Paris, 1862, 4 volumes in-12.   18 fr.

Cette édition comprend le tableau le plus complet et le plus méthodique de la doctrine homœopathique jusqu'à ce jour. Ainsi l'on trouvera non-seulement le *Répertoire entièrement refondu* et augmenté de tout ce que comprend la matière médicale en faits importants, mais encore, dans la première partie, *huit nouveaux médicaments*, ajoutés aux trente-cinq dont la quatrième édition avait été augmentée. Enfin, il n'est pas un seul médicament important auquel l'auteur n'ait ajouté de nouvelles confirmations pratiques, en annotant par des signes indicateurs bien des symptômes qui ne l'avaient pas encore été.

JAHR (G. H. G.). Manuel d'Homœopathie, ou Exposition de l'action principale et caractéristique des médicaments homœopathiques, d'après les observations faites tant sur l'homme sain qu'au lit des malades. Traduit de l'allemand et publié avec divers articles extraits des docteurs S. Hahnemann, Hering, Ægidi, Bœnninghausen, sur l'examen des maladies, le choix des remèdes, la répétition des doses et la pharmacopée homœopathique, par L. Noinot et Ph. Mouzin. Dijon, 1855, 2 vol. in-18.   5 fr.

— **Du traitement homœopathique du Choléra**, avec l'indication des moyens de s'en préserver, pouvant servir de conseil aux familles en l'absence du médecin. Paris, 1848, 1 vol. in-12.   1 fr. 50

— **Klinische Anweisungen zu homœopatischer Behandlung der Krankheiten**. Leipzig, 1849, in-12 rel.   7 fr.

JAHR (G. H. G.). ET CATELLAN (A.). Nouvelle Pharmacopée homœopathique, ou Histoire naturelle et préparation des médicaments homœopathiques, et Posologie ou de l'administration des doses. Troisième édition, revue et considérablement augmentée, accompagnée de 140 figures intercalées dans le texte. Paris, 1862, in-18 jésus, xx — 456 pages.   7 fr.

JOUSSET (P.). Mémoire sur un nouveau procédé pour pratiquer les injections iodées, du mode d'action de ces injections, et de leurs indications dans le traitement des kystes non purulents de l'ovaire. Paris, 1857, in-8. 1 fr. 25

— **Réponses aux lettres de M. Manec** sur l'homœopathie. 1856, in-8.   1 fr.

— **Du suicide et de la monomanie du suicide**. Paris, 1858, in-8 de 26 pages.
                                                                              75 c.

LAFITTE. Symptomatologie homœopathique, ou Tableau synoptique de toute la matière médicale pure, à l'aide duquel se trouve immédiatement tout symptôme ou groupe de symptômes cherché. Paris, 1844, 1 vol. gr. in-4 de près de 1,000 pages.   35 fr.

LEBOUCHER (A.). Note sur le sel commun (*natrum muriaticum*, chlorure de soldium). Paris, 1857, in-8.   75 c.

— **Réponse à M. le docteur Th. Labbey**. Réfutation de ses réflexions critiques sur l'homœopathie. Paris, 1855, in-8 de 85 pages.   1 fr. 50

LECOUPEUR (V. E.). Médecine homœopathique des familles, journal consacré à la propagation de l'homœopathie parmi les médecins et les gens du monde, rédigé par une Société de médecins de Paris et des départements, publié par le docteur LECOUPEUR. 1852-1853, 2 vol. gr. in-8. 14 fr.

LECOUPEUR (V. E.). Du Choléra épidémique, de sa préservation et de son traitement homœopathique. Paris, 1854, in-8 de 43 pages. 1 fr. 50

— **La Variole**, son traitement et sa préservation homœopathique. Paris, 1854, in-8 de 58 pages. 1 fr. 50

Lettre à un Médecin de Paris sur une question du plus haut intérêt, par J. C. Marseille, 1845, in-8. 28 pages. 75 c.

LUTZBEK. Manuel de médecine vétérinaire homœopathique, à l'usage du vétérinaire, du propriétaire de troupeaux et du cultivateur, indiquant le traitement des maladies de tous les animaux domestiques, la composition d'une pharmacie vétérinaire et le moyen de se la procurer; traduit de l'allemand par SARRAZIN. Paris, 1857, in-18. 3 fr. 50

LUTHER (A.). Allopathy and Homœopathy or the usual Medicine and the Hahnemanian doctrine. Paris, 1856, in-8 3 fr.

MAGNAN (H.). De l'Homœopathie et particulièrement de l'action des doses infinitésimales. Paris, 1855, in-8, 148 pages 2 fr. 50

MALAISE. Clinique homœopathique à l'usage des médecins et des gens du monde. 1857, in-8. 6 fr. 50

MARCHANT (L.). Étude sur les maladies épidémiques, avec une réponse aux quelques réflexions sur le Mémoire de l'Angine épidémique. Seconde édition, corrigée et augmentée. Paris 1861, in-18 jésus XII — 92 pages. 1 fr.

MILCENT (Alph.). De l'intolérance et de la liberté scientifiques dans les concours de médecine. Paris, 1854, in-8 de 16 pages. 50 c.

MOLIN. Des spécifiques en médecine. Paris, 1847, in-4. 2 fr. 50

MOLINARI (Ph. de), Guide de l'Homœopathiste, indiquant les moyens de se traiter soi-même dans les maladies les plus communes en attendant la visite du médecin. Seconde édition, augmentée d'une table alphabétique. Bruxelles, 1861, in-18 jésus, 256 pages avec un portrait de l'auteur. 5 fr.

MONESTROL (D. de). La Goutte. Mémoire sur la cause des maladies goutteuses et sur leur traitement par la méthode homœopathique. Paris, 1855, in-8 de 96 pages. 1 fr. 50

MONESTROL (J. de). De l'Homœopathie en dehors des préjugés de ses adversaires et des exagérations de ses partisans. Paris, 1861, in-18 jésus 72 pages. 1 fr.

MURE (B.). Doctrine de l'École de Rio-Janeiro, et Pathogénésie brésilienne, contenant une exposition méthodique de l'homœopathie, la loi fondamentale du dynamisme vital, la théorie des doses et des maladies chroniques, les ma-

chines pharmaceutiques, l'algèbre symptomatologique, etc. Paris, 1840, in-12
lx—368 pages, avec 37 figures intercalées dans le texte.   6 fr.

Observations sur l'Homœopathie, par un homme qui n'est pas médecin.
Paris, 1855, in-8, 56 pages.   1 fr. 50

OZANAM (Ch.). Étude sur le venin des arachnides, et son emploi en thérapeutique, suivi d'une dissertation sur le tarentisme et le tigretier. Paris,
1856, in-8 de 88 pages.   2 fr. 50

— **Mémoires de l'action curative et prophylactique du brôme** contre les
affections pseudo-membraneuses. Paris, 1859, in-8 de 16 pages.   1 fr.

— **De la rupture pulmonaire chez les enfants.** Paris, 1854, in-8 de 54 pages
avec 2 planches.   1 fr. 25

— **De l'action anesthésique des gaz**, de l'oxyde de carbone. Paris, 1857,
in-8 de 16 pages.   75 c.

— **Des anesthésies** en général, de leurs effets physiologiques et pathologiques.
Metz, 1858, in-8 de 130 pages.   2 fr.

PARSEVAL (A. de). Médecine domestique homœopathique. Marseille, 1850,
in-8 de xviii-146 pages.   5 fr.

PARSEVAL (Lud. de). Observations pratiques de Samuel Hahnemann,
et classification de ses recherches sur les propriétés caractéristiques des médicaments. Paris, 1857-1860, in-8, 598 pages.   6 fr.

— **Homœopathie et Allopathie.** Paris, 1856, in-8, 652 pages.   8 fr.

PERRUSSEL (F.). Guide du Médecin dans le choix d'une méthode pour
guérir les maladies aiguës et chroniques, comprenant des études cliniques et
thérapeutiques sur le cancer. Suivi d'un Mémoire sur la valeur caractéristique
des symptômes, par le docteur DE BŒNNINGHAUSEN. Paris, 1860, in-18, xvi — 484
pages.   4 fr. 50

— **La Médecine et la Loi de l'attraction universelle**, suivies des biographies d'Hahnemann et de des Guidi, avec portraits. Paris, 1847, in-8, viii-144 pages.   2 fr. 50

— **Critique de l'Homœopathie et de l'Allopathie**; l'Homœopathie, ou la vérité en médecine. Nantes, 1845, in-8, 171 pages.   2 fr. 50

— **La Suette et le Choléra épidémiques traités par l'Homœopathie.** Rapport à S. E. le Ministre de l'agriculture, du commerce et des travaux publics.
Paris, 1856, in 8 de 157 pages.   2 fr. 50

— **Simple Réponse** d'un ami de l'Homœopathie à un ennemi du progrès et de la
vérité en médecine. Saumur, 1857, in-8, 32 pages.   75 c.

PERRUSSEL (F.) ET MONESTROL (D. de). L'Homœopathie, de sa doctrine,
de ses prescriptions et du régime à suivre pendant le traitement des maladies
aiguës et chroniques. Troisième édition. Paris, 1855, in-12, 67 pages.   1 fr.

PERRY (J.). De la différence d'action sur l'organisme des médicaments naturels ou atténués par les procédés de l'homœopathie. Paris, 1856, in-8, 24 pages. 75 c.

— **Lettre sur le Choléra** adressée au docteur Nunez. Paris, 1855, in-8, 32 p. 1 fr.

— **Lettre sur le progrès en homœopathie**, adressée en réponse au docteur Audouit. Paris, 1855, in-8, 32 pages. 1 fr.

PESCHIER. Pathogénie symptomatique de la bibliothèque homœopathique de Genève. 1839-1841, 2 vol. in-8 rel. 1 fr.

PITET (P.). Du Choléra-Morbus épidémique, et de son traitement curatif. Paris, 1854, in-8 de 88 pages. 1 fr. 50

PORGES (H.). Carlsbad, ses eaux thermales, analyse physiologique de leurs propriétés curatives et de leur action spécifique sur le corps humain. Paris, 1858, 1 vol. in-8. 4 fr.

PROST-LACUZON (J.). Formulaire pathogénétique usuel, ou Guide homœopathique, pour traiter soi-même les maladies. *Deuxième édition*, corrigée et augmentée. Paris, 1861, in-18 jésus, 588 pages. 6 fr.

QUIN (F. F.). Du traitement homœopathique du choléra, avec notes et appendice. Paris, 1832, in-8, 64 pages. 2 fr.

RAPOU (Aug.). Histoire de la doctrine médicale homœopathique, son état actuel dans les principales contrées de l'Europe. Application pratique des principes et des moyens de cette doctrine au traitement des maladies. Paris, 1847, 2 forts vol. in-8, avec portrait d'Hahnemann. 15 fr.

— **De la fièvre typhoïde** et de son traitement homœopathique. Paris, 1851, in-8 de 108 pages. 3 fr.

— **Courte instruction sur le traitement préservatif et curatif du choléra.** Lyon, 1854, in-8 de 16 pages. 50 c.

RAU. Nouvel organe de la médecine spécifique, ou Exposition de l'état actuel de la méthode homœopathique; suivi des *Nouvelles expériences sur les doses dans la pratique de l'homœopathie*, par le docteur G. Gross. Traduit de l'allemand par le docteur D. R. Paris, 1845, in-8 de 304 pages. 5 fr.

Réponse à la note scientifique sur la doctrine homœopathique, à l'occasion du procès intenté au journal l'*Union médicale*. Paris, 1858, in-8 de 99 pages. 1 fr. 50

Revue internationale de la doctrine homœopathique, publiée par une réunion de médecins, sous la direction du docteur Jorez, 15 juillet 1856 au 15 juin 1860, 4 années. Prix de chacune, 9 fr.; prix de l'abonnement annuel. 7 fr. 75

ROMANI (F.). Elogio storico di S. Hahnemann. Napoli, 1845, in-8 de 280 pages. 4 fr.

ROTH. Histoire de la musculation irrésistible. ou de la Chorée anomale
Paris, 1859, in-8, iv, 256 pages.   3 fr. 5

— **Matière médicale pure**, tome II. Paris, 1852, 1 volume in-8, 572 p. 10 fr

ROUX (de Cette). **L'Homœopathie appliquée au traitement du Choléra
Morbus épidémique.** Observations recueillies en 1854 et 1855, avec un appen
dice sur la question des doses infinitésimales. Paris, 1857, in-8 de 155 pages.
                                                                     1 fr. 5

RUCKERT. Traitement homœopathique des Maladies de la peau, consi-
dérées sous le rapport de leur forme, des sensations qu'elles produisent, et des
parties qu'elles affectent; précédé de notions générales et importantes sur la
symptomatologie, le régime homœopathique, la force et la répétition des doses,
etc.; suivi du *Traitement homœopathique des maladies vénériennes,* par le docteur Attomyr. Traduit de l'allemand par Sarrazin. Paris, 1858, in-18, 424 pages.
                                                                     4 fr. 50

— **Systematische Darstellung** aller bis jetz gekannten homœopathischen Arz-
neien, mit Inbegriff der Antipsorischen, in ihren reinen Wirkungen auf den ges-
unden menschlichen Körper. Leipzig, 1830-1831, 2 vol. in-8.   20 fr.

— **Klinische Erfahrungen in der Homœopathie.** Eine vollständige Sammlung
aller in der homœopathischen Literatur niedergelegten Heilungen und praktis-
chen Bemerkungen vom Jahre 1822 bis 1860. Dessau, 1860. Livraisons 1 à 27
in-8.   54 fr.

RUCCO. L'esprit de la médecine ancienne et de la nouvelle comparé. Quatrième édition, augmentée d'un Mémoire sur le choléra. Paris, 1854, in-8 de 460
pages.   3 fr.

— **La médecine de la nature** protectrice de la vie humaine. Paris, 1856, in-8.
                                                                     2 fr.

RUOFF (A. J. F.). Guide de l'homœopathe, ou Traitement de plus de mille
maladies. Divisé en deux parties : la première contient l'indication des maladies
sous les dénominations nosologiques de l'ancienne école, les symptômes de ces
maladies et les remèdes qui leur ont été opposés avec succès; 2ᵉ la liste des médicaments par ordre alphabétique, et à la suite du nom de chaque substance les
affections guéries par son emploi, etc. Traduit de l'allemand par O. L. Strauss.
Deuxième édition. Paris, 1851, in-18, viii — 460 pages.   5 fr.

**SALEVERT DE PAYOLLE. Principe de la doctrine médicale homœo-
pathique.** Paris, 1853, in-8 de 360 pages.   5 fr.

SCUDERI (L. de Messine.). **Observations pratiques sur l'Homœopathie.**
Paris, 1837, in-8, 61 pages.   1 fr. 50

SIMON (Léon) père. Leçons de médecine homœopathique. Paris, 1836,
1 fort volume in-8, 536 p.   6 fr.

— **Du Choléra-Morbus épidémique,** de son traitement préventif et curatif,
selon la méthode homœopathique. Rapport publié par la Société hahnemanienne
de Paris. Paris, 1848, in-8 de 94 pages.   1 fr.

SIMON (Léon) père. Lettre à M. le Ministre de l'instruction publique, en réponse au jugement de l'Académie royale de médecine sur la doctrine homœopathique, au nom de l'Institut homœopathique de Paris. Paris, 1835, in-8, 64 pages. 1 fr. 50

— Lettre à messieurs les membres de la faculté de médecine de Paris, en réponse aux attaques dirigées contre la doctrine homœopathique, dans la séance solennelle de la Faculté du 3 novembre 1842. Paris, 1843, in-8 de 126 pages. 1 fr. 50

SIMON (Léon) fils. Des Maladies vénériennes et de leur traitement homœopathique. Paris, 1860, 1 vol. in-18 jésus de 714 pages. 6 fr.

— Des rapports de la théorie des crises et des jours critiques, avec les principes de la thérapeutique de l'Homœopathie. *Mémoire couronné par le Congrès homœopathique de Bordeaux.* Paris, 1856, in-8, 64 pages. 1 fr.

— L'Homœopathie sans l'Allopathie. Lettre à M. le docteur Félix Andry. Paris, 1856, in-8 de 58 pages. 1 fr.

Société homœopathique de Paris (Bulletin de la), publié, de janvier 1845 à décembre 1849 ; 7 vol. in-8. 50 fr.
    Chaque année séparément. 12 fr.

Société hahnemanienne (*Journal de médecine homœopathique,* publié par la) : de novembre 1845 à avril 1850. 5 vol. in-8. 50 fr.
    Chaque année séparément. 12 fr.

Société gallicane de médecine homœopathique (Journal de la), Suite du

Journal de médecine homœopathique publié par la Société hahnemanienne.
    Première série, mai 1851 à avril 1857, 6 années, ou tomes II à VIII. 60 fr.
        Chaque année séparément. 12 fr.
    Deuxième série, mai 1857 à avril 1860 ; 3 années ou 4 vol. in-8. 60 fr.
        Chaque année séparément. 20 fr.

Société médicale homœopathique de France (Bulletin de la), suite du *Journal de la Société gallicane,* paraissant, depuis le 1er mai 1860, le 1er de chaque mois, par cahier d'au moins 4 feuilles in-8.
    Abonnement d'un an pour Paris. 20 fr.
    —   —   pour les départements, *franco,* 25 fr.
    —   —   pour l'étranger, d'après les tarifs de la convention postale.

TESTE. Systématisation pratique de la Matière médicale homœopathique. Paris, 1853, in-8 de 600 pages. 8 fr.

Dans cet ouvrage, l'auteur a établi : 1° que toutes les maladies, soit naturelles, soit médicamenteuses, sont, suivant l'heureuse expression de Hahnemann, des altérations virtuelles et dynamiques de la santé ; 2° que les effets des médicaments ne sont ni plus ni moins absolus, ni moins constants, que ne le sont ceux des autres causes des maladies auxquelles l'homme est exposé ; 3° que le *similia similibus,* raison de la spécificité, mais dont le spécificisme, tel que l'ont entendu quelques homœopathes, n'est qu'une déduction fausse, et d'autant plus fécond en résultats heureux, qu'on l'applique à l'ensemble des deux maladies, dont l'une a pour objet d'éteindre l'autre ; 4° enfin que, de toutes les maladies, celles qui sont

le moins subordonnées au principe d'individualisation absolue établi par Hahn
mann, sont les épidémies et les maladies médicamenteuses, ce qui toutefois n'em
pêche pas les unes et les autres de présenter encore, d'individu à individu, de
différences notables.

**TESTE. Traitement homœopathique des maladies aiguës et des ma
ladies chroniques des enfants.** Deuxième édition, revue et augmentée.
Paris, 1856, in-12 de 416 pages.   4 fr. 5

TESSIER (J. P.). De la médication homœopathique, suivi d'un relev
comparatif des malades traités à l'hôpital Sainte-Marguerite par la méthod
d'Hahnemann et par la méthode ordinaire, pendant les années 1849, 1850, 1851
Réponse à la lettre du docteur Frédault. Paris, 1852, in-8 de 16 pages.   50 c

TESSIER. (J. P.) De l'enseignement de la médecine en France. Paris
1854, in-8 de 63 pages.   1 fr

— **Études de médecine générale.** De l'influence du matérialisme sur les doc
trines médicales de l'École de Paris, de la fixité des essences ou des espèces mor
bides. Paris, 1855, in-8 de 222 pages.   2 fr. 5

TIMBART. Les Médecins statisticiens devant la question homœopathique
ou Réponse aux attaques de M. Valleix contre le livre de M. Tessier. Paris, 1850
in-8 de 122 pages.   2 fr

VARLEZ. Coup d'œil sur le Choléra-Morbus asiatique. Traitement préser
vatif et curatif de cette maladie. Bruxelles, 1848, in-12, 76 pages.   1 fr. 50

**WEBER. Exposition systématique des effets pathogénétiques purs d
tous les remèdes mis jusqu'à ce jour en expérience, traduit et publié par l
docteur Peschier. Genève, 1835-1843, 7 livraisons en 3 vol. in-8.   27 fr.

WEBER (Georges P. F.). Codex des Médicaments homœopathiques, ou
Pharmacopée pratique et raisonnée à l'usage des médecins et des pharmaciens
Paris, 1854, in-12, xii — 440 pages.   6 fr

— **Mémoire sur les propriétés antiseptiques du charbon végétal pur,**
sur son action spécifique dans la première période des fièvres continues et intermittentes (typhus, fièvre typhoïde, choléra, peste, etc.). Paris, 1846, in-8,
36 pages.

Tous les ouvrages portés sur ce Catalogue seront expédiés, par la poste, en France
et en Algérie, *franco*, sans augmentation sur les prix fixés, à toute personne qui
en aura envoyé le montant, soit en *timbres-poste*, soit en *un mandat sur Paris*.

PARIS. — IMPRIMERIE SIMON RAÇON ET Cᵉ. RUE D'ERFURTH, 1.